U0790251

高等院校医学核心课程笔记与复习考试指南

毒理学基础笔记与复习考试指南

主　　编　张爱华　刘起展

副 主 编　郑金平　蒋义国　徐德祥

编　　委　（按姓氏笔画排序）

马　璐	贵州医科大学	王　华	安徽医科大学
王　军	南京医科大学	王　莹	锦州医科大学
王大朋	贵州医科大学	仇玉兰	山西医科大学
卢国栋	广西医科大学	刘振中	川北医学院
刘起展	南京医科大学	刘晋宇	吉林大学
农清清	广西医科大学	李煌元	福建医科大学
杨　萍	广州医科大学	杨惠芳	宁夏医科大学
何淑雅	南华大学	余日安	广东药科大学
余秋波	重庆医科大学	汪春红	武汉大学
张　巧	郑州大学	张　荣	河北医科大学
张文昌	福建医科大学	张玉媛	蚌埠医学院
张青碧	西南医科大学	张艳淑	华北理工大学
张爱华	贵州医科大学	张增利	苏州大学
范广勤	南昌大学	林忠宁	厦门大学
周显青	首都医科大学	郑金平	山西医科大学
赵秀兰	山东大学	段志文	沈阳医学院
洪　峰	贵州医科大学	贾玉巧	包头医学院
徐莉春	徐州医科大学	徐德祥	安徽医科大学
高　怡	山西医科大学	唐焕文	广东医科大学
黄丽华	包头医学院	曹　军	大连医科大学
曹　毅	苏州大学	蒋义国	广州医科大学
鲁　彦	佳木斯大学	潘雪莉	贵州医科大学

秘　　书　王　军　南京医科大学

科 学 出 版 社

北　京

内 容 简 介

本书是《毒理学基础（案例版）》（第 2 版）和《毒理学综合实验教程》（第 1 版）的配套教材，其突出特点是根据理论和实验教材内容，结合毒理学本科教学大纲、执业医师及研究生入学考试要求，精炼各章节知识要点，利用多种题型方式覆盖重点难点，并将案例、学科知识与应用有机结合，在引导学生更好地掌握毒理学基础理论和技能的同时，强化学生对知识的理解与应用。本书的内容同《毒理学基础（案例版）》（第 2 版），全书共 23 章，另附 5 套模拟试卷，供强化学习或复习用。每章均包括：学习目的要求、学习笔记、汉英名词对照、复习思考题、复习思考题参考答案及解析 5 部分内容；每章和每套模拟试卷的复习思考题（试题）均设以下 10 种题型：名词解释、单句型最佳选择题（A1 型）、案例摘要型最佳选择题（A2 型）、案例组（串）型最佳选择题（A3/A4 型）、配伍选择题（B1 型）、多选题（X 型）、判断题、简答题、论述题和案例分析题。

本书可供预防医学、药学、卫生检验、卫生管理、基础与临床医学等专业本科生使用，也可供相关专业研究生和其他人员了解毒理学知识及掌握要点使用。

图书在版编目（CIP）数据

毒理学基础笔记与复习考试指南 / 张爱华，刘起展主编. —北京：科学出版社，2018.11

高等院校医学核心课程笔记与复习考试指南

ISBN 978-7-03-048546-5

Ⅰ. ①毒…　Ⅱ. ①张…　②刘…　Ⅲ. ①毒理学–医学院校–教学参考资料　Ⅳ. ①R99

中国版本图书馆 CIP 数据核字(2016)第 123287 号

责任编辑：朱　华 / 责任校对：郭瑞芝

责任印制：吴兆东 / 封面设计：陈　敬

科学出版社出版

北京东黄城根北街 16 号

邮政编码：100717

http://www.sciencep.com

北京中石油彩色印刷有限责任公司印刷

科学出版社发行　各地新华书店经销

*

2018 年 11 月第　一　版　开本：787×1092　1/16

2025 年 1 月第六次印刷　印张：13　1/4

字数：400 000

定价：55.00 元

（如有印装质量问题，我社负责调换）

前　言

毒理学是公共卫生与预防医学的主干学科，亦是现代医学和药学等的重要基础学科。为顺应经济社会发展和毒理学研究与应用的需求，满足学生和相关人员对毒理学知识掌握及运用的需要，我们结合毒理学本科教学大纲、执业医师及研究生入学考试要求，编写了《毒理学基础笔记与复习考试指南》（第1版）。本书紧密围绕毒理学需掌握的“三基”（基本理论、基本知识和基本技能），坚持“五性”（思想性、科学性、先进性、启发性和适用性）基本原则，在引导学生更好地掌握毒理学基础理论和技能的同时，力求强化学生对知识的理解与应用。本书可供预防医学、药学、卫生检验、卫生管理、基础与临床医学等专业本科生使用，也可供相关专业研究生和其他人员了解毒理学知识及掌握要点使用。

本书是《毒理学基础（案例版）》（第2版）和《毒理学综合实验教程》（第1版）的配套教材，其突出特点是根据理论和实验教材内容，精炼各章节知识要点编写学习笔记，引导学生整理和巩固学科知识；利用多题型方式覆盖重点难点，促进学生对知识重难点的把握和灵活应用；在多种题型中导入案例，启发学生思维，提高学生分析问题和解决问题的能力；精编习题解析要点及思路，提高学生的逻辑思维能力和归纳总结能力。

本书的内容同《毒理学基础（案例版）》（第2版），全书共分两部分23章，包括毒理学总论14章和靶器官毒理学9章，另外附有5套模拟试卷，供强化学习或复习用。每章均包括以下五部分内容：①学习目的要求；②学习笔记；③汉英名词对照；④复习思考题；⑤复习思考题参考答案及解析。为使学生适应职业医师考试、研究生入学考试和各院校的各种考试，每章和每套模拟试卷的复习思考题（试题）均设以下10种题型：名词解释、单句型最佳选择题（A1型）、案例摘要型最佳选择题（A2型）、案例组（串）型最佳选择题（A3/A4型）、配伍选择题（B1型）、多选题（X型）、判断题、简答题、论述题和案例分析题。

本书在科学出版社的大力支持下，在国内33所医学院校、48名编者的共同努力下完成，借此机会，对他们为本书付出的辛勤劳动和贡献表示崇高的敬意和衷心的感谢！由于本书为首次编写，相关参考书较少，加之我们的能力和水平有限，书中难免出现疏漏和不足之处，恳请广大师生、同行专家及其他读者不吝赐教和指正。

张爱华　刘起展

2016年11月

题 型 说 明

本书包括以下 10 种题型：名词解释、单句型最佳选择题（A1 型）、案例摘要型最佳选择题（A2 型）、案例组（串）型最佳选择题（A3/A4 型）、配伍选择题（B1 型）、多选题（X 型）、判断题、简答题、论述题及案例分析题，具体说明如下。

（一）名词解释

对照理论教材，抓住基本概念，本书不做答案。

（二）A1 型

A1 型选择题（单句型最佳选择题）：每道题下面有 A、B、C、D、E 5 个备选答案，请从中选择 1 个最佳答案。

（三）A2 型

A2 型选择题（案例摘要型最佳选择题）：每道题是以一个小案例出现的，其下面都有 A、B、C、D、E 5 个备选答案，请从中选择 1 个最佳答案。

（四）A3/A4 型

A3/A4 型选择题[案例组（串）型最佳选择题，“共题干型”]：每道题提供了一个案例，每个案例下设若干个问题，请根据案例所提供的信息，在每个问题下面的 A、B、C、D、E 5 个备选答案中选择 1 个最佳答案。

（五）B1 型

B1 型选择题（配伍选择题，“共答案型”）：每道题有若干个问题，所有问题共用前面列出的 A、B、C、D、E 5 个备选答案，请从中选择 1 个与问题关系最密切的答案，每个备选答案可能被选择一次、多次或不被选择。

（六）X 型

X 型选择题（多选题型）：每道题下面有 A、B、C、D、E 5 个备选答案，请从中选择正确答案，可以有多个选项。

（七）判断题

对题目判断对错，题目正确（注意不是概念正确）填 T（true），题目错误填写 F（false）。

（八）简答题

答对问题，概念正确。

（九）论述题

论点突出、论述准确、论据清晰、层次分明、论据切题、旁征博引。

（十）案例分析题

抓住问题关键词，确立正体框架，简述理论并运用理论分析，提出处理原则和解决建议。内容结构合理，重点突出。

除名词解释，本书对所有题均配有参考答案及解析。

目　录

第一章　绪　　论

一、学习目的要求

（一）学习目标

1. 掌握　现代毒理学的基本概念、研究内容、研究方法及其主要应用。

2. 熟悉　描述毒理学、机制毒理学和管理毒理学的研究内容及其研究意义。

3. 了解　毒理学发展简史、毒理学展望。

（二）重点与难点

1. 毒理学三个主要研究领域在现代毒理学研究中的作用。

2. 常用毒理学研究方法的应用条件。

3. 毒理学的理论和技术在有害因素安全性评价、风险评估、风险管理与交流方面的应用。

4. 现代生物技术、生物信息学及其他学科的飞速发展给现代毒理学带来的机遇和挑战。

二、学　习　笔　记

（一）现代毒理学

现代毒理学是研究外源有害因素对生物体和生态系统的损害作用及其机制的基础学科，也是研究环境与健康以及安全性评价和风险评估的重要应用学科。主要包括以下三个研究领域：

1. 描述毒理学　是对有害因素的毒性进行描述及鉴定，包括定性描述和定量描述两部分。

2. 机制毒理学　是在毒性描述和鉴定基础上，利用生物化学、细胞生物学、分子生物学、毒理基因组学等方法，研究有害因素在机体内的生物转运与生物转化过程，及其与靶器官发生反应引起不良生物学改变的具体机制。

3. 管理毒理学　以描述毒理学和机制毒理学研究提供的有害因素的毒理学资料以及风险评估为依据，结合社会、经济、文化及其他有关因素，协助政府主管部门制定相应的法规条例、管理措施，确保外源物质安全进入人类生活环境。

（二）毒理学研究方法

1. 体内试验　也称为整体动物实验，是毒理学研究的基本方法，其结果原则上可以外推到人，但难以阐明外源有害因素的代谢通路和毒作用机制。

2. 体外试验　通常采用游离器官、细胞、细胞系、细胞器、生物模拟系统等进行的毒理学研究。

3. 人体观察　通过研究外源物质急、慢性中毒病例，可直接获得有关人体的毒理学资料；在可能的情况下，亦可选择志愿者进行非损害人体健康的受控试验。

4. 流行病学研究　以人群为直接观察对象，了解外源化学物等有害因素对人体的毒性作用。

（三）毒理学的应用

1. 安全性评价　通过一系列的毒理学实验，获得“未观察到有害作用水平”或“观察到有害作用的最低水平”。再根据受试物的毒作用性质、特点、剂量-反应关系以及人群实际暴露情况等，进行综合分析，确定其安全性。

2. 风险评估　主要包括四个部分：危害识别、剂量-反应关系评估、暴露评估和风险特征分析。

3. 风险管理与交流　①风险管理：依据安全性评价和风险评估的结果，权衡出管理决策的过程，提出或发展合适的有害因素风险管理措施；②风险交流：在风险评估者、风险管理者、消费者和其他有关各方之间进行有关风险及其相关因素的信息和观点的交流过程。

（四）毒理学展望

1. 整体动物实验与替代实验。
2. 遗传毒理与表观遗传毒理。
3. 计算毒理学与毒性预测。
4. 毒理基因组学与系统毒理学 。
5. 转化毒理学。

三、汉英名词对照

毒理学　toxicology
外源化学物　xenobiotics
描述毒理学　descriptive toxicology
机制毒理学　mechanistic toxicology
管理毒理学　regulatory toxicology
毒理基因组学　toxicogenomics
毒理学替代法　alternatives toxicological methods
遗传毒理学　genetic toxicology

表观遗传毒理学　epigenetic toxicology
计算毒理学　computational toxicology
系统毒理学　systems toxicology
转化毒理学　translational toxicology

四、复习思考题

（一）名词解释

1. toxicology　　2. 描述毒理学
3. 机制毒理学　　4. 管理毒理学
5. 计算毒理学　　6. 系统毒理学
7. 转化毒理学

（二）A1型选择题（单句型最佳选择题）

1. 下列选项概括了现代毒理学研究对象的是（　　）
A. 细菌　B. 病毒　C. 核素
D. 化学、物理、生物等外源有害因素　E. 纳米材料
2. 现代毒理学的基本任务是（　　）
A. 发现毒性　B. 探讨机制
C. 有效预防　D. 科学管理
E. 以上都对
3. 常用的毒理学研究方法包括（　　）
A. 体内试验　B. 体外试验
C. 人体观察　D. 流行病学研究
E. 以上都对
4. 关于体外试验描述错误的是（　　）
A. 其结果原则上可以外推到人
B. 通常采用游离器官、细胞、细胞系、细胞器、生物模拟系统等进行的毒理学研究
C. 可用于有害因素急性毒作用筛查、代谢转化过程及靶器官（细胞）毒性和毒作用机制研究
D. 可控性好，影响因素少
E. 应根据实验研究的目的和要求，结合体内试验结果进行相互补充和验证
5. 我国毒理学起步较晚，20世纪50年代根据国家发展的需要首先开展了（　　）
A. 临床毒理学　B. 遗传毒理学
C. 工业毒理学　D. 药理毒理学
E. 卫生毒理学
6. 关于有害因素毒理学安全性评价描述错误的是（　　）
A. 需要获得“未观察到有害作用水平”或“观察到有害作用的最低水平”
B. 全过程中要高度重视所有不确定性和变异性等的影响
C. 阐明受试物的毒性及潜在危害，以决定其是否可以进入市场或阐明安全使用的条件
D. 需要按一定的程序进行，通常遵循分阶段试验的原则
E. 要考虑受试物的毒作用性质、特点、剂量-反应关系以及人群实际暴露情况等
7. 下列不属于体外实验系统的是（　　）
A. 细胞　B. 细胞器　C. 昆虫
D. 游离器官　E. 生物模拟系统
8. 被称为现代毒理学之父的是（　　）
A. Orfila　B. Magendie　C. Bernard
D. Schmiedeberg　E. Lewin
9. 关于计算毒理学描述错误的是（　　）
A. 也称预测毒理学
B. 是以计算化学、计算生物学、生物信息学及系统生物学为基础
C. 不用考虑过多的现代仪器分析
D. 运用先进的高通量测试方法
E. 可以高效、快速筛查和预测外源有害因素的毒性及其所致的不良健康效应
10. 表观遗传毒理学主要涉及（　　）
A. DNA甲基化　B. 组蛋白修饰
C. 染色质重塑　D. 非编码RNA
E. 以上都对
11. 关于替代实验描述错误的是（　　）
A. 20世纪80年代提出的
B. 通过检测实验动物的群体反应评价受试因素产生的实验效应
C. 遵循3R原则
D. 目前高效的体外替代实验还处于探索阶段
E. 美国和欧洲一些国家已经成立了实验动物替代研究中心及相关机构，并取得了一些进展

（三）A2型选择题（案例摘要型最佳选择题）

12. 某课题组用不同剂量乙酸铅分别染毒小鼠（腹腔注射）一周后，发现小鼠血红蛋白值与血铅呈负相关，同时病理检查也发现小鼠脑组织、肾组织损伤程度与铅染毒剂量呈正相关，该项研究属于______研究内容（　　）
A. 描述毒理学　B. 机制毒理学
C. 管理毒理学　D. 计算毒理学
E. 以上都不对
13. 铅经大鼠静脉给药LD_{50}为70mg/kg，进一步研究发现铅具有致突变、致癌的可能，没有发现致畸作用，儿童血铅水平达到44.7μg/100ml才会出现临床症状。以上资料是毒理学应用________的基本内容（　　）
A. 风险评估　B. 风险管理
C. 风险交流　D. 安全性评价
E. 以上都不对

14. 早期人类利用浸过毒液的弓箭进行狩猎、作战或暗杀，直到 19 世纪 Magendie 及其学生 Bernard 研究了箭毒的作用机制，特别是对神经肌肉传导的作用机制进行了详细的阐述，Magendie 和 Bernard 的研究时期在毒理学发展史上属于（　　）

A. 毒理学启蒙期　　B. 毒理学形成期
C. 毒理学发展期　　D. 现代毒理学
E. 以上都不对

（四）A3/A4 型选择题[病例组（串）型最佳选择题]

（15～17 题共用题干）

毒理学发展进程中一些经典实验研究推动着毒理学的发展，如：Bernard 发现 CO 与血红蛋白不可逆结合，影响血红蛋白携氧能力和机体组织缺氧是导致 CO 中毒的原因；Lewin（1850～1929 年）研究了尼古丁和生物碱的慢性毒性，并对甲醇、丙烯醛和氯仿的毒性进行了研究；外科医生 Pott 于 1775 年首先发现烟囱清扫工接触煤烟与其患阴囊癌之间的因果关系；Yamagiwa 和 Ichikawa 1915 年用煤焦油涂抹兔耳诱发了上皮癌，首次证实了化学物的致癌作用。

15. Bernard 对 CO 中毒原因的研究属于（　　）

A. 定性描述　　B. 定量描述
C. 机制研究　　D. 管理毒理学
E. 食品毒理学

16. 外科医生 Pott 发现烟囱清扫工接触煤烟与其患阴囊癌之间的因果关系研究时利用的（　　）

A. 体内试验　　B. 体外试验
C. 人体观察　　D. 流行病学研究
E. 生物信息学

17. Yamagiwa 和 Ichikawa 对煤焦油化学致癌的研究属于（　　）

A. 体内试验　　B. 体外试验
C. 人体观察　　D. 流行病学研究
E. 生物信息学

（18～20 题共用题干）

1937 年美国 Massengill 公司用工业溶剂二甘醇代替乙醇和糖来生产一种磺胺酏剂，用于治疗感染性疾病。随着该药的上市，出现大量服用该药导致急性肾衰和死亡的事件，尸检表明病患均死于尿毒性，毒理学研究发现二甘醇在体内经氧化代谢成草酸所致肾损害是其致病的主要原因。此次事件促使 Copeland 议案于 1938 年通过，随后通过了成立食品药品管理局（FDA）的议案。

18. 对磺胺酏剂药物致急性肾衰和死亡的研究属于（　　）

A. 环境毒理学　　B. 分析毒理学
C. 药物毒理学　　D. 管理毒理学
E. 食品毒理学

19. FDA 对食品、药品和化妆品中化学物的安全性评价并对其进行规范管理。属于毒理学中（　　）

A. 环境毒理学　　B. 分析毒理学
C. 药物毒理学　　D. 管理毒理学
E. 食品毒理学

20. 二甘醇代替乙醇和糖生产的磺胺酏剂进入市场前需进行（　　）

A. 安全性评价　　B. 危险度评定
C. 剂量-反应关系评估　　D. 风险管理
E. 风险交流

（五）B1 型选择题（配伍选择题）

（21～24 题共用备选答案）

A. 体内试验　　B. 体外试验
C. 人体观察　　D. 流行病学研究
E. 生物信息学

21. 利用细胞系进行有害物质毒性研究属于（　　）
22. 用小鼠灌胃法检测亚硝酸盐 LD_{50}（　　）
23. 其结果原则上可以外推到人，但因试验影响因素较多，难以阐明外源有害因素的代谢通路和毒作用机制（　　）
24. 以人群为直接观察对象，了解有害因素对人的毒性作用（　　）

（25～29 题共用备选答案）

A. 定性描述　　B. 定量描述
C. 机制研究　　D. 管理毒理学
E. 食品毒理学

25. 对有害物质剂量-反应关系的描述（　　）
26. 研究有害因素在机体内的生物转运与生物转化过程，及其与靶器官发生反应引起不良生物学改变的具体机制（　　）
27. 对食品中外源化学物毒性研究（　　）
28. 对有害物质是否引起健康损害的描述（　　）
29. 依据描述毒理学提供的毒性资料和相关理论知识，提出毒性机制假说，通过设计合理的试验，识别和了解有害因素对生物系统产生损害作用的机制以验证假说（　　）

（30～33 题共用备选答案）

A. 安全性评价　　B. 危险度评定
C. 剂量-反应关系评估　　D. 风险管理
E. 风险交流

30. 风险评估又称为（　　）
31. 主要通过体内、体外试验和人群流行病学研究，阐明受试物的毒性及潜在危害，以决定其是否可以进入市场或阐明安全使用的条件，达到保护人群健康的

目的（　　）

32. 风险评估的定量阶段（　　）

33. 依据安全性评价和风险评估的结果，权衡出管理决策的过程，提出或发展合适的有害因素风险管理措施，包括制定相应的法规和条例等（　　）

（六）X 型选择题（多选题型）

34. 常用的毒理学研究方法（　　）

A. 体内试验　B. 体外试验

C. 人体观察　D. 流行病学研究

E. 临床诊断实验

35. 确定环境危险因素对人类健康影响的因果关系时需要的标准有（　　）

A. 关联的时间顺序："因"先于"果"

B. 关联的强度：有害因素对健康影响存在剂量-反应关系

C. 关联的合理性：具有实验室证据或具有生物学/理论上的合理性

D. 关联的一致性：研究结果可重复

E. 关联的特异性：原因与结局紧密相关

36. 毒理学的理论和技术主要应用在（　　）

A. 安全性评价　B. 风险评估

C. 风险管理与交流　D. 临床治疗

E. 食品加工

37. 关于毒理学的发展史描述正确的是（　　）

A. 毒理学的形成与发展一直与人类活动密切相关

B. 毒理学启蒙时期人们对有害因素的认识主要建立在理论基础上

C. 瑞士医生 Paracelsus 提出的所有物质都是毒物，剂量决定一种物质是毒物还是药物

D. 19 世纪工业化的飞速发展推动了近代毒理学的发展

E. 1993 年中国毒理学会（CST）成立，目前中国毒理学会下设 27 个专业委员会，每两年召开一次学术会议

38. 随着生物技术和生物信息学的快速发展，毒理学正在发展的领域（　　）

A. 毒理学替代法　B. 表观遗传毒理学

C. 计算毒理学　D. 毒理基因组学

E. 转化毒理学

（七）判断题

1. 现代毒理学主要包括描述毒理学、机制毒理学和管理毒理学三个研究领域。（　　）

2. 管理毒理学只需要描述毒理学和机制毒理学的资料为依据。（　　）

3. 描述毒理学是对有害因素的毒性进行描述及鉴定，包括定性描述（即是否引起健康危害）和定量描述（剂量-反应关系）两部分。（　　）

4. 毒理学安全性评价主要是通过一系列的毒理学实验，获得有害因素"半数致死量（LD_{50}）"。（　　）

5. 表观遗传毒理学是研究有害因素引起的，不涉及 DNA 序列变化的、可遗传的（通过有丝分裂、减数分裂在体细胞间及代际间传递）基因表达改变。（　　）

6. 计算毒理学中定量构-效关系模型是借助分子的理化性质参数或结构参数，以数学和统计学手段定量研究毒物和与生物大分子相互作用、有机小分子在生物体内吸收、分布、代谢、排泄等的方法。（　　）

（八）简答题

1. 描述毒理学的研究意义？

2. 机制毒理学的研究意义？

3. 体内试验在毒理学研究中的作用？

4. 人群流行病学研究对环境有害因素毒性机制的阐明有何意义？

5. 现代毒理学的主要应用？

（九）论述题

1. 现代毒理学主要研究领域间的相互关系？

2. 开展毒理学工作需要掌握哪些研究方法？

（十）案例分析题

2007 年前后美国发生多起猫、狗等宠物中毒死亡事件，美国 FDA 调查发现数个知名品牌宠物饲料的主要原料中都含有化学物质三聚氰胺。2008 年我国很多食用"三鹿奶粉"的婴儿发现患了肾结石，随后在其奶粉中检测出化工原料三聚氰胺。

三聚氰胺是一种以尿素为原料生产的氮杂环有机化合物，常温下为白色单斜晶体，没有明显异味，主要用于木材加工、塑料、涂料等生产过程中。由于三聚氰胺含氮量达 66%，被恶意添加到牛奶中冒充蛋白质。2008 年 10 月 8 日，卫生部、工信部、农业部、国家工商行政管理总局和国家质量监督检验检疫总局联合发布公告固定：婴儿配方奶粉中三聚氰胺的限量值为 1mg/kg，液态奶（包括原料乳）、奶粉、其他配方乳粉中三聚氰胺的限量值为 2.5mg/kg。2012 年 7 月 5 号，联合国国际食品法典委员会规定液态奶中三聚氰胺的限量值为 0.15mg/kg。

三聚氰胺急性毒性实验发现，大鼠的口服半数致死量（LD_{50}）为 3161mg/kg，小鼠的口服半数致死量（LD_{50}）为 3296mg/kg，为轻微毒性。对皮肤、眼睛无刺激、无致敏作用。灌胃途径致死小鼠发现输尿管均有大量晶体蓄积，部分小鼠肾脏被膜有一层晶体蓄积，注射途径产生肝脏毒性。其他脏器无明显变化；大鼠喂饲含三聚氰胺的饲料 13 周，未观察到有害作用的水平（NOAEL）为 63mg/（kg·d），小鼠相同喂养时间未观察到有害作用的水平（NOAEL）为 1600

mg/（kg·d）；动物长期摄入会造成生殖、泌尿系统的损害，膀胱、肾部出现结石，并可进一步诱发膀胱癌。

三聚氰胺在动物体内属于不活泼代谢或惰性代谢，进入体内迅速以原型经肾脏排出，进入机体后发生水解反应生成三聚氰酸，三聚氰酸与三聚氰胺形成大的网状结构，造成结石。婴幼儿身体发育不健全，食用含三聚氰胺较高的奶粉时容易产生泥沙样结晶，而婴幼儿输尿管狭窄，容易被结晶阻塞尿路，造成膀胱炎症、上皮增生、结石等。并可能通过结石刺激膀胱上皮产生肿瘤。如果同时摄入三聚氰胺和三聚氰酸可能造成急性肾衰。

问题：

（1）试分析上述案例资料体现了哪些毒理学的研究内容、研究方法和应用？

（2）以该案例为例，简述现代毒理学在经济社会发展中的作用及其意义？

五、复习思考题参考答案与解析

（一）名词解释（略）

（二）A1 型选择题

1. 答案：D [解析] 现代毒理学研究的对象包括化学、物理、生物等外源有害因素。

2. 答案：E [解析] 现代毒理学的基本任务是发现毒性、探讨机制、有效预防和科学管理。

3. 答案：E [解析] 常用的毒理学研究方法包括体内试验、体外试验、人体观察和流行病学研究。

4. 答案：A [解析] 体外试验系统缺乏整体动物毒物动力学过程，结果不能外推到人。

5. 答案：C [解析] 我国 20 世纪 50 年代根据国家发展的需要首先开展了工业毒理。

6. 答案：B [解析] 需要分析相关资料不确定性和变异性等的影响是风险评估。

7. 答案：C [解析] 体外实验通常采用游离器官、细胞、细胞系、细胞器、生物模拟系统等进行的毒理学研究。

8. 答案：A [解析] 被称为现代毒理学之父的是 Orfila。

9. 答案：C [解析] 计算毒理学也称预测毒理学，是以计算化学、计算生物学、生物信息学及系统生物学为基础，需要结合多种现代仪器分析。

10. 答案：E [解析] 表观遗传毒理学主要涉及 DNA 甲基化、组蛋白修饰、染色质重塑和非编码 RNA。

11. 答案：B [解析] 通过检测实验动物的群体反应评价受试因素产生的实验效应是整体动物实验。

（三）A2 型选择题

12. 答案：A [解析] 该案例描述了金属铅对机体的损伤效应，并发现这种损伤效应与铅剂量之间存在剂量-反应关系，属于描述毒理学研究内容。

13. 答案：D [解析] 安全性评价的程序和内容通常遵循分阶段试验的原则。该案例数据包含了四阶段试验结果内容。

14. 答案：C [解析] 19 世纪 Magendie 及其学生 Bernard 对箭毒的作用机制研究属于毒理学发展时期。

（四）A3/A4 型选择题

15～17 题的答案：15. C 16. D 17. A [解析] Bernard 对 CO 中毒原因的研究属于机制毒理学研究，体内试验以实验动物为模型进行的毒理学实验，流行病学研究是以人群为直接观察对象，了解外源化学物等有害因素对人的毒性作用。

18～20 题的答案：18. C 19. D 20. A [解析] 对磺胺酏剂药物致急性肾衰和死亡的研究属于药物毒理学研究，FDA 对食品、药品和化妆品中化学物的安全性评价并对其进行规范管理，属于管理毒理学。要决定二甘醇能不能合成磺胺酏剂进入市场首先需要进行安全性评价。

（五）B1 型选择题

21～24 题的答案：21. B 22. A 23. A 24. D [解析] 体内试验是以实验动物为模型进行的毒理学实验，其结果原则上可以外推到人。但因体内试验影响因素较多，难以阐明外源有害因素的代谢通路和毒作用机制。流行病学研究是以人群为直接观察对象，了解外源化学物等有害因素对人的毒性作用。利用细胞系进行有害物质毒性研究属于体外实验。

25～29 题的答案：25. B 26. C 27. E 28. A 29. C [解析] 定性描述是对有害物质是否引起健康损害的描述，定量描述是对有害物质剂量-反应关系的描述。毒理学机制研究是研究有害因素在机体内的生物转运与生物转化过程，及其与靶器官发生反应引起不良生物学改变的具体机制，依据描述毒理学提供的毒性资料和相关理论知识，提出毒性机制假说，通过设计合理的试验，识别和了解有害因素对生物系统产生损害作用的机制以验证假说。对食品中外源化学物毒性研究属于食品毒理学范畴。

30～33 题的答案：30. B 31. A 32. C 33. D [解析] 风险评估又称为安全性评价，主要通过体内、体外试验和人群流行病学研究，阐明受试物的毒性及潜在危害，以决定其是否可以进入市场或阐明安全使用的条件，达到保护人群健康的目的。剂量-反应关系评估是风险评估的定量阶段。风险管理是依据安全性评价和风险评估的结果，权衡出管理决策的过程，提出或发展合适的有害因素风险管理措施，包括制定相应的法规和条例等。

（六）X 型选择题

34. 答案：ABCD ［解析］常用的毒理学研究方法体内试验、体外实验、人体观察和流行病学研究。

35. 答案：ABCDE ［解析］确定环境危险因素对人类健康影响的因果关系时需要的标准有①关联的时间顺序；②关联的强度；③关联的合理性；④关联的一致性；⑤关联的特异性。

36. 答案：ABC ［解析］毒理学的理论和技术主要应用在安全性评价、风险评估和风险管理与交流。

37. 答案：ACDE ［解析］毒理学启蒙时期人们对有害因素的认识主要建立在经验基础上。

38. 答案：ABCDE ［解析］随着生物技术和生物信息学的快速发展，毒理学正在往毒理学替代法、表观遗传毒理学、计算毒理学、毒理基因组学和转化毒理学等方向发展。

（七）判断题

1. 答案：T ［解析］现代毒理学主要包括描述毒理学、机制毒理学和管理毒理学三个研究领域。

2. 答案：F ［解析］管理毒理学研究除了描述毒理学和机制毒理学研究提供的有害因素的毒理学资料，还需要风险评估、社会、经济、文化及其他有关因素资料。

3. 答案：T ［解析］描述毒理学是对有害因素的毒性进行描述及鉴定，包括定性描述（即是否引起健康危害）和定量描述（剂量-反应关系）两部分。

4. 答案：F ［解析］安全性评价需要按一定的程序进行，通过一系列的毒理学实验，获得“未观察到有害作用水平”或“观察到有害作用的最低水平”。

5. 答案：T ［解析］表观遗传毒理学是研究有害因素引起的，不涉及 DNA 序列变化的、可遗传的基因表达改变。

6. 答案：T ［解析］计算毒理学中定量构-效关系模型是借助分子的理化性质参数或结构参数，以数学和统计学手段定量研究毒物和与生物大分子相互作用、有机小分子在生物体内吸收、分布、代谢、排泄等的方法。

（八）简答题

1. 答案要点：一方面能够为机制毒理学研究提供重要线索，促进机制毒理学的发展；另一方面还可为安全性评价和管理法规与措施的制定提供基础资料。

2. 答案要点：在风险评估中可用于验证某些有害因素在实验动物中所观察到的某种不良结局；亦有助于排除有害因素在实验动物中的危害效应发生于人类的可能性；还可用于指导化学品的合理使用。

3. 答案要点：体内试验也称为整体动物实验，指以实验动物为模型进行的毒理学实验，体内试验是毒理学研究的基本方法，其结果原则上可以外推到人。但因体内试验影响因素较多，难以阐明外源有害因素的代谢通路和毒作用机制。

4. 答案要点：流行病学研究是以人群为直接观察对象，了解外源化学物等有害因素对人的毒性作用。流行病学研究在环境危险因素与人类疾病因果关系的建立中发挥越来越重要的作用，一方面可以从因到果研究已知环境危险因素对人群健康的不利影响，另一方面还可以从果到因探索已知疾病的环境危险因素。

5. 答案要点：现代毒理学的主要应用在以下三个方面。①安全性评价；②风险评估；③风险管理与交流。

（九）论述题

1. 答案要点：现代毒理学是研究外源有害因素（包括化学、物理、生物等因素）对生物体和生态系统的损害作用及其机制的基础学科，也是研究环境与健康以及安全性评价和风险评估的重要应用学科。主要包括描述毒理学、机制毒理学和管理毒理学三个研究领域。这三个研究领域是一有机整体，三者相辅相成，研究内容各有侧重，共同构成现代毒理学研究的核心——安全性评价和风险评估，其在保障人类健康、保护环境与生态等方面发挥着重要作用。

2. 答案要点：开展毒理学相关工作需要掌握的研究方法包括①体内试验；②体外试验；③人体观察；④流行病学研究。

（十）案例分析题

答案要点：（1）本案例中的有关资料可以从毒理学的研究内容、研究方法和应用等三方面分类：①毒理学研究内容。三聚氰胺基本理化性质、急性毒性试验、亚慢性和慢性毒性试验数据是描述毒理学内容；三聚氰胺代谢转化及对泌尿系统损伤的机制研究属于机制毒理学研究内容；联合国及我国相关部门分别对食品中三聚氰胺含量做了规定，属于管理毒理学工作范畴。②毒理学研究方法。主要是通过流行病学调查和体内试验。③毒理学应用。三聚氰胺不同阶段毒性试验数据是安全性评价的基本内容；在此基础上根据三聚氰胺的性质和人群实际暴露情况制定相应法规和条例，属于风险评估和风险管理内容。

（2）毒理学不同历史发展阶段的研究内容和任务不同，现代毒理学的基本任务是发现毒性、探讨机制、有效预防和科学管理。以三聚氰胺为例，描述毒理学的主要任务是对毒性的发现和描述，对外源有害因素的毒性做到“知其然”；机制毒理学是对毒作用机制的探讨，对外源有害因素的毒性做到“知其所以然”；而管理毒理学则是在描述毒理学和机制毒理学研究基础上，进行风险评估和风险管理，建立相应的基准值、阈限值，制定卫生标准或相关的法律法规，有的放矢地对外源有害因素进行科学管理。描述毒理学、机制毒理学和管理毒理学是一有机整体，三者相辅相成，研究内容各有侧重，共同构成现代毒理学研究的核心——安全性评价和风险评估，其在保障人类健康、保护环境与生态等方面发挥着重要作用。

（蒋义国 张爱华）

第二章　毒理学基本概念

一、学习目的要求

（一）学习目标

1. 掌握　毒物、毒性、毒效应、剂量、反应、效应的概念、内涵及其关系。

2. 熟悉　暴露剂量-反应（效应）关系及其应用和毒性参数的概念及其意义。

3. 了解　安全限值概念及其意义。

（二）重点与难点

1. 毒性与毒效应的内涵。

2. 剂量-反应（效应）关系及其应用。

3. 毒性下限指标及其相互关系。

二、学 习 笔 记

（一）毒性

毒性是指在特定条件下，化学物引起机体有害作用的、内在的固有的能力。毒性是物质一种与生俱来的、不变的性质，取决于物质的化学结构。毒性可分为急性毒性、亚慢性毒性和慢性毒性；根据引起的毒效应类型，毒性又可分为一般毒性和特殊毒性。毒物是指在较低的剂量时即可导致机体损害的物质。选择性毒性一般是指物种之间的毒性差异。目前，选择性毒性的概念得到进一步推广。

（二）毒效应

在一定条件下，化学物对机体产生的有害作用称为毒效应，也常称为毒性作用或毒作用。毒性是化学物固有的生物学内在属性，而毒效应是化学物毒性在某些条件下引起机体有害的生物学改变，是化学物内在毒性在不同条件下的外在表现。毒效应分类：速发或迟发性毒作用；局部或全身毒作用；可逆或不可逆作用；超敏反应；特异质反应。

（三）毒物兴奋效应

是指一些化学物在低剂量时表现为适当的刺激（兴奋）反应，而在高剂量时表现为抑制作用的现象。

（四）生物学标志

指能反映已被机体吸收的外源化学物或其生物学后果的各类测定指标，可分为暴露标志、效应标志和易感性标志。

（五）剂量

决定外源化学物对机体损害作用的重要因素。主要指外源化学物与机体接触或被机体吸收或直接导致机体损害的量。包括以下几种：①外剂量，又称接触或暴露剂量，指与机体实际接触的量或环境中机体接触毒物的总量。②内剂量，又称吸收剂量，是指已被机体吸收进入体内的量。③生物有效剂量，又称靶剂量，是指送达剂量中到达毒作用部位的部分。

（六）效应和反应

效应又称为量反应，表示暴露一定剂量外源化学物后所引起的一个生物个体、器官或组织的生物学改变。此种变化的程度用计量单位来表示。反应又称为质反应，指在暴露某一化学物的群体中，出现某种效应的个体在群体中所占比率，一般以百分率或比值表示，如死亡率、肿瘤发生率等。观察结果只以“有”或“无”、“异常”或“正常”等计数资料来表示。

（七）剂量-反应（效应）关系

毒理学研究中十分重要的概念。是指外源化学物作用于生物体的剂量与引起的生物学作用的发生率或作用强度之间的相互关系。剂量-反应（效应）关系曲线可呈现上升或下降等不同类型的曲线，最常见的是“S”形曲线。剂量-反应（效应）曲线的形状反映了人体或实验动物对外源化学物毒作用易感性的分布。

（八）毒性参数

1. 毒性上限参数　在急性毒性试验中以死亡为终点的各项毒性参数。主要包括①绝对致死剂量或浓度：指外源化学物引起一组受试实验动物全部死亡的最低剂量或浓度。②半数致死剂量或浓度：指外源化学物引起一组受试实验动物半数死亡的剂量或浓度。它是一个经过统计处理计算得到的数值，常用以表示和比较急性毒性的大小。目前，LD_{50}的使用最为常见和普遍，但由于LD_{50}值仅给出死亡毒效应信息，且受诸多因素的影响如实验动物种属、实验条件等，加之其他社会、经济等因素，因此，表示 LD_{50}时应注明动物种系和接触途径。雌雄动物应分别计算，并应有 95%可信限。③最小致死剂量或浓度：指一组受试实验动物中，外源化学物引起个别动物死亡的最小剂量或浓度。

2. 毒性下限参数　指观察到有害作用最低水平或最大无有害作用的剂量，可以从急性、亚急性、亚慢性和慢性毒性试验中得到。主要包括①观察到有害作用的最低水平：是指在规定的暴露条件下，化学物引起机体（人或实验动物）某种有害作用的最低剂量或浓度。②未观察到有害作用水平：是指在规定的暴露条件下，外源化学物不引起机体（人或实验动物）可检测到的有害作用的最高剂量或浓度。③阈剂量：是指外源化学物引起生物体某种非致死性有害作用的最小剂量或浓度。在实际工作中，有限的动物分组、有限的检测水平以及实验方法的局限性等，得到阈剂量几乎不可能，实际得到的可能是 LOAEL。④基准剂量：是指外源化学物导致少量个体（如 5%）出现特定损害作用的剂量的 95%可信区间下限值。

此外，毒性特征描述参数有①毒作用带：是表示化学物质毒作用特点的参数，又分为急性毒作用带与慢性毒作用带。急性毒作用带为半数致死剂量与急性阈剂量的比值，表示为：$Z_{ac} = LD_{50}/Lim_{ac}$。慢性毒作用带为急性阈剂量与慢性阈剂量的比值，表示为：$Z_{ch} = Lim_{ac} / Lim_{ch}$。②药物的治疗指数：$TI = LD_{50}/ED_{50}$。其中，$ED_{50}$是指50%实验动物出现药物疗效时所需的药物剂量。③强度和效能：强度是指相等效应时剂量的差别，效能是指引起的最大效应的差别。

（九）安全限值

对毒效应有阈值的化学物而言，安全限值是指为保护人群健康，对生活和生产环境和各种介质（空气、水、食物、土壤等）中与人群身体健康有关的各种因素（物理、化学和生物）所规定的浓度和暴露时间的限制性量值。目前，常见的安全限值有每日容许摄入量、可耐受摄入量、参考剂量、参考浓度和最高容许浓度等。对毒效应无可确定阈值的化学物而言，只能引入实际安全剂量的概念。如化学致癌物的 VSD，是指低于此剂量能以 99%可信限的水平使超额癌症发生率低于百万分之一（10^{-6}）。

三、汉英名词对照

靶剂量　target dose
暴露生物学标志　biomarker of exposure
半数耐受限量　median tolerance limit，TLm
迟发性毒作用　delayed toxic effect
超敏反应　hypersensitivity
毒物　toxic substance；poison；toxicant
毒性　toxicity
毒效应谱　spectrum of toxic effects
毒作用　toxic effect
毒作用带　toxic effect zone
反应　quantal response
观察到有害作用的最低水平　lowest observed adverse effect level，LOAEL
剂量　dose
剂量-反应（效应）关系　dose-response/effect relationship
基准剂量　benchmark dose，BMD
局部毒作用　local toxic effect
全身毒作用　systemic toxic effect
生物有效剂量　biologically effective dose
生物学标志　biomarker
速发性毒作用　immediate toxic effect
损害作用　adverse effect
特异质反应　idiosyncratic reaction
未观察到有害作用水平　no observed adverse effect level，NOAEL
效应生物学标志　biomarker of effect
效应　gradual response
易感性生物学标志　biomarker of susceptibility
阈剂量　threshold dose
早期生物效应　early biological effect

四、复习思考题

（一）名词解释

1. LD_{50}　2. 毒性
3. 毒效应　4. 选择毒性
5. 低剂量兴奋效应　6. 剂量-反应关系
7. 生物有效剂量　8. 安全限值
9. 阈剂量　10. 反应

（二）A1 型选择题（单句型最佳选择题）

1. 有关毒效应谱的叙述中错误的是（　　）
A. 有机磷农药抑制血液中的胆碱酯酶活性属于毒效应的特异指标
B. 毒效应谱变化从微小的生理生化变化到临床中毒直至死亡

C. 苯胺可致红细胞内高铁血红蛋白形成属于毒效应的非特异指标
D. 毒效应的性质与强度变化构成毒效应谱
E. 毒效应一般由毒作用终点的观察指标来检测

2. 毒理学研究中最常见的剂量-反应关系曲线为（　　）
A. 不对称“S”形曲线　B. 抛物线
C. “U”形曲线　D. 直线
E. 对称“S”形曲线

3. 关于 Z_{ac} 说法正确的是（　　）
A. Z_{ac} 是急性毒性常用参数之一
B. Z_{ac} 越大，表明化学物质引起急性死亡的危险性越大
C. $Z_{ac}=Lim_{ac}/lim_{ch}$
D. $Z_{ac}=Lim_{ac}/LD_{50}$
E. Z_{ac} 值是一个相对稳定的指标

4. 有关靶器官的下列说法正确的是（　　）
A. 靶器官一定是该化学物质浓度最高的场所
B. 靶器官一般只有一个，不可能有几个
C. 苯胺和 CO 均可作用于红细胞影响其携氧能力，但毒作用机制不同
D. 脂肪组织是最常见的靶器官之一
E. 在同一靶器官产生毒效应的化学物质，毒作用机制相同

5. 有关毒理学未来发展趋势的说法错误的是（　　）
A. 从基准剂量到阈剂量
B. 从整体动物的体内试验到体外替代试验
C. 从危险度评估到危险度管理
D. 从高度综合到高度分化
E. 从结构–活性关系到三维定量结构–活性关系

6. Z_{ch} 值越大的毒物引起（　　）
A. 致死性中毒的实际危险性越大
B. 慢性中毒的实际危险性越小
C. 致死性中毒的实际危险性越小
D. 慢性中毒的实际危险性越大
E. 蓄积中毒的实际危险性越小

7. 100 只 CO 染毒大鼠中，有 40 只发生死亡，此为（　　）
A. 剂量-反应关系　B. 反应
C. 有的个体不遵循剂量（效应）反应关系规律
D. 效应　E. 剂量-效应关系

8. 损害作用所致机体生物学改变不包括（　　）
A. 机体维持稳态能力下降
B. 机体功能容量如进食量降低
C. 对其他环境有害因素的易感性降低
D. 机体正常形态、生长发育过程受到影响、寿命缩短
E. 对外界应激的代偿能力降低

9. 下列有关 LD_{50} 的叙述不正确的是（　　）
A. 与染毒途径无关
B. 通常以 mg/kg 体重表示
C. 与动物种属有关
D. 使一半受试动物死亡的剂量
E. 是化学物急性毒性分级的依据

10. 毒物是（　　）
A. 在一定条件下，较小剂量即能对机体产生损害作用的物质
B. 凡引起机体功能或器质性损害的物质
C. 具有致癌作用的物质
D. 对大鼠经口 LD_{50}＞500mg/kg 体重的物质
E. 以上都不对

11. 以下说明，哪一项是正确的（　　）
A. 量作用即为毒物损害作用
B. 质反应即为量效应
C. 毒作用即毒效应
D. 毒性即毒效应
E. 毒作用即为毒性

12. 有关化学物质是否产生毒作用，最主要的决定因素是（　　）
A. 接触的方式　B. 接触的途径
C. 物质的物理性质　D. 物质的化学性质
E. 接触的剂量

13. 影响化学毒物毒性的关键因素是（　　）
A. 理化性质　B. 接触时间　C. 接触频率
D. 接触途径　E. 接触速率

14. 化学物的非损害作用是（　　）
A. 绝对的　B. 动态的　C. 不可逆的
D. 永久的　E. 相对的

15. 在一定条件下，较小剂量即能对机体产生损害作用的物质，称为（　　）
A. 毒性　B. 毒效应　C. 毒物
D. 毒作用　E. 毒剂量

16. 能提供机体暴露于外源化学物信息的指标是（　　）
A. 室内污染物浓度　B. 体液污染物浓度
C. 环境污染物浓度　D. 空气污染物浓度
E. 以上都是

17. 以计量单位来表示的外源化学物与机体接触引起的生物学变化，叫做（　　）
A. 不良反应　B. 反应　C. 特异质反应
D. 效应　E. 毒性反应

（三）A2 型选择题（案例摘要型最佳选择题）

18. 机体接触有机磷农药后，血液中胆碱酯酶活性降低，致使神经递质乙酰胆碱不能及时水解而堆积于神经突触处，引起瞳孔缩小、多汗、肺水肿等中毒表现。

这种毒性作用属于（　　）

A. 高敏感性　　B. 局部毒作用

C. 过敏性反应　　D. 速发性毒作用

E. 全身毒作用

19. CO 中毒后引起的昏迷病人，有些在恢复数周甚至数月后，可突然发生严重的脑病，以下哪种概括更为合适（　　）

A. 迟发性毒作用　　B. 不可逆作用

C. 特异质反应　　D. 局部毒作用

E. 过敏性反应

20. 某先天缺乏 NADH-高铁血红蛋白还原酶的患者，当一次接触大量苯胺后发生高铁血红蛋白血症，这种毒性作用应为（　　）

A. 高敏感性　　B. 局部毒作用

C. 特异质反应　　D. 速发性毒作用

E. 过敏性反应

21. 检测人体的某些生物材料如血液、尿液、头发中的铅、汞、镉等重金属含量可以准确判断其机体暴露水平，这些生物学标志称为（　　）

A. 一般性生物学标志　　B. 效应生物学标志

C. 特殊性生物学标志　　D. 暴露生物学标志

E. 易感性生物学标志

22. 如谷丙转氨酶活力增高表示有肝脏损伤，心肌梗死患者表现为血清谷草转氨酶的活力增高，这些生物学标志称为（　　）

A. 一般性生物学标志　　B. 效应生物学标志

C. 特殊性生物学标志　　D. 暴露生物学标志

E. 易感性生物学标志

23. 以阳性或阴性（全或无）计数资料表示的外来化合物与群体接触引起某种损害效应的个体在群体中的比率，叫做（　　）

A. 不良反应　　B. 反应　　C. 特异质反应

D. 效应　　E. 毒性反应

（四）A3/A4 型选择题[病例组（串）型最佳选择题]

（24～27 题共用题干）

毒理学鼻祖 Paracelsus 提出“剂量决定毒物”，即所有物质都有一定毒性，唯有剂量能区别毒物。因此，自毒理学诞生之日起，剂量-效应（反应）关系便是研究的核心。

24. 卫生毒理学中较为常见的剂量-反应曲线为（　　）

A. 对数曲线　　B. 抛物线形曲线

C. 正态曲线　　D. 直线形曲线

E. “S”形曲线

25. CO 急性吸入毒性试验中，随 CO 浓度的增加，试验组大鼠死亡率也相应增加，体现（　　）

A. 剂量-反应关系

B. 反应

C. 有的个体不遵循剂量（效应）反应关系规律

D. 效应

E. 剂量-效应关系

26. 过敏反应体现的是（　　）

A. 剂量-反应关系

B. 反应

C. 有的个体不遵循剂量（效应）反应关系规律

D. 效应

E. 剂量-效应关系

27. 为通过数学的方法更加准确地计算 LD_{50} 等参数，通常将“S”形剂量-反应曲线进行转换，以下叙述中正确的是（　　）

A. 横坐标剂量单位为对数时，对称“S”形曲线变为直线

B. 纵坐标标志单位为概率单位时，对称“S”形曲线变为高斯曲线

C. 纵坐标标志单位为概率单位同时横坐标剂量单位为对数时，非对称“S”形曲线变为直线

D. 纵坐标标志单位为反应频率时，对称“S”形曲线变为直线

E. 纵坐标标志单位为概率单位时，非对称“S”形曲线变为直线

（28～30 题共用题干）

1959 年德国各地出现手脚异常的畸形婴儿，伦兹博士对这种怪胎进行了调查，于 1961 年发表了“畸形的原因是催眠剂反应停”，使人们大为震惊。截至 1963 年，在德国、美国、荷兰和日本等国，由于服用该药物而诞生了 12 000 多名形状如海豹一样的婴儿。

28. 有关毒物的叙述，错误的是（　　）

A. 毒物或非毒物的划分是相对的

B. 凡引起机体功能或器质性的永久性损害的物质

C. 从某种意义上讲，所有的外源化学物都可能是毒物，只要进入机体并达到一定的量

D. 在一定条件下，较小剂量即能对机体产生损害作用的物质

E. 随着科学和技术的发展，某些非毒物可能会被认定为毒物

29. 反应停事件，首次让人们认识到（　　）

A. 药物的不良反应　　B. 化学物的致畸性

C. 化学物的致癌性　　D. 化学物的致突变性

E. 药物的致癌性

30. 下面有关“反应停”的描述，错误的是（　　）

A. 反应停属于医用药物

B. 反应停具有发育毒性，但无母体毒性
C. 反应停的毒性取决于其化学结构
D. 反应停的毒性具有选择性
E. 反应停对大、小鼠具有强致畸作用

（五）B1型选择题（配伍选择题）

（31～34题共用备选答案）
A. 结构和（或）功能改变标志
B. 生物效应剂量标志
C. 易感性生物学标志
D. 内剂量生物标志
E. 早期生物效应标志
31. 多环芳烃 PAH-DNA 加合物（　　）
32. 抑癌基因 *p53* 表达降低（　　）
33. 血清 AFP 的出现（　　）
34. DNA 修复酶缺陷（　　）
（35、36题共用备选答案）
A. 亚临床改变，体内外源化学物负荷增加
B. 死亡，中毒，体内外源化学物负荷增加，致癌、致突变、致畸胎
C. 意义不明的生理、生化改变，体内外源化学物负荷增加
D. 死亡，中毒，亚临床改变，致癌、致突变、致畸胎
E. 死亡，中毒，意义不明的生理、生化改变，致癌、致突变、致畸胎
35. 上述属于非损害作用的是（　　）
36. 上述属于损害作用的是（　　）
（37～39题共用备选答案）
A. 化学物与机体接触后，停止接触，损伤不能恢复，甚至进一步发展加重
B. 化学物与机体接触后在短时间内出现的毒效应
C. 化学物与机体直接接触部位处出现的毒效应
D. 化学物与机体接触后经一定时间间隔才出现的毒效应
E. 化学物吸收入血后，经分布过程到达体内其他组织器官所引起的毒效应
37. 速发性毒作用（　　）
38. 全身毒作用（　　）
39. 迟发性毒作用（　　）
（40～43题共用备选答案）
A. 有的个体不遵循剂量（效应）反应关系规律
B. 反应
C. 剂量反应曲线
D. 效应
E. 剂量-效应（反应）关系
40. 用 CCl_4 经呼吸道给大鼠染毒后，测试大鼠血清中 ALT 升高，CCl_4 所产生的 ALT 改变为（　　）
41. CCl_4 染毒大鼠100只中有50只 ALT 升高，即效应发生率为50%，此为（　　）
42. 随着 CCl_4 染毒剂量的增高 ALT 显著增高(　　)
43. 某患者因上感而就医，进行青霉素过敏试验中致死（　　）

（六）X型选择题（多选题型）

44. 化学物出现选择毒性的原因，包括（　　）
A. 不同组织器官对化学物亲和力的差异
B. 不同生物或组织器官对化学物生物转化过程的差异
C. 不同组织器官对化学物所致损害的修复能力的差异
D. 物种和细胞学差异
E. 不同生物或组织器官对化学物生物转运过程的差异
45. 不能提供机体暴露于外源化学物信息的指标是（　　）
A. 室内污染物浓度　　B. 环境污染物浓度
C. 土壤中污染物的量　　D. 空气污染物浓度
E. 体液污染物浓度
46. 下列指标中，属于效应指标的是（　　）
A. 酶活性抑制率　　B. 食物利用率
C. 死亡率　　D. 体重增长率
E. 脏器系数
47. 下列属于质反应指标的有（　　）
A. 持续性肌肉松弛　　B. 中度铅中毒
C. 正常细胞发生恶变　　D. 尿中 δ-ALA 的含量
E. 动物死亡
48. 属于毒性上限参数的有（　　）
A. 半数致死剂量　　B. 阈剂量
C. 最大非致死剂量　　D. 绝对致死剂量
E. 最小致死剂量

（七）判断题

1. 毒物与非毒物之间的划分是相对的，并没有绝对的界限。（　　）
2. 空气中的 CO 浓度增加导致红细胞中碳氧血红蛋白含量随之升高，这表示有剂量—反应关系存在。(　　)
3. 两种 LD_{50} 相同或相似的化学毒物的致死毒性相同。(　　)
4. 效应指化学毒物与机体接触后引起的生物学改变。(　　)
5. 如外源化学物 A 的 LD_{50} 比 B 大，说明 A 的急性毒性比 B 大。（　　）
6. 反应指化学物质引起的出现某种效应的个体数量在群体中所占的比例。（　　）

（八）简答题

1. 一般认为哪些毒性作用有阈值？哪些毒性作用无阈值？
2. 为什么把毒效应谱看成连续谱？
3. 一条剂量-反应曲线能反映哪些毒理学信息？
4. 生物学标志有哪几类？
5. 简述外源化学物的毒效应分类。
6. 在剂量-效应（反应）关系研究中，常用的剂量指标有哪些？

（九）论述题

1. 剂量-反应关系曲线主要有哪几种类型及意义如何？
2. 试述毒性与剂量之间的关系。

（十）案例分析题

某课题组曾对遗传毒性致癌物 2-乙酰氨基芴（2AAF）进行剂量-反应关系研究，利用肿瘤自然发生率较低、寿命较长的雌性 BALB/c St Cifl C3H/N ctr 小鼠 24192 只，分 7 组（在饲料中 2AAF 为 0、30、35、60、75、100 和 150 mg/kg），喂饲 15 个月。动物于试验的第 9、12、14、15、16、17、18、24 和 33 个月处死。检测结果发现：2AAF 诱发肝细胞癌的剂量-反应曲线接近线性，潜伏期约 18 个月，但不能确定阈浓度。该研究同时发现膀胱癌呈现“S”形剂量-反应关系曲线。

问题：

（1）利用动物致癌试验，可否研究低水平肿瘤发生率的剂量-反应关系？

（2）同一种致癌物，对不同靶器官致癌作用可有不同的剂量-反应关系？

五、复习思考题参考答案与解析

（一）名词解释（略）

（二）A1 型选择题

1. 答案：C ［解析］苯胺可致红细胞内高铁血红蛋白形成，这个指标的出现与苯胺暴露之间有着明确的因果关系，故属于特异指标。

2. 答案：A ［解析］剂量-反应关系曲线最常见的是非对称“S”形曲线，其表示随着剂量增加，反应率的变化呈偏态分布。

3. 答案：A ［解析］Z_{ac} 是表示化学物质急性毒性与急性毒作用特点的重要参数之一。Z_{ac} 值小，说明化学物质引起死亡的危险性大。

4. 答案：C ［解析］苯胺通过生成高铁血红蛋白影响红细胞携氧能力，而 CO 则是通过形成碳氧血红蛋白而影响红细胞携氧能力。

5. 答案：A ［解析］在整体动物实验中，几乎不可能获得准确的阈剂量，实际得到的可能是观察到损害作用的最低剂量。近年来有人提出用基准剂量法来替代 NOAEL 和 LOAEL。

6. 答案：D ［解析］慢性毒作用带 Z_{ch} 值大，说明由轻微的慢性毒效应到较为明显的急性中毒之间的剂量范围宽，易被忽视，故发生慢性中毒的危险性大。

7. 答案：B ［解析］反应是指在暴露某一化学物的群体中，出现某种效应的个体在群体中所占的比率。

8. 答案：C ［解析］损害作用所致机体生物学改变通常造成机体功能容量如进食量降低、对外界应激的代偿能力降低、机体维持稳态能力下降、机体正常形态、生长发育过程受到影响、寿命缩短，而对其他环境有害因素的易感性升高。

9. 答案：A ［解析］LD_{50} 受诸多因素如实验动物种属、性别、接触途径、实验条件以及其他社会、经济等因素的影响。

10. 答案：A ［解析］毒物是指在较低的剂量时即可导致机体损害的物质。

11. 答案：C ［解析］在一定条件下，化学物对机体产生的有害作用称为毒效应，也常称为毒作用。

12. 答案：E ［解析］影响毒效应大小的因素主要是剂量以及与剂量有关的暴露特征（如暴露时间、暴露途径、暴露频率等）。

13. 答案：A ［解析］毒性是物质一种内在的、不变的生物学性质，取决于物质的化学结构。

14. 答案：E ［解析］外源化学物的非损害作用是相对的。随着生命科学的进展，过去认为是非损害作用的生物学效应，可能会重新判断为损害作用。

15. 答案：C ［解析］在一定条件下，较小剂量即能够对机体产生损害作用的物质称为毒物。

16. 答案：B ［解析］测定组织、体液或排泄物中吸收的外源化学物、其代谢物或与内源性物质的反应产物，能提供机体暴露于外源化学物的信息。

17. 答案：D ［解析］效应表示暴露一定剂量外源化学物后所引起的一个生物个体、器官或组织的生物学改变。此种变化的程度用计量单位来表示。

（三）A2 型选择题

18. 答案：D ［解析］速发性毒作用是指某些外源化学物在一次暴露后的短时间内所引起的即刻毒作用。

19. 答案：A ［解析］迟发性毒作用是指在一次或多次暴露某种外源化学物后，经一定时间间隔才出现的毒作用。

20. 答案：C ［解析］特异质反应系由遗传因素所致的对某些化学物质的反应异常。先天缺乏 NADH-高铁血红蛋白还原酶的患者，对苯胺等可致高铁血红蛋白血症的外源化学物异常敏感。

21. 答案：D [解析] 暴露生物学标志是测定组织、体液或排泄物中吸收的外源化学物、其代谢物或与内源性物质的反应产物，且其可作为吸收剂量或靶剂量，提供关于暴露于外源化学物的信息的指标。

22. 答案：B [解析] 效应生物学标志指机体中可测出的生化、生理、行为或其他改变，且能提示与不同靶剂量外源化学物或其代谢物有关联的健康有害效应的信息的指标。

23. 答案：B [解析] 反应指在暴露某一化学物的群体中，出现某种效应的个体在群体中所占比率。

（四）A3/A4 型选择题

24～27 题的答案：24. E 25. A 26. C 27. C [解析] 剂量-反应关系曲线最常见的是“S”形曲线。随剂量的增加，外源化学物导致的生物学作用的发生率也随之增加，体现剂量-反应关系。当群体中某些个体对某一化学物质的敏感性出现较大差异，则不遵循剂量（效应）反应关系规律。一条非对称的“S”形曲线，若横坐标（剂量）用对数表示，将纵坐标改为概率单位，则该曲线可转为一条直线。

28～30 题的答案：28. B 29. B 30. E [解析] 毒物是指在较低的剂量时即可导致机体损害的物质。毒物或非毒物的划分是相对的。反应停是第一个被明确为人类致畸的药物。反应停是强烈的人类致畸物，但在 4000mg/kg 时对大、小鼠无致畸作用。

（五）B1 型选择题（31～34 题共用备选答案）

31～34 题的答案：31. B 32. E 33. A 34. C [解析] 多环芳烃 PAH-DNA 加合物属于生物效应剂量标志，抑癌基因 *p53* 表达属于早期生物效应标志，血清甲胎蛋白（AFP）属于结构和功能改变标志。环境化学物在暴露者体内代谢酶及靶分子的基因多态性，属于遗传易感性标志。

35、36 题的答案：35. C 36. D [解析] 外源化学物对机体的非损害作用包括意义不明的生理、生化改变，体内外源化学物负荷增加。亚临床改变、临床中毒、死亡、致癌、致突变和致畸胎作用属于损害作用。

37～39 题的答案：37. B 38. E 39. D [解析] 速发性毒作用是指某些外源化学物在一次暴露后的短时间内所引起的即刻毒作用。全身毒作用是指外源化学物被机体吸收并分布至靶器官或全身后所产生的损害作用。迟发性毒作用是指在一次或多次暴露某种外源化学物后，经一定时间间隔才出现的毒作用。

40～43 题的答案：40. D 41. B 42. E 43. A [解析] 效应表示暴露一定剂量外源化学物后所引起的一个生物个体、器官或组织的生物学改变。反应指在暴露某一化学物的群体中，出现某种效应的个体在群体中所占的比率。剂量-反应（效应）关系是指外源化学物作用于生物体的剂量与引起的生物学作用的发生率或作用强度之间的相互关系。当群体中某些个体对某一化学物质的敏感性出现较大差异，则不遵循剂量（效应）反应关系规律。

（六）X 型选择题

44. 答案 ABCDE [解析] 化学物的选择性毒性可发生在物种之间、也可发生在个体内器官或系统之间。某个特定的器官成为毒物的靶器官可能同该器官与该毒物间存在的生物学联系、毒动学、毒效学特点等多种因素有关。

45. 答案 ABCD [解析] 暴露生物学标志是测定组织、体液或排泄物中吸收的外源化学物、其代谢物或与内源性物质的反应产物，作为吸收剂量或靶剂量的指标，提供关于暴露于外源化学物的信息。

46. 答案 ABDE [解析] 效应表示暴露一定剂量外源化学物后所引起的一个生物个体、器官或组织的生物学改变。此种变化的程度用计量单位来表示。

47. 答案 ABCE [解析] 反应又称质反应，指在暴露某一化学物的群体中，出现某种效应的个体在群体中所占比率，一般以百分率或比值表示。

48. 答案 ACDE [解析] 毒性上限参数包括绝对致死剂量、半数致死剂量、最小致死剂量、最大非致死剂量。

（七）判断题

1. 答案：T [解析] 毒物或非毒物的划分是相对的，没有也无法制定一个统一的判定性界值或标准。

2. 答案：F [解析] 剂量-效应关系是指外源化学物作用于生物体的剂量与引起的生物学作用强度之间的相互关系。

3. 答案：F [解析] 两种化学毒物的 LD_{50} 相同或相似只能说明这两种化学毒物引起一组受试实验动物半数死亡的剂量相同，但致死毒性不一定相同。

4. 答案：T [解析] 效应表示暴露一定剂量外源化学物后所引起的一个生物个体、器官或组织的生物学改变。

5. 答案：F [解析] LD_{50} 数值越大，表示外源化学物的急性毒性越低。

6. 答案：T [解析] 反应指在暴露某一化学物的群体中，出现某种效应的个体在群体中所占的比率。

（八）简答题

1. 答案要点：目前，一般认为，外源化学物的一般毒性（器官毒性）和致畸作用的剂量-反应关系是有阈值的（非零阈值），而遗传毒性致癌物和致突变物的剂量-反应关系是否存在阈值尚没有定论，通常认为是无阈值（零阈值）。

2. 答案要点：外源化学物作用于生物体的毒效应谱，

随剂量的增加可以表现为①机体对外源化学物的负荷增加；②意义不明的生理和生化改变；③亚临床改变；④临床中毒；⑤死亡。毒效应谱是个由量变到质变，连续的过程。

3. 答案要点：一条剂量-反应关系曲线可以反映许多毒理学信息，具重要意义与应用价值，如人群个体易感性差异；毒效应变化趋势；安全限值推演；因果关系判断；新药安全范围确定等。

4. 答案要点：生物学标志可分为暴露生物学标志、效应生物学标志和易感性生物学标志。

5. 答案要点：外源化学物对机体的毒效应主要可分为五类：速发或迟发性作用、局部或全身毒作用、可逆或不可逆作用、超敏反应、特异质反应。

6. 答案要点：在剂量-效应（反应）关系研究中，常用的剂量指标有暴露剂量，如给予剂量、应用剂量等；吸收剂量，如血液中毒物或其代谢产物浓度等；靶剂量。

（九）论述题

1. 答案要点：剂量-反应关系曲线一般呈直线形、"S"形曲线、双曲线形等多种形状。①如果人体或实验动物对外源化学物易感性完全相同，则在某一个剂量（即中毒剂量）全部个体都发生相同的毒作用，剂量-反应曲线成为直线形，这种直线形关系较少出现。②如果个体对外源化学物毒作用的易感性不一致，即少数个体对此外源化学物特别易感或特别不易感，整个群体对此外源化学物的易感性成正态分布，则呈"S"形曲线。③若个体对此外源化学物的毒作用易感性成偏态分布，则剂量-反应曲线是非对称"S"形曲线。

2. 答案要点：毒性是指在特定条件下，化学物引起机体有害作用的、内在的固有的能力。毒性是化学物的一种与生俱来的、不变的性质，取决于化学物本身的化学结构。毒效应是具体条件下化学物毒性的具体表现，剂量是影响毒物毒作用的关键因素，但与化学物毒性大小无关。

（十）案例分析题

答案要点：（1）此试验提示①化学致癌物也可能获得剂量-反应关系；②剂量-反应关系对于该化学物的致癌效应的确定具有重要价值，降低暴露剂量，可以降低致癌风险；③不能简单地通过剂量-反应关系直线的内推或外延来推定阈值。

（2）该研究发现 2AAF 诱发肝细胞癌的剂量-反应曲线接近线性，诱发膀胱癌呈现"S"形剂量-反应关系曲线，说明同一种致癌物，对不同靶器官致癌作用可有不同的剂量-反应关系。剂量-反应曲线的形状不同，反映了实验动物或不同器官对外源化学物毒作用的易感性不同。

（农清清　张文昌）

第三章　外源化学物的生物转运与转化

一、学习目的要求

（一）学习目标

1. 掌握　生物转运和生物转化在外源化学物在机体内毒性作用中的意义及其有关过程和反应。

2. 掌握　生物转运机制，吸收的途径和机制，分布过程的基本概念和影响因素，排泄的途径及其机制，生物转化的意义及主要反应类型，微粒体混合功能氧化酶的概念和功能。

3. 熟悉　影响生物转化过程的因素。

4. 了解　毒物动力学过程评价。

（二）重点与难点

1. 本章节的重点：外源化学物在体内的吸收、分布、转化和排泄的过程，主要影响因素及毒理学意义。

2. 本章节的难点：生物转化的过程，毒物动力学过程评价。

二、学习笔记

（一）ADME过程

外源化学物在体内的动态变化过程，包括化学物的吸收、分布、代谢和排泄。各过程之间存在密切的关联，彼此相互影响，通常可以同时发生。

（二）生物转运

外源化学物穿越生物膜的过程，化学物的结构和性质不发生变化，包括化学物的吸收、分布和排泄。

1. 生物膜的结构特点

2. 外源化学物通过生物膜的方式

（1）被动转运：外源化学物顺浓度差通过生物膜的过程。①简单扩散：大多数外源化学物通过生物膜的方式，其特点为不消耗能量；不需要载体；不受饱和限速与竞争性抑制的影响。影响化学物简单扩散的因素包括膜两侧的浓度梯度；生物膜的厚度和面积；外源化学物的脂溶性；外源化学物的解离状态等。②滤过：水溶性物质随同水分子经生物膜的孔状结构透过生物膜的过程。

（2）特殊转运：外源化学物借助于载体或特殊转运系统而发生的跨膜运动。①主动转运：外源化学物在载体的参与下，逆浓度梯度通过生物膜的过程。其特点为消耗能量；有载体参加；转运系统对外源化学物的结构具有特异选择性；载体具有一定的容量，转运系统可被饱和；使用同一转运系统转运的外源化学物之间可发生竞争性抑制。②易化扩散：不易溶于脂质的亲水性化学物透过生物膜由高浓度处向低浓度处移动的过程。其特点为顺浓度梯度转运，不消耗能量；有载体参加；对底物的特异选择性、饱和性和竞争性抑制。

（三）吸收

不同的吸收途径影响化学物进入血液中的速度和浓度以及毒效应。

1. 经胃肠道吸收　主要部位：可发生于整个胃肠道，甚至是在口腔和直肠中，但主要的吸收部位是小肠，其次是胃。主要方式：简单扩散，部分化学物可通过主动转运系统进入血液。影响因素：①胃肠道的pH；②外源化学物的pK_a；③外源化学物的脂/水分配系数；④胃肠内容物；⑤胃肠的蠕动和排空速度。

2. 经呼吸道吸收　主要部位：肺是主要的吸收器官。不经过肝脏的生物转化，直接进入体循环而分布全身。主要方式：简单扩散。影响因素：①化学物在肺泡气中与肺毛细血管血液中的浓度差；②化学物的脂溶性；③肺通气量；④肺泡血流量。

3. 经皮肤吸收　主要部位：表皮和皮肤附属器官（毛囊、汗腺和皮脂腺）。主要方式：简单扩散。影响因素：①化学物的相对分子量、脂/水分配系数；②不同物种动物表皮角质层的厚度不同，则化学物的通透性不同；③皮肤的血流和组织液流动的速度；④不同部位的皮肤。

（四）分布与贮存

分布的特点和毒理学意义：①外源化学物在体内的分布为不均匀分布；②初期影响分布的主要因素是组织器官的血流量；③再分布的主要影响因素是化学物经膜扩散速率及其与组织器官的

亲和力；④研究化学毒物的分布规律，有利于了解其靶器官和贮存库。

外源化学物在体内的贮存对急性中毒具有保护作用，但又是慢性毒性作用发生的物质基础。

（1）血浆蛋白作为贮存库：①血浆蛋白含量有限，其结合能力被饱和时，如继续接触化学物，会使血浆中游离状态的化学物浓度升高，毒效应增强。②血浆蛋白与化学物结合的位点专一性不强，两种化学物均可与血浆蛋白结合时，会发生竞争现象。

（2）脂肪组织作为贮存库：当机体发生快速的脂肪动员时，脂肪迅速转移，使化学物在血液中的浓度升高。

（五）排泄

排泄主要经肾脏随尿液排出、经肝脏随同胆汁通过肠道随粪便排出、气态物质经肺脏随呼气排出。在排出过程中，可能对排泄器官或排出部位造成继发性损害。经肾脏排泄的主要机理是简单扩散。

（六）生物转化概述

1. Ⅰ相和Ⅱ相生物转化反应　Ⅰ相反应：主要包括氧化、还原、水解反应。外源化学物在氧化、还原和水解反应中，往往分子上出现一个极性反应基团，可使其易溶于水，并可进行结合反应。Ⅱ相反应：结合反应。外源化学物经Ⅰ相反应后的代谢产物与体内某些内源性化学物或基团结合，从而掩盖了外源化学物的某些功能基团，使它们的生物活性、分子大小、溶解度等发生改变，一般说这些结合产物是有利于排泄的。

2. 生物转化的器官和细胞定位　代谢转化过程由特定的酶类催化而进行。催化外源化学物的酶类主要定位于肝脏，肝脏是外源化学物最重要的代谢器官。但肝外组织包括肺、肾、胃肠道、神经、胎盘、血液以及皮肤等中也有一些较弱的代谢过程，一般称为肝外代谢过程。外源化学物的生物转化对某一组织具有选择性及细胞特异性。生物转化的酶类主要定位于内质网（即微粒体）。

3. 生物转化两重性--失活或活化　失活（解毒）：使外源化学物形成极性增强、水溶性更强的化合物，易于由体内排泄，同时毒性降低或形成无毒产物。活化（增毒）：使外源化学物形成极性减弱，水溶性降低，变成有毒性或毒性更大的产物，甚至本身并不直接致癌，经代谢转化后，其代谢产物具有致癌作用。

（七）生物转化的反应类型

氧化、还原和水解反应是生物转化第一阶段反应（第一相反应），结合反应是第二阶段反应（第二相反应）。

1. 氧化

（1）微粒体混合功能氧化酶（MFO）催化的反应：氧化反应可能有以下各种类型，①脂肪族羟化；②芳香族氢化；③环氧化反应；④*N*-脱烷基反应；⑤*O*-脱烷基和 *S*-脱烷基反应；⑥*N*-羟化反应；⑦烷基金属脱烷基反应；⑧脱硫反应。

（2）非微粒体混合功能氧化酶催化的氧化反应：肝组织胞液、血浆和线粒体中，有一些专一性不太强的酶可催化某些外源化学物的氧化与还原，例如：醇脱氢酶、醛脱氢酶、过氧化氢酶、黄嘌呤氧化酶等。常见的氧化类型有：①醇醛氧化；②胺类氧化。

2. 还原反应　含有硝基、偶氮基和碳基的外源化学物以及二硫化物、亚砜化合物，在体内可被还原。微粒体酶系中包括有 NADPH-细胞色素 P450 还原酶，在哺乳动物肝脏中可检出硝基还原酶，能催化芳香族偶氮化合物。

3. 水解反应　许多外源化学物，例如醚类、酰胺类和含有酯键的磷酸盐取代物极易水解。酯酶是广泛存在的水解酶，酯酶和酰胺酶可分别水解酯类和胺类。

4. 结合反应　结合反应类型主要有葡萄糖醛酸结合、硫酸结合、乙酰基结合、甘氨酰基结合、甲基结合和谷胱甘肽结合反应。

（八）影响生物转化因素

包括物种差异和个体差异、外源化学物代谢酶的抑制和诱导、代谢饱和状态、代谢酶多态性和其他影响因素（年龄、性别及营养状况）。

（九）毒物动力学

研究外源化学物的量在生物转运和生物转化过程中随时间而变化的动态规律。其研究的目的在于：①求出动力学参数，阐明不同染毒频率、剂量、染毒途径下毒物的吸收、分布和消除特征，为毒理学试验设计提供依据；②根据毒物时-量变化规律与毒理学效应之间的关系，明确靶器官，解释毒作用机制，用于人的危险度评定。

三、汉英名词对照

表观分布容积　apparent volume of distribution，V_d
代谢　metabolism
代谢活化　metabolic activation
代谢解毒　metabolic detoxication
Ⅱ相反应　phase Ⅱ reactions
分布　distribution
房室模型　compartment model
简单扩散　simple diffusion
结合作用　conjugation
排泄　excretion
亲电子剂　electrophile
亲核剂　nucleophile
生物转运　biotransportation
生物转化　biotransformation
吸收　absorption
细胞色素 P450 酶系　cytochrome P450s
氧化　oxidation
Ⅰ相反应　phase Ⅰ reactions
抑制　inhibition
诱导　induction
自由基　free radical
终毒物　ultimate toxicant
主动转运　active transport

四、复习思考题

(一)名词解释

1. metabolic activation　2. distribution
3. V_d　4. 生物转运
5. 吸收　6. 简单扩散
7. 生物转化　8. 肝外代谢
9. 终毒物　10. 结合反应

(二)A1 型选择题

1. 下列关于生物转化反应，表述正确的是(　　)
A. 酯酶将水加到母体化学物质中形成酸和乙醇
B. 环氧化物水解酶从含有环氧化学物质中脱水
C. 葡萄糖苷化是指与葡萄糖醛酸结合的反应
D. 乙醇通常被乙醇脱氢酶氧化成乙醛
E. 以上皆不对
2. 关于生物转化的叙述，错误的是(　　)
A. 生物转化是指外来化学物经代谢转化生成代谢产物
B. 经生物转化后一般是水溶性增加，易于排泄
C. 经生物转化后，外源化学物毒性降低
D. 生物转化可分Ⅰ相反应和Ⅱ相反应两大类
E. 生物转化主要在肝内进行，其他组织也有生物转化能力称为肝外代谢
3. 关于毒物体内代谢转化的各项叙述中，错误的是(　　)
A. 肝是体内的主要代谢转化器官
B. 细胞色素 P450 依赖单加氧酶是主要的氧化酶系
C. 此酶系主要存在于微粒体中
D. 此酶系催化作用的专一性高
E. 此酶系可被一些化学物质诱导
4. 生物转化的Ⅰ相反应主要包括(　　)
A. 氧化　B. 结合　C. 分解
D. 酯化　E. 裂解
5. 外源化学物生物转化的Ⅰ相反应，不包括下列哪一种反应(　　)
A. 甲基化　B. 羟化　C. 共氧化
D.环氧化　E. 以上皆不对
6. 外源化学物生物转化酶存在的主要亚细胞结构是(　　)
A. 内质网　B. 线粒体　C. 细胞膜
D. 细胞核　E. 溶酶体
7. 生物转化反应的产物通常是(　　)
A. 细胞内分布更多　B. 更可能产生副作用
C. 比原化学物质更不易溶解
D. 比原化学物质更易溶解
E. 以上皆不对
8. Ⅰ相反应会发生下列哪种改变？(　　)
A. 物理性质改变
B. 产生非极性基团
C. 与内源性化合物结合
D. 增加一个极性基团如：—OH、—COOH 等
E. 初级产物形成二级产物
9. 细胞色素 P450 依赖性单加氧酶主要位于(　　)
A. 线粒体　B. 微粒体　C. 胞浆
D. 细胞膜　E. 细胞核
10. 关于细胞色素 P450 依赖性单加氧酶的叙述，错误的是(　　)
A. 此酶系存在于微粒体中
B. 催化羟化反应参与生物转化
C. 过氧化氢是其正常产物之一
D. NADPH-细胞色素 P450 还原酶是酶系的组分
E. 与体内一些活性物质的合成与灭活、及与外源性化合物代谢有关
11. *N*-羟化反应常见的化合物是(　　)
A. 苯　B. 苯胺及 2-乙酰氨基芴
C. 苯酚　D. 羟甲基八甲磷
E. 以上皆不对

12. 下列不属于细胞色素 P450 依赖性单加氧化酶系统催化的反应类型为（　　）
A. 脂肪族和芳香族的羟化　B. 羟基还原
C. 双键的环氧化　D. 杂原子氧化和 *N*-羟化
E. 水解反应
13. 苯并（a）芘在微粒体混合功能氧化酶（MFO）作用下，通过何种反应形成可致癌的中间产物（　　）
A. *N*-羟化　B. 脂肪族羟化
C. GSH 结合　D. *N*-脱烷基
E. 环氧化
14. 结合反应（　　）
A. 总是产生一个非活性代谢物
B. 能减少许多毒物的分子质量
C. 能产生水溶性更大的产物
D. 包括羟化和葡萄糖苷化反应
E. 以上皆不对
15. 化学物在体内经结合反应后，往往水溶性增加、毒性降低，但除了________以外（　　）
A. 葡萄糖醛酸结合　B. 硫酸结合
C. 乙酰化结合　D. 氨基酸结合
E. 谷胱甘肽结合
16. 体内的有毒金属和环氧化物主要通过何种反应而被解毒的（　　）
A. 葡萄糖醛酸结合　B. 硫酸结合
C. GSH 结合　D. 乙酰结合
E. 甲基结合
17. 外源化学物代谢酶的诱导是指（　　）
A. 某些化合物可使某些代谢酶活力增强
B. 酶的含量增加
C. 生物转化速度增高
D. 以上都是
E. 以上皆不是
18. 下列对外源化学物代谢酶的诱导作用描述是错误的（　　）
A. 具有诱导效应的化合物称为诱导物
B. 诱导物可以促进或加速某些化合物的代谢转化过程
C. 通常可以利用一种诱导物来加速某种有毒外来化合物的代谢及排泄，达到解毒目的
D. 3-甲基胆蒽是微粒体混合功能氧化酶（MFO）的诱导物
E. 苯巴比妥诱导物可使滑面内质网增生和细胞色素 P-448 含量增加
19. 外源化学物经消化道吸收的主要方式是（　　）
A. 通过营养物质作载体　B. 简单扩散
C. 滤过　D. 载体扩散
E. 胞饮和吞噬
20. 肾脏排泄的主要机理是（　　）
A. 肾小球简单扩散　B. 肾小球主动转运
C. 肾小球滤过　D. 肾小管主动转运
E. 肾小管重吸收
21. 影响化学物质经呼吸道吸收的因素有（　　）
A. 肺泡通气量与血流量之比
B. 化学物的溶解度
C. 血/气分配系数
D. 化学物在肺泡气和肺毛细血管血液中的浓度差
E. 以上都是

（三）A2 型选择题

22. 苯甲酸的 pK_a 为 4.2，其在消化道中吸收最好的部位是（　　）
A. 口腔　B. 胃　C. 小肠
D. 结肠　E. 以上都不对
23. 物种差异影响化学物毒性的例子是（　　）
A. 猴子体内可发生 *N*-羟化，*N*-2-乙酰氨基芴与硫酸结合变成致癌物
B. 家兔体内可发生 *N*-羟化，*N*-2-乙酰氨基芴与硫酸结合变成致癌物
C. 大鼠体内可发生 *N*-羟化，*N*-2-乙酰氨基芴与硫酸结合变成致癌物
D. 猫体内可发生 *N*-羟化，*N*-2-乙酰氨基芴与硫酸结合变成致癌物
E. 以上都对
24. 铅一次经口染毒后 2 小时，剂量的 50%在肝脏内，1 个月后体内残留剂量的 90%储存在（　　）
A. 肝脏　B. 肾脏　C. 骨骼
D. 血浆蛋白　E. 脂肪

（四）A3/A4 型选择题

（25～27 题共用题干）

一次静脉注射二噁英后 5 分钟，剂量的 15%在肺脏内，仅约 1%在脂肪中，24 小时候仅有剂量的 0.3%在肺内，约 20%在脂肪组织中。

25. 外源化学物在体内分布的特点是（　　）
A. 外源化学物在体内的分布并不均匀，到达各组织器官的速度相同
B. 外源化学物在体内的分布并不均匀，到达各组织器官的速度也不相同
C. 外源化学物在体内的分布均匀，到达各组织器官的速度不相同
D. 外源化学物在体内的分布均匀，到达各组织器官的速度相同
E. 以上均不正确
26. 影响化学物再分布的主要因素是（　　）
A. 化学物进入体内的时间

B. 器官的血液灌注量
C. 化学物的理化性质
D. 化学物经膜扩散速率和与组织器官的亲和力
E. 以上均不正确
27. 体内主要的贮存库有（　　）
A. 血浆蛋白　　B. 肝脏和肾脏
C. 脂肪组织　　D. 骨骼
E. 以上都是

（五）B1 型选择题

（28～30 题共用备选答案）
A. 微粒体混合功能氧化酶
B. 醇脱氢酶
C. NADPH-细胞色素 P450 还原酶
D. 酰胺酶
E. 酯酶
28. 催化芳香族羟化的酶是（　　）
29. 催化乙醇形成乙醛的酶是（　　）
30. 催化酯类水解的酶是（　　）
（31～34 题共用备选答案）
A. PAPS　　B. UDPGA
C. NADPH　　D. GSH
E. $CH_3COSCoA$
31. 细胞色素 P450 依赖性加单氧反应需（　　）
32. 硫酸结合反应需（　　）
33. 谷胱甘肽结合反应需（　　）
34. 葡萄糖醛酸结合反应需（　　）
（35、36 题共用备选答案）
A. 竞争性抑制作用　　B. 功能性抑制作用
C. 代谢性抑制作用　　D. 变构抑制作用
E. 非竞争性抑制作用
35. 马来酸二乙酯可在谷胱甘肽结合反应抑制外源化学物与谷胱甘肽的结合反应（　　）
36. 因为铅与巯基酶结合活性降低，给铅中毒患者二巯基丁二酸钠解毒属于（　　）
（37、38 题共用备选答案）
A. 减弱　　B. 增强　　C. 无变化
D. 持续时间缩短　　E. 潜伏期延长
37. 经肝脏细胞色素 P450 依赖性单加氧酶系代谢解毒的毒物与此酶系相应的抑制剂联合作用，此毒物的毒性效应（　　）
38. 经肝脏细胞色素 P450 依赖性单加氧酶系代谢活化的毒物与此酶系相应的诱导剂联合作用，此毒物的毒性效应（　　）

（六）X 型选择题

39. 外源化学物在体内生物转运的过程包括（　　）
A. 吸收　　B. 分布　　C. 代谢
D. 排泄　　E. 消除
40. 关于生物膜的结构特点正确的是（　　）
A. 由脂质和蛋白质组成
B. 磷脂双分子层头部主要成分是卵磷脂、磷脂酰乙醇胺，尾部是脂肪酸链
C. 头部具有亲脂性，尾部具有亲水性
D. 生物膜具有流动性
E. 磷脂双分子层对水溶性物质具有屏障作用
41. 影响简单扩散的因素有（　　）
A. 生物膜的厚度　　B. 化学物的脂/水分配系数
C. 生物膜的接触面积　　D. 生物膜两侧的浓度差
E. 化学物的血/气分配系数
42. 关于血/气分配系数说法正确的是（　　）
A. 血/气分配系数是化学物经呼吸道吸收难易的评价指标
B. 在呼吸膜两侧分压达到平衡时，化学物在血液中的浓度与在肺泡气中的浓度之比
C. 血/气分配系数越大，气体越难被吸收入血
D. 血/气分配系数越低的外源化学物经肺吸收速率主要取决于经肺血流量
E. 血/气分配系数越大，气体越容易被吸收入血
43. 关于经典毒物动力学说法正确的是（　　）
A. 经典动力学基本理论是速率论和房室模型
B. 房室模型可分为一室开放模型、二室开放模型、多室模型
C. 化学毒物内转运的速率过程分为一级、零级和非线性三种类型
D. 毒物动力学参数 AUC 越大，化学物消除速率越快
E. 同一化学毒物经由不同途径染毒时得到的时-量曲线并不相同。

（七）判断题

1. 动物的种属、年龄、性别、营养状态及遗传特性对生物转化的性质和强度都有重大影响。（　　）
2. 大部分外源化学物的吸收方式是主动转运。（　　）
3. 外源化学物及其代谢产物的肠肝循环可影响化学物的毒作用持续时间。（　　）
4. 一般来说，生物转化使外源化学物水溶性降低，毒性降低。（　　）
5. 生物半减期短，说明化学物消除慢，容易蓄积中毒。（　　）
6. 表观分布容积表示化学物以血浆毒物浓度计算应占有的体液容积，代表真正的容积。（　　）
7. 外源化学物排泄的主要途径是通过肾脏排泄。（　　）

（八）简答题

1. 简述生物转化的概念和意义。
2. 何谓生物转化的双重性?
3. 简述Ⅰ相反应和Ⅱ相反应的概念和反应类型。
4. 列举出氧化反应的三种类型。
5. 简述研究化学物在体内分布的毒理学意义。
6. 简述血浆蛋白作为贮存库的毒理学意义。
7. 简述毒物动力学研究时-量关系的目的。

（九）论述题

1. 毒物代谢酶被诱导和抑制的毒理学意义。
2. 列举影响生物转化率的五种因素，每种因素是怎样影响生物转化的。

（十）案例分析题

碘氯羟喹是在 1900 年人工合成的一种抗菌药，最初是用来防治皮肤伤口化脓的外用药，1929 年后使用范围扩大到口服治疗阿米巴痢疾，1955 年开始又作为治疗非细菌性腹泻的药物广泛口服使用。1954 年左右开始，在使用的国家陆续发现服用碘氯羟喹的病人出现腹部症状，四肢麻木，视觉障碍等特异性神经症状，1965 年医学界将其命名为亚急性脊髓视神经炎（SMON），1970 年确认了口服碘氯羟喹是引起此病的原因，同年 9 月此药在日本停止出售。

问题：

（1）此案例说明了什么问题?

（2）简述不同途径接触化学毒物的吸收速度和毒性大小的顺序。

五、复习思考题参考答案与解析

（一）名词解释（略）

（二）A1 型选择题

1. 答案：D [解析] 酯类在酯酶的催化下发生水解反应生成相应的酸和醇，醇类物质不一定为乙醇，应视所催化的母体化学物质结构而定。环氧化物水解酶又称为环氧化物水化酶，催化脂肪族烯烃类环氧化物和芳烃类环氧化物的水化反应，该过程是需要水分子参与而不是脱水。葡萄糖醛酸结合反应中的一个过程为葡萄糖苷化。乙醇通常被乙醇脱氢酶氧化成乙醛。

2. 答案：C [解析] 生物转化具有双重性，代谢解毒和代谢增毒。

3. 答案：D [解析] 细胞色素 P450 依赖单加氧酶系催化作用的专一性不高。

4. 答案：A [解析] Ⅰ相反应包括氧化、还原和水解反应。

5. 答案：A [解析] 甲基结合反应催化母体化合物甲基化，属于结合反应，而不属于Ⅰ相反应中的氧化、还原和水解。

6. 答案：A [解析] 外源化学物生物转化酶存在的主要亚细胞结构是内质网。粗面和滑面内质网形成的微粒体均含有 MFO。

7. 答案：D [解析] 大多数外源化学物经生物转化后，极性增强，水溶性增高，易于经肾脏随同尿液或随同胆汁混入粪便排出体外，降低了外源化学物对机体的毒作用。

8. 答案：D [解析] Ⅰ相反应是使外源化学物的分子暴露或增加极性基团，如—OH、—NH_2、—SH、—COOH 等，水溶性增高并成为适合于Ⅱ相反应的底物便于排泄，同时也改变外源化学物分子原有的某些功能基团，或产生新的功能基团使毒物解毒或活化。

9. 答案：B [解析] 细胞色素 P450 依赖性单加氧酶主要位于微粒体。

10. 答案：C [解析] 在 MFO 系统所催化的反应中，由于氧分子中的一个氧原子掺入到底物中，而另一个氧原子使 NADPH 氧化生成水。过氧化氢不是正常产物。

11. 答案：B [解析] 苯胺和 2-乙酰氨基芴是 *N*-羟化反应常见的化合物。

12. 答案：E [解析] 细胞色素 P450 单氧化酶系统催化的反应是氧化反应，不参与水解反应。

13. 答案：E [解析] 苯并（a）芘经环氧化反应形成环氧化物，以及其环氧化物经环氧化物水解酶催化形成相应的二氢二醇化合物，都是近致癌物。

14. 答案：C [解析] 在一般情况下，通过结合反应：①可使外源化学物分子上某些功能基团失去活性以及丧失毒性；②大多数外源化学物通过结合反应，可使其极性增强，脂溶性降低，加速由体内的排泄过程。特别注意某些物质经结合反应形成毒性更大的物质。

15. 答案：B [解析] 一般通过硫酸结合反应可使外源化学物的毒性降低或丧失。但有些外源化学物经硫酸结合反应后，其毒性反而增高。

16. 答案：C [解析] 有毒金属和环氧化物主要与谷胱甘肽（GSH）结合，被解毒并排出体外。

17. 答案：D [解析] 有些外源化学物可使某些代谢过程催化酶系活力增强或酶的含量增加以及所催化反应的速度加速的现象，称为诱导作用。

18. 答案：E [解析] 苯巴比妥的诱导作用主要表现在细胞色素 P450 活力增强，但对细胞色素 P448 并无影响。

19. 答案：B [解析] 多数外源化学物在胃肠道的吸收是通过简单扩散进行。

20. 答案：C [解析] 肾脏血液供应丰富，约 80%通过肾小球滤过，肾小球毛细血管有较大的膜孔，分子量小于清蛋白的物质都可以在肾小球滤过。

21. 答案：E [解析] 影响化学物质经呼吸道吸收的因素有：肺泡通气量与血流量之比、化学物的溶解度、血/气分配系数、化学物在肺泡气和肺毛细血管血液中的浓度差。

（三）A2 型选择题

22. 答案：B [解析]胃液为酸性，pH 约为 2 左右，苯甲酸的 pK_a 为 4.2，在胃液中主要呈非解离状态，脂溶性高，易于被吸收。

23. 答案：C [解析] 2-乙酰氨基芴在体内经 *N*-羟化反应，形成 *N*-羟基-2-乙酰氨基芴后，其羟基可与硫酸结合，形成硫酸酯，具有强致癌性，在大鼠、小鼠和狗都有此种反应，但有些动物肝内缺乏硫酸转移酶，无法形成硫酸酯。

24. 答案：C [解析]骨骼是铅的主要贮存库，铅通过交换吸附反应置换骨质羟磷灰石晶格结构中的钙而沉积在骨骼中。

（四）A3/A4 型选择题

25～27 题的答案：25. B 26. D 27. E [解析] 外源化学物在体内的分布并不均匀，到达各组织器官的速度也不相同。在初始分布阶段，影响分布的主要因素是组织器官的血流量，之后取决于化学物与组织的亲和力。随着时间的延长，分布受到外源化学物经膜扩散速率及与组织器官亲和力的影响，发生再分布。

（五）B1 型选择题

28～30 题的答案：28. A 29. B 30. E

[解析] 催化芳香族羟化的酶是微粒体混合功能氧化酶，催化乙醇形成乙醛的酶是醇脱氢酶，酯酶的催化酯类发生水解反应生成相应的酸和醇，酰胺酶催化酰胺生成酸和胺。

31～34 题的答案：31. C 32. A 33. D 34. B [解析] 细胞色素 P 450 依赖性单加氧反应需 NADPH；硫酸结合反应需 PAPS；谷胱甘肽结合反应需 GSH；葡萄糖醛酸结合反应需 UDPGA。

35、36 题的答案：35. A 36. E [解析]竞争性抑制的实质是抑制物与外源化学物之间竞争同一催化酶的活性中心，二者的结构相似。非竞争性抑制是在抑制过程中抑制物与酶一底物复合物结合，不是直接与酶的活性中心结合，因此不存在抑制物和外源化学物的竞争现象。

37、38 题的答案：37. B 38. B [解析] 经肝脏细胞色素 P450 依赖性单加氧酶系代谢解毒的毒物与此酶系相应的抑制剂联合作用，此毒物的毒性效应增强；经肝脏细胞色素 P450 依赖性单加氧酶系代谢活化的毒物与此酶系相应的诱导剂联合作用，此毒物的毒性效应增强。

（六）X 型选择题

39. 答案：ABD [解析] 生物转运是外源化学物穿越生物膜的过程，包括吸收、分布和排泄。

40. 答案：ABDE [解析] 生物膜主要由脂质和蛋白质组成，脂质分子的头部具有亲水性，尾部具有亲脂性。“尾”部脂肪酸的不饱和程度越高，不饱和脂肪酸的含量越大，生物膜的流动性就越大。磷脂双分子层对于水溶性物质具有屏障作用，但对多数脂溶性物质无此作用，易于透过。

41. 答案：ABCD [解析]简单扩散的速率可用 Fick 定律表示，$R=K \cdot A\ (c_1-c_2)\ /d$，化学毒物经简单扩散方式的扩散速率 R 与此化学毒物的扩散常数 K、膜的面积 A 及化学毒物在膜两侧的浓度梯度（c_1-c_2）成正比，与膜的厚度 d 成反比。

42. 答案：ABDE [解析] 呼吸膜两侧的分压达到动态平衡时，在血液内的浓度与在肺泡气中的浓度之比称为该气体的血/气分配系数。血/气分配系数越大的物质，在血液中的溶解度越高，越容易被吸收入血液，达到平衡所需的时间也越长。

43. 答案：ABCE [解析] 经典动力学基本理论是速率论和房室模型，房室模型可分为一室开放模型、二室开放模型、多室模型，化学毒物内转运的速率过程分为一级、零级和非线性三种类型，AUC 表示经某一途径给予毒物后一定时间内吸收入血的毒物相对量，外源化学物的 AUC 越大，表示从机体消除的速度越慢。同一化学毒物经由不同途径染毒时得到的时-量曲线并不相同。

（七）判断题

1. 答案：T [解析]影响外源化学物生物转化的因素包括遗传因素和环境因素。遗传因素涉及动物的物种、性别、年龄、生理和营养状态等，表现为毒物代谢酶的种类、分布、数量和活性的差别。

2. 答案：F [解析]简单扩散，又称脂溶扩散，是大多数外源化学物通过生物膜的方式。

3. 答案：T [解析] 肠肝循环指自胆汁排进十二指肠的结合型化学物在肠中经水解后被再吸收的过程。肠肝循环可使化学物排泄速度减慢、延长生物半减期、毒作用持续时间延长。

4. 答案：F [解析]生物转化使化学毒物的分子暴露或增加功能基团，水溶性增加并成为适合于Ⅱ相反应的底物，毒性降低，易于排出体外。

5. 答案：F [解析] 生物半减期是化学毒物的血浆浓度下降一半所需的时间，表示毒物消除速度的参数，不受浓度所制约。$t_{1/2}$ 短，说明毒物消除迅速，不易蓄积中毒。

6. 答案：F [解析] 表观分布容积指在体内达到

动态平衡时，体内化学物的量与血浆中化学物浓度的比值，表示化学物以血浆毒物浓度计算应占有的体液容积，由于它并不代表真正的容积，所以称为表观分布容积，用于推测化学物在体内分布范围的宽窄。

7. 答案：T　[解析] 排泄是外源化学物及其代谢产物经由不同途径排出体外的过程，主要经肾脏随尿液排出，经肝脏随同胆汁通过肠道随粪便排出，少量气态物质可经肺脏随呼出气排出，此外有些化学物还可通过分泌腺随乳汁、汗液、唾液、毛发、指甲等排出体外。

（八）简答题

1. 答案要点：生物转化又称代谢转化，是指化学毒物在体内经历酶促反应或非酶促反应而形成代谢产物的过程。生物转化的结果是改变了毒物的化学结构和理化性质，使其毒性减弱或增强，水溶性升高或降低，从而影响了它们所致毒效应的强度和性质，以及在体内的分布过程和排泄速度。因此，生物转化是机体对化学毒物进行处置的重要环节，也是机体维持稳态的主要机制。

2. 答案要点：生物转化的双重性即代谢失活（解毒）、活化（增毒）。失活（解毒）使外源化学物形成极性增强、水溶性更强的化合物，易于由体内排泄，同时毒性降低或成无毒产物。活化（增毒）使外源化学物形成极性降弱，水溶性降低，变成有毒性或变成毒性更大的产物，甚至本身并不直接致癌，经代谢转化后，其代谢产物具有致癌作用。

3. 答案要点：Ⅰ相反应包括氧化、还原和水解反应；Ⅱ相反应即结合反应，如葡萄糖醛酸结合；硫酸结合；谷胱甘肽结合等。

4. 答案要点：脂肪族羟化；芳香族羟化；环氧化。

5. 答案要点：外源化学物在体内的分布并不均匀，到达各组织器官的速度也不相同；初期影响分布的主要因素是组织器官的血流量，之后取决于化学物与不同组织的亲和力；随时间推移，分布受到化学毒物经膜扩散速率及其与组织器官亲和力的影响，引起化学毒物的再分布；研究化学毒物在体内的分布规律，有利于了解化学毒物的靶器官和贮存库。

6. 答案要点：血浆蛋白数量有限，当其结合能力被饱和时，如继续接触毒物，会使血浆中游离型毒物浓度增大，毒效应增强；当两种外源化学物均可与血浆蛋白结合时，会发生竞争现象，使结合能力较弱的毒物成为游离型而发挥毒性。

7. 答案要点：求出动力学参数，阐明不同染毒频率、剂量、染毒途径下毒物的吸收、分布和消除特征，为毒理学试验设计提供依据；根据毒物时-量变化规律与毒理学效应之间的关系，明确靶器官，解释毒作用机制，用于人的危险度评定。

（九）论述题

1. 答案要点：①如果化学物仅经一个途径代谢，诱导可增加其代谢速率。如该化学物经此途径代谢解毒，诱导可降低毒性。②如果化学物经几个途径代谢，而仅有一个途径被诱导，诱导可改变这些代谢途径间的平衡，增强或降低毒性。③如被诱导的同工酶不涉及某化学物的代谢，则诱导不影响该化学物的代谢。④诱导还可能改变酶促反应的立体化学特异性。

2. 答案要点：影响外源化学物的生物转化率的因素主要有：物种、个体差异，外源化学物代谢酶的抑制和诱导，代谢饱和状态，代谢酶多态性，年龄、性别、营养状况等其他影响因素。

（1）物种差异和个体差异：①物种差异，同一外源化学物生物转化的速度在不同动物可以有较大的差异。同一外源化学物在不同物种动物体内的代谢情况可以完全不同。②个体差异，外源化学物在体内生物转化过程的个体差异还表现在某些参与代谢的酶类在各个体中的活力。此种物种及个体差异的基础是遗传因素。

（2）外源化学物代谢酶的抑制和诱导：①抑制，一种外源化学物的生物转化可受到另一种化合物的抑制，此种抑制与催化生物转化的酶类有关。②诱导，有些外源化学物可使某些代谢过程催化酶系活力增强或酶的含量增加，此种现象称为酶的诱导。诱导的结果可促进其他外源化学物的生物转化过程，使其增强或加速。一种化合物的酶诱导效应可以增强某种代谢酶活力，加速另一种化合物的代谢或解毒；还有些化合物，经代谢转化，其代谢物的毒性反而高于原来母体化合物。

（3）代谢饱和状态：一种外源化学物在机体代谢的饱和状态对其代谢情况有相当的影响，并因此影响其毒性作用。

（4）代谢酶多态性：参阅本书第五章外源化学物毒性作用影响因素。

（5）其他影响因素：生物转化作用还受年龄、性别和营养状况等因素的影响。年龄对外源化学物代谢转化过程的影响，表现在肝微粒体酶功能在初出生和未成年机体尚未发育成熟，老年后又开始衰退，其功能皆低于成年，对外源化学物的代谢以及解毒能力较弱。哺乳动物对外源化学物生物转化能力也存在性别差异，此种差异主要由性激素所决定。一般情况下，雄性成年动物对外源化学物的代谢转化能力较雌性强。蛋白质、维生素 C（抗坏血酸）、维生素 B_2（核黄素）、维生素 A 和维生素 E 的营养状况都可影响微粒体混合功能氧化酶的活力。

（十）案例分析题

答案要点：（1）吸收是指外源化学物从机体的接触部位透过生物膜进入血液的过程。吸收过程关心的两个要素是吸收的量和吸收的速率，外源化学物主要的吸收途径有经呼吸道、消化道和皮肤。此外在毒理学试验中可以经腹腔注射、静脉注射、肌内注射、皮下注射等途径吸收。不同的吸收途径影响化学物进入血中的速度和浓度以及毒效应，因给药（吸收）途径改变而影响药物的药效和副作用（毒效应），不可以随意改变药物的服用途径。

（2）一般认为，不同途径接触化学毒物的吸收速度和毒性大小的顺序为静脉注射＞腹腔注射≥肌内注射＞经口＞经皮，经呼吸道吸收有时相当于静脉注射。

（李煌元　贾玉巧）

第四章　毒作用机制

一、学习目的要求

（一）学习目标

1. 掌握　毒物发挥其对机体毒作用所经历的四个基本过程、毒物在体内转运与转化及终毒物形成过程和机制、终毒物与靶分子相互作用类型、毒物引起机体分子、细胞与组织水平功能和结构紊乱的主要表现形式。

2. 熟悉　机体应对毒物损伤的常见修复机制以及修复障碍所引起的毒作用、毒物毒性作用的表观遗传机制。

3. 了解　毒作用机制研究在解释描述性毒理学资料、评估特定外源化学物引起有害效应的概率和制定预防策略过程的作用。

（二）重点与难点

1. 毒物在体内转运与转化及终毒物形成过程和机制。

2. 终毒物与靶分子相互作用类型。

3. 毒物引起细胞调节功能障碍和细胞稳态失调的主要表现形式和机制。

4. 毒物毒性作用的表观遗传机制。

二、学　习　笔　记

（一）毒物转运与转化及终毒物形成

机体对外源化学物的处置包括吸收、分布、代谢和排泄四个过程。毒物毒效应强度取决于作用靶部位终毒物浓度与持续时间。终毒物指直接与内源靶分子反应或引起机体生物学微环境改变、导致机体结构和功能紊乱、引起毒性作用的化学物，包括毒物原型、毒物代谢产物、毒物体内生物转化过程生成的活性分子。

毒物从暴露部位转运到体循环的吸收过程可能被消除。毒物透过体循环分布到机体其他部位前须首先通过肠黏膜细胞、肝脏和肺。肠上皮细胞和肝细胞高表达毒物代谢酶和毒物转运蛋白，部分毒物在毒物转运蛋白作用下从肠上皮细胞快速泵回肠腔，部分毒物在肠、肝毒代酶作用下迅速代谢，最终仅部分毒物透过屏障进入体循环。毒物离开体循环进入细胞外间隙、进入细胞。溶于血浆的毒物通过毛细血管内皮经水相细胞间隙和细胞孔道扩散。影响毒物分布主要因素有：毒物脂溶性、分子大小与形状、电离度和组织血流量。脂溶性化合物易于扩散并进入细胞，高度离子化和亲水性毒物局限于细胞外空间。毒物通过分布过程到达作用靶部位。下列因素促进毒物分布到靶部位：①毛细血管内皮多孔性；②专一化膜转运；③细胞器内蓄积；④可逆性细胞内结合。下列因素妨碍毒物向特定部位分布：①血浆蛋白结合；②专一化屏障（血脑屏障、血睾屏障、胎盘屏障）；③贮存部位分布；④与细胞内结合蛋白结合；⑤从细胞内排出。

排泄是消除毒物的物理机制，而生物转化是消除毒物的化学机制。排泄途径与速度取决于毒物理化特性。主要排泄器官（肾和肝）仅能清除高亲水性和离子化化学物。非挥发性高亲脂性化学物通过三个途径消除：①乳汁；②胆汁；③肠道。转运到肾小管的毒物可穿越肾小管细胞扩散回小管周毛细血管。扩散重吸收过程需要毒物有一定脂溶性。有机酸和碱扩散与离子化程度呈负相关。弱有机酸和碱离子化过程与小管液 pH 相关。尿液酸化有利于弱有机碱排泄，尿液碱化有利于有机酸消除。胆汁和胃肠排泄、唾液腺和外分泌胰腺分泌至胃肠道毒物可穿越小肠黏膜重吸收。

终毒物分下列四类：亲电子剂、自由基、亲核物和氧化还原性反应物。亲电子剂：含一个缺电子原子的分子。自由基：外层轨道含一个或多个不成对电子的分子或分子片段。常见自由基：羟自由基（$HO^{\bullet}$）、超氧阴离子自由基（$O_2^{\bar{\bullet}}$）、过氧自由基（$ROO^{\bullet}$）、氯离子自由基（$Cl^{\bullet}$）和一氧化氮分子自由基（$NO^{\bullet}$）。毒物通过多种途径形成自由基：①接受一个电子形成自由基；②过氧化物酶催化作用下丢失一个电子形成自由基；③电子向分子转移、引起还原性键均裂产生自由基。

消除终毒物或阻止终毒物生成的生物转化过程称解毒。解毒过程与代谢活化过程竞争同一外源化学物。无功能基团毒物解毒：不含功能基团毒物解毒过程分为两相反应（Ⅰ相反应和Ⅱ相反应）。亲核物解毒：亲核物通过与亲核功能基团结合反应进行解毒。亲电子剂解毒：亲电子剂与巯基亲核物谷胱甘肽发生结合而解毒。自由基解毒：$O_2^{\bar{\cdot}}$可转变为活性更强的自由基，清除$O_2^{\bar{\cdot}}$是重要解毒机制。体内$O_2^{\bar{\cdot}}$自由基清除主要依赖于超氧化物歧化酶（SOD）。相对稳定自由基（过氧自由基）在谷胱甘肽、α-生育酚或抗坏血酸作用下还原为非自由基。没有一种酶能清除$HO^{\cdot}$，预防$HO^{\cdot}$毒作用有效方法是阻止其生成。$ONOO^-$不属于自由基，在体内比$HO^{\cdot}$更稳定。$ONOO^-$能迅速与CO^-反应生成具有反应活性自由基，谷胱甘肽、尿酸、抗坏血酸、α-生育酚很难阻止其在体内生成。$ONOO^-$解毒机制：$ONOO^-$在谷胱甘肽过氧化物酶作用下还原为亚硝酸盐（ONO^-）；内皮细胞表面含 10 个硒半胱氨酸残基的硒蛋白能有效清除血液$ONOO^-$；氧合血红蛋白、含血红蛋白过氧化物酶和白蛋白反应是$ONOO^-$消除场所；清除两种$ONOO^-$前体（$O_2^{\bar{\cdot}}$和$NO^{\cdot}$）、阻止$ONOO^-$生成。氧化型谷胱甘肽在 NADPH 依赖性谷胱甘肽还原酶作用下还原为还原型谷胱甘肽，谷胱甘肽在亲电子剂和自由基解毒过程起重要作用。

解毒失效：①毒物剂量超过解毒能力，引起解毒酶耗竭、共底物消耗、抗氧化剂耗竭；②毒物使解毒酶失活；③结合反应可被逆转；④解毒过程产生有害副产物。自由基解毒过程产生谷胱甘肽自由基和谷胱甘肽二硫化物。谷胱甘肽二硫化物与蛋白巯基形成混合二硫化物，谷胱甘肽硫基自由基（$GS^{\cdot}$）与硫醇盐（GS^-）反应形成谷胱甘肽二硫化物自由基阴离子（$GSSG^{\bar{\cdot}}$），使O_2还原为$O_2^{\bar{\cdot}}$。

（二）终毒物与靶分子相互作用

毒性是终毒物与靶分子反应引起的系列继发性生化事件，导致靶分子、细胞器、细胞、组织、器官甚至整个机体结构损伤和功能异常。所有内源分子均是毒物潜在靶分子。内源分子作为毒物靶分子须具有合适反应性和空间构型。靶分子须接触高浓度终毒物才能发生反应，位于活性化学物邻近或接近其形成部位内源性分子更易成为靶分子。靶分子也可是毒物代谢酶，并非毒物与机体所有内源分子结合均能产生毒性效应。

终毒物可与靶分子发生非共价或共价结合，也可通过去氢反应、电子转移或酶促反应改变靶分子。非共价结合：以非极性交互作用或非共价结合方式与膜受体、核受体、离子通道和某些酶结合，非共价结合是可逆性的。共价结合不可逆、持久改变内源性分子。亲电子剂以共价结合方式与靶分子结合。中性自由基（$HO^{\cdot}$、$NO_2^{\cdot}$和$Cl_3C^{\cdot}$）与靶分子共价结合。去氢反应：自由基迅速引起内源性分子去氢、生成内源性自由基。电子转移：将血红蛋白分子Fe^{2+}氧化生成Fe^{3+}，引起高铁血红蛋白血症。酶促反应：通过酶促反应作用于特定靶蛋白。

毒物影响靶分子机制主要有两种形式：①引起靶分子功能失调；②破坏靶分子结构。常见具体机制：①模拟内源性配体并活化靶蛋白分子或抑制靶分子功能；②阻断离子转运蛋白功能；③抑制线粒体电子转移复合物或抑制酶活性；④与微管蛋白或肌动蛋白结合、损害细胞骨架蛋白组装（聚合）和拆装（解聚）过程；⑤蛋白巯基发生共价结合或氧化修饰，改变靶分子活性并影响细胞信号传导通路、损害细胞能量和代谢稳态；⑥与 DNA 共价结合、导致 DNA 复制过程核苷酸错配；⑦与内源分子形成加合物或发生交联，改变内源分子一级结构、损害生物大分子结构与功能；⑧引起靶分子自发性降解；⑨引起脂质过氧化，破坏膜脂质结构并进一步与邻近膜蛋白分子和核 DNA 分子反应；⑩DNA 氧化损伤和 DNA 链断裂，破坏遗传稳定性。

（三）细胞调节功能障碍

毒物与靶分子反应、导致细胞功能损害，是毒性发展过程第三个阶段。机体某些程序决定细胞命运（细胞增殖、分化、凋亡、自噬）；另一些程序控制细胞瞬息活动（细胞分泌活性物质种类和含量、细胞转运和代谢营养物质速率）。毒物引起哪些细胞功能障碍取决于靶分子功能。细胞功能障碍的发生遵循一定先后次序：首先会发生细胞应激，进一步引起细胞调节功能障碍，最终发展为细胞稳态失调，甚至细胞死亡。

细胞应激指细胞处于不利环境和遇到有害刺激时产生的防御或适应性反应，分为热应激、缺氧应激、氧化应激、内质网应激和遗传毒性应激。外源物理因素、化学毒物、生物因素均能导致细胞应激。机体必需物质缺乏（缺氧、营养缺乏）、机体内环境紊乱（过量活性氧产生、细胞渗透压改变、细胞钙离子失稳态）也可引起细胞应激。能导致细胞应激的物理、化学和生物因素称为应激原，包括：DNA 损伤性应激原、非 DNA 损伤性应激原。DNA 损伤性应激原：紫外线、离子射线、活性氧、化学致畸剂、化学致癌剂和化学致突变剂，DNA 损伤性应激原介导的细胞应激称为遗传毒性应激；非 DNA 损伤性应激原：创伤、感染、营养剥夺、渗透压改变、缺氧和热应激，非 DNA 损伤性应激原介导的细胞应激称为非遗传毒性应激（热应激、缺氧应激、氧化应激和内质网应激）。

热应激的特征性反应是细胞表达热休克蛋白（HSP）。缺氧应激、氧化应激和遗传毒性应激也可表达 HSP。HSP 又称应激蛋白，分成若干个家族（HSP90、HSP70 和 HSP27），HSP70 家族与应激反应关系最密切。应激蛋白对细胞有非特异性保护作用。HSP 作为分子伴侣参与新合成蛋白正确折叠和运输；HSP 能识别并结合于变性蛋白疏水区、防止其凝聚、协助蛋白酶系统对其降解或帮助其重新形成天然构象。HSP 可增强机体对多种应激原耐受能力。损伤性应激激活热休克因子（HSF）。HSF 属转录因子，非应激状态下与 HSP70 结合，不表现转录活性。应激原导致蛋白质变性，变性蛋白通过与 HSP70 结合并导致 HSF 游离并激活，与 HSP 基因热休克元件结合并上调 HSP 基因表达。

氧化应激的应激原：自由基、活性氧（ROS）、活性氮（RNS）。引起氧化应激自由基：HO˙、O_2^{-}、ROO˙、Cl˙和 NO ·。ROS：O_2^{-}、HO˙和 H_2O_2；RNS：NO、NO_2 和 $ONOO^-$。ROS 和 RNS 的生理功能：①吞噬细胞杀灭、清除病原微生物过程；②免疫细胞杀伤肿瘤细胞作用；③体内解毒作用；④细胞信号转导和基因表达调控作用；⑤调节细胞内 Ca^{2+}稳态、蛋白质磷酸化和转录因子激活。机体具有抗氧化防御系统，能迅速清除机体发挥生理作用的自由基、ROS 或 RNS。细胞内自由基、ROS 或 RNS 过量和机体氧化/还原失平衡，诱发组织和细胞氧化应激。氧化应激是保护性应激反应。氧化应激早期，机体启动细胞内抗氧化防御系统，清除过量自由基、细胞免于氧化性损伤。氧化应激有细胞应激特有的两重性：随着氧化应激反应持续，机体清除过量自由基和 ROS 的同时，导致细胞调节功能和细胞维持功能障碍，甚至引起细胞凋亡、自噬和程序性细胞坏死。自由基和 ROS 通过下列机制诱导细胞凋亡：①线粒体机制；②内质网应激机制。自由基和 ROS 与生物大分子发生各种化学反应，损害细胞结构和功能。自由基引起脂肪酸脱氢、启动脂质过氧化降解；自由基引起蛋白质变性、降解和交联并影响蛋白酶活性；自由基与核酸碱基和核糖-磷酸支架反应生成氧化性产物，破坏核酸分子完整性和构型。

细胞和组织为适应低氧压力而诱导血管生成、铁代谢和糖代谢相关基因表达并维持细胞增殖和存活的过程称缺氧应激。低氧是缺氧应激原。重金属、细菌脂多糖、IL-1、胰岛素、胰岛素样生长因子、TNF-α、去铁胺、凝血酶均可引起缺氧应激。NADPH 氧化酶能识别缺氧。Ca^{2+}、NO 和 CO 在低氧信号转导过程起重要作用。缺氧应激反应关键分子是 HIF-1。HIF-1 由 HIF-1α 和 HIF-1β 两种亚基组成，为异源二聚体转录因子。胞质 HIF-1β 亚基稳定，HIF-1α 亚基稳定性取决于自身羟基化、乙酰化、泛素化和磷酸化水平。氧饱和状态下 HIF-1α 亚基被泛素-蛋白酶体水解复合体降解，细胞中检测不到 HIF-1α 亚基；缺氧状态下 HIF-1α 亚基降解受到抑制。HIF-1β 与 HIF-1α 亚基形成活性 HIF-1，转移到细胞核内调节多种基因转录。HIF-1 下游靶基因包括：①红细胞生成和铁代谢相关基因；②血管生成相关基因；③血管收缩相关基因；④基质代谢相关基因；⑤糖代谢相关基因；⑥细胞增殖和存活相关基因。

内质网蛋白加工和包装需内质网特异性分子伴侣协助，GRP78 是常见内质网特异性分子伴侣。细胞内质网受损、需要加工和包装蛋白质合成增加引起内质网应激和 UPR。三个内质网跨膜蛋白（IRE1、PERK 和 ATF6）介导 UPR 信号。PERK 通路：磷酸化 PERK 通过启动下游翻译起始因子 eIF2α 磷酸化并失活、减少蛋白质合成；IRE1 通路：磷酸化 IRE1 具有 RNA 酶活性，磷酸化 IRE1 能切割完整 XBP1（uXBP-1）mRNA 分子 26 个核苷酸，形成裂解型 XBP-1（sXBP-1）mRNA，造成蛋白翻译移码和终止密码通读。XBP-1 是重要转录因子，上调内质网降解增强因子 α 甘露糖苷酶样蛋白（EDEM）表达，促进内质网非折叠蛋白质降解。磷酸化 IRE1 具有激酶活性，导致 JNK 磷酸化。ATF6 通路：内质网应激导致 ATF6 脱离内质网分子伴侣，经剪切加工成为活性转录因子。活化型 ATF6 能提高编码内质网分子伴侣蛋白基因转录活性，增加内质网蛋白转运、折叠和降解能力。内质网应激是保护性应激反应，降低胞内未折叠蛋白浓度，阻碍未折叠蛋白发生凝集。内质网应激反应过度启动细胞凋亡。内质网应激诱发因素：①GRP78 减少或缺乏；②内质网 Ca^{2+}耗竭；③过量活性氧和一氧化氮所致氧化应激或缺氧应激；④蛋白质分子折叠障碍；⑤二硫键形成减少。

细胞启动自身防御网络应对DNA免受外源遗传毒物损伤的过程称为遗传毒性应激。遗传毒性应激原：遗传毒性致癌剂和致突变物、紫外线和放射性核素、化疗药物、自由基和活性氧。MAPK途径是细胞遗传毒性应激主要信号转导途径。MAPK 途径包括：ERK、JNK/SAPK 和 p38 通路。MAPK 途径通过特定 MAPK 信号级联反应应对DNA 损伤，保证细胞正常生长和 DNA 复制保真度。MAPK 级联反应启动依赖 DNA 损伤识别。ATM、ATR 和 DNA 依赖蛋白激酶（NA-PK）在DNA 损伤识别和 MAPK 级联反应启动过程起重要作用。ATM 基因属于 PI3K 激酶家族成员，ATM激酶通过启动 p53 和 p21 和细胞周期调节相关蛋白磷酸化、启动 DNA 修复过程和调节细胞周期关卡。

毒物导致基因表达调控障碍的方式：①直接作用于顺式作用元件；②作用于细胞内信号转导分子；③影响细胞外信号分子合成、贮存、释放。转录因子活性改变是毒物调节基因表达主要方式。两种类型转录因子：配体激活转录因子和信号激活转录因子。毒物模拟内源性配体作用、调节下游基因表达。生长因子、细胞因子、激素和神经递质通过细胞表面受体和细胞内信号转导网络激活转录因子，调控细胞周期和决定细胞结局基因。细胞表面受体接受信号通过连续蛋白-蛋白交互作用和蛋白磷酸化、分段传递至转录因子。细胞表面生长因子受体属受体蛋白酪氨酸激酶，配体诱导相应受体自身磷酸化，磷酸化受体进一步与适配体结合、启动 MAPK 通路、引起系列蛋白激酶磷酸化，最终将信号传至转录因子。毒物通过多种途径引起信号转导障碍：改变蛋白磷酸化、干扰 GTP 酶活性、破坏蛋白-蛋白相互作用、建立异常蛋白-蛋白相互作用、改变信号蛋白合成和降解。毒物通过抑制神经递质释放损害神经元、骨骼肌、心肌和平滑肌可兴奋细胞活动。毒物不仅对神经元本身造成损伤，也损害下游细胞正常生理功能。毒物通过下列途径引起细胞瞬息活动障碍：①神经递质浓度；②受体功能；③细胞内信号转导；④信号终止过程。

毒物导致细胞稳态失调的方式：①干扰细胞稳态调节系统；②损害生物膜结构完整性；③破坏线粒体功能。所有细胞合成内源分子，组装大分子复合物、细胞膜及细胞器，维持细胞内环境、产生细胞活动所需能量。毒物通过启动三种机制引起细胞稳态失调：①ATP 耗竭；②持续性细胞内 Ca^{2+}升高；③ROS 和 RNS 过量产生。细胞稳态失调后果：细胞损伤。细胞经历“致死前时相”。损伤性刺激消除则细胞损伤恢复；损伤性刺激继续则进入坏死时相。致死前时相细胞发生凋亡、胀亡和自噬，坏死时相细胞发生坏死。坏死包括肿胀性坏死、凋亡性坏死和自噬性坏死。MPT 是细胞坏死的重要机制。线粒体 Ca^{2+}摄取、$\Delta\Psi m$ 下降、ROS 和 RNS 生成、ATP 耗竭和原发性代谢紊乱是 MPT 的重要因素。MPT 使质子自由内流进入基质间隙，引起 $\Delta\Psi m$ 迅速和完全消失、ATP 合成中断及水渗透内流，导致线粒体膨胀、蓄积于基质间隙 Ca^{2+}通过孔流出、涌进胞质。MPT 导致线粒体不能合成 ATP。毒物导致大部分或全部线粒体发生 MPT 并伴随 ATP 耗竭，细胞降解过程发生，引起细胞结构和功能丧失、细胞溶解或坏死。

凋亡是另一细胞死亡形式。坏死细胞出现肿胀与溶解，凋亡细胞则出现皱缩、核和胞质物质浓缩并形成凋亡小体；细胞坏死所涉及多种代谢紊乱互为因果但次序随机，凋亡过程有序。细胞凋亡机制有三种途径：线粒体途径、死亡受体途径和内质网应激途径。毒物引起细胞凋亡多涉及MPT 和细胞色素 c 从线粒体释放并导致：①线粒体 ATP 合成受阻、O_2^- 形成增加；②胱天蛋白酶激活，启动细胞凋亡过程。细胞凋亡线粒体事件受 *Bcl-2* 基因家族调控。*Bcl-2* 基因家族包括促凋亡基因和抗凋亡基因。凋亡与坏死的共同特征：许多毒物既引起凋亡、也引起坏死；低水平暴露或高水平暴露早期诱发凋亡，高水平暴露后期引起坏死；毒物引起两种形式细胞死亡均涉及 MPT。ATP 利用度是决定细胞死亡形式的关键。ATP 耗竭出现细胞坏死；ATP 耗竭缓解则细胞凋亡。发生 MPT 线粒体数量影响细胞 ATP 耗竭严重性和细胞结局。极少数线粒体发生 MPT，细胞存活；较多线粒体发生 MPT，细胞凋亡；全部线粒体发生 MPT，细胞坏死。RIP3 是细胞凋亡与坏死间相互转换的分子开关。

一种可调控程序性细胞死亡方式称为细胞程序性坏死或坏死性凋亡。细胞程序性坏死不具有特殊细胞形态，坏死样形态特征与普通细胞坏死相同。RIP1 是调控细胞程序性坏死靶蛋白。坏死抑素 1 是 RIP1 别构抑制剂，抑制 RIP1 激酶活性和细胞程序性坏死。RIP3 是调控细胞程序性坏死另一关键靶点，RIP1/RIP3 形成坏死复合体是细胞程序性坏死起始阶段调控核心。细胞程序性坏死执行阶段涉及因素：细胞内 ROS 水平升高、Ca^{2+} 浓度升高、细胞能量衰竭和组织蛋白酶激活。Ca^{2+} 浓度升高改变细胞内线粒体膜通透性、阻断线粒体呼吸链、促进 ROS 生成；胞内 ROS 过量导致蛋白质、核酸和脂质氧化，破坏胞内蛋白质结构，阻断生化反应进行和 ATP 生成、导致细胞能量衰竭。细胞膜蛋白质和脂质氧化导致细胞膜变脆、破裂，启动细胞程序性坏死。

表观遗传修饰是毒物毒作用重要机制。表观遗传信息提供何时、何地和如何应用遗传信息指令，时空顺序调控基因表达，不涉及 DNA 序列改变、可通过细胞分裂遗传给子代细胞。真核细胞主要由 DNA 甲基化、组蛋白修饰、染色质重塑和非编码 RNA 组成表观遗传修饰网络调控组织和细胞特异性基因表达模式。毒物通过改变表观遗传模式发挥其毒作用效应：致癌作用、致畸作用、生殖毒性作用、发育毒性作用、免疫毒性和内分泌代谢毒性损害作用。本章节仅介绍发育毒性作用的表观遗传机制。胚胎发育早期需经历系列表观遗传事件，最重要表观遗传事件是印记重编程和 X 染色体失活。基因组印记是一种不遵循孟德尔遗传规律的亲本等位基因不对称表达现象，不对称表达基因称为印记基因，分为母系印记基因和父系印记基因。印记基因成簇分布于一段很大的染色体区域，印记基因等位位点专一性抑制由印记控制区（ICR）所调控，通过等位位点一方 ICR 甲基化修饰和组蛋白乙酰化修饰控制等位基因不对称性表达。早期胚胎发育和配子发生均需经历印记重编程过程。基因印记重编程包括印记擦除与重建。生殖细胞重编程经历从原始生殖细胞迁移至配子成熟的漫长过程，不同印记基因重建具有特异时间窗。哺乳动物雌雄个体 X 染色体数目不同，需要某种方式解决 X 染色体数目差异。雌性哺乳动物两条 X 染色体中一条失活，成为 X 染色体失活。X 染色体失活发生于胚胎发育早期，由 X 染色体失活中心控制，属于反义转录调控模式。X 染色体失活中心存在 X 染色体失活特异转录基因，以某种特定方式调控 X 染色体失活。DNA 甲基化和组蛋白乙酰化参与 X 染色体失活过程。

影响胚胎发育编程过程表观遗传修饰主要因素包括环境因素和营养因素。胚胎发育编程过程叶酸、胆碱和维生素 B_{12} 缺乏引起胚胎细胞合成 *S*-腺苷甲硫氨酸（DNA 甲基化过程甲基供体）障碍，导致胚胎细胞 DNA 甲基化改变、改变胚胎表观遗传编程过程。成年疾病发育起源学说：多种成年疾病开始于人类生命早期，主要由于宫内营养缺乏所致。动物实验资料支持成年疾病胎生起源学说：子宫胎盘功能不全、孕期蛋白营养不良和镁元素缺乏均导致子代成年后发生胰岛素抵抗和 2 型糖尿病。组织器官发育敏感期宫内环境突然变化影响胚胎细胞表观遗传重编程是胎儿期营养不良诱发导致成年疾病的主要机制。宫内毒物暴露改变胚胎细胞表观遗传重编程过程。孕期乙醇暴露导致成年子代发生胰岛素抵抗和 2 型糖尿病；宫内暴露香烟烟雾加速成年小鼠发生动脉粥样硬化；胎鼠宫内铅暴露引起大鼠晚年脑组织 Aβ 前体蛋白基因表达上调、Aβ 淀粉样蛋白明显升高。孕期短暂乙烯菌核利或甲氧 DDT 暴露导致雄性仔鼠后代生精细胞凋亡、精子数减少、活力降低并传代。

（四）修复障碍

损伤后修复包括受损分子修复、受损细胞修复和受损组织修复。受损分子修复：①蛋白质修复；②脂质修复；③DNA 修复。受损细胞修复：多数组织通过存活细胞分裂增殖替代受损死亡细胞，神经元细胞无增殖能力。受损组织修复：受损细胞通过凋亡或坏死而清除，受损组织通过细胞增殖和再生而修复。损伤组织修复不仅涉及细胞和细胞外间质再生，也涉及新形成元件重新整合连接。不同类型细胞参与组织修复过程。组织间充质非实质细胞（巨噬细胞和内皮细胞）和迁移到损伤部位细胞（单核细胞）分泌细胞因子、刺激实质细胞分裂，刺激特定细胞（肝脏星形细胞）合成细胞外间质分子。细胞外基质由蛋白质、糖胺聚糖和糖蛋白与蛋白聚糖的糖聚合体组成。肝细胞外基质由星形细胞和脂肪贮存细胞合成。

修复机制障碍：①修复机制保真度并非绝对，某些损伤修复被遗漏；②损伤程度超过机体修复能力导致修复失效；③修复所需酶或辅因子消耗导致修复能力耗竭；④某些毒性损害不能有效修复。修复过程引起毒性。DNA 损伤修复过程消耗

过量 NAD^+、机体抗氧化过程消耗过量 NAD（P）H 均危及氧化磷酸化过程、加剧 ATP 耗竭、引发细胞损害；DNA 剪切修复和脂质再酰化作用消耗大量 ATP、导致细胞供能障碍和损伤。修复过程主动产生毒性作用。慢性组织损伤修复过程有时偏离正确轨道，导致不可控制增生而非组织重建。细胞不可控制增生可形成肿瘤，细胞外间质过度产生则导致组织纤维化。

修复障碍引起炎症。启动炎症主要依赖巨噬细胞分泌炎性细胞因子。巨噬细胞根据功能分为 M1 型和 M2 型巨噬细胞。M1 型细胞分泌促炎因子；M2 型细胞分泌抗炎因子、参与细胞再生和组织修复。M1 型和 M2 型细胞间可相互转化。巨噬细胞趋化因子（MIP-2 和 MCP-1）定向锚定 M2 型巨噬细胞和粒细胞进入坏死组织。损伤部位巨噬细胞和粒细胞通过释放自由基和水解酶、损害邻近正常组织。修复障碍引起坏死。细胞损伤向组织坏死进展被两种协同修复机制中止：细胞凋亡与增殖。有效修复决定细胞损伤是否发展为组织坏死。低剂量毒物引起细胞凋亡与增殖；细胞损伤程度超过修复能力则发展为组织坏死。修复障碍引起纤维化。纤维化是受损组织修复不良的特殊表现。细胞损伤启动细胞增生和细胞外间质形成的现象在损伤组织重塑时终止，若细胞外基质增生未终止则发生纤维化。肝脏星形细胞、肺和皮肤成纤维细胞样细胞在在纤维化过程起主要作用，TGF-β 是纤维形成的主要介质。修复障碍引起致癌作用。化学致癌过程涉及各种修复功能不足：①DNA 修复失效；②细胞凋亡失效；③终止细胞增生失效；④非遗传毒性致癌物：促进遗传毒物或自发DNA损伤所启动的致癌过程而引发癌症。

三、汉英名词对照

终毒物　ultimate toxicant
活性氧　reactive oxygen species，ROS
活性氮　reactive nitrogen species，RNS
增毒　toxication
亲电子剂　electrophiles
自由基　free radicals
亲核物　nucleophiles
氧化还原性反应物　redox-active reductants
线粒体渗透性转变　mitochondrial permeability transition，MPT
超氧化物歧化酶　superoxide dismutase，SOD
解毒　detoxication
硫氧还蛋白　thioredoxin
细胞应激　celluar stress
细胞稳态失调　deregulation of cellular homeostasis
热应激　heat stress
缺氧应激　hypoxic stress
氧化应激　oxidative stress
内质网应激　endoplasmic reticulum stress，ER stress
遗传毒性应激　genotoxic stress
热休克蛋白　heat shock protein，HSP
分子伴侣　molecular chaperone
热休克因子　heat shock factor，HSF
激活因子蛋白-1　activating factor protein - 1
核因子-κB　nuclear factor kappa B，NF-κB
缺氧诱导因子 1　hypoxia-inducible factor-1，HIF-1
糖调节蛋白 78　glucose regulated protein 78，GRP78
非折叠蛋白反应　unfolded protein response，UPR
细胞稳态　cellular homeostasis
凋亡　apoptosis
自噬　autophagy
坏死　necrosis
受体相互作用蛋白-3　receptor-interacting protein 3，RIP3
程序性坏死　programmed necrosis
坏死性凋亡　necroptosis
受体相互作用蛋白 1　receptor interacting protein 1，RIP1
印记基因重编程　reprogramming of imprinted gene
基因组印记　genomic imprinting
印记基因　imprinting gene
印记控制区　imprinting control region，ICR
高迁移率族蛋白 B1　human high-mobility group box-1 protein，HMGB1

四、复习思考题

（一）名词解释

1. Ultimate toxicant
2. Free radical
3. Oxidative stress
4. Cellular homeostasis
5. Autophagy
6. 增毒
7. 亲电子剂
8. 细胞应激
9. 缺氧应激
10. 凋亡

（二）A1 型选择题（单句型最佳选择题）

1. 自由基具有下列哪种特性（　　）

A. 奇数电子，低化学活度，生物半减期极短，有顺磁性

B. 奇数电子，低化学活度，生物半减期极长，有顺磁性
C. 奇数电子，高化学活度，生物半减期极短，有顺磁性
D. 奇数电子，高化学活度，生物半减期极长，有顺磁性
E. 偶数电子，高化学活度，生物半减期极长，无顺磁性

2. 体内抗氧化酶系统不包括（　　）
A. 超氧化物歧化酶（SOD）
B. 谷胱甘肽过氧化物酶（GSH-Px）
C. 过氧化氢酶（CAT）
D. 葡萄糖-6 磷酸脱氢酶（G-6-PD）
E. 硫氧还蛋白过氧化物酶（TPx）

3. 介导缺氧应激反应的关键分子（　　）
A. 血红素氧化酶-1　　B. 缺氧诱导因子-1
C. 内皮素-1　　D. 诱导性一氧化氮合酶
E. 葡萄糖载体蛋白-1

4. 二乙基己烯雌酚与下列哪种核受体结合，促进乳腺过度增殖，甚至诱发肿瘤发生（　　）
A. 雌激素受体　　B. 雄激素受体
C. 视黄酸受体　　D. 糖皮质激素受体
E. 组成型雄甾烷受体

5. 已知调控程序性细胞坏死的关键分子之一是（　　）
A. TNF-α　　B. RIP3　　C. Fas
D. TNFR1　　E. GRP78

6. 对乙酰氨基酚引起机体急性肝衰竭的终毒物是（　　）
A. 谷胱甘肽结合物　　B. 氮氧化物
C. 葡萄糖醛酸结合物　　D. *N*-乙酰基亚胺醌
E. 硫酸酯结合物

7. 下列哪种细胞因子属于抗炎细胞因子（　　）
A. TNF-α　　B. IL-1β　　C. IL-6
D. IL-8　　E. IL-10

8. *Bcl*-2 基因家族包括促进凋亡基因和抑制凋亡基因，下列属于抑制凋亡基因的是（　　）
A. Bax　　B. Bad　　C. Bcl-XL
D. Bid　　E. Bim

9. 胱天蛋白酶（caspases）主要包括信号型 caspases 和效应型 caspases，下列哪种 caspase 属于效应型 caspases（　　）
A. caspase 2　　B. caspase 3　　C. caspase 8
D. caspase 9　　E. 以上都不是

10. 基因印记重编程包括印记的擦除与重建，其中印记的擦除通常发生于小鼠受孕（　　）
A. 第 8.5～9.5 天　　B. 第 9.5～10.5 天
C. 第 10.5～11.5 天　　D. 第 11.5～12.5 天
E. 第 12.5～13.5 天

（三）A2 型选择题（案例摘要型最佳选择题）

11. 众多研究证实，快速注射高剂量 *N*-乙酰半胱氨酸（NAC）显著缓解对乙酰氨基酚急性肝衰竭，其保护机制是（　　）
A. 抗氧化作用　　B. 还原型谷胱甘肽供体
C. 抗炎作用　　D. 抗凋亡作用
E. 以上都不是

12. 研究者发现内质网应激在镉诱发小鼠睾丸生殖细胞凋亡中起重要作用。进一步研究还发现，抗氧化剂维生素 C（VitC）明显缓解镉诱导的小鼠睾丸内质网应激和氧化应激，且显著减轻镉引起的小鼠睾丸生殖细胞凋亡。上述研究结果不能提示（　　）
A. 镉可以引起小鼠睾丸生殖细胞凋亡
B. 镉可以引起小鼠睾丸氧化应激
C. 镉可以引起小鼠睾丸内质网应激
D. 内质网应激可能介导镉引起小鼠氧化应激
E. 活性氧可能介导镉引起小鼠睾丸内质网应激

13. 2005 年研究发现，孕期短暂暴露乙烯菌核利可导致雄性仔鼠后代生精细胞凋亡、精子数减少、活力降低，这些损害作用至少可传至第Ⅳ代。乙烯菌核利引起雄性生殖发育损害的可能机制是（　　）
A. DNA 损伤　　B. 炎症　　C. 印记重编程异常
D. 氧化应激　　E. 以上都不是

（四）A3/A4 型选择题[病例组（串）型最佳选择题]

（14～16 题共用题干）

对乙酰氨基酚本身对肝细胞并无毒性损害，但对乙酰氨基酚经肝脏代谢可转化为毒性更强的 *N*-乙酰醌亚胺（NAPQI），后者进一步诱导肝细胞线粒体肿胀、肝细胞功能障碍和肝细胞坏死。

14. 对乙酰氨基酚在体内代谢转化的关键酶是（　　）
A. CYP3A4　　B. CYP2E1　　C. CYP1A1
D. CYP19　　E. CYP2D6

15. *N*-乙酰醌亚胺属于（　　）
A. 亲电子剂　　B. 亲核物　　C. 自由基
D. 氧化还原性反应物　　E. 以上都不是

16. 对乙酰氨基酚在体内形成的终毒物调控肝细胞程序性坏死的关键靶点是（　　）
A. RIP1 和 RIP3　　B. TNF-α　　C. Fas
D. TNFR　　E. Atg5

（17～19 题共用题干）

镉是潜在的人类生殖毒物。早期文献资料显示，镉诱发细胞热应激、缺氧应激、氧化应激、内质网应

激和遗传毒性应激。最近研究发现，4-苯基丁酸（PBA）明显缓解小鼠睾丸内质网应激和抑制睾丸生殖细胞凋亡，这提示内质网应激在镉诱发睾丸生殖细胞凋亡中起关键作用。

17. PBA 抑制镉激活的睾丸内质网应激的机制是（　　）

A. 抑制内质网蛋白降解

B. 抑制内质网钙离子外流

C. 抑制 eIF2α去磷酸化

D. 作为内质网化学分子伴侣而促进蛋白质折叠

E. 以上都不是

18. 内质网蛋白质加工和包装需要内质网分子伴侣的协助，其中最常见的内质网特异性分子伴侣是（　　）

A. TRIB3　B. EDEM　C. HSP70

D. GRP78　E. GRP94

19. 内质网途径介导细胞凋亡的特征性指标是（　　）

A. RIP3　B. Caspase12　C. Fas

D. TNFR　E. Atg5

（五）B1 型选择题（配伍选择题）

（20～23 题共用备选答案）

A. 氧化应激　B. 缺氧应激

C. 内质网应激　D. 热应激

E. 遗传毒性应激

20. 诱导细胞表达生成热休克蛋白（　　）

21. 诱导血管生成、铁代谢和糖代谢相关基因的表达以维持细胞增殖与存活（　　）

22. 环境毒物破坏机体氧化/还原的正常平衡后可诱发（　　）

23. 在细胞内质网受损或未折叠蛋白过多情况下即可诱发（　　）

（24～27 题共用备选答案）

A. 糖皮质激素受体　B. 芳香烃受体

C. 组成型雄甾烷受体　D. 视黄酸受体

E. 过氧化物酶体增殖物激活受体

24. 多氯联苯可激活的受体（　　）

25. 邻苯二甲酸酯可激活的受体（　　）

26. 地塞米松可激活的受体（　　）

27. 滴滴涕可激活的受体（　　）

（28～31 题共用备选答案）

A. 细胞凋亡　B. 细胞坏死　C. 细胞自噬

D. 炎症　E. 致癌作用

28. 毒物引起的代谢紊乱导致全部线粒体发生 MPT 并伴随 ATP 耗竭，细胞降解过程随之发生，有时受 RIP1 和 RIP3 调控（　　）

29. 通过抑制细胞凋亡而增加含有 DNA 损伤和突变细胞数，从而引起有丝分裂活性的增高及凋亡活性降低，结果使转化细胞群扩展（　　）

30. 部分毒物引起 Cyt *c* 从线粒体释放，继而激活胱天蛋白酶，前者受 *Bcl-2* 基因家族调控（　　）

31. 干扰素（IFN）-γ 可定向诱导巨噬细胞向 M1 型巨噬细胞分化，释放促炎细胞因子（　　）

（六）X 型选择题（多选题型）

32. 终毒物与靶分子的反应类型包括（　　）

A. 共价结合　B. 非共价结合　C. 脱氢反应

D. 电子转移　E. 酶促反应

33. 缺氧应激发生后，缺氧诱导因子 1（HIF-1）被激活，其中 HIF-1 调控的下游靶基因包括（　　）

A. 促红细胞生成素　B. 诱导型一氧化氮合酶

C. 内皮素 1　D. 内皮型一氧化氮合酶

E. 血管内皮生长因子

34. 内质网应激发生后，细胞启动哪些非折叠蛋白反应信号通路（　　）

A. PERK 信号通路　B. ERK 信号通路

C. IRE1 信号通路　D. ATF6 信号通路

E. STAT3 信号通路

35. 已知诱导细胞凋亡的机制包括（　　）

A. 线粒体途径　B. 死亡受体途径

C. MAPKs 信号途径　D. 内质网应激途径

E. PI3K/Akt 信号途径

36. 修复障碍引起的毒性包括（　　）

A. 炎症　B. 坏死　C. 纤维化

D. 致癌作用　E. 以上都不是

（七）判断题

1. 毒物毒效应强度主要取决于靶部位的终毒物浓度与持续时间。（　　）

2. 对乙酰氨基酚原型可以直接引起肝细胞坏死。（　　）

3. 氧化应激的应激原主要是自由基、活性氧和活性氮。（　　）

4. 细胞应激仅是对细胞产生的特异性和非特异性保护作用。（　　）

5. 部分环境毒物引起细胞凋亡和细胞坏死涉及相似的代谢紊乱，其中最重要的是线粒体渗透性改变。（　　）

6. 细胞坏死是一种不可调控、被动和无序的细胞死亡方式。（　　）

（八）简答题

1. 简述解毒过程失败的原因。

2. 细胞调节和维持功能障碍与毒性关系如何?

3. 简述细胞应激的毒理学意义。

4. 目前已知引起中毒性细胞死亡的机制有哪些？
5. 简述毒物引起线粒体渗透性转变（MPT）的毒理学意义。
6. 简述修复障碍的后果。

（九）论述题

1. 试述化学毒物对机体损伤的主要作用机制。
2. 以乙烯菌核利为例，叙述孕期暴露环境化学物诱发子代发育损害和传代效应的意义。

（十）案例分析题

研究者发现，小鼠经口暴露较高浓度乙醇后，其血清丙氨酸氨基转移酶（ALT）活力升高和肝脏组织病理学改变。进一步研究发现，*N*-乙酰半胱氨酸（NAC）预处理显著降低乙醇升高的血清ALT活力和减轻乙醇诱导的肝脏组织损伤；而NAC后处理却明显加重乙醇诱发的肝脏结构与功能损伤。

问题：

（1）急性肝脏损伤的评价标准有哪些？

（2）急性乙醇暴露引起小鼠血清ALT活力升高有无时间-效应关系？

（3）NAC预处理对乙醇诱发急性肝损伤的保护机制可能是什么？

（4）本研究探讨NAC预处理和后处理分别对乙醇诱发急性肝脏损伤的效应，其研究意义是什么？

五、复习思考题参考答案与解析

（一）名词解释（略）

（二）A1型选择题

1. 答案：C　[解析] 自由基具有奇数电子、高化学活度、生物半减期极短、有顺磁性等特性。
2. 答案：D　[解析] 体内抗氧化酶系统包括超氧化物歧化酶（SOD）、谷胱甘肽过氧化物酶（GSH-Px）、过氧化氢酶（CAT）、硫氧还蛋白过氧化物酶（TPx）等，根据排除法。
3. 答案：B　[解析] A、C、D、E均是缺氧应激信号下游靶基因，而缺氧诱导因子-1是介导缺氧应激反应的关键分子。
4. 答案：A　[解析] 雄激素或拟雄激素的毒物与雄激素受体结合，视黄酸与视黄酸受体结合，皮质醇或地塞米松均可与糖皮质激素受体结合，苯巴比妥、DDT、PCP或雄烯醇均可与组成型雄甾烷受体结合，而雌二醇或二乙基己烯雌酚可与雌激素受体结合。
5. 答案：B　[解析] TNF-α是促炎细胞因子，可与诱导细胞凋亡或细胞坏死；Fas和TNFR1均能直接活化caspases启动细胞凋亡；GRP78是内质网分子伴侣；最新研究发现，受体相互作用蛋白（RIP）1和RIP3均是调控程序性坏死的关键蛋白。
6. 答案：D　[解析]对乙酰氨基酚经肝脏细胞色素P450 2E1（CYP2E1）代谢可转化为毒性更强的*N*-乙酰醌亚胺（NAPQI）。NAPQI属自由基，NAPQI产生过量可引起肝细胞游离还原型谷胱甘肽（GSH）耗竭，诱发肝细胞线粒体膜通透性转换（MPT）并伴随ATP耗竭，最终可导致机体急性肝衰竭。
7. 答案：E　[解析]TNF-α、IL-1β、IL-6属于促炎细胞因子，IL-8属于趋化因子，IL-10属于抗炎细胞因子。
8. 答案：C　[解析] Bax、Bad、Bid、Bim属于促进凋亡基因，Bcl-XL属于抑制凋亡基因。
9. 答案：B　[解析] caspase 2、caspase 8、caspase 9属于信号型caspases，而caspase 3属于效应型caspases。
10. 答案：D　[解析] 印记的擦除通常发生于小鼠受孕第11.5～12.5天。

（三）A2型选择题

11. 答案：B　[解析] *N*-乙酰半胱氨酸（NAC）虽然具有直接抗氧化作用、还原型谷胱甘肽供体、抗炎作用和抗凋亡作用，但对乙酰氨基酚主要通过其终毒物NAPQI引起肝细胞游离还原型GSH耗竭，最终引起急性肝衰竭。体外研究发现，在加入NAPQI的同时加入NAC或GSH，保护NAPQI对肝细胞的毒性损伤，故NAC主要通过促进还原型GSH合成而保护对乙酰氨基酚诱发的急性肝衰竭。
12. 答案：D　[解析]该研究结果提示镉可以引起小鼠睾丸生殖细胞凋亡，镉可以引起小鼠睾丸氧化应激，镉可以引起小鼠睾丸内质网应激，且活性氧可能介导镉引起小鼠睾丸内质网应激。
13. 答案：C　[解析] 乙烯菌核利的雄性生殖毒作用之所以具有传代效应是由于这种环境内分泌干扰化学物对胚胎细胞表观遗传重编程过程有损害作用。

（四）A3/A4型选择题

14～16题的答案：14. B　15. C　16. A　[解析] 对乙酰氨基酚经肝脏CYP2E1代谢可转化为毒性更强的NAPQI；NAPQI属自由基，NAPQI产生过量可引起肝细胞游离还原型GSH耗竭，诱发肝细胞线粒体膜通透性转换（MPT）并伴随ATP耗竭；NAPQI调控肝细胞程序性坏死的关键靶点是受体相互作用蛋白（RIP）1和RIP3。

17～19题的答案：17. D　18. D　19. B　[解析] 4-苯基丁酸（PBA）是内质网化学小分子伴侣，通过促进蛋白质折叠而缓解内质网应激；GRP78和GRP94是内质网分子伴侣，其中GRP78是最常见的内质网特异性分子伴侣；目前，内质网途径介导细胞凋亡的关键分子包括caspase12、CHOP和pJNK。

（五）B1 型选择题

20～23 题的答案：20. D 21. B 22. A 23. C [解析] 诱导细胞表达生成热休克蛋白是热应激的特征性反应；细胞和组织为适应低氧压力而诱导系列涉及诱导血管生成、铁代谢和糖代谢相关基因的表达，以维持细胞增殖与存活；机体因暴露毒物而产生过量自由基、ROS 或 RNS，或因机体抗氧化能力减弱引起 ROS 或 RNS 清除能力减弱，导致细胞内自由基、ROS 或 RNS 过量和机体氧化/还原失平衡，即诱发组织和细胞发生氧化应激；当细胞内质网受损或需要加工和包装的蛋白质合成增加即引起内质网应激和非折叠蛋白反应，三个主要内质网跨膜蛋白（IRE1、PERK 和 ATF6）介导非折叠蛋白反应信号通路。

24～27 题的答案：24. B 25. E 26. A 27. C [解析] 多氯联苯、二噁英、多环芳烃均可激活芳香烃受体，邻苯二甲酸酯、氯贝丁酯均可激活过氧化物酶体增殖物激活受体，苯巴比妥、滴滴涕或雄烯醇均可激活组成型雄甾烷受体，皮质醇或地塞米松均可激活糖皮质激素受体。

28～31 题的答案：28. B 29. E 30. A 31. D [解析]（1）细胞死亡是最极端的损伤方式。最近研究发现，毒物诱导细胞程序性坏死过程中伴随有大量有序分子事件，并受 RIP1 和 RIP3 调控。

（2）化学物致癌作用一方面通过抑制细胞凋亡而增加含有 DNA 损伤和突变细胞数，也可通过促有丝分裂作用和前面讨论的机制而增加自发突变的频率，从而引起有丝分裂活性的增高及凋亡活性降低，结果使转化的细胞群体扩展，促进癌症发展。

（3）从线粒体释放 Cyt *c* 是线粒体途径介导细胞凋亡的特征性改变，该过程受 *Bcl-2* 基因家族调控。

（4）干扰素（IFN）-γ 可定向诱导巨噬细胞向 M1 型细胞分化，释放促炎细胞因子而诱发炎症反应。

（六）X 型选择题

32. 答案：ABCDE [解析] 终毒物与靶分子的反应类型包括共价结合、非共价结合、脱氢反应、电子转移和酶促反应。

33. 答案：ABCE [解析] 细胞和组织为适应低氧压力而诱导血管生成、铁代谢和糖代谢相关基因表达，以维持细胞增殖和存活。HIF-1 下游靶基因包括：①红细胞生成和铁代谢相关基因（如促红细胞生成素）；②血管生成相关基因（如血管内皮生长因子）；③血管收缩相关基因（如诱导性一氧化氮合酶、内皮素-1）；④基质代谢相关基因（如基质金属蛋白酶）；⑤糖代谢相关基因（如葡萄糖载体蛋白 1）；⑥细胞增殖和存活相关基因（如胰岛素样生长因子Ⅱ）。

34. 答案：ACD [解析] 内质网应激发生后，细胞启动 PERK 信号通路、IRE1 信号通路和 ATF6 信号通路等三个非折叠蛋白反应信号通路。

35. 答案：ABD [解析] 诱导细胞凋亡的机制主要有三种途径，包括线粒体途径、死亡受体途径和内质网应激途径。

36. 答案：ABCD [解析] 细胞受到损伤后，启动组织、细胞和分子修复方式对损伤加以修复，若修复不全或修复过程中也可产生毒性，包括炎症、坏死、纤维化、致癌作用等。

（七）判断题

1. 答案：T [解析] 外源化学物在体内的吸收、分布、重吸收和增毒（代谢活化）过程促进终毒物在靶部位的蓄积，而外源化学物进入体循环前的消除、毒物从作用部位分布到其他部位、毒物的排泄和解毒则减少终毒物在靶部位的蓄积。毒物毒效应强度主要取决于靶部位的终毒物浓度与持续时间。

2. 答案：F [解析] 对乙酰氨基酚本身对肝细胞并无明显毒性损害，但对乙酰氨基酚经肝脏 CYP2E1 代谢可转化为毒性更强的 NAPQI。NAPQI 属自由基，NAPQI 产生过量可引起肝细胞游离还原型 GSH 耗竭，诱发肝细胞线粒体膜通透性转换（MPT）并伴随 ATP 耗竭，最终可导致肝细胞坏死。

3. 答案：T [解析] 氧化应激的应激原主要是自由基、活性氧和活性氮。如果机体因暴露毒物而产生过量自由基、ROS 或 RNS，导致细胞内自由基、ROS 或 RNS 过量和机体氧化/还原失平衡，进而诱发氧化应激。

4. 答案：F [解析] 一方面，细胞应激过程合成多种特异性和非特异性的、对细胞具有保护作用的应激蛋白质，从而对细胞产生特异性和非特异性保护作用；若细胞损伤严重而导致损伤无法修复，则启动细胞自噬、凋亡或程序性细胞坏死过程，加速细胞死亡。

5. 答案：T [解析] 许多外源化学物既可引起凋亡，也能引起坏死。通常低水平暴露或高水平暴露早期阶段倾向于诱发凋亡，而高水平暴露后期则引起坏死。细胞毒物引起两种形式的细胞死亡涉及相似的代谢紊乱，其中最重要的是线粒体渗透性改变（MPT）。

6. 答案：F [解析]过去的观点认为，毒物诱导细胞坏死是不可逆、不可调控、被动和无序的细胞死亡方式；但最近研究发现，毒物诱导细胞坏死过程中伴随有大量有序分子事件，并受 RIP1 和 RIP3 调控。

（八）简答题

1. 答案要点：解毒过程失效的可能原因包括①毒物接触剂量超过机体解毒能力；②毒物使解毒酶失活；

③某些结合反应被逆转；④解毒过程中产生有毒副产物。

2. 答案要点：细胞在受到外界有害刺激情况下，先发生细胞应激；若细胞损伤进一步加重，则引起细胞调节功能障碍或细胞维持功能障碍，最终发展为细胞稳态失调，干扰细胞的正常生理功能，甚至出现细胞死亡。

3. 答案要点：细胞应激过程可以引起细胞信号转导的迅速改变，某些重要信号分子或信号通路的改变可能损害细胞的正常功能。细胞应激与衰老、恶性肿瘤、2 型糖尿病等人类重要疾病的发生过程密切相关。

4. 答案要点：在致死性损伤作用下，细胞经历“致死前时相”和“细胞死亡点”。在致死前时相，细胞可发生凋亡、胀亡和自噬改变；在“细胞死亡点”阶段，细胞可发生肿胀性坏死、凋亡性坏死和自噬性坏死。

5. 答案要点：毒物引起的线粒体发生 MPT，加快 ATP 耗竭，细胞降解过程随之发生，最终引起细胞结构和功能完全丧失、细胞溶解或坏死。

6. 答案要点：修复障碍的后果包括炎症、坏死、纤维化和致癌作用。

（九）论述题

1. 答案要点：多数毒物发挥其对机体的毒作用至少经历四个过程，①经吸收进入机体的毒物通过多种屏障转运至一个或多个靶部位；②进入靶部位的终毒物与内源靶分子发生交互作用；③毒物引起机体分子、细胞与组织水平功能和结构紊乱；④机体启动不同水平的修复机制应对毒物对机体的作用，当机体修复功能低下或毒物引起的功能和结构紊乱超过机体的修复能力时，机体即出现组织坏死、癌症和纤维化等毒性损害。

2. 答案要点：孕期短暂暴露乙烯菌核利可导致雄性仔鼠后代生精细胞凋亡、精子数减少、活力降低，这些损害作用至少可传至第 IV 代。该研究结果提示男性不育的原因可能要追溯到亲代孕期不良暴露，传代效应在一定程度上解释了现在男性不育发生率逐渐升高的可能原因，这些结果为其他环境化学物的生殖发育毒性作用研究提供借鉴，也为今后制定男性不育临床防治策略提供科学依据。

（十）案例分析题

答案要点：（1）急性肝脏损伤的评价指标有血清丙氨酸氨基转移酶（ALT）和 AST 活力、肝组织炎症或坏死评分以及肝组织细胞凋亡等。

（2）有时间-效应关系。急性乙醇暴露后 6 h 引起小鼠血清 ALT 活力明显升高，9 h 开始下降，12 h 几乎恢复正常水平。

（3）NAC 预处理对乙醇诱发急性肝损伤的保护机制可能是抗氧化作用。该研究还发现乙醇升高小鼠肝脏丙二醛（一种脂质过氧化产物）含量，而 NAC 明显降低乙醇升高的小鼠肝脏丙二醛含量，这一结果提示 NAC 发挥了直接的抗氧化作用。此外，本研究也不排除 NAC 预处理通过抗炎、增加还原型 GSH 合成等发挥对酒精性肝损伤的保护作用。

（4）目前，*N*-乙酰半胱氨酸（NAC）已经用于临床辅助治疗急性呼吸窘迫综合征。本研究探讨 NAC 预处理对乙醇诱发急性肝脏损伤的效应，其研究意义是探索 NAC 对乙醇诱发急性肝脏损伤有无预防价值；探讨 NAC 后处理对乙醇诱发急性肝脏损伤的效应，其研究意义是探索 NAC 对乙醇诱发急性肝脏损伤有无治疗价值。

（徐德祥　王　华）

第五章　毒作用影响因素

一、学习目的要求

（一）学习目标

1. 掌握　影响外源化学物毒作用因素中的化学物因素、机体因素和外源化学物的联合作用概念及类型。

2. 熟悉　暴露途径和环境因素对毒作用的影响。

3. 了解　外源化学物联合作用评价及注意事项。

（二）重点与难点

1. 外源化学物的化学结构与理化性质对毒作用的影响。

2. 种属与个体因素对毒作用的影响。

3. 接触途径和环境因素对毒作用的影响。

4. 毒物联合作用的类型及其评价。

二、学习笔记

（一）毒作用

毒作用是外源化学物与机体相互作用的结果，机体接触外源化学物后是否表现出毒作用，以及毒作用的性质、强度都受到很多因素的影响，主要包括：①化学物因素；②机体因素；③暴露因素；④环境因素；⑤化学物的联合作用。

（二）化学物因素

化学物的生物学活性与其化学结构及理化特性有关系，同时又受化学物的剂型、不纯物含量等因素影响。

1. 化学结构　化学结构决定外源化学物在体内可能参与和干扰的生理生化过程，因而对决定其毒性大小和毒性作用特点有很大影响。化学结构与毒性的关系相当复杂，化学物的取代基团、异构体和立体构型、同系物的碳原子数和结构、饱和度等都与其毒性密切相关。

2. 构-效关系和定量构-效关系　是研究化学物的化学结构与其毒性之间的关系，并找出其规律，其已成为毒理学中预测毒理学的重要研究内容。

3. 理化性质　化学物质的理化性质对于其在外环境中的稳定性，进入机体的机会及其与体内代谢转化过程均有重要影响。

（1）脂/水分配系数：是化学物在脂相（油相）和水相中的溶解分配率达到动态平衡时的浓度之比。①毒物的溶解度直接影响毒性的大小。一般在同系化学物中水中溶解度越大，毒性愈大；②毒物的溶解度直接影响毒作用部位；③脂溶性物质易在脂肪蓄积，易侵犯神经系统。

（2）分散度：毒物颗粒的大小可影响其进入呼吸道的深度和溶解度，从而影响毒性。外源化学物粒径的大小与分散度成反比，即分散度越大粒径越小，其比表面积越大，生物活性越强。

（3）挥发性：吸入毒物的毒性除与 LD_{50} 大小有关外，与其挥发性的大小亦有关。

（4）血/气分配系数：指当呼吸膜两侧的气体的分压达到动态平衡时，其在血液中的浓度和肺泡气中的浓度之比。该系数越大，气态物质越易通过简单扩散跨呼吸膜吸收入血。

（5）电离度和荷电性：解离常数 pK_a 值不同的化学物，在 pH 不同的局部环境中电离度不同，因此其脂/水分配系数和离子化程度不同，影响化学物的跨膜转运。

4. 不纯物和化学物的稳定性　在生产环境中生产或使用的化学物质常含有一定数量的不纯物，其中有些不纯物的毒性比原来化学物的毒性高。

5. 毒物进入机体的途径　毒物可经不同途径进入机体，影响其吸收速度和吸收率，从而影响其毒性作用。外源化学物的剂量和暴露特征（暴露途径、暴露持续时间、暴露频率等）与化学物的毒作用大小密切相关。外源化学物对机体毒作用的性质和强度，直接取决于其在靶器官中的剂量（内剂量）。一般而言，暴露剂量越大，内剂量也越大，其所引起的毒作用就越强。

（三）机体因素

目前认为引起物种、品系、个体差异以及选择毒作用的比较重要的因素是遗传因素，包括：①解剖结构、生理与生化的差异；②代谢转化的差异；③代谢酶的遗传多态性；④修复功能的个体差异；⑤受体的个体差异；⑥机体其他因素等。环境中某些毒物在一定条件（相同剂量及接触条件）下作用于人群，其中个体之间的反应会有很大差异，可从无任何作用到出现严重损伤以至死亡。那些出现异乎常人反应的人被认为对毒作用有敏感性，又称为高危个体。

1. 物种间遗传学的差异　许多种外源性化学物质的代谢酶都具有多态性。目前这方面的研究已进入分子水平，很多种代谢酶的代谢功能改变与其相关突变有密切关系。

（1）代谢酶的遗传多态性：①氧化代谢酶的遗传多态性，纯化的细胞色素 P450 酶类有 30 余种，已知 P450 酶系中多种酶参与外源性物质代谢；②谷胱甘肽转移酶（GST）的遗传多态性，许多种疏水性及亲电物质通过 GST 与谷胱甘肽结合形成硫醚酸经尿排出体外。

（2）修复能力的个体差异：机体所有的组织、细胞和大分子对化学物所致损害都有其相应的修复机制。

（3）受体的个体差异：在不同个体、不同的生理状态下，受体在细胞表面分布的数量存在差异，且受体亦可出现变异型，使其生物活性发生变化，影响机体对相应外源化学物的反应。

2. 宿主其他因素对于毒作用影响　接触同一剂量的同一种毒物，不同的个体可出现迥然不同的反应。造成这种差别的因素很多，如健康状况、年龄、性别、生理变化、营养和免疫状况等。

（四）环境因素

在高温或低温环境中毒物的毒作用比在常温条件下大，如高温环境可增强氯酚的毒害作用，亦可增加皮肤对硫磷的吸收。紫外线、噪声和振动可增加某些毒物的毒害作用。体力劳动强度大时，机体的呼吸、循环加快，可加速毒物的吸收。

（五）化学物的联合作用

（1）联合作用：将同时或先后暴露两种或两种以上外源化学物对机体产生的毒作用称为联合作用。

（2）非交互作用：指机体同时或先后接触两种或两种以上的外源化学物，各化学物相互不影响彼此的毒作用，可以通过各化学物的暴露剂量总和或生物学效应总和直接推算联合毒作用，包括相加作用和独立作用。

（3）交互作用：两种或两种以上化学物造成比预期的相加作用更强的（协同，增强）或更弱的（拮抗作用）联合效应，包括协同作用、加强作用和拮抗作用。

（六）联合作用的评价及注意事项

①用于外源化学物联合作用包括有定性或定量评价的方法，以用于评价基因-基因和基因-环境因素的交互作用。②联合作用评价中应注意一些事项。

三、汉英名词对照

化学结构　chemical structure
手征性　chirality
对映体　enantiomer
构-效关系　structure-activity relationship，SAR
定量构-效关系　quantitative structure-activity relationship，QSAR
脂/水分配系数　lipid/water partition coefficients
分散度　dispersion degree
血/气分配系数　blood/gas partition coefficient
首过效应　first pass effect
高危个体　high risk individual
联合作用　joint action
相加作用　addition joint action
独立作用　independent action
交互作用　interaction
协同作用　synergistic effect
加强作用　potentiation joint action
拮抗作用　antagonistic joint action
抑制作用　inhibitive joint action

四、复习思考题

（一）名词解释

1. joint action　　2. QSAR
3. 脂/水分配系数　　4. 血/气分配系数
5. 肝脏首过效应　　6. 高危个体
7. 联合作用　　8. 相加作用
9. 协同作用　　10. 拮抗作用

（二）A1 型选择题

1. 影响外源化学物毒性大小和毒作用性质的决定性因素是化学物的（　　）
A. 理化性质　B. 剂量　C. 暴露条件
D. 化学结构　E. 化学物纯度

2. 影响化学毒物毒作用的因素主要有如下，除了（　　）
A. 化学毒物本身的影响　B. 实验对象的影响
C. 化学毒物与实验对象间联系方式的影响
D. 化学毒物与实验对象所处环境的影响
E. 化学毒物的生产环境

3. 化学结构与毒作用（　　）
A. 化学物的化学活性决定理化性质
B. 理化性质决定化学物的生物活性
C. 化学物的生物活性决定该化学物的化学活性
D. 化学物的化学结构决定其化学活性及理化性质
E. 化学物的理化性质决定化学物的毒作用
4. 化学物质的哪些理化性质影响其毒作用（　　）
A. 电离度　　B. 溶解度　　C. 挥发度
D. 比重　　E. 以上都是
5. 决定外源化学物所致损害作用大小的因素是（　　）
A. 化学结构　　B. 剂量　　C. 毒性
D. 化学物纯度　　E. 暴露条件
6. 外源化学物对机体毒作用的性质和强度，直接取决于（　　）
A. 暴露剂量　　B. 吸收剂量
C. 靶器官剂量　　D. 吸收途径
E. 靶器官
7. 苯环上的一个氢被烷基取代，其毒性发生改变的原因（　　）
A. 苯对造血功能主要是抑制作用，而甲苯为麻醉作用
B. 苯主要从呼吸道，对呼吸系统有毒性作用，而甲苯没有
C. 苯中毒产生过量的儿茶酚胺刺激心肌细胞发生心室颤动，而甲苯没有
D. 苯为致癌物，甲苯为工业毒物
E. 以上都不正确
8. 研究化学结构与毒性效应之间关系的目的是（　　）
A. 寻找毒作用规律，有助于通过比较，预测新化学物的生物活性
B. 预测毒性大小
C. 推测毒作用机制
D. 预测新化学物的安全限量标准范围
E. 以上都是
9. 有关同系物化学结构对毒性影响因素的下列说法中，不正确的是（　　）
A. 饱和脂肪烃（达到 9 个碳原子以后）随着碳原子数增多，麻醉作用增强
B. 饱和脂肪烃甲烷和乙烷是惰性气体可引起窒息
C. 环烷烃的麻醉作用大于开链烃，即环戊烷＞戊烷
D. 碳原子数相同时不饱和键增加可增加其毒性，如乙烷＜乙烯＜乙炔
E. CCl_4 ＞$CHCl_3$ ＞CH_2Cl_2＞CH_3Cl
10. 甲烷（CH_4）若用 Cl 取代 CH_4 上 H 后，其毒性最大的是（　　）
A. CH_4　　B. CH_3Cl　　C. CH_2Cl_2
D. $CHCl_3$　　E. CCl_4
11. 有关分散度的概念，不正确的是（　　）
A. 粉尘、烟雾等颗粒状物质，其毒性与分散度有关
B. 颗粒越大，分散度越大
C. 分散度越大，生物活性越强
D. 颗粒在呼吸道的阻留部位与分散度有关
E. 颗粒在呼吸道的吸收与分散度有关
12. 相对毒性是指（　　）
A. 将物质的脂水分配系数估计在内的毒性
B. 将物质的溶解度估计在内的毒性
C. 将物质的挥发度估计在内的毒性
D. 将物质的分散度估计在内的毒性
E. 将物质分子量估计在内的毒性
13. 铅的毒性大小与其在血清中的溶解度大小一致，下列铅化合物中毒性最大的是（　　）
A. 金属铅　　B. 硫酸铅　　C. 醋酸铅
D. 氧化铅　　E. 氯化铅
14. 一般认为，各途径接触化学物后吸收速度和毒作用大小的顺序是（　　）
A. 静脉注射＞肌内注射≥腹腔注射＞经口＞经皮
B. 腹腔注射≥静脉注射＞肌内注射＞经口＞经皮
C. 静脉注射＞腹腔注射≥肌内注射＞经口＞经皮
D. 腹腔注射≥静脉注射＞肌内注射＞经皮＞经口
E. 静脉注射≥肌内注射＞经口＞腹腔注射＞经皮
15. 机体对毒作用敏感性不同的主要原因中，不包括（　　）
A. 代谢酶的遗传多态性　　B. 修复能力差异
C. 受体因素　　D. 宿主的其他因素
E. 剂量不同
16. 外源化学物联合作用中交互作用的类型包括（　　）
A. 协同作用　　B. 加强作用　　C. 拮抗作用
D. 以上都是　　E. 以上都不是
17. 两种或两种以上化学毒物作用于机体表现出独立作用，主要是由于（　　）
A. 化学毒物各自作用的受体、靶不同，出现各自不同的毒效应
B. 化学毒物在化学结构上为同系物
C. 化学毒物在化学结构上不是同系物
D. 化学毒物毒作用的靶器官相同
E. 化学毒物在对机体毒作用方面存在竞争作用
18. 大部分刺激性气体引起的呼吸道刺激作用，属于何种毒性联合作用（　　）
A. 相加作用　　B. 独立作用　　C. 协同作用
D. 加强作用　　E. 拮抗作用
19. 下列哪种说法正确（　　）

A. 同一种毒物对不同种类的生物其毒作用相同
B. 同一种毒物对不同种类的生物其毒作用不同
C. 同一种毒物对同种类的不同个体其毒作用相同
D. 同一种毒物对同种类的不同个体其毒作用只有微小差别
E. 同一种毒物对同种类的不同个体其毒作用与年龄和性别无关

20. 下面说法正确的是（　　）
A. 气体在肺泡中分压越小，越易吸收
B. 血/气分配系数越小，越易吸收
C. 脂/水分配系数越大，越不易吸收
D. 通气/血流比值越大，越不易吸收
E. 以上均不正确

21. 影响化学物质经呼吸道吸收的因素是（　　）
A. 肺泡的通气量与血流量之比
B. 化学物质的分子量
C. 溶解度
D. 血/气分配系数
E. 以上都是

22. 异丙基肾上腺素对单独笼养3周以上的大鼠急性毒作用明显高于群养大鼠，说明毒性作用易感性（　　）
A. 与健康状况有关　　B. 与生活方式有关
C. 与年龄有关　　D. 与性别有关
E. 与营养状况有关

（三）A2型选择题

23. 苯与苯乙烯的 LC_{50} 均为45 mg/L左右，但苯经呼吸道吸入的危害性远大于苯乙烯，主要是因为(　　)
A. 苯的比重比苯乙烯大　B. 苯的比重比苯乙烯小
C. 苯的挥发性比苯乙烯大
D. 苯的挥发性比苯乙烯小
E. 苯的绝对毒性远大于苯乙烯

24. 乙醇、乙醚、二硫化碳和乙烯的血/气分配系数分别为1300、15、5和0.4，乙醇则远比其他三种物质危害性大，主要是因为气态物质（　　）
A. 血/气分配系数越大，越易通过简单扩散跨呼吸膜吸收入血
B. 血/气分配系数越大，越难通过简单扩散跨呼吸膜吸收入血
C. 血/气分配系数越小，越易通过简单扩散跨呼吸膜吸收入血
D. 以上都对
E. 以上都不对

25. 解离常数 pK_a 值不同的化学物，在pH不同的局部环境中电离度不同，因此其脂/水分配系数和离子化程度不同，影响化学物的跨膜转运，以下哪种说法是正确的（　　）
A. 在酸性条件下弱酸主要呈非离子化
B. 在酸性条件下弱碱主要呈离子化
C. 有机酸更容易从酸性环境跨膜转运
D. 有机碱更容易从碱性环境跨膜转运
E. 以上都对

26. 苯的原发急性毒作用显示中枢神经系统抑制，但是长期慢性暴露可导致骨髓毒作用，即再生障碍性贫血和白血病的危险，说明（　　）
A. 苯的急性中毒与慢性中毒化学结构发生了改变
B. 苯的急性中毒与慢性中毒的理化性发生了改变
C. 急性大剂量染毒与较长时间低剂量染毒的毒作用表现不同
D. 苯的急性中毒比慢性中毒所致危害性严重
E. 苯的慢性中毒比急性中毒所致危害性严重

27. 氰化钾和氰化钠，以1.25%水溶液分别对20只小鼠灌胃染毒，前者死亡9只，后者死亡2只，而以5%水溶液灌胃染毒时，20只小鼠中前者死亡19只，后者死亡13只，说明（　　）
A. 一般在同等剂量情况下，浓溶液较稀溶液毒作用强
B. 一般在同等剂量情况下，稀溶液比浓溶液较毒作用强
C. 浓溶液时，氰化钾的毒性比氰化钠小
D. 稀溶液时，氰化钾的毒性比氰化钠大
E. 浓溶液和稀溶液时，氰化钾的毒性均比氰化钠小

28. 一次给予10 mg/kg的环己巴比妥后，1日龄小鼠的睡眠时间超过360分钟，而21日龄小鼠则为27分钟，其主要原因为（　　）
A. 幼年动物与成年动物的遗传存在明显差别
B. 幼年动物与成年动物免疫功能不同
C. 幼年动物的因脑屏障尚不形成
D. 幼年动物缺乏各种解毒酶系统
E. 幼年动物的睡眠时间比成年动物少

（四）A3/A4型选择题

（29～31题共用题干）

苯环中的氢若被甲基取代(成为甲苯或二甲苯)，则造血抑制作用不明显而麻醉作用增强；若被氨基（氨基苯）取代，则具有形成高铁血红蛋白的作用；若被硝基（硝基苯）或卤素取代（卤代苯）后，具有肝毒性。

29. 苯与苯的衍生物所致不同毒作用，最主要是由于（　　）
A. 化学结构　　B. 溶解度　　C. 脂/水分配系数
D. 比重　　E. 挥发性

30. 苯与苯的衍生物所致不同毒作用，是由于其

（　　）

A. 干扰的生理生化功能不同　B. 理化性质不同
C. 作用的靶器官不同　D. 生物学活性不同
E. 以上都是

31. 苯的衍生物不包括（　　）
A. 甲苯　B. 二甲苯　C. 苯
D. 氨基苯　E. 硝基苯

（32～34 题共用题干）

沼气池、竖井、地窖、地沟和废矿井中发生中毒事故时，一般需要戴防毒面具后才能到中毒现场抢救中毒人员，否则更危险。

32. 沼气池、竖井、地窖、地沟和废矿井中毒物浓度较高的在（　　）
A. 上部　B. 中部　C. 底部
D. 上中部　E. 各部位是均匀的

33. 毒物分层的主要原因是（　　）
A. 挥发性　B. 比重　C. 毒性大小
D. 脂/水分配系数　E. 电离度

34. 沼气池、竖井、地窖、地沟和废矿井中发生中毒的常见毒物有（　　）
A. SO_2　B. H_2　C. H_2S　D. HCl　E. CO

（五）B1 型选择题

（35～40 题共用备选答案）

A. 脂/水分配系数与毒效应　B. 电离度与毒效应
C. 挥发度和蒸气压与毒效应
D. 绝对毒性和相对毒性与毒效应
E. 分散度与毒效应

35. pK_a 值对弱酸性或弱碱性有机化合物，只有在 pH 条件适宜，非离子型浓度达到最高才易吸收，发挥毒效应最大（　　）

36. 苯的沸点 80.1 ℃，在常温下容易挥发，形成较大的蒸气压，易经呼吸道吸收（　　）

37. 化学物经皮肤吸收脂/水分配系数近于 1，最易吸收，显示其毒性（　　）

38. 苯与苯乙烯的 LC_{50} 值均为 45mg/L，即其绝对毒性相同，如果考虑到挥发度，苯的挥发度为苯乙烯的 11 倍（　　）

39. 颗粒越小分散度越大，表面积越大，生物活性越强，As_2O_3 细粉状的比粗粉性的毒性大（　　）

40. 有机酸 $pK_a<3$，或有机碱的 $pK_a>8$ 时不易吸收（　　）

（41～44 题共用备选答案）

A. 在碳原子相同的情况下直链饱和烃＞支链饱和烃
B. 随着碳原子数目增加，麻醉作用增强
C. 9 个碳原子以上毒性减弱
D. 有机磷结构式中的 2-乙基被 2-乙氧基取代后毒性增强
E. 成环的烃类毒性＞不成环的烃类毒性

41. 庚烷毒性＞异庚烷（　　）

42. 癸烷（$C_{10}H_{32}$）无麻醉作用（　　）

43. 环己烷的毒性＞正己烷的毒性（　　）

44. 苯的毒性＞戊烷的毒性（　　）

（45～47 题共用备选答案）

A. 脂/水分配系数　B. 分子量　C. 分散度
D. 比重　E. 挥发性

45. 苯与苯乙烯的 LC_{50} 均为 45 mg/L 左右，但苯经呼吸道吸入的危害性远大于苯乙烯，是因为苯的什么特性比苯乙烯大（　　）

46. 粉尘、烟、雾等气溶胶，其毒作用与粒径大小有关，而外源化学物粒径的大小与_____成反比（　　）

47. 脂溶性物质的_____大，易在脂肪蓄积，易侵犯神经系统（　　）

（48～52 题共用备选答案）

A. 化学结构　B. 剂量　C. 理化性质
D. 环境因素　E. 联合作用

48. 外源化学物最终是否对机体产生损害作用取决于（　　）

49. 外源化学物毒作用性质和强度的决定因素是（　　）

50. 在高温或低温环境中毒物的毒性作用比在常温条件下大，说明______对化学物的毒性作用有影响（　　）

51. 高温环境可增强氯酚的毒害作用，亦可增加皮肤对硫磷的吸收，说明______对化学物的毒性作用有影响（　　）

52. 暴露于石棉和吸烟分别使肺癌危险度增加 5 和 11 倍，但是吸烟的石棉工人患肺癌率增加了 55 倍（　　）

（53～57 题共用备选答案）

A. 实验动物的物种与毒作用
B. 实验动物的品系与毒作用
C. 实验动物的性别与毒作用
D. 实验动物的年龄与毒作用
E. 实验动物的生理营养状况与毒作用

53. 八甲磷 35mg/kg 灌胃可引起成年大鼠 100%死亡，而初生大鼠无死亡（　　）

54. 膳食中蛋白质不足导致六六六、对硫磷毒作用增强（　　）

55. 马拉硫磷对雄性大鼠经口 LD_{50} 为 521 mg/kg，而雄性大鼠经口 LD_{50} 为 1000 mg/kg（　　）

56. 日本人及瑞典人红细胞中缺乏或基本没有过氧化氢酶，因此对过氧化氢酶解毒能力低（　　）

57. 反应停对大小鼠剂量达 400 mg/kg 时，几乎无致

畸作用，而 0.5～1.0mg/kg 剂量即对人有致畸作用（　　）

（六）X 型选择题

58. 化学毒物的毒性作用也可称为（　　）
A. 毒效应　B. 毒性　C. 损害作用
D. 不良反应　E. 中毒

59. 影响外源化学物毒作用的主要因素有（　　）
A. 化学物因素　B. 机体因素　C. 暴露因素
D. 环境因素　E. 化学物的联合作用

60. 影响外源化学物毒作用性质和危害大小的化学物因素包括（　　）
A. 化学结构　B. 理化性质　C. 分散度
D. 纯度及其杂质　E. 溶剂和暴露条件

61. 烷烃类的氢如被卤素取代，其毒性与卤素取代的关系正确的有（　　）
A. 被卤素取代愈多，毒性愈大
B. 被卤素取代愈多，毒性愈小
C. $CCl_4>CHCl_3>CH_2Cl_2>CH_3Cl$
D. $CCl_4<CHCl_3<CH_2Cl_2<CH_3Cl$
E. 以上都不正确

62. 气象因素的高气温环境可使机体产生以下哪些反应（　　）
A. 皮肤毛细血管扩张
B. 血循环加快
C. 促进化学物经消化道吸收
D. 促进化学物经皮肤和呼吸道吸收
E. 呼吸加速

（七）判断题

1. 化学结构决定外源化学物理化性质和化学活性，进而影响其在体内的代谢转化类型及其可能参与和干扰的生化过程。（　　）
2. 一般情况下，带两个基团的苯环化学物的毒性是，对位＞邻位＞间位，分子对称的＜不对称的。（　　）
3. 同种化学物的不同异构体由于在性质上存在一定差异，毒作用就可能不同。（　　）
4. 脂溶性极大的化学物不利于经水相转运，故不易排泄，并且多需经生物转化成水溶性代谢产物才能排泄。（　　）
5. 粉末状的砷化物较颗粒状的砷化物毒作用更小。（　　）
6. 毒物的绝对 LD_{50} 或 LC_{50} 相同，其实际毒作用就相当。（　　）
7. 乙醇、乙醚、二硫化碳和乙烯的血/气分配系数分别为 1300、15、5 和 0.4，乙醇则远比其他三种物质难被吸收。（　　）
8. 有机酸更容易从碱性环境跨膜转运，而有机碱更容易从酸性环境跨膜转运。（　　）
9. 任何重复染毒，毒效应的产生可能完全依赖于染毒的频率和剂量及染毒的持续时间。（　　）
10. 由于个体间只有微小的遗传差异，即使在同一物种之间，不同个体对化学物反应也没有明显差异。（　　）
11. 由于发育过程中酶活性水平是逐渐增强的，因此所有化学物对婴幼儿的毒作用都大于成年人。（　　）
12. 相加作用是两种或两种以上化学物以相同的作用方式和机制作用于相同的靶器官所产生的交互作用。（　　）
13. 拮抗作用的机制很复杂，可以是化学拮抗或灭活、功能拮抗、竞争性拮抗和非竞争性拮抗。（　　）

（八）简答题

1. 了解外源化学物毒作用的影响因素有何毒理学意义？
2. 开展结构-活性关系研究有何毒理学意义？
3. 毒物的化学结构与毒性有何关系？
4. 在毒理学试验设计中为何要选择多种动物进行试验？
5. 简述联合作用评价中应注意哪些事项？

（九）论述题

1. 试述影响毒作用的主要理化性质。
2. 试述毒物的联合作用及其毒理学意义。

（十）案例分析题

154 种化学物的毒性试验结果显示，小鼠敏感者有 38 种，家兔敏感者 28 种，狗敏感者 44 种，可见动物对于不同毒物的敏感性有明显差异。260 种化学物人与动物致死量比较发现，大多数毒物对动物的致死量要比人高 1～10 倍，约有 3%高出 25～450 倍，仅有 8%左右人的致死量要比动物高。

问题：

（1）上述研究说明什么问题？

（2）大多数情况下人对化学毒物的敏感性比动物高还是低，为什么？

（3）从动物实验结果外推到人的危害时应注意什么？

五、复习思考题参考答案与解析

（一）名词解释（略）

（二）A1 型选择题

1. 答案：D　[解析] 化学结构是决定化学物毒性的物质基础，决定其理化性质和化学活性，进而影响化学物在体内的代谢转化类型及其可能参与和干扰的生化过程。
2. 答案：E　[解析] 化学毒物毒性的影响因素包括化

学毒物本身、实验对象、化学毒物与实验对象间联系方式和化学毒物与实验对象所处环境，但不包括化学毒物的生产环境。

3. 答案：D [解析] 化学物的化学结构决定其理化性质和在体内的生物学活性，从而决定化学物毒性大小和毒作用性质。

4. 答案：E [解析] 化学物的理化性质可影响吸收、分布、蓄积、代谢和排泄过程，以及在靶器官中的浓度，进而影响毒作用的性质和大小。

5. 答案：B [解析] 外源化学物所致损害作用受多种因素影响，但起决定性作用的是剂量，因为毒性大的化学物，剂量过低也不会引起损害作用，反之，毒性小的化学物，过多摄入也会引起损害作用。

6. 答案：C [解析] 外源化学物对机体毒作用的性质和强度，直接取决于其在靶器官中的剂量（内剂量）。

7. 答案：A [解析] 苯具有麻醉作用和抑制造血机能的作用，苯环中的氢若被甲基取代（成为甲苯或二甲苯），则造血抑制作用不明显而麻醉作用增强。

8. 答案：E [解析] 开展结构-活性关系研究的意义有：①有助于通过比较，开发高效低毒的新化学物；②从分子水平上推测新化学物的毒作用机制；③预测新化学物的毒性效应和安全接触限量。

9. 答案：A [解析] 烷、醇、酮等碳氢化合物按同系物相比，碳原子数越多，毒性越大（甲醇与甲醛除外），但当碳原子数超过一定限度时（7～9 个），毒性反而迅速下降。

10. 答案：E [解析] 烷烃类的氢如被卤素取代，其毒性增强，且取代越多，毒性越大，如 CCl_4＞$CHCl_3$＞CH_2Cl_2＞CH_3Cl。

11. 答案：B [解析] 外源化学物粒径的大小与分散度成反比，即分散度越大，粒径越小，其比表面积越大，生物活性越强。

12. 答案：C [解析] 挥发性液态化学物的毒作用与其挥发性的大小有关。有些毒物的绝对 LD_{50} 或 LC_{50} 相同，但因其挥发性不同，实际毒作用相差较大。

13. 答案：D [解析] 铅化物在体液中的溶解度与其毒性成正比，氧化铅＞金属铅＞硫酸铅＞碳酸铅＞氯化铅。

14. 答案：C [解析] 一般认为，化学物暴露途径的吸收速度和毒作用大小的顺序是：静脉注射≈吸入＞腹腔注射≥肌内注射＞皮下注射＞皮内注射＞经口＞经皮。

15. 答案：E [解析] 机体对毒作用敏感性主要原因包括代谢酶的遗传多态性、修复能力差异、受体因素、宿主的其他因素，但剂量不是机体对毒作用敏感性的原因而是所致毒作用严重程度的主要因素。

16. 答案：D [解析] 交互作用是两种或两种以上化学物造成比预期的相加作用更强的（协同，增强）或更弱的（拮抗作用）联合效应，包括协同作用、加强作用和拮抗作用。

17. 答案：A [解析] 当两种或两种以上外源化学物对机体作用时，其作用的部位-靶器官不同，而且各自的靶部位或靶器官之间生理关系较为不密切，此时各外源化学物的毒作用表现为各自的毒作用，称为独立作用。

18. 答案：A [解析] 大部分刺激性气体引起的呼吸道刺激作用、或同分异构物或结构类似物，如多氯联苯（PCB）和 TCDD 的联合毒作用，多呈相加作用。

19. 答案：B [解析] 同一种毒物对不同种类的生物其毒作用一般不相同；同一种毒物对同种类的不同个体其毒作用也有不相同。

20. 答案：E [解析] 气体在肺泡中分压、血气分配系数、脂/水分配系数、通气/血流比值越大，则越容易吸收。

21. 答案：E [解析] 气体和蒸汽在呼吸道吸收与作用的部位主要取决于它们的脂溶性和浓度。

22. 答案：B [解析] 动物笼养的形式、每笼饲养的动物数等也能影响某些外源化学物的毒作用。

（三）A2 型选择题

23. 答案：C [解析] 毒物的绝对 LD_{50} 或 LC_{50} 相同，但因其挥发性不同，实际毒作用相差较大。

24. 答案：A [解析] 血/气分配系数越大，气态物质越易通过简单扩散跨呼吸膜吸收入血。

25. 答案：E [解析] 解离常数 pK_a 值不同的化学物，在 pH 不同的局部环境中电离度不同，其脂/水分配系数和离子化程度不同，影响化学物的跨膜转运。

26. 答案：C [解析] 许多外源化学物，急性大剂量染毒与较长时间低剂量染毒的毒作用表现不同，且急性中毒与慢性中毒的危害没有可比性。

27. 答案：A [解析] 一般在同等剂量情况下，浓溶液较稀溶液毒作用强。

28. 答案：D [解析] 现有的资料表明，幼年动物对许多毒物较敏感，其敏感性为成年动物的 1.5～10 倍，其主要原因为缺乏各种解毒酶系统。

（四）A3/A4 型选择题

29～31 题的答案：29. A 30. E 31. C [解析] 取代基团不同，化学物的毒性可能不同，由于化学结构引起其理化性质和生物学活性不同，从而影响其毒性大小和毒作用性质也不同，且作用的靶器官也不同。苯的衍生物包括甲苯、二甲苯、氨基苯和硝基苯，而不包括苯。

32～34 题的答案：32. C 33. B 34. C [解析] 由于沼气池、竖井、地窖、地沟和废矿井中毒物因比重不同，而分层，比重比较大的通常集中在低处，如因 H_2S 比重大于空气，其往往常见于底部。

（五）B1 型选择题

35～40 题的答案：35. B 36. C 37. A 38. D 39. E 40. B [解析] 脂/水分配系数一方面直接影响毒性的大小，水中溶解度越大，毒性愈大，另一方面影响毒作用部位。外源化学物分散度越大，则粒径越小，其比表面积越大，生物活性越强。挥发性吸入毒物的毒作用也与其挥发性的大小亦有关。电离度和荷电及解离常数 pK_a 值不同的化学物，在 pH 不同的局部环境中电离度不同，因此，其脂/水分配系数和离子化程度不同，影响化学物的跨膜转运。

41～44 题的答案：41. A 42. C 43. E 44. E [解析] 直链烷烃的麻醉作用大于其同分异构体：庚烷＞异庚烷，正己烷＞新己烷；环烷烃的麻醉作用大于开链烃：环戊烷＞戊烷。一般情况下，碳原子数相同时分子中不饱和键增加，其毒性也增强，如二碳烃类的麻醉作用：乙炔＞乙烯＞乙烷，氯乙烯＞氯乙烷。

45～47 题的答案：45. E 46. C 47. A [解析] 常温下易挥发的化学物易形成较大的蒸汽压，易通过呼吸道和皮肤进入机体。粉尘、烟、雾等气溶胶毒作用与粒径大小有关。外源化学物粒径的大小与分散度成反比。因为神经系统含有丰富的脂肪组织，所以易受到脂溶性物质损害。

48～52 题的答案：48. B 49. A 50. D 51. D 52. E [解析] 化学结构决定化学物的理化性质和生物学活性，从而决定其毒性大小和毒作用性质，但外源化学物最终是否产生损害取决于其作用剂量，影响剂量的因素均可以影响其损害大小。

53～57 题的答案：53. D 54. E 55. C 56. B 57. A [解析] 实验动物的物种、品系、性别、年龄和生理营养状况均与毒作用有关。

（六）X 型选择题

58. 答案：ACD [解析] 化学毒物的毒作用又称毒效应或损害作用，是化学毒物对机体所致的不良或有害的生物学改变。

59. 答案：ABCDE [解析] 影响外源化学物毒作用的主要因素包括：①化学物因素；②机体因素；③暴露因素；④环境因素；⑤化学物的联合作用。

60. 答案：ABCDE [解析] 化学物的化学结构、理化性质、分散度和纯度及其杂质、溶剂和暴露条件等均可影响毒作用的性质和危害的大小。

61. 答案：AC [解析] 烷烃类的氢如被卤素取代，其毒性增强，且取代愈多，毒性愈大，如 CCl_4＞$CHCl_3$＞CH_2Cl_2＞CH_3Cl，其原因是卤素取代后分子极性增加，易与酶系统结合而使其毒性增强。

62. 答案：ABDE [解析] 气象因素的高气温环境可引起皮肤毛细血管扩张、血循环加快，呼吸加快，呼吸量升高，从而促进化学物经皮肤和呼吸道吸收，但能抑制化学物经消化道吸收。

（七）判断题

1. 答案：T [解析] 化学结构是决定化学物毒性的物质基础，化学结构决定其理化性质和化学活性，所以直接影响其毒作用的性质和毒性的大小。

2. 答案：F [解析] 一般情况下，带两个基团的苯环化合物的毒性是，对位＞邻位＞间位，分子对称的＞不对称的。

3. 答案：T [解析] 同种化学物的不同异构体由于在性质上存在一定差异，毒作用就可能不同。

4. 答案：T [解析] 脂溶性极大的化学物不利于经水相转运，故不易排泄，并且多需经生物转化成水溶性代谢产物才能排泄。

5. 答案：F [解析] 粉末状的砷化物较颗粒状的砷化物的粒径小，溶解吸收就多，故其毒作用更大。

6. 答案：F [解析] 有些毒物的绝对 LD_{50} 或 LC_{50} 相同，但因其挥发性不同，实际毒作用相差较大。

7. 答案：F [解析] 血/气分配系数越大，气态物质越易通过简单扩散跨呼吸膜吸收入血，所以，乙醇则远比其他三种物质易被吸收。

8. 答案：F [解析] 有机酸更容易从酸性环境跨膜转运，而有机碱更容易从碱性环境跨膜转运。

9. 答案：F [解析] 任何重复染毒，毒效应的产生可能完全依赖于染毒的频率和剂量而非染毒的持续时间。

10. 答案：F [解析] 由于个体间微小的遗传差异，即使在同一物种之间，不同个体对化学物反应也存在明显差异。

11. 答案：F [解析] 由于发育过程中酶活性水平低下的不仅仅是解毒酶，也有活化酶，因此，并不是所有化学物对婴幼儿的毒作用都大，也有毒作用低于成年的。

12. 答案：F [解析] 指两种或两种以上化学物对机体产生的毒作用等于各个外源化学物单独对机体所产生毒作用的算术总和。

13. 答案：T [解析] 拮抗作用的机制很复杂，可以是化学拮抗或灭活、功能拮抗、竞争性拮抗和非竞争性拮抗。

（八）简答题

1. 答案要点：了解外源化学物毒作用的影响因素对毒理学研究与应用具有重要的理论和实际意义。①在评价外源化学物毒作用时，可针对性对其进行控制以避免干扰，使实验结果更准确，重现性更好；②研究各种影响毒作用的因素是毒作用机制研究的重要组成部分；③人类暴露外源化学物时，各影响因素并不能完全控制，加之人和动物间存在物种差异，因此在制定预防措施，特别是将动物实验结果外推于人时，其可提供综合分析与考虑的有用信息。

2. 答案要点：开展结构-活性关系研究的毒理学意义有①有助于通过比较，开发高效低毒的新化学物；②从分子水平上推测新化学物的毒作用机制；③预测新化学物的毒性效应和安全接触限量。

3. 答案要点：化学结构是决定化学物毒性的物质基础，决定其理化性质和化学活性，从而直接影响其毒作用的性质和毒性的大小。所以，化学结构细微改变可能导致生物学效应的显著变化。

4. 答案要点：虽然实验动物和人之间有许多生理学和解剖的类似性，为毒理学评价选择使用动物提供了依据，因此，毒理学研究中可将动物试验结果外推到人。但动物与人在解剖结构、生理、代谢过程等多方面存在差异。因此，在毒理学试验设计中要选择多种动物进行试验，以切合实际地评价外源化学物对人的毒作用。

5. 答案要点：联合作用评价中应注意事项包括①明确实验结果的代表性；②注意给药途径，尽量模拟实际接触毒物途径；③选择合适的毒性效应指标；④接触化学物的时间、顺序和途径：多种化学物同时暴露与间隔暴露，以及不同接触途径，其联合作用结果可能不尽相同；⑤实验结果外推时注意体内和体外实验结果及动物实验结果外推到人的不确定性；⑥要注意化学物代谢动力学中的有关因素。

（九）论述题

1. 答案要点：化学物的理化性质可影响吸收、分布、蓄积、代谢和排泄过程，以及在靶器官中的浓度，进而影响毒作用的性质和大小。包括（1）脂/水分配系数，其影响①毒性大小。一般在同系化学物中水中溶解度越大，毒性愈大；②影响毒作用部位；③脂溶性物质易在脂肪蓄积，易侵犯神经系统。（2）分散度：毒物颗粒的大小可影响其进入呼吸道的深度和溶解度，从而影响毒作用。（3）挥发性：吸入毒物的毒作用除与 LD_{50} 大小有关外，与其挥发性的大小亦有关。（4）血/气分配系数越大，气态物质越易通过简单扩散跨呼吸膜吸收入血。（5）电离度和荷电性：解离常数 pK_a 值不同的化学物，在 pH 不同的局部环境中电离度不同，因此其脂/水分配系数和离子化程度不同，影响化学物的跨膜转运。

2. 答案要点：毒理学上将两种或两种以上的化学物同时或先后作用于生物体所引起的毒作用称为联合作用，包括①非交互作用，表现为相加作用和独立作用；②交互作用，表现为协同作用和拮抗作用。联合作用的毒理学意义：一方面在做毒理学安全性评价时，应特别注意毒物的纯度，否则其他混合物可能影响检测毒物的安全性评价结果；另一方面在人类的实际生活与生产环境中，往往同时或先后暴露在多种外源化学物下，对环境中共存化学物的联合毒作用评价和健康危险性评定已成为迫切需要解决的问题，需要考虑多种有害因素的联合作用，并根据联合作用的类型来制定卫生标准和研究防治措施。

（十）案例分析题

答案要点：（1）动物与人在解剖结构、生理、代谢过程等多方面存在差异，因此不同物种生物对外源化学物的代谢和敏感性不同。

（2）根据化学物致死量与其毒性大小呈反比，即致死量越小，其毒性越大，而反之，致死量越大，其毒性越小，而大多数毒物对动物的致死量要比人高1～10倍，所以人对毒物的作用一般比动物敏感。

（3）了解和比较其差异具有重要的毒理学意义：一方面，实验动物和人之间有许多生理学和解剖的类似性，为毒理学评价选择使用动物提供了依据；另一方面，大体上人能够进行其他哺乳动物能进行的所有代谢转化，并且在酶存在和缺乏方面未显示出特别差异，因此，毒理学研究中可将动物试验结果外推到人。物种和品系的正确选择，对切合实际地评价外源化学物对人的毒作用至关重要。

（刘起展　余秋波）

第六章　一般毒性作用及其评价

一、学习目的要求

（一）学习目标

1. 掌握　急性毒性、短期重复剂量及亚慢性和慢性毒性试验的目的和设计原则。

2. 熟悉　急性毒性常用的替代方法和原理。

3. 了解　急性毒性的分级标准。

（二）重点与难点

1. 各毒性试验的目的和设计原则。

2. 亚慢性和慢性试验的结果评价。

二、学习笔记

（一）一般毒性

是指外源化学物在一定的剂量、接触时间和接触方式下对机体产生综合毒性效应的能力，也称为基础毒性。可分为急性毒性、亚慢性毒性和慢性毒性。

（二）急性毒性试验

1. 急性毒性　指人或实验动物一次或 24 小时内多次接触某外源化学物短期内所产生的毒效应。

2. 急性毒性试验目的　①确定一系列急性毒性参数，评价其急性毒性大小。②初步评价外源化学物对机体产生危害性的大小、毒效应特征、靶器官、剂量-反应（效应）关系等。③为亚慢性、慢性毒性试验研究和其他毒理学试验的接触剂量设计、观察指标选择提供依据。④为毒作用机制研究提供线索。

3. 急性毒性试验的设计原则　①充分了解和收集受试物信息。②选择对受试物的代谢和毒效应表现与人的反应尽可能一致，易于饲养管理，试验操作较简单，容易得到，价格较低廉的动物品系。③合理设计受试物剂量。④染毒途径尽量模拟人接触受试物的途径和方式。⑤试验观察期限 14 天。

4. LD_{50} 的计算　常用改良寇氏法、霍恩氏法和 Bliss 法。

（三）局部毒作用及其评价

1. 局部刺激试验　包括眼刺激、皮肤刺激试验。

（1）眼刺激试验：包括单次、多次眼刺激试验。推荐方法是 Draize 眼试验。

（2）皮肤刺激试验：包括单次和多次皮肤刺激试验，完整皮肤和破损皮肤刺激试验等。常用方法为 Draize 皮肤试验。

2. 皮肤变态反应试验　一种是福氏完全佐剂法，另一种是不加佐剂的方法。传统方法有局部封闭涂皮法（BT）和豚鼠最大值试验法（GPMT）。

（四）短期、亚慢性和慢性毒性试验

1. 蓄积作用　外源化学物进入机体后，其进入的速度或总量超过代谢转化与排出的速度或总量时，可能在体内逐渐增加并潴留，该现象称为外源化学物的蓄积作用。包括物质蓄积与功能蓄积。

2. 短期重复剂量毒性　指实验动物或人连续接触外源化学物 14～30 天出现的中毒效应。

3. 亚慢性毒性　指实验动物或人连续较长期（约为 1/10 的生命周期）接触外源化学物出现的中毒效应。

4. 慢性毒性　指实验动物或人长期接触外源化学物出现的毒性效应。

5. 短期、亚慢性和慢性毒性试验的目的　①了解长期暴露受试物的毒性效应谱、毒作用特点、靶器官和机制。②了解长期暴露受试物毒作用的可逆性。③探讨重复暴露受试物毒作用的剂量-反应（效应）关系，初步确定 NOAEL 和 LOAEL，为制定人类暴露的安全限量提供建议值。④亚慢毒性试验可为慢性毒性试验和致癌试验的剂量设计和观察指标的选择提供依据。⑤观察不同动物对受试物的毒效应差异，为把研究结果外推到人提供科学依据。

6. 短期重复剂量试验和亚慢性毒性试验设计原则　①选择对受试物敏感的试验动物。一般选择刚断乳的健康动物，雌雄各半，特殊研究可选用单性别动物。②染毒途径尽量选择和人类接触途径相似的方式，并与预期进行的慢性毒性试验的接触途径一致。③试验通常至少要设 3 个剂量组和 1 个阴性对照组，必要时再加一个溶剂对照组。受试物剂量选择根据 LD_{50} 和人实际摄入的

剂量确定。④毒作用观察包括一般观察、生化检测、系统解剖和病理组织学检查和其他特异性指标。

7. 慢性毒性试验的设计原则　①实验动物的选择与短期重复毒性试验和亚慢性毒性试验相同。一般选择初断乳动物。②至少要设 3 个剂量组和 1 个对照组，必要时另设 1 个溶剂对照组。③染毒途径与短期重复和亚慢性毒性试验相同。④观察指标与短期重复和亚慢性毒性试验的指标基本相同，病理检查应为重点，重点选择敏感、特异性指标。

8. 亚慢性和慢性毒性的评价　①明确化学物的毒效应；②确定毒效应的敏感指标；③确定亚慢性或慢性毒性的 NOAEL 和 LOAEL；④计算慢性毒作用带。

结果分析需要应用相应的统计学方法，结合毒理学相关知识对其结果综合评价、分析，才能得出准确结论。可通过综合分析①剂量-反应（效应）关系；②时效关系；③组间差异；④重现性；⑤相关指标的变化；⑥差异的有效性；⑦性别差异；⑧历史对照的作用等方面，来确认染毒组与对照组的差别是否有生物学意义。

三、汉英名词对照

一般毒性　general toxicity
急性毒性　acute toxicity
局部刺激试验　local irritation test
眼原发性刺激试验　eye primary irritation test
皮肤原发性刺激试验　skin primary irritation test
皮肤变态反应　skin sensitization
蓄积作用　accumulation
物质蓄积　material accumulation
损伤蓄积　damage accumulation
功能蓄积　functional accumulation
蓄积系数　accumulation coefficient，*K*
短期重复剂量毒性　repeat dose toxicity
亚慢性毒性　subchronic toxicity
慢性毒性　chronic toxicity

四、复习思考题

（一）名词解释

1. accumulation coefficient　　2. acute toxicity
3. 蓄积作用　　4. 一般毒性
5. 短期重复剂量毒性　　6. 亚慢性毒性
7. 慢性毒性　　8. 食物利用率
9. 眼刺激　　10. 皮肤腐蚀

（二）A1 型选择题

1. 外源化学物的一般毒性包括（　　）
A. 致癌作用　B. 致畸作用　C. 致突变作用
D. 慢性毒性　E. 生殖毒性

2. 下列选项对急性毒性试验的描述不正确（　　）
A. 可一次或 24 小时内多次染毒
B. 以动物死亡为唯一观察终点
C. 是认识和探讨外源化学物对机体毒作用的第一步
D. 可获得 LD_{50}
E. 可观察到急性毒性 LOAEL

3. 急性毒性试验观察期限为（　　）
A. 24 小时　B. 1 周　C. 2 周
D. 1 个月　E. 高剂量组动物全部死亡的时间

4. 急性毒性试验实验动物选择原则，不正确的是（　　）
A. 对受试物的代谢和毒效应表现与人的反应尽可能一致
B. 易于饲养管理　C. 试验操作较简单
D. 容易得到　E. 品系纯正

5. 急性毒性试验实验动物选定后，处理不正确的是（　　）
A. 应在检疫室放置 5～7 天
B. 雌雄动物必须分笼喂养
C. 应剔除异常的实验动物
D. 经口染毒时，要求所有动物试验前应隔夜禁食 8～12 小时
E. 经口染毒时，染毒后应继续禁食 3～4 小时

6. 下列哪一项不是替代试验的原则（　　）
A. 优化试验方法和技术
B. 减少受试动物的数量
C. 减少动物试验的成本
D. 减少受试动物的痛苦
E. 取代整体动物试验

7. 下列描述不正确的是（　　）
A. 对皮肤产生刺激的物质可免做眼刺激试验
B. 可对皮肤产生刺激的强酸或强碱性物质免于做皮肤刺激试验
C. 在急性经皮毒性试验中显示有很强系统毒性的物质可免于做皮肤刺激试验
D. 在急性经皮毒性试验中染毒剂量达 2000mg/kg 时仍未产生皮肤刺激体征的物质可免于做皮肤刺激试验
E. 根据结构与活性关系及理化特性推测可能有腐蚀性的物质（如 pH≤2 或 pH＞11.5 的酸或碱）可免于做眼刺激试验

8. 短期、亚慢性和慢性毒性试验之间存在相互联系，下列描述不正确的是（　　）
A. 短期重复剂量和亚慢性毒性试验可作为慢性毒性试验的预备和筛选试验
B. 亚慢毒性试验可为慢性毒性试验和致癌试验的剂量设计和观察指标的选择提供依据
C. 慢性毒性试验与致癌试验常合并进行
D. 短期、亚慢性和慢性毒性试验选用的动物种类和品系、性别、年龄等应一致
E. 短期、亚慢性毒性试验染毒途径应当尽量选择与人类接触途径相似，并与慢性毒性试验的接触途径一致
9. 亚慢性毒性试验的剂量设计可根据受试物的 LD_{50} 来确定，一般高剂量组剂量可以为（　　）
A. 1/2～1/5　B. 1/3～1/10　C. 1/5～1/20
D. 1/5～1/100　E. 1/20～1/50
10. 用犬或猴进行经口亚慢性毒性试验时，最好的染毒方式（　　）
A. 灌胃　B. 饲料喂饲　C. 吞咽胶囊
D. 饮水喂饲　E. 鼻饲
11. 当实验动物多次、反复暴露于外源化学物一定时间后，可检测到肝脏损伤，用化学方法测得肝脏中存在该化学物代谢产物，可称之为（　　）
A. 物质蓄积　B. 功能蓄积　C. 损伤蓄积
D. 效应蓄积　E. 以上都是
12. 传统的皮肤变态反应试验方法不包括（　　）
A. Draize 皮肤试验　B. 局部封闭涂皮法
C. 豚鼠最大值试验法　D. 耳肿胀试验
E. 黏膜局部淋巴结分析试验
13. 下面哪项不是亚慢性或慢性毒性试验结果的主要评价内容（　　）
A. 明确化学物的毒效应
B. 确定毒效应的敏感指标
C. 确定亚慢性或慢性毒性的 NOAEL 和 LOAEL
D. 计算慢性毒作用带
E. 计算蓄积系数
14. 某工厂因设备故障，引起硫化氢气体泄漏，车间工人出现眼畏光、流泪、眼刺痛、结膜充血，伴有轻微的神经系统症状。为进一步证实硫化氢对眼的局部毒作用，进行动物试验，首选的实验动物是（　　）
A. 大鼠　B. 小鼠　C. 豚鼠
D. 犬　E. 家兔
15. 某一新合成的化学物，经大鼠经口急性毒性试验测试，其 LD_{50} 为 438mg/kg 体重，根据 WHO 急性毒性分级标准，该化学物属于（　　）
A. 剧毒　B. 高毒　C. 中等毒
D. 低毒　E. 实际无毒
16. 亚慢性毒性试验设有三个剂量组及对照组，下列哪个剂量组设置错误（　　）
A. 高剂量组使部分动物出现较明显的毒性反应
B. 中剂量组约相当于 LOAEL
C. 低剂量组出现轻微毒性效应
D. 可采用受试物相同实验动物品系、相同的染毒途径的急性毒性阈剂量为最高剂量组
E. 对照组应该不出现任何毒效应
17. 亚慢性毒性试验中一般化验指标有（　　）
A. 血常规、肝肾功能　B. 病理学检查
C. 灵敏指标的检查　D. 特异指标的检查
E. 特异基因的测试
18. 由于不同种属的动物对化学毒物的反应存在差别，所以在急性毒性试验时，最好选用两种动物，分别是（　　）
A. 大鼠和小鼠　B. 大鼠和家兔　C. 大鼠和狗
D. 狗和猴　E. 大鼠和豚鼠
19. 动式染毒主要优点是（　　）
A. 装置备有新鲜空气补充
B. 受试化学物保持浓度不变
C. 保证染毒柜内 CO_2 分压恒定
D. 与人的实际接触相似
E. 以上全是
20. 急性毒性研究的接触时间是（　　）
A. 一次　B. 一次或 8 小时内多次
C. 一次或 24 小时内多次　D. 一次或 14 天内多次
E. 24 小时内多次

（三）A2 型选择题

21. 采用静式吸入对小鼠染毒计算 LD_{50}，选用 50L 的染毒缸染毒 2 小时，每只小鼠最低需气量 3.45L/h，则染毒缸内最多可放置几只小鼠（　　）
A. 5　B. 6　C. 7　D. 8　E. 9
22. 某化学物，预先了解到其 LD_{50} 为 250mg/kg 体重，然后用固定剂量法得到 LD_{50} 为 1000mg/kg，则该物质的蓄积作用分级为（　　）
A. 无蓄积　B. 轻度蓄积　C. 中等蓄积
D. 明显蓄积　E. 高度蓄积
23. 研究某种未限制临床用药期限的新药的临床前毒性，为得到该新药的毒作用剂量-反应关系，确定其 NOAEL 和/或 LOAEL，则进行该毒性试验的染毒期限为（　　）
A. 1 年　B. 3～6 个月　C. 1 个月
D. 14 天　E. 1 天
24. 对某化学毒物进行毒性试验，测定结果为：LD_{50}=798mg/kg，LD_0=147mg/kg，LD_{100}=1400mg/kg，Lim_{ac}=56mg/kg，Lim_{ch}=7mg/kg，其慢性毒作用带的数值为（　　）
A. 8　B. 14　C. 21　D. 114　E. 200

25. 某企业新开发一种卫生杀虫剂，使用剂型为喷雾剂，主要成分为氯氰菊酯和胺菊酯，需对该产品进行急性毒性的测试，对其急性毒性进行评价。对实验动物和染毒途径的选择可选择下列方案（　　）

A. 健康 SD 大鼠，体重 180～250g，采用经口染毒方式

B. 健康 SD 大鼠，体重 180～250g，采用经皮肤染毒方式

C. 健康 SD 大鼠，体重 80～100g，采用经呼吸道染毒方式

D. 健康 SD 大鼠，体重 180～250g，采用经口、皮肤和呼吸道三种染毒方式

E.昆明小鼠，体重 18～25g，采用经呼吸道染毒方式

（四）A3/A4 型选择题

（26～28 题共用题干）

某公司新研究的一种防治灰霉病的药剂，拟在农业部申请新药正式登记，现将足量的样品送到了某毒理学实验单位（以及在农业部登记注册），要求进行毒性试验。

26. 接到该任务后，如果你是负责人，应该进行哪些毒性试验（　　）

A. 急性毒性试验　　B. 皮肤与黏膜刺激试验

C. 短期毒性试验　　D. 亚慢毒性试验

E. 以上均包括

27. 如果你负责这个农药的毒性试验，你在试验前应做哪些准备工作（　　）

A. 收集该农药的理化性质、组成和主要杂质

B. 查阅与该农药化学物结构相似农药的毒性大小

C. 该农药在生产场所和生活环境中的存在形式

D. 了解该农药的人类试剂接触方式和可能吸收的途径

E. 以上均包括

28. 进行这个农药的毒性评价报告应该包括（　　）

A. 试验名称、试验单位名称和联系方式、报告编号

B. 试验委托单位的信息农药的名称、受理情况

C. 试验摘要试验动物的种属、饲养环境和试验剂量设计

D. 以文字描述和表格进行逐项汇总，并给出试验结论

E. 以上均包括

（29～33 题共用题干）

某企业拟生产一种新型卫生杀虫剂喷雾剂，主要成分为氯氰菊酯，提供充足的样品，委托我室进行急性毒性试验研究。

29. 按照急性毒性试验设计原则，首先应该进行什么工作（　　）

A. 选择实验动物种类　　B. 选择染毒方式

C. 设计动物分组　　D. 进行剂量设计

E. 收集氯氰菊酯的毒性资料

30. 根据急性毒性试验设计原则，首选下列实验动物进行试验研究（　　）

A. SD 大鼠和昆明小鼠　　B. 豚鼠和白色家兔

C. 昆明小鼠和豚鼠　　D. SD 大鼠和狗

E. 狗和猴

31. 如果选择 SD 大鼠进行急性毒性试验研究，应该选择（　　）

A. 初断乳，体重 50～70g

B. 初成年，体重 180～250g

C. 刚断乳，体重 100g 左右

D. 6 周龄 SD 大鼠

E. 对体重和年龄没有要求

32. 如果选择 SD 大鼠进行急性毒性试验研究，应该选择的染毒方式（　　）

A. 经口　　B. 经呼吸道　　C. 经皮肤

D. 经口和呼吸道　　E. 经口、经皮肤和呼吸道

33. 如果选择 SD 大鼠采用霍恩氏法进行经口急性毒性试验研究，下列设计中不正确的是（　　）

A. 设计 4 个剂量组　　B. 每组 4 只动物

C. 每组 5 只动物

D. 各剂量组成等比排列，组距为 2.15 倍

E. 其特点是可根据动物死亡情况计算出 LD_{50} 值和 95%可信限

（34～36 题共用题干）

某箱包厂的部分工人发现自己手足发麻、四肢无力，然后到医院进行神经肌电图检查，显示一些重症工人有神经源性损伤。现场调查显示工人应用的黏合剂白电油中的主要成分为正己烷，已经使用 15 年左右。

34. 本案例工人中可能的中毒主要途径（　　）

A. 呼吸道　　B. 伤口污染　　C. 消化道

D. 皮肤　　E. 以上均不对

35. 本案例中的正己烷中毒属于（　　）

A. 急性中毒　　B. 亚慢性中毒　　C. 慢性中毒

D. 局部中毒　　E. 以上均不对

36. 如果这些工人进行职业病诊断，一般包括（　　）

A. 正己烷接触史

B. 肢体远端出现对称性分布的痛觉、触觉或音叉振动觉障碍，同时伴有跟腱反射减弱

C. 肌电图检查有神经源性损害

D. 肌力下降

E. 以上均包括

（五）B1 型选择题

（37～39 题共用备选答案）

A. 灌胃　　B. 静式染毒　　C. 动式染毒

D. 气管滴注　　　E. 皮肤涂抹

37. 进行化妆品刺激试验时，染毒方式是（　　）

38. 进行矽肺模型制作的常用染毒方式是（　　）

39. 进行大气中 SO_2 染毒，最佳的染毒方法为（　　）

（40～42 题共用备选答案）

A. LD_{50}（LC_{50}）　　B. NOAEL 和 LOAEL

C. MTD　　D. 急性毒作用带

E. 蓄积系数 K

40. 急性毒性试验评价可得到受试物的（　　）

41. 进行亚慢和慢性毒性试验，可得到受试物的（　　）

42. 进行短期毒性试验评价可得到受试物的（　　）

（43～45 题共用备选答案）

A. 14 天　　B. 28 天　　C. 生命周期的 1/10

D. 1 次或 24 小时内多次　　E. 4 次

43. 进行急性毒性试验评价的观察期限是（　　）

44. 进行急性毒性试验，化合物的暴露频率是（　　）

45. 进行短期毒性试验评价的期限是（　　）

（46～50 题共用备选答案）

A. 刚出生　　B. 初断乳　　C. 刚断乳

D. 初成年　　E. 老年

46. 经口急性急性毒性试验选择________试验动物（　　）

47. 短期重复剂量试验选择________试验动物（　　）

48. 经口亚慢性毒性试验选择________试验动物（　　）

49. 经口慢性毒性试验选择________试验动物（　　）

50. 原发性皮肤刺激试验选择________试验动物（　　）

（51～55 题共用备选答案）

A. 24 小时　　B. 7 天　　C. 14 天

D. 28 天　　E. 32 天

51. Draize 皮肤刺激试验观察时间的长短应足以观察到可逆或不可逆刺激作用，一般不超过（　　）

52. 短期重复剂量毒性试验期限最长不超过（　　）

53. 90 天亚慢性毒性试验恢复期为停止染毒后（　　）

54. Draize 眼刺激试验的观察期一般为（　　）

55. 豚鼠最大值试验法试验分诱导接触和激发接触。诱导接触是以较低或中等浓度受试物对皮肤重复染毒（涂皮或皮下注射），一般需（　　）

（六）X 型选择题

56. 进行经典急性毒性试验中，进行 LD_{50} 的计算方有（　　）

A. 改良寇氏法　　B. 剂量递增法　　C. bliss 法

D. 序贯法　　E. 上下移动法

57. 经呼吸道染毒方法中静式染毒主要优点是（　　）

A. 设备简单　B. 操作方便　C. 消耗受试物少

D. 动物吸收效果好　　E. 接近实际暴露

58. 亚慢性毒性试验染毒期限（　　）

A. 大鼠 90 天　B. 犬为 1 年　C. 兔子为 1.5 年

D. 小鼠 60 天　E. 豚鼠为 60 天

59. 亚慢性和慢性毒性试验观察的指标包括（　　）

A. 一般观察、体重　　B. 病理学检测

C. 摄食量和饮水量　　D. 血生化指标

E. 血液学指标

60. 急性毒性试验的目的（　　）

A. 确立受试物的 LD_{50} 或 LC_{50}，并进行急性毒性分级

B. 初步评价外源化学物对机体产生危害性的大小、毒效应特征、靶器官、剂量-反应（效应）关系等

C. 为亚慢性、慢性毒性试验研究接触剂量设计、观察指标选择提供依据

D. 为其毒理学机制探讨提供线索

E. 为受试物的危险性评定提供依据

61. 常用的急性毒性替代试验包括（　　）

A. 序贯法　　B. 限量试验　C. 急性毒性分级法

D. 固定剂量法　E. 上下移动法

62. 原发性皮肤刺激试验常用的试验动物为（　　）

A. 大鼠　B. 小鼠　C. 豚鼠　D. 家兔　E. 狗

63. 传统的皮肤变态反应试验包括（　　）

A. BT　　B. GPMT　　C. Draize 试验

D. 局部淋巴结试验　　E. 荧光素漏出试验

64. 慢性毒性试验试验周期长，为保障试验结果的准确性，必须注意下列哪些事项（　　）

A. 遵循 GLP 进行管理

B. 剂量设计是慢性毒性试验的关键

C. 动物需要通过检疫和适应性饲养，获得完整的检疫期动物的相关健康信息

D. 整个试验过程中所用受试物必须为人类实际接触的且规格和纯度稳定的同一批次产品

E. 如果有多个实验人员共同进行观察时，要制定和完善症状观察标准操作规程（SOP），统一中毒症状记录用语

65. 对亚慢性和慢性毒性试验的结果进行分析时，当某剂量组与对照组之间差别有统计学意义时，首先应该判断该差异是与受试物有关还是偶然关联。应通过下列哪些方面进行综合分析，才能获得准确的结论（　　）

A. 剂量-反应（效应）关系　　B. 结果重现性

C. 时效关系　　D. 相关参数变化

E. 历史对照的作用

66. 急性毒性试验常用参数包括（　　）

A. LD_{50}　　B. LD_{100}　　C. LD_0
D. LD_{01}　　E. 急性毒性 NOAEL

67. 2003 年，WHO 公布了《全球化学品统一分类和标签制度》(GSH)，2005 年修订，2008 年全面实施，对多种毒性进行分级。GHS 急性毒性分级基于经口、皮肤途径的 LD_{50} 或经呼吸道的 LC_{50} 值（近似）为依据划分，将化学品或混合物的急性毒性划分为 5 类。下列物质不在全球统一分类和标签制度覆盖范围内（　　）
A. 化学品混合物　　B. 药品
C. 食品添加剂　　D. 食品中杀虫剂残留物
E. 化妆品

68. LD_{50} 在外源化学物的急性毒性评价方面有十分重要的毒理学意义，但还存在一定的局限性，原因是（　　）
A. 经典的急性毒性试验所用试验动物数太多
B. 测得的 LD_{50} 值实际上仅是近似值
C. 经典的急性毒性试验不能显示出所有靶器官的病变
D. 经典的急性毒性试验只能观察到动物的死亡数，获得的信息有限
E. LD_{50} 的值不能等同于急性毒性

69. 下列有关历史对照作用描述正确的是（　　）
A. 同一实验室的对照值历史参考范围
B. 国内外相同试验对照值的历史参考范围
C. 历史的对照资料反映了正常的生物学变异
D. 可以更好地认识和发现低发生率事件。染毒组可能出现低发生率，对照组发生率可能是零，即使两组比较差异无统计学意义，若应用历史对照，该差异仍有生物学意义
E. 如果染毒组指标变化与对照组比较有统计学意义，但在历史性对照范围内（正常生物变异范围内），该差异不能确认为与受试物有关的效应

70. 对短期毒性试验描述正确的是（　　）
A. 染毒期限 28 天
B. 染毒后恢复期观察 28 天
C. 染毒途径、染毒方式、染毒剂量与亚慢性毒性试验相同
D. 能初步确定相应的 NOAEL 和 LOAEL
E. 观察指标选择要比亚慢性毒性试验全面、系统

（七）判断题

1. 某一化学物的 LD_{50} 越大，其毒性就越大。（　　）
2. 化学物的一般毒性试验包括急性毒性、短期、亚慢性和慢性毒性试验。（　　）
3. 急性毒性试验中，使用动物的选择是两种动物。（　　）
4. 确立受试物的毒作用的剂量-反应关系是毒理学评价的主要目的之一。（　　）
5. 对动物保护和动物福利的强化推动了毒理学替代试验的发展。（　　）
6. 急性毒性试验的目的是为亚慢性、慢性毒性试验研究的接触剂量设计、观察指标选择提供依据。（　　）
7. 急性毒性试验实验动物选择的原则是选择易于饲养管理、试验操作较简单、容易得到、价格较低廉的动物品系。（　　）
8. 急性毒性试验的观察期限一般不超过 14 天。（　　）
9. 一般对皮肤产生刺激的化学物质可免做眼刺激试验。（　　）
10. 短期重复剂量毒性试验恢复期为停止染毒后 24 小时，90 天亚慢性毒性试验恢复期为停止染毒后 1 周。（　　）

（八）简答题

1. 简述一般毒性评价和研究的主要目的。
2. 局部毒性作用试验包括哪些？
3. 急性毒性试验中，受试物染毒的途径有哪些？选择的依据是什么？
4. 影响外源化学物毒性反应的实验动物个体因素有哪些？
5. 简述几种常用的检测 LD_{50} 的方法。
6. 简述短期重复毒性试验、亚慢性毒性试验和慢性毒性试验主要目的。
7. LD_{50} 的局限性有哪些？

（九）论述题

1. 一个新化合物在上市前为什么要进行毒理学评价。
2. 由于慢性毒性试验试验周期长，动物消耗大，需要投入大量的人力和物力，如何保障慢性动物试验的可靠性？
3. 如何确认慢性毒性试验结果是否有生物学意义？

（十）案例分析题

某一研究所研制了一个中药复方口服胶囊制剂，委托某检测机构进行一般毒性评价。

问题：

（1）如果你作为这个中药复方口服胶囊评价的负责人，你要和这个研究所了解的关于这个药物的信息有哪些？

（2）进行急性毒性试验的试验动物选择、给药途径、给药频率等如何进行选择？

（3）写出应用霍恩法进行急性毒性评价的程序，观察的指标有哪些？

（4）进行此药物的亚慢和慢性毒性试验的期限如何确定？

五、复习思考题参考答案与解析

（一）名词解释（略）

（二）A1 型选择题

1. 答案：D　[解析]一般毒性根据接触时间长短，分为急性、亚慢性和慢性毒性。

2. 答案：B　[解析] 急性毒性试验也可以得到以非致死性急性毒作用为终点的毒性参数，包括急性毒性 LOAEL 和 NOAEL 等。

3. 答案：C　[解析] 急性毒性试验观察期限 14 天，也可依据毒性反应、症状发生速度延长观察期。

4. 答案：E　[解析] 急性毒性试验一般不要求纯系动物，常选用封闭群杂种动物。

5. 答案：D　[解析] 急性毒性试验经口染毒时，要求试验前大鼠、小鼠应隔夜禁食 8～12 小时，大动物可在染毒前不喂食。

6. 答案：C　[解析]替代法又称为**"3R"**法，即优化试验方法和技术，减少受试动物的数量和痛苦，取代整体动物试验的方法。

7. 答案：A　[解析] 大部分化学物质 pH 接近中性，对皮肤有刺激的物质不一定引起眼刺激体征，应单独进行眼刺激试验。

8. 答案：D　[解析] 短期重复剂量、亚慢性毒性试验常用刚断奶的动物，慢性毒性试验一般选择初断乳动物。

9. 答案：C　[解析] 亚慢性毒性试验受试物剂量选择一般以 LD_{50} 的 1/100～1/5 范围来考虑剂量分组，可以 1/5～1/20 的 LD_{50} 为最高剂量组。

10. 答案：C　[解析] 染毒途径应当尽量选择和人类接触途径相似的方式。用犬或猴试验时采用胶囊法较好。

11. 答案：A　[解析] 当实验动物多次、反复暴露于外源化学物一定时间后，若能用化学方法测得机体内（或某些组织脏器内）存在该化学物母体或其代谢产物，就称之为物质蓄积。

12. 答案：A　[解析] Draize 皮肤试验常用于皮肤刺激试验。

13. 答案：E　[解析] 对亚慢性或慢性毒性试验结果的评价包括明确化学物的毒效应、确定毒效应的敏感指标、确定亚慢性或慢性毒性的 NOAEL 和 LOAEL、计算慢性毒作用带（Z_{ch}）。

14. 答案：E　[解析] 目前推荐的眼刺激试验方法是 Draize 眼试验，选用白色家兔。

15. 答案：C　[解析] 根据 WHO 急性毒性分级标准，化学物大鼠经口在 50～500mg/kg 之间为中等毒性。

16. 答案：C　[解析] 亚慢性毒性试验剂量设计低剂量组应无中毒反应或只观察到极轻微的反应，相当于 NOAEL。

17. 答案：A　[解析] 在亚慢性毒性试验检测中，一般的化验指标包括血液学指标和生化指标，5 个答案中只有 A 中包括血常规和肝肾功能。

18. 答案：C　[解析] 急性毒性试验中要求选用两个种属的实验动物，啮齿类通常选择大鼠和小鼠，非啮齿类通常选择犬。

19. 答案：E　[解析] 应用动式染毒是最接近人呼吸道实际接触的方式，有新鲜空气、CO_2 分压稳定、受试物浓度恒定等优点。

20. 答案：C　[解析] 急性毒性研究的接触时间是一次或 24 小时内多次。

（三）A2 型选择题

21. 答案：C　[解析] 每只小鼠最低需气量 3.45L/h，染毒 2 小时，则每只小鼠最低需气量为 6.9L。染毒缸体积为 50L，所以染毒缸内最多可放置 50/6.9≈7 只小鼠。

22. 答案：C　[解析] 蓄积系数 $K=LD_{50(n)}/LD_{50(1)}$。高度蓄积（$K<1$）、明显蓄积（K：1～）、中等蓄积（K：3～）、轻度蓄积（K：5～）。由题得 $K=3.3$，属中等蓄积。

23. 答案：B　[解析] 研究某种未限制临床用药期限的新药的临床前毒性，一般进行亚慢性毒性试验，染毒期限一般为 3～6 个月。

24. 答案：A　[解析] 慢性毒作用带（Z_{ch}）=急性阈剂量（Lim_{ac}）/慢性阈剂量（Lim_{ch}）。该题慢性毒作用带 Z_{ch}=56（mg/kg）/7（mg/kg）=8。

25. 答案：D　[解析] 急性毒性试验常用啮齿类动物 SD 大鼠和昆明小鼠。一般选用健康成年大鼠，体重范围大鼠 180～240g，小鼠 18～25g。该卫生杀虫剂为喷雾剂，在实际使用过程中可能经呼吸道、皮肤、经口接触，应采用三种方式染毒。

（四）A3/A4 型选择题

26～28 题的答案：26. E　27. E　28. E　[解析] 农药上市前的毒理学评价包括急性毒性、皮肤刺激性试验和短期、亚慢性毒性试验等。试验前应详细了解受试物的理化性质、人的实际接触方式、与其相似化学物的毒性大小等信息，以确定染毒剂量和方式等。毒性评价试验后，应该规范的出具毒性评价报告。

29～33 题的答案：29. E　30. D　31. B　32. E　33. E　[解析] 急性毒性试验的设计原则首先要充分了解和收集受试物信息。实验动物最好选择两个以上种属，一种啮齿类，另外一种是非啮齿类。前者多选用大鼠和小鼠，后者多选用狗和猴。一般选择健康初成年大鼠，体重 180～250g。染毒途径要与人实际接触途径一致。该卫生杀虫剂对人可能暴露的途径包括口、呼吸和皮肤污染，应选择三种途径染毒。霍恩氏法根据动物死亡情况查表求出 LD_{50} 值和 95%可信限。

34～36 题的答案：34. A 35. C 36. E [解析] 职业工人进行黏合时，正己烷主要的接触途径是正己烷挥发后通过呼吸道进入机体。本案例中正己烷的暴露工人的接触时间为 12 年，超过了其生命周期的 1/10，可以认为是慢性中毒。如果进行职业病诊断，参考《职业性慢性正己烷中毒诊断标准》，要求有职业史、神经中毒症状等。

（五）B1 型选择题

37～39 题的答案：37. E 38. D 39. C [解析] 化妆品是以涂抹的方式与人接触，动物试验染毒方式选择皮肤涂抹最为合适。由于动式染毒中涉及矽尘的量、尾气的处理等问题，目前大部分矽肺模型仍采用气管滴注的方法制作。SO_2 是通过呼吸道进入机体，最佳染毒方法是动式染毒。

40～42 题的答案：40. A 41. B 42. E [解析] 急性毒性试验的目的之一是得到受试物的 LD_{50}（LC_{50}）；亚慢性和慢性毒性试验的目的之一是得到受试物 NOAEL 或 LOAEL；进行短期毒性试验时应考察受试物的蓄积状况。

43～45 题的答案：43. A 44. D 45. B [解析] 急性毒性评价的观察期限是 14 天；急性毒性试验中受试物的暴露频率是 1 次或 24 小时之内多次；短期毒性指人或实验动物联系接触外源性化合物 28 天内产生的毒效应。

46～50 题答案：46. D 47. C 48. C 49. B 50. D [解析] 一般急性毒性试验和皮肤刺激试验选择成年动物；短期和亚慢性毒性试验选择刚断乳动物；慢性毒性试验选择初断乳动物。

51～55 题答案：51. C 52. E 53. D 54. B 55. C [解析] 皮肤刺激试验观察时间最长不超过 14 天；眼刺激试验观察期限一般为 7 天；短期重复剂量毒性试验期限最长不超过 32 天；90 天亚慢性毒性试验恢复期为停止染毒后 28 天；豚鼠最大值试验法试验诱导接触 14 天。

（六）X 型选择题

56. 答案：ACD [解析] 经典 LD_{50} 计算方法包括改良寇氏法、bless 法、霍恩法和序贯法。

57. 答案：ABC [解析] 静式染毒具有设备简单、操作方便、受试物消耗少等优点。

58. 答案：ABD [解析] 亚慢性染毒是指试验动物或人较长期（生命周期的 1/10）接触外源性化合物产生的毒效应。一般啮齿类动物染毒期限为 90 天，犬为 1 年。

59. 答案：ABCDE [解析] 亚慢性和慢性毒性试验的观察指标包括了一般情况观察、眼部检测、血液学检测、血生化检测、尿液检测、体温和心电图检测、病理学检查和其他相关指标等。

60. 答案：ABCDE [解析] 急性毒性试验的目的包括所有答案所述。

61. 答案：BCDE [解析] 序贯法为经典的急性毒性试验。

62. 答案：CD [解析] 白色家兔和豚鼠是原发性皮肤刺激试验常用的试验动物。

63. 答案：ABD [解析] Draize 试验为皮肤或眼刺激试验的经典试验方法。荧光素漏出试验为皮肤刺激试验替代方法。

64. 答案：ABCDE [解析] 慢性毒性试验应该遵循良好实验室规范进行管理，包括以上内容。

65. 答案：ABCDE

[解析] 可通过剂量-反应（效应）关系、时效关系、组间差异、重现性、相关指标的变化、差异的有效性、性别差异、历史对照的作用等方面综合分析。

66. 答案：ABCDE [解析] 包括所有所列参数。

67. 答案：BCDE [解析] 药品、食品添加剂、化妆品和食品中杀虫剂残留物等不在全球统一分类和标签制度覆盖范围内。

68. 答案：ABCE [解析] 经典的急性毒性试验不仅能观察到动物的死亡数，也要观察一些症状，以初步判断毒作用特征和靶器官。

69. 答案：ACDE [解析] 同一实验室的历史参考范围可作为评价阴性对照组与染毒组差别的依据。

70. 答案：ADE [解析] 短期毒性试验恢复期观察 14 天。该试验目的是为其后的亚慢性毒性试验的剂量选择、观察指标、毒性终点提供依据。

（七）判断题

1. 答案：F [解析] 一种化合物 LD_{50} 数值越大，其毒性越小。

2. 答案：T [解析] 一般毒性试验包括急性毒性、短期和亚慢性毒性、慢性毒性试验。

3. 答案：F [解析] 急性毒性试验中应选择两个不同品系的实验动物。

4. 答案：T [解析] 毒理学评价的主要目的是确立受试物的毒作用的剂量-反应关系或时间-效应关系。

5. 答案：T [解析] 毒理学替代试验的发展是由于动物保护主义的兴起和人们对动物福利的认识。

6. 答案：T [解析] 为亚慢性、慢性毒性试验研究的接触剂量设计、观察指标选择提供依据是急性毒性试验的目的之一。

7. 答案：T [解析] 为部分急性毒性试验实验动物选

择的原则。

8. 答案：F　[解析] 同 A1 型选择题 3。

9. 答案：F　[解析] 一般对皮肤产生刺激的强酸或强碱性物质可免做眼刺激试验。

10. 答案：F　[解析] 短期重复剂量毒性试验恢复期为停止染毒后 14 天，90 天亚慢性毒性试验恢复期为停止染毒后 28 天。

（八）简答题

1. 答案要点：对外源化学物进行急性毒性分级，评价其急性毒性大小。获得以死亡为终点的毒性上限参数，进行急性毒性分级和评价；通过观察动物中毒表现、毒作用强度和死亡情况，初步评价外源化学物对机体的毒效应特征、靶器官、剂量-反应（效应）关系和对人体产生损害的危险性；为亚慢性、慢性毒性试验研究和其他毒理学试验的接触剂量设计、观察指标选择提供依据；为探讨毒作用机制提供初步资料。

2. 答案要点：眼刺激试验、皮肤刺激试验、皮肤变态反应试验。

3. 答案要点：经口、经呼吸道、经皮肤和注射染毒。若受试物是注射用药物，其染毒方式可选择不同的注射途径，如静脉、腹腔、肌肉、皮下注射等。染毒途径的选择尽量模拟人接触受试物的途径和方式，同时考虑化学物的性质和用途。注意不同染毒方式的最大染毒容积。

4. 答案要点：物种、品系、试验动物的微生物级别、性别、年龄和体重、生理状况和健康状况。

5. 答案要点：限量试验、固定剂量法、急性毒性分级法、上下移动法。

6. 答案要点：见学习笔记中（四）短期、亚慢性和慢性毒性试验。

7. 答案要点：消耗实验动物的数量多；获得的信息有限；测得的 LD_{50} 值实际上仅是近似值；在安全性评价中仅评价动物死亡和简单的症状观察是不够的，更需要的是生理学、血液学及其他检查所提供的深入详细的毒性信息。

（九）论述题

1. 答案要点：毒理学评价是了解受试物在暴露不同时间后可能对接触者造成损伤的状况和程度，是进行外源化学物安全性评价和危险度评估的重要组成部分，对防止外源性化学物急性毒性危害、制定卫生标准以及管理毒理学的决策均具有十分重要的意义。

2. 答案要点：实验室质量控制是保障试验成功、实验数据的科学性和准确性的先决条件。慢性毒性试验应该遵循良好实验室规范（GLP）进行管理。包括实验设计合理、动物选择与管理、受试物的配置和管理、试验操作和检测条件的控制等。

3. 答案要点：要从剂量-反应（效应）关系、时效关系、组间差异、结果的重现性、相关指标的变化、差异的有效性、性别差异和历史对照的作用等 8 个方面综合分析，结合受试物的理化性质、化学结构，应用生物学和医学的基本理论进行科学评价，获得准确的结论。

（十）案例分析题

答案要点：（1）充分了解药物的化学结构、分子量、常温常压下的状态和特性包括纯度、杂质的成分与含量、溶解度、挥发度等。查阅与该受试物在结构、物理和化学性质相似的其他化学物资料。了解该药物中其他赋形剂、杂质的相关情况。

（2）试验动物选择两个品系的实验动物，一般选择大鼠（小鼠）和狗，至少为清洁级；雌雄各半。年龄为健康成年实验动物。实验动物要在检疫一周后才进行实验。给药途径的尽量模拟人接触受试物的途径和方式，本药物为中药复方口服胶囊制剂，因此给药途径选择灌胃。如果一次能够给入，就一次将给入胶囊中中药的有药效作用的剂量。

（3）应用霍恩法进行急性毒性试验时，首先进行试验动物的选择包括品种、品系、雌性各半。确定好剂量系列，然后按照霍恩法进行试验，LD_{50} 和 95% LD_{50} 的范围通过查表获得。

（4）由于本受试物是口服药物，其长期毒性试验评价的期限取决于临床用药的期限，一般为临床用药时间的 2～3 倍。对未限制临床用药期限的药物，才进行 6 个月的毒性试验。

（郑金平　张艳淑　仇玉兰　闫立成）

第七章　外源化学物致突变作用及其评价

一、学习目的要求

（一）学习目标

1. 掌握　化学物致突变作用的概念、机制和后果，常用致突变实验原理。

2. 熟悉　DNA损伤修复的类型和机制、机体对致突变作用的影响以及致突变试验的遗传学终点和试验组合的原则。

3. 了解　化学物致突变作用评价及注意事项。

（二）重点与难点

1. 致突变作用概念。
2. 致突变作用的类型。
3. 致突变作用的机制和后果。
4. Ames试验。

二、学习笔记

（一）致突变作用概念

细胞内遗传物质结构发生的可以遗传的变异称为突变。化学物质或其他环境因子引起遗传物质发生突变的性质和能力称为致突变性。致突变作用指突变发生的过程或突变发生的状态，是致突变物和生物体的遗传物质相互作用的结果。

（二）突变的类型

1. 基因突变　基因突变是指基因中DNA序列的变化。因为基因突变通常发生在基因的某一特定位点，因此又称为点突变。根据基因结构的改变基因突变分为碱基置换、移码突变和大片段损伤；按照突变的方向，突变可以分为正向突变和回复突变。

2. 染色体畸变　染色体畸变是指染色体结构发生的改变，由染色体或染色单体发生断裂及断裂的不正确重接所致。如果畸变涉及两条染色单体，称为染色体型畸变，包括无着丝粒断片和缺失、环状染色体、倒位、易位、插入和重复。如果畸变仅发生在复制体中的一条染色单体上，称为染色单体型畸变，包括单体断裂、缺失和染色单体交换等。

3. 染色体数目改变　染色体数目改变也称基因组突变，指基因组中染色体数目发生的改变。

（三）化学物致突变作用的机制

1. 以DNA为靶的直接诱变　是指在致突变物的作用下，DNA的结构和功能发生改变。主要的DNA损伤类型包括：碱基烷化、平面大分子嵌入DNA链、致突变剂改变碱基的化学结构、碱基类似物的取代、二聚体的形成、DNA加合物和交联分子的形成。

2. 不以DNA为靶的间接诱变　包括：①化学物作用于纺锤体、中心粒或其他核内细胞器，从而干扰细胞分裂过程，引起染色体数目改变；②化学物作用于DNA合成和复制有关的酶系统，间接影响遗传物质。

（四）DNA损伤的修复

1. 直接修复　存在于多数生物体内，主要依赖酶作用。

2. 碱基切除修复　DNA糖基酶识别并切除损伤碱基，无碱基核酸内切酶将DNA链切断，聚合酶和连接酶完成修复过程。

3. 核苷酸切除修复　较大范围损伤的修复机制，是一个多步骤的修复过程。

4. 错配修复　识别并切除错配碱基对，重新合成和连接。

5. 双链断裂修复　通过同源重组或非同源性末端连接机制修复。

6. 交联修复　DNA链内交联会引起双链断裂，其修复机制有两种：①无误交联修复；②易误交联修复。

（五）突变后果

体细胞突变的后果有肿瘤、老化、动脉粥样硬化和致畸等。如果突变发生在生殖细胞，其后果可分为致死性和非致死性两种。如果生殖细胞突变为非致死性，则可能出现显性或隐性遗传病，包括先天性畸形，还可能导致各种发育毒性。生殖细胞突变对一些多因素疾病的发生也有影响，例如增加心脏病、高血压和糖尿病的发生率。

（六）遗传毒性评价方法

1. 致突变试验的遗传学终点　致突变试验的观察终点称为遗传学终点。目前的致突变试验反应的遗传学终点包括原发性DNA损伤、基因突变、染色体畸变和染色体组畸变。

2. 遗传毒理学成套试验的原因和原则　由于一个致突变试验只能反映一个或两个终点，体外试验又在生物转化方面与体内试验有差别，体细胞和生殖细胞突变的后果也不同，因此需要用一组试验配套进行致突变性检测。

3. 入选遗传毒理学成套试验的原则为　①一套可靠的试验系统应包括每一类型的遗传学终点；②成套试验应包括进化程度不同的物种，至少应包括原核细胞和真核细胞两个系统；③体内试验与体外试验配合；④体外试验应包括加与不加代谢活化系统。

三、汉英名词对照

颠换　transversion
点突变　point mutation
非程序 DNA 合成　unscheduled DNA synthesis, UDS
非同源末端连接　non-homologous end joining, NHEJ
非整倍性畸变　aeuploidy aberration
光复活修复　photoreactivation repair
基因突变　gene mutation
基因组突变　genomic mutation
碱基置换　base substitution
姐妹染色单体交换　sister chromatid exchange，SCE
染色单体的交换　chromatid exchange
染色体畸变　chromosome aberration
突变　mutation
微核　micronucleus
移码突变　frameshift mutation
遗传毒物　genotoxic agent，genotoxicant
遗传学终点　genetic endpoint
致突变物　mutagen
致突变性　mutagenicity
致突变作用　mutagenesis
转换　transition

四、复习思考题

（一）名词解释

1. mutagen　　2. mutation
3. mutagenesis　　4. mutagenicity
5. frameshift mutation　　6. forward mutation
7. 回复突变　　8. 基因组突变
9. 染色体畸变　　10. 点突变
11. 非同源末端连接　　12. 同源重组
13. 基因库　　14. 错配修复
15. 遗传负荷　　16. 姐妹染色单体交换
17. 微核　　18. 转换
19. 颠换

（二）A1 型选择题（单句型最佳选择题）

1. 下列哪些不是常见的 DNA 损伤因素（　　）
A. 电离辐射　B. 紫外线　C. 亲电化学物
D. DNA 聚合酶改变　E. X 射线

2. 下列哪一对 DNA 损伤修复机制最有可能引起生物体遗传物质发生突变（　　）
A. 非同源末端连接和碱基切除修复
B. 非同源末端连接和同源重组
C. 同源重组和核苷酸切除修复
D. 核苷酸切除修复和碱基切除修复
E. 同源重组和错配修复

3. 下列哪种 DNA 突变不是移码突变（　　）
A. 插入 5 个核苷酸　B. 插入 7 个核苷酸
C. 缺失 18 个核苷酸　D. 缺少 13 个核苷酸
E. 缺少 1 个核苷酸

4. 下列哪种碱基对突变属于颠换突变（　　）
A. T→C　B. A→G　C. G→A
D. T→U　E. A→C

5. 下列哪个描述是 Ames 试验的目的（　　）
A. 确定紫外线引起光敏感细菌发生 DNA 突变的阈值
B. 确定各种化学物暴露致细菌非整倍体的发生率
C. 确定能够使细菌在缺乏关键营养素的培养基中生长的回复突变的发生率
D. 检测致突剂诱导真菌重组的发生率
E. 检测果蝇表型变化的发生率

6. 下列哪个不是 DNA 损伤修复的方式（　　）
A. 反转录修复　B. 错配修复
C. 碱基切除修复　D. 核苷酸切除修复
E. DNA 非同源末端连接修复

7. 从短期致突变试验到哺乳动物实验，下列哪些是随之增加的（　　）
A. 费用　B. 时间　C. 与人类的相关性
D. 操作复杂程度　E. 以上全是

8. 体细胞突变可能与以下事件有关，除了（　　）
A. 致癌　B. 致畸　C. 动脉粥样硬化
D. 衰老　E. 遗传性疾病

9. 生殖细胞突变可能与以下事件有关，除了（　　）
A. 显性致死　B. 肿瘤　C. 遗传性疾病
D. 致畸　E. 增加遗传负荷

10. 有关突变的概念，下列哪一条叙述最正确（　　）
A. 起源于基因的可遗传的变异
B. 起源于染色体的可遗传的变异
C. 起源于基因及染色体的可遗传的变异

D. 起源于基因的不可遗传的变异
E. 起源于染色体的不可遗传的变异

11. 间接致突变物是指（　　）
A. 不直接作用于染色体引起突变的化学物
B. 不直接作用于基因引起突变的化学物
C. 需经代谢活化才具有诱变性的化合物
D. 需经 DNA 损伤修复机制参与才能引起突变的化学物
E. 通过作用于 DNA 以外的其他细胞内大分子引起突变的化学物

12. 有关突变的发生下列哪一条叙述不正确（　　）
A. 突变可自发产生，也可诱发产生
B. 自发突变的频率很低
C. 物种进化与诱发突变密切相关
D. 诱发突变可用于培育和选择良种
E. 遗传毒理学主要是研究环境因素的诱发突变作用

13. 以下变化属于基因突变，除了（　　）
A. 颠换　B. 转换　C. 移码突变
D. 碱基置换　E. 裂隙

14. 有关移码突变的可能后果，以下哪一条不正确（　　）
A. 可改变密码子阅读框　B. 导致致死性突变
C. 产生无功能肽链
D. 导致从原始损伤密码子开始一直到信息末端的氨基酸序列完全改变
E. 引起缺体

15. 根据 DNA 损伤牵涉范围的大小，突变可分为（　　）
A. 基因突变，染色体畸变
B. 体细胞突变，生殖细胞突变
C. 基因突变，致死性突变
D. 碱基置换，移码突变
E. 单倍体，多倍体

16. 下列变化中属染色体结构异常的是（　　）
A. 单体　B. 缺体　C. 环状染色体
D. 非整倍体　E. 整倍体

17. 染色体畸变后可形成的染色体结构改变，除了（　　）
A. 断片　B. 裂隙　C. 缺体
D. 臂间倒位　E. 环状染色体

18. 目前，在 Ames 试验中推荐使用的 4 个标准试验菌株如下列，除了（　　）
A. TA97　B. TA98　C. TA100
D. TA102　E. TA104

19. Ames 试验的指示生物为（　　）
A. 鼠伤寒沙门菌的野生型菌株
B. 鼠伤寒沙门菌的组氨酸突变型菌株
C. 鼠伤寒沙门菌的色氨酸突变型菌株
D. 大肠杆菌的野生型菌株
E. 大肠杆菌的色氨酸突变型菌株

20. Ames 试验中 TA97 菌株用于检测（　　）
A. 移码突变　B. 碱基置换　C. 非整倍体
D. DAN 大段损伤　E. 平衡易位

21. 有关 Ames 试验，以下哪条叙述不正确（　　）
A. 是体外试验
B. 观察的是细菌的正向突变
C. 遗传学终点为基因突变
D. 需进行加与不加代谢活化系统的检测
E. 只要在一种试验菌株得到阳性结果，即认为受试物是鼠伤寒沙门菌的致突变物；仅当四种试验菌株均得到阴性结果，才可认为受试物是鼠伤寒沙门菌的非致突变物

22. 以下有关微核形成机理最准确的描述是（　　）
A. 染色体断裂　B. 纺锤体损伤
C. 染色体断裂或纺锤体损伤
D. 细胞分裂异常　E. 细胞核碎裂

23. 在微核试验时，加入细胞松弛素 B 的作用是（　　）
A. 阻断细胞核分裂　B. 阻断细胞质分裂
C. 促进细胞分裂　D. 延缓细胞分裂
E. 使细胞分裂同步于中期

24. 微核试验的遗传学终点为（　　）
A. DNA 完整性改变　B. DNA 交换或重排
C. DNA 碱基序列改变
D. 染色体完整性改变或染色体分离改变
E. 细胞分裂异常

25. 显性致死试验是（　　）
A. 对雄性动物染毒，观察胚胎死亡情况
B. 对雌性动物染毒，观察胚胎死亡情况
C. 对雄性动物染毒，观察雌性动物死亡情况
D. 对雄性动物染毒，观察雄性动物死亡情况
E. 对雌性动物染毒，观察雌性动物死亡情况

26. 遗传毒理学试验成组应用时，在试验的配套原则中，应考虑以下几条，除了（　　）
A. 包括多个遗传学终点的试验
B. 包括原核生物和真核生物的试验
C. 实验材料可以病毒、细菌、霉菌、昆虫、植物、培养的哺乳动物细胞和哺乳动物等
D. 包括体内试验和体外试验
E. 在反映同一遗传学终点的多种试验中应尽可能选择体内试验

27. 在 SCE 试验中，加入 BrdU 的作用是（　　）
A. 使细胞分裂终止于中期相
B. 阻止细胞核的分裂　C. 阻止细胞质的分裂

D. 使姐妹染色单体差别染色　E. 使细胞分裂同步

28. 有关 SCE 的形成，推测可能与以下哪种事件有关(　　)

A. DNA 断裂及重排　B. 染色体分离异常

C. 染色体断裂形成断片　D. 核内再复制

E. 基因扩增

29. 下列哪种类型不属于以 DNA 为靶的诱变(　　)

A. 烷化剂作用　B. 碱基类似物取代作用

C. 非整倍体剂作用　D. 嵌入剂作用

E. 对碱基结构破坏

30. 烷化剂对 DNA 的烷化作用最常发生在(　　)

A. 腺嘌呤的 N-1 位　B. 腺嘌呤的 N-3 位

C. 腺嘌呤的 N-7 位　D. 鸟嘌呤的 O-6 位

E. 鸟嘌呤的 N-7 位

31. 常见的烷化剂有(　　)

A. 氮芥　B. 硫芥　C. *N*-亚硝基化合物

D. 烷基硫酸酯　E. 以上均是

(三) A2 型选择题

32. 在使用环磷酰胺对小鼠染毒后，处死受试动物，采集骨髓细胞，经过推片、固定、Giemsa 染色等步骤后，在光镜下可以观察到的遗传毒理学损伤类型为(　　)

A. 碱基转换　B. 环状染色体　C. 移码突变

D. 大片段损伤　E. 碱基颠换

33. 在进行显性致死试验中，某化学物可以致早期的死亡胚胎平均数显著增加，并且具有一定的剂量-反应关系，考虑其致突变的可能的机制为(　　)

A. 体细胞的基因突变　B. 体细胞染色体畸变

C. 体细胞的 DNA 损伤　D. 生殖细胞的基因突变

E. 生殖细胞的染色体畸变

34. 对某种化学物进行 Ames 试验，仅在 S9 活化系统存在时，受试菌株 TA97 为阳性结果，说明该化学物(　　)

A. 可以引起 TA97 碱基置换的直接致突变物

B. 可以引起 TA97 碱基置换的间接致突变物

C. 可以引起 TA97 移码突变的直接致突变物

D. 可以引起 TA97 移码突变的间接致突变物

E. 以上均不正确

(四) A3/A4 型选择题

(35～37 题共用题干)

某化学物可能具有致癌作用，在小鼠骨髓微核试验得到阳性结果，只有加入了 S9 混合物，才会在 Ames 试验中得到阳性结果。

35. 微核试验可以用于检测以下哪项(　　)

A. DNA 加合物　B. 断裂剂和非整倍体剂

C. 引起碱基置换的化学物

D. 引起碱基颠换的化学物

E. 造成移码突变的遗传毒物

36. 该化学物可能为(　　)

A. 引发剂　B. 间接致癌物　C. 终致癌物

D. 非遗传毒性致癌物　E. 以上都不是

37. 下列关于 S9 的描述错误的是(　　)

A. 采用化学物进行诱导产生

B. 肝匀浆高速离心上清液

C. 是代谢活化系统　D. 含混合功能氧化酶

E. 含葡萄糖

(38～40 题共用题干)

可吸入性细颗粒物(如 PM2.5、PM10)是雾霾中影响人体健康的主要物质。对空气颗粒物的提取物进行 Ames 试验，小鼠骨髓和蚕豆根尖细胞微核试验，以及人淋巴细胞微核试验等致突变检测，结果为阳性。初步结果表明空气颗粒物可能具有一定的致突变性。

38. 下列有关遗传毒理学成套试验原则的描述哪项是错误的(　　)

A. 包括体细胞和生殖细胞的试验

B. 包括多个遗传学终点　C. 包括体内和体外试验

D. 包括原核生物和真核生物的试验

E. 在选择遗传毒理学试验中尽量以体内试验为主

39. Ames 试验中的菌株为(　　)

A. 鼠伤寒沙门菌野生型菌株

B. 鼠伤寒沙门氏菌赖氨酸突变型菌株

C. 鼠伤寒沙门氏菌组氨酸突变型菌株

D. 大肠杆菌野生型菌株

E. 大肠杆菌赖氨酸突变型菌株

40. 下列关于微核的描述不正确的是(　　)

A. 实质是 DNA　B. 是丢失的染色体片段

C. 存在于细胞质中　D. 存在于细胞核中

E. 以上均正确

(五) B1 型选择题

(41～44 题共用备选答案)

A. 基因突变　B. 染色体畸变

C. DNA 完整性改变　D. 细胞坏死

E. 细胞恶性转化

41. 显性致死试验的遗传学终点(　　)

42. Ames 试验的遗传学终点(　　)

43. 单细胞凝胶电泳试验(彗星试验)的遗传学终点是(　　)

44. 微核试验的遗传学终点(　　)

(45～47 题共用备选答案)

A. 微核试验　B. 显性致死试验

C. 细菌回复突变试验　D. 骨髓染色体畸变试验

E. 程序外 DNA 合成试验

45. 检测化学物的致基因突变作用可以选择(　　)

46. 检测化学物对生殖细胞染色体畸变作用的可以

选择（　　）

47. 检测化学物的 DNA 损伤作用选择（　　）

（48～52 题共用备选答案）

A. 易位　B. 断片　C. 倒位

D. 环状染色体　E. 插入

48. 从某个染色体断下的片段接到另一个染色体上（　　）

49. 当某一个染色体发生两次断裂后，其中间段倒转 180 度再重接（　　）

50. 染色体两臂各发生一次断裂，重接形成环状结构（　　）

51. 染色体的断裂处插入了其他部位的片段（　　）

52. 染色体发生一次或者多次断裂而不重接（　　）

（六）X 型选择题

53. 机体对 DNA 损伤修复的途径包括（　　）

A. 直接修复　B. 碱基切除修复

C. 核苷酸切除修复　D. 双链断裂修复

E. 错配修复和链内交联修复

54. 外源性化学物诱导的突变类型包括（　　）

A. DNA 损伤　B. 基因突变　C. 染色体畸变

D. 非整倍体和多倍体　E. 变态反应

55. 下列化学物中属于烷化剂的是（　　）

A. 硫酸二甲酯　B. 甲基磺酸乙酯

C. 乙基磺酸乙酯　D. 氮芥　E. 硫芥

56. 观察致突变实验反应的遗传学终点包括（　　）

A. DNA 损伤　B. 基因突变　C. 染色体畸变

D. 染色体组畸变　E. 细胞凋亡

57. 下列哪些是体细胞突变的后果（　　）

A. 致癌　B. 衰老　C. 显性致死

D. 动脉粥样硬化　E. 致畸

58. 下列各项属于直接修复的是（　　）

A. 碱基切除修复　B. 光复活修复

C. O^6-烷基鸟嘌呤-DNA 烷基转移酶修复

D. 错配修复　E. 双链断裂修复

（七）判断题

1. 化学物致突变作用的模式为：损伤—修复—损伤。（　　）

2. DNA 损伤的修复对机体是有利而无害的。（　　）

3. 遗传负荷是指一种物种群体中每一个携带可遗传给下一代的有益基因的平均水平。（　　）

4. DNA 是外源化学物致突变作用唯一的靶。（　　）

5. 衰老、动脉粥样硬化等均是体细胞突变后果的表现。（　　）

6. 在进行致突变试验时阳性对照和阴性对照只需要一个即可。（　　）

7. 微核试验的主要缺点是假阳性结果。（　　）

8. Ames 试验的主要缺点是假阴性结果。（　　）

9. Ames 试验是正向突变试验。（　　）

10. 显性致死试验可反应两性生殖细胞的突变。（　　）

11. SCE 可作为测定 DNA 损伤的一个指标。（　　）

12. SCE 是一种灵敏的致突变试验方法。（　　）

（八）简答题（每章 5～10 题，至少 5 题）

1. 入选遗传毒理学成套试验的原则有哪些？

2. 观察致突变试验反应的遗传学终点包括哪些？

3. 什么是微核试验，微核试验的检测目的是什么？

4. 简述彗星试验的原理。

5. 简述 Ames 的原理。

（九）论述题

1. DNA 损伤修复的机制有哪些？

2. 体细胞突变的后果包括哪些？

3. 遗传毒理学成套实验的意义和入选原则是什么？

（十）案例分析题

育发、染发、烫发、脱毛、美乳、健美、除臭、祛斑和防晒的化妆品属于特殊用途化妆品，配方中含有特殊的功效成分，如染发剂中的 2，4-二氨基甲苯醚和邻苯二铵，育发剂中的氮芥等，这些物质在体现功效的同时，常具有强致突变性，其安全性日益受到重视。卫生行政部门对特殊用途化妆品的安全性评价有明确规定，Ames 试验是试验组合中必做项目。

问题：

（1）请简述细菌回复突变实验（Ames 试验）的基本原理。

（2)若要对上述的日用化学品进行遗传毒理学的试验时，其成套试验的原则有哪些？

（3)致突变实验的阴性结果和阳性结果判定条件是什么？

五、复习思考题参考答案与解析

（一）名词解释（略）

（二）A1 型选择题

1. 答案：D　[解析]电离辐射（γ 射线、X 射线、α 粒子、β 粒子等）、紫外线、亲电化学物是常见的 DNA 损伤因素。

2. 答案：B　[解析]非同源末端连接是真核细胞在不依赖 DNA 同源性的情况下，强行将两个 DNA 断端彼此连接在一起的一种 DNA 双链断裂修复机制，能够导致修复产物无法复原损伤前的序列。

3. 答案：C　[解析]移码突变是 DNA 中增加或减少不为 3 的倍数的碱基对所造成的突变。

4. 答案：E　[解析]碱基置换过程中，原来的嘌呤被嘧啶置换或原来的嘧啶被嘌呤置换，称之为颠换。

5. 答案：C　[解析]：Ames 试验目的是检测细菌在缺乏关键营养素的培养基中生长的回复突变的发生率。

6. 答案：A　[解析]机体对 DNA 的修复分为六类：直接修复、碱基切除修复、核苷酸切除修复、双链断裂修复、错配修复和链内交联修复，不包括反转录修复。

7. 答案：E　[解析]哺乳动物体外试验接近人类暴露的实际情况，而且花费的时间、经费、人力和物力均比体外实验大。短期致突变试验简便易行，哺乳动物实验则操作复杂。

8. 答案：E　[解析]体细胞突变的后果有肿瘤、衰老、动脉粥样硬化和致畸等。遗传性疾病的发生与生殖细胞的突变有关，与体细胞突变无关。

9. 答案：B　[解析]肿瘤的发生一般认为由体细胞突变引起，而不是由生殖细胞突变引起。

10. 答案：C　[解析]细胞内遗传物质发生的可以遗传的变异称为突变。根据遗传物质的损伤能否在光学显微镜下直接观察到，可将突变区分为染色体畸变和基因突变。

11. 答案：C　[解析]直接致突变物化学活性很高，不需要代谢活化就能引起生物体突变，间接致突变物本身不具有致突变活性，必须经过代谢活化后才具有致突性。

12. 答案：C　[解析]突变可自发产生，也可诱发产生。自发突变频率较低，与物种进化有密切的关系。

13. 答案：E　[解析]基因突变是指基因中 DNA 序列的变化，包括转换、颠换、移码突变和 DNA 大段损伤等，而裂隙是染色体结构的改变，属于染色体畸变。

14. 答案：E　[解析]移码突变是 DNA 中增加或减少不为 3 的倍数的碱基对所造成的突变，属于基因突变。缺体是染色体数目的改变，属于染色体畸变。

15. 答案：A　[解析]根据遗传物质的损伤能否在光学显微镜下直接观察到来区分染色体畸变和基因突变。

16. 答案：C　[解析]如果致突剂引起染色体二个末端断裂，带着丝粒的部分可通过两断端的黏合形成环状染色体。环状染色体是染色体结构的改变，属于染色体畸变。

17. 答案：C　[解析]缺体属于染色体数目的改变。

18. 答案：E　[解析]进行 Ames 试验时，应使用一组菌株进行检测试验。我国普遍采用由 Maron 和 Ames 推荐的组合菌株，即 TA97、TA98、TA100 和 TA102。

19. 答案：B　[解析]Ames 试验采用的是鼠伤寒沙门菌的组氨酸营养缺陷型菌株。

20. 答案：A　[解析]Ames 试验的各种菌株突变部位、方式不同，附加的基因型改变也不同。TA1537 和 TA97 用于检测移码突变。

21. 答案：B　[解析]Ames 试验检测的是细菌的回复突变。

22. 答案：C　[解析]无着丝粒的染色体片段或因纺锤体受损而丢失的整个染色体，在细胞分裂后期仍留在子细胞的胞质内成为微核。

23. 答案：B　[解析]进行微核试验时，在细胞培养体系中加入细胞松弛素 B，细胞质分裂受阻，而细胞核正常分裂，形成双核细胞，仅选择双核细胞进行微核计数。

24. 答案：D　[解析]微核试验的遗传学终点为染色体完整性改变或染色体分离改变。

25. 答案：A　[解析]显性致死试验用于检测受试物对动物生殖细胞的染色体损伤。一般对雄性动物染毒，然后与未处理的雌性动物交配，观察胚胎死亡情况。

26. 答案：E　[解析]遗传毒理学成套实验的原则要求体内试验与体外试验配合，而不是仅选择体内实验。

27. 答案：D　[解析]在 SCE 试验中，加入 BrdU 的使两条染色单体差别染色，在光学显微镜下可分辨出发生交换的染色单体。

28. 答案：A　[解析]姐妹染色单体交换指一个染色体的两个姐妹染色单体的同源片段发生交换，可能与 DNA 的断裂与重接有关，是反应 DNA 损伤的一个灵敏指标。

29. 答案：C　[解析]非整倍体剂主要作用于细胞有丝分裂器，通过影响有丝分裂，引起突变的发生。

30. 答案：E　[解析]烷化剂是对 DNA 和蛋白质都具有强烈烷化作用的物质，最常发生烷化作用的是鸟嘌呤的 N-7 位，其次是 O-6 位。

31. 答案：E　[解析]常见的烷化剂有硫酸二甲酯、甲基磺酸乙酯、乙基磺酸乙酯、氮芥和硫芥等。

（三）A2 型选择题

32. 答案：B　[解析]环状染色体是染色体两臂各发生一次断裂，重接形成环状结构，属于染色体畸变，可以在光镜下观察到。

33. 答案：E　[解析]显性致死试验是检测受试物诱发哺乳动物生殖细胞染色体畸变所致胚胎或胎儿死亡的遗传毒性试验方法。

34. 答案：D　[解析]TA97 菌株通常检测的是移码突变。间接致突变物只有经过体外活化系统代谢活化才有致突变作用。

（四）A3/A4 型选择题

35～37 题的答案：35. B　36. B　37. E　[解析]微核试验用于检测 DNA 断裂剂、核非整倍体诱发剂。间接致突变剂本身不具有致突变性，只有经代谢活化后才具有致突变能力。S9 指动物经酶诱导剂处理后制备肝匀浆，再经离心分离，所得上清液加上适当的缓冲液和辅助因子后制备的活化系统。它主要含有混合功能氧化酶（MFO），是常规用于体外致突变试验的代谢活化系统。

38～40 题的答案：38. E 39. C 40. D [解析]入选遗传毒理学成套试验的原则要求体内试验与体外试验配合，而不是以体内试验为主。Ames 试验常用的菌株有组氨酸营养缺陷型鼠伤寒沙门菌和色氨酸营养缺陷型的大肠杆菌。微核是在细胞分裂后期，染色体的断片或受损伤而丢失的整个染色体滞留在细胞质中，在子代细胞质内形成一个或几个圆形或椭圆形的次核。

（五）B1 型选择题

41～44 题的答案：41. B 42. A 43. C 44. C [解析]显性致死试验以胚胎早期死亡为观察终点，检测致突变物引起哺乳动物生殖细胞染色体畸变的能力。细菌回复突变试验（Ames 试验）是利用营养缺陷型的突变体菌株，观察受试物能否纠正或补偿突变体所携带的突变，从而判断其致突性。单细胞凝胶电泳试验（彗星试验）是一种可以在单个细胞水平上检测 DNA 断裂的技术。微核试验以微核发生率或有微核的细胞率为观察指标，用于检测 DNA 断裂剂、核非整倍体诱发剂。

45～47 题的答案：45. C 46. B 47. E [解析]微核试验用于检测染色体畸变，显性致死试验检测生殖细胞的染色体畸变，细菌回复突变试验检测基因突变，程序外 DNA 合成试验检测原发性 DNA 损伤。

48～52 题的答案：48. A 49. C 50. D 51. E 52. B [解析]一个染色体发生一次或多次断裂而不重接，这些断裂的片段分开，就会出现一个或多个无着丝粒断片。染色体两臂各发生一次断裂，重接形成环状结构，称为环状染色体。当染色体发生两次不同部位断裂时，中间片段倒转 180 度再重接，形成倒位。从某个染色体断下的片段连接到另一个染色体上称为易位。易位染色体类型很多，放射损伤常见双着丝粒染色体。染色体的断裂处插入了其他部位的片段，称为插入。

（六）X 型选择题

53. 答案：ABCDE [解析]机体对 DNA 的修复途径包括直接修复，碱基切除修复，核苷酸切除修复，双链断裂修复，错配修复和链内交联修复。

54. 答案：ABCD [解析]根据遗传物质损伤的性质和程度，可以将突变分为基因突变、染色体畸变和染色体数目的改变。

55. 答案：ABCDE [解析]烷化剂是对 DNA 和蛋白质都具有强烈烷化作用的物质。常见的烷化剂有硫酸二甲酯、甲基磺酸乙酯、乙基磺酸乙酯、氮芥和硫芥等。

56. 答案：ABCD [解析]致突变实验反应的遗传学终点包括原发性 DNA 损伤、基因突变、染色体畸变和染色体数目改变（多倍体、非整倍体）。

57. 答案：ABDE [解析]体细胞突变的后果有肿瘤、老化、动脉粥样硬化和致畸等。显性致死和隐性致死均属于生殖细胞突变的后果。

58. 答案：BC [解析]直接修复存在于多数生物体内，主要依赖酶作用，其中比较典型的是光复活修复和 O^6-烷基鸟嘌呤-DNA 烷基转移酶修复。

（七）判断题

1. 答案：F [解析]化学物致突变作用的模式为：损伤—修复—突变。

2. 答案：F [解析] 有些易错修复会导致基因的突变的形成，造成不良的后果。

3. 答案：F [解析]遗传负荷是指一种物种群体中每一个携带可遗传给下一代的有害基因的平均水平。

4. 答案：F [解析]除 DNA 以外，致突变作用的靶还有纺锤体、DNA 合成和复制相关的酶等。

5. 答案：T [解析]突变引起的 DNA 修复能力缺陷与早衰老综合征也有一定关系。动脉粥样硬化疾病可能与体细胞的致突变作用有关。

6. 答案：F [解析]设计致突变试验时阳性对照和阴性对照均要有。

7. 答案：F [解析]体外微核试验最大的缺陷是缺乏体内代谢活化系统，而许多具有遗传毒性化学物需经代谢活化才能表达其潜在的遗传毒性。因此，可以认为体外微核试验最大的缺陷是假阴性。

8. 答案：F [解析]Ames 试验由于突变菌株本身可以自发回复突变，因此极易造成一些假阳性。

9. 答案：F [解析]Ames 试验中致突变物可以诱导突变的菌株发生回复突变，恢复组氨酸合成的能力，在不含组氨酸的选择性培养基上生长成可见的菌落。因此，Ames 试验是回复突变试验。

10. 答案：T [解析]显性致死试验以胚胎早期死亡为观察终点，用于检测受试物对动物两性生殖细胞的染色体损伤。

11. 答案：T [解析]姐妹染色单体交换指一个染色体的两个姐妹染色单体的同源片段发生交换，可能与 DNA 的断裂与重接有关，可作为测定 DNA 损伤的一个指标。

12. 答案：T [解析]SCE 试验是在细胞培养液中加入 5-溴脱氧尿嘧啶核苷（5-BrdU），根据不同染色单体着色深浅的差异，在光学显微镜下，分辨发生交换的染色单体。SCE 试验是一种灵敏的致突变试验方法。

（八）简答题

1. 答案要点：入选遗传毒理学成套实验的原则为①一套可靠的实验系统应包括每一类型的遗传学终点。遗传学损伤终点包括 DNA 损伤、基因突变、染色体畸变和染色体数目异常等；②成套实验应包括进化程度不同的物种，至少应包括原核细胞和真核细胞两个系统；③体内试验与体外试验配合；④体外试验应包括加与不加代谢活化系统。

2. 答案要点：致突变实验反应的遗传学终点包括原发性DNA损伤、基因突变、染色体畸变和染色体组畸变（多倍体、非整倍体）。

3. 答案要点：微核试验是以微核发生率或有微核的细胞率为观察指标来检测化学物致染色体损害能力的试验，用于检测DNA断裂剂、核非整倍体诱发剂。

4. 答案要点：彗星实验基本原理是在细胞裂解液的作用下，细胞膜破坏，使细胞质内的成分进入凝胶，而核中DNA留在原位。DNA解螺旋后进行电泳，如DNA未受损伤，电泳时DNA因其分子量大而停留在核基质中，经荧光染色后呈圆形的荧光团；如果DNA受到损伤，小分子量的DNA断片向阳极移动，荧光显微镜下呈一个亮的头部和尾部。DNA受损越严重，产生的断片越多，片段越小，电泳时迁移的DNA量也就越大，迁移距离越长，通过测定迁移部分的光密度和迁移长度就可定量测定单个细胞的DNA损伤程度。

5. 答案要点：细菌回复突变试验是利用营养缺陷型的突变体菌株，观察受试物能否纠正或补偿突变体所携带的突变改变，从而判断其致突变性。通常使用的菌株有组氨酸营养缺陷型鼠伤寒沙门菌和色氨酸营养缺陷型的大肠杆菌。鼠伤寒沙门菌的组氨酸营养缺陷型菌株在组氨酸操纵子中有一个突变，突变的菌株必须依赖外源性的组氨酸才能生长，致突变物可以诱导突变的菌株发生回复突变，恢复组氨酸合成的能力，在不含组氨酸的选择性培养基上生长可见菌落。如果选择培养基上回复菌落数超过自发回复突变数，即可判断受试物为鼠伤寒沙门菌的致突变物。

（九）论述题

1. 答案要点：①直接修复，碱基切除修复，核苷酸切除修复，双链断裂修复，错配修复和链内交联修复。直接修复存在于多数生物体内，主要依赖酶作用，如光裂合酶和烷基转移酶。直接修复包括光复活修复和O^6-烷基鸟嘌呤-DNA烷基转移酶修复。②碱基切除修复，DNA糖基酶作用于受损的DNA，识别并切除损伤碱基，无碱基核酸内切酶将DNA链切断，由聚合酶和连接酶完成修复过程。③核苷酸切除修复，核苷酸切除修复系统使细胞具有从DNA上移除较大损伤的能力。④错配修复，DNA错配修复系统广泛存在于生物体中，易引起基因缺陷，与肿瘤易感性和自发肿瘤有关。⑤双链断裂修复，DNA双链断裂严重威胁细胞存活，双链断裂可以通过同源重组或者非同源末端连接机制被修复。⑥交联修复，DNA链内交联会引起双链断裂，机体启动两种修复，无误交联修复和易误交联修复。

2. 答案要点：体细胞突变的后果有致癌、动脉粥样硬化、衰老和致畸等。①致癌，大多数环境化学物的致癌作用都是通过影响遗传物质起作用的，肿瘤是细胞中多种基因突变累积的结果。②动脉粥样硬化，现有的流行病学数据表明，致动脉粥样硬化作用与某些化学物的致突变作用和致癌作用有关。③致畸，胚胎体细胞突变可能导致畸胎。④衰老，体细胞突变是衰老的起因，另外，突变引起的DNA修复能力缺陷与早衰老综合征也有一定关系。

3. 答案要点：遗传毒理学成套实验的意义如下。致突变试验的观察终点称为遗传学终点，包括基因突变、染色体畸变、染色体组畸变和DNA原始损伤等，但在实际工作中，没有一种致突变试验能涵盖所有的遗传学终点，故需要一组成套的试验来检测。

遗传毒理学成套实验入选原则（略）。

（十）案例分析题

答案要点：（1）细菌回复突变试验（Ames试验）是利用营养缺陷型的突变体菌株，观察受试物能否纠正或补偿突变体所携带的突变改变，从而判断其致突变性。常用的菌株有组氨酸营养缺陷型鼠伤寒沙门菌和色氨酸营养缺陷型的大肠杆菌。基本原理：鼠伤寒沙门菌的组氨酸营养缺陷型菌株在组氨酸操纵子中有一个突变，突变的菌株必须依赖外源性的组氨酸才能够生长。致突变物可以诱导突变的菌株发生回复突变，恢复组氨酸合成的能力，在不含组氨酸的选择性培养基上生长成可见的菌落。如果选择培养基上回复菌落数超过了自发回复突变数，即可判断受试物为鼠伤寒沙门菌的致突变物。

（2）入选遗传毒理学成套实验的原则（略）。

（3）阳性结果判定：试验组与对照组比较要有统计学差别，且应当具有剂量反应关系，即剂量越高，致突变效应越强。阴性结果的判定条件是：①最高剂量应包括受试物溶解度许可或灌胃量许可的最大剂量。如该剂量毒性很大，则体内试验和细菌试验应为最大耐受量。溶解度大，毒性低的化学物，在细菌试验中往往以5mg/皿作为最高剂量。使用哺乳动物细胞进行体外试验，常选LD_{50}或LD_{80}为最大剂量；②各剂量的组间差距不应过大，以防漏检仅在非常狭窄范围内才有突变能力的某些化合物。满足上述条件，仍为阴性，才能慎重下结论。

（曹 毅 刘振中）

第八章　外源化学物表观遗传学作用

一、学习目的要求

（一）学习目标

1. 掌握　表观遗传学的概念、研究内容及其生物学特征。

2. 熟悉　常见环境因素对机体表观遗传的影响及意义、外源化学物表观遗传作用的检测方法。

3. 了解　表观遗传学调控机制。

（二）重点与难点

1. 重点　表观遗传学的概念、研究内容；表观遗传学在环境与疾病之间的作用及表观遗传学在公共卫生与预防医学领域的应用前景；表观遗传学生物标志的意义。

2. 难点　表观遗传学调控机制。

二、学习笔记

（一）表观遗传学概念及研究内容

1. 表观遗传学　是不涉及 DNA 序列变化而表现为 DNA 甲基化谱、染色质结构状态和基因表达谱在细胞代间传递的遗传现象的一门科学。研究内容包括 DNA 甲基化、组蛋白修饰、染色质重塑、非编码 RNA 调控等可使基因发生可遗传的变化，并最终导致表型变异的遗传现象及本质，具可遗传、可逆转、DNA 序列不变等特征。

2. DNA 甲基化　是一种 DNA 的天然修饰方式，是由 *S*-腺苷甲硫氨酸提供甲基基团，在 DNA 甲基转移酶的作用下，将胞嘧啶第 5 位碳原子甲基化为 5-甲基胞嘧啶的化学修饰过程。

3. 组蛋白修饰　是指组蛋白 *N*-末端氨基酸残基发生的乙酰化、甲基化、磷酸化、泛素化等共价修饰。①组蛋白乙酰化：是最早被发现的与转录有关的组蛋白修饰方式，由组蛋白乙酰基转移酶催化，将乙酰辅酶 A 的乙酰基部分转移至核心组蛋白氨基末端上特定赖氨酸残基的氨基基团的过程。②组蛋白甲基化：是指在组蛋白赖氨酸甲基转移酶和蛋白精氨酸甲基转移酶催化下，将 *S*-腺苷甲硫氨酸的甲基转移到组蛋白赖氨酸或者精氨酸残基末端的过程。与组蛋白乙酰化相比，组蛋白甲基化是更加稳定的表观遗传标记。③组蛋白磷酸化：是指在磷酸激酶等相关酶的作用下，ATP 水解后的磷酸基团与组蛋白 *N* 末端丝氨酸或苏氨酸残基的缩水结合。④组蛋白泛素化：是组蛋白赖氨酸残基与泛素分子羧基端相互结合。泛素化修饰涉及三类催化酶：泛素激活酶 E1，泛素接合酶 E2 和泛素连接酶 E3。

4. 染色质重塑　是指染色质位置、结构的变化，主要包括紧缩的染色质丝在核小体连接处发生松动造成染色质的解压缩，从而暴露了基因转录区启动子区的顺式作用元件，为反式作用因子与之结合提供了可能。染色质重塑可改善转录相关因子在其染色质 DNA 局部的可接近性，从而调控相关基因的转录。染色质重塑在基因转录调控中起着关键性的作用。引起染色质动态变化的主要因素包括 ATP 依赖的染色质重塑以及不依赖于 ATP 水解的 DNA 甲基化、组蛋白修饰、染色质构象变化等。

5. 非编码 RNA　是指不编码蛋白质的 RNA，包括短链、中链和长链非编码 RNA。①短链非编码 RNA 是指长度在 50nt 之内的 ncRNA，包括 mircoRNA（miRNA）、piRNA（PIWI-inter-acting RNA）和转录起始 RNA（tiRNA）等。②中链非编码 RNA 的长度一般在 50～200nt 之间，主要包括核仁小分子 RNA（snoRNA）、启动子相关小 RNA（PASR）、转录起始点相关 RNA（tTSSa-RNA）和启动子上游转录本（PROMPT）。③长链非编码 RNA（lncRNA）一般是指大于 200nt 的 ncRNA，这一类 ncRNA 在人类基因组中分布非常广泛，也是近几年才发现并被重视的 ncRNA。

6. 表观遗传学治疗　与基因突变等遗传学改变不同，表观遗传学改变在本质上具有可逆性，逆转表观遗传异常改变对基因的调控已成为一种新的治疗策略或药物设计模式。

（二）外源化学物与表观遗传学改变

环境因素包括多种有毒金属（如镍、镉、铬、甲基汞等）、有机毒物（如多环芳烃、苯、杀虫剂、酒精等）、无机砷、环境激素、低剂量放射线、营养因素等都能导致表观遗传机制的改变。这种改变会影响基因的表达和功能，进而与肿瘤、胚胎发育、自身免疫性疾病、中枢神经系统疾病、糖尿病、衰老及老年性疾病等密切相关，并会呈现发病的隔代效应。这种表观遗传学的改变又被称为“表观突变”。

同时表观遗传学改变不是随机事件，它具有鲜明特征：疾病特异性、基因特异性和组织特异性，这为其成为一种新的生物标志奠定了生物学基础。表观遗传改变还具有可逆性，改善环境、适当的营养补充和针对性的干预措施可以通过表观遗传特征而逆转不利的基因表达模式和表型。这些为环境相关疾病的预防、早期诊断和治疗提供了新的思路。

（三）外源化学物表观遗传作用检测

研究发现，一些通过现有安全性评价检测的化学物，没有发现存在基因突变、染色体畸变等遗传学损伤能力，却依然可通过表观遗传途径导致肿瘤等健康损害。表观遗传毒性评估已经成为当前化学物毒理学安全性评价面临的新问题。近年来，随着对表观遗传学研究的不断深入，各种DNA 甲基化、组蛋白修饰和非编码 RNA 检测方法被不断开发出来。相信随着科学的不断进步，会有更多准确性高，灵敏度高，操作简单的检测方法和技术被研发，来推动外源化学物表观遗传毒性评价。

1. DNA 甲基化检测方法　DNA 甲基化研究方法分为：基因组（高通量）整体水平的甲基化检测（又称甲基化组学）、特异位点（低通量）甲基化检测和新甲基化位点的寻找。基因组整体水平甲基化分析方法包括基于芯片的DNA甲基化检测技术、基于测序的 DNA 甲基化图谱绘制技术、高效液相色谱法和高效毛细管电泳法。特定位点的DNA甲基化检测包括甲基化敏感性限制性内切酶-PCR/Southern 法、重亚硫酸盐测序法、甲基化特异性的 PCR、焦磷酸测序技术和甲基化荧光法。

2. 组蛋白修饰与染色体重塑检测方法　目前主要采用染色质免疫共沉淀结合芯片的方法（ChIP-chip）和染色质免疫共沉淀结合短序列测序技术（ChIP-seq）。

3. 非编码 RNA 检测方法　非编码 RNA 表达检测技术可分为两大类，一类主要是针对全基因组非编码 RNA 表达分析，包括微阵列芯片检测技术和转录组 RNA 测序；另一类为针对特定的非编码 RNA 分子表达的检测方法，主要包括实时荧光定量 PCR 技术、Northern 印迹、荧光原位杂交、RNA 结合蛋白免疫沉淀等。

三、汉英名词对照

表观遗传学　epigenetics
长链非编码 RNA　long non-coding RNA，lncRNA
重亚硫酸盐测序法　bisulfite sequencing
DNA 甲基化　DNA methylation
非编码 RNA　non-coding RNA，ncRNA
高效液相色谱法　high-performance liquid chromatography，HPLC
高效毛细管电泳法　high-performance capillary electrophoresis，HPCE
环境表观基因组学　environmental epigenomics
甲基化 DNA 免疫共沉淀的方法　methylated DNA immuneprecipitation，MeDIP-chip
甲基化敏感性限制性内切酶-PCR/Southern 法　methylation-sensitive restriction endonuclease-PCR/Southern，MSRE-PCR/Southern
甲基化特异性的 PCR　methylation-specific PCR，MSP
甲基化荧光法　methylight
焦磷酸测序技术　pyrosequencing
全基因组亚硫酸氢盐测序　whole genome bisulfite sequencing，WGBS
染色质重塑　chromatin remodeling
染色质免疫沉淀技术　chromatin immunoprecipita—tion，ChIP
人类表观基因组计划　human epigenome project，HEP
微小 RNA　mircoRNA，miRNA
组蛋白乙酰化　histone acetylation
组蛋白甲基化　histone methylation
组蛋白磷酸化　histone phosphorylation
组蛋白泛素化　Histone ubiquitination

四、复习思考题

（一）名词解释

1. epigenetics　2. DNA methylation
3. miRNA　4. lncRNA
5. 组蛋白乙酰化　6. 组蛋白甲基化
7. 组蛋白磷酸化　8. 组蛋白泛素化
9. 染色质重塑　10. 非编码 RNA

（二）A1 型选择题

1. 表观遗传学研究的是（　　）
A. DNA 序列改变所致的可遗传的基因表达变化
B. DNA 序列改变所致的不可遗传的基因表达变化
C. 非 DNA 序列改变所致的可遗传的基因表达变化

D. 非 DNA 序列改变所致的不可遗传的基因表达变化
E. 非 DNA 序列改变所致的不可逆转的基因表达变化
2. 下列哪项不是表观遗传学研究的内容（　　）
A. DNA 甲基化　B. 染色体重塑　C. 组蛋白修饰
D. RNA 干扰　E. 基因重组
3. 下列哪项不是组蛋白修饰类型（　　）
A. 组蛋白乙酰化　B. 组蛋白甲基化
C. 组蛋白氨基化　D. 组蛋白磷酸化
E. 组蛋白泛素化
4. 以下关于组蛋白甲基化说法错误的是（　　）
A. 是稳定的表观遗传标记
B. 参与染色质形成、基因印记、X 染色体失活和基因转录调控
C. 可以发生在精氨酸和赖氨酸的侧链
D. 每个残基侧链的氨基酸只可被甲基化一次
E. 不同位点的组蛋白甲基化对于基因的表达可起到抑制或促进作用
5. 组蛋白泛素化涉及的催化酶不包括（　　）
A. 泛素激活酶　B. 泛素特异性加工蛋白酶
C. 泛素接合酶　D. 泛素连接酶　E. 以上都不包括
6. 下列关于染色质重塑说法正确的是（　　）
A. 染色质重塑是指染色质结构、位置的变化
B. 染色质重塑与基因转录调控无关
C. 重塑复合物都由相同的亚基组成
D. 不同重塑复合物的 ATP 结构域不同
E. 染色质重塑都依赖于 ATP 水解
7. miRNA 存在于（　　）
A. 组织细胞　B. 血液　C. 唾液
D. 尿液　E. 以上都是
8. 长链 ncRNA 的长度是（　　）
A. 50nt 以上　B. 100nt 以上　C. 100～200nt
D. 200nt 以上　E. 50nt 以下
9. 表观遗传学治疗是基于以下哪项表观遗传学特性（　　）
A. DNA 序列不变　B. 可遗传　C. 可逆转
D. 可调控基因表达　E. 以上都是
10. 哪项不是特定位点的 DNA 甲基化检测方法（　　）
A. 高效液相色谱法　B. 重亚硫酸盐测序法
C. 甲基化特异性的 PCR　D. 甲基化荧光法
E. 焦磷酸测序技术

（三）A2 型选择题

11. 环境镉污染主要来源于如锌、铜、铅矿的冶炼、电镀等工业生产领域，镉类化合物在环境中存在时间较久、毒性和生物蓄积性较强，是国际癌症机构确认的人类致癌物。关于其致癌机制以下说法错误的是（　　）
A. 镉属强致突变物
B. 镉可诱导 DNA 甲基转移酶的活性改变
C. 镉可诱导肿瘤相关基因高甲基化或低甲基化
D. 镉可诱导组蛋白修饰的改变
E. miRNA 参与镉致癌过程
12. 在进行 DNA 甲基化检测时，常常需要采用亚硫酸氢盐处理基因组 DNA，其原理是（　　）
A. 甲基化的胞嘧啶脱氨基转变成尿嘧啶
B. 甲基化的胞嘧啶脱氨基转变成胸腺嘧啶
C. 未甲基化的胞嘧啶脱氨基转变成尿嘧啶，甲基化的胞嘧啶保持不变
D. 未甲基化的胞嘧啶脱氨基转变成胸腺嘧啶，甲基化的胞嘧啶保持不变
E. 以上都不是
13. 如果希望从基因组水平了解非编码 RNA 表达谱，以下方法适合的是（　　）
A. 非编码 RNA 微阵列技术
B. 实时荧光定量反转录-聚合酶链反应
C. Northern 印迹　D. 荧光原位杂交
E. 以上都是

（四）A3/A4 型选择题

（14～16 题共用题干）

砷是一个在环境中以无机状态存在的非金属元素，为常见的环境污染物和人类致癌物，也是至今未能在动物身上获得成功致癌模型的极少数致癌物之一，其致病和致癌机制一直是该领域的研究重点和热点。近年来在其表观遗传毒性机制方面取得较大进展，也是目前表观遗传研究较为系统的环境污染物。

14. 研究发现砷的表观遗传学效应较复杂，其主要原因是（　　）
A. 砷是确认人类致癌物　B. 砷不能诱发点突变
C. 在动物模型中无法建立致癌模型
D. 砷在体内的甲基化代谢过程
E. 以上都不是
15. DNA 甲基化在砷致癌机制中的作用（　　）
A. 全基因组低甲基化造成基因组不稳定
B. 原癌基因启动子区低甲基化致其过表达
C. 抑癌基因启动子区高甲基化抑制其表达
D. DNA 修复基因启动子区高甲基化抑制其表达
E. 以上都是
16. 砷中毒表观遗传学机制研究可为其预防和治疗提供有效靶点的主要原因是（　　）
A. 表观遗传变异不导致 DNA 序列的改变
B. 表观遗传变异具有可逆性
C. 表观遗传变异具有可遗传性
D. 表观遗传变异可改变基因的表达
E. 以上都不是

（17～19 题共用题干）

随着工业的发展和科技的创新，越来越多的环境颗粒物进入我们的生活环境，严重威胁着人类健康，导致心血管系统疾病、呼吸系统疾病及癌症等的发病和死亡增加。许多研究发现，环境颗粒物可诱发表观遗传学改变，进而引起基因表达改变，从而导致有害效应，而且这种改变往往发生在疾病产生的早期，因此环境颗粒物对人类健康长期潜在的表观遗传学效应受到越来越多的关注。

17. 关于环境颗粒物，以下说法错误的是（　　）

A. 大气颗粒物是对人类健康危害最大的空气污染物之一

B. 大气可吸入性颗粒物根据其比表面积的不同，可分为 $PM_{2.5}$ 和 PM_{10}

C. $PM_{2.5}$ 由于其体积小，比表面积大，易吸附各种有毒有机物和重金属，因而对人类健康的危害更甚

D. 富含金属颗粒物是指颗粒物含有致癌性和有毒的金属，如砷和镍等

E. 纳米颗粒是指粒径 1～100nm 的颗粒

18. 在环境颗粒物暴露与表观遗传学研究中，以下说法正确的是（　　）

A. 环境颗粒物的表观遗传学研究属起步阶段

B. 在颗粒物暴露相关效应的发生机制中，表观遗传学的作用日益凸显

C. DNA 甲基化、组蛋乙酰化及 miRNA 调控等可介导环境颗粒物污染对基因表达的影响

D. 环境颗粒物所致的 DNA 甲基化改变，即使在去除环境暴露的情况下，还可能会持续存在

E. 以上都是

19. 拟从基因组水平了解 $PM_{2.5}$ 致 DNA 甲基化改变，以下方法适合的是（　　）

A. DNA 甲基化芯片技术　　B. 重亚硝酸盐测序法

C. 焦磷酸测序技术　　D. 甲基化荧光法

E. 以上都是

（五）B1 型选择题

（20～22 题共用备选答案）

A. DNA 甲基化　B. 组蛋白乙酰化　C. miRNA

D. 染色体结构重排　　E. 以上都不是

20. 降低 DNA 与组蛋白的结合力，使核小体松解（　　）

21. 直接干扰转录因子与相应识别位点的结合（　　）

22. 与目标 mRNA 靶位点结合（　　）

（23～25 题共用备选答案）

A. 长度小于 50nt　　B. 长度在 100～200nt 之间

C. 长度在 50～200nt 之间　　D. 长度大于 200nt

E. 以上都不是

23. 短链非编码 RNA（　　）

24. 中链非编码 RNA（　　）

25. 长链非编码 RNA（　　）

（26～28 题共用备选答案）

A. 焦磷酸测序技术　B. 限制性标记基因组扫描

C. 染色质免疫沉淀　D. 高效液相色谱法

E. 以上都不是

26. 基因组整体水平甲基化分析（　　）

27. 特定位点的 DNA 甲基化检测（　　）

28. 新甲基位点的寻找（　　）

（六）X 型选择题

29. 表观遗传的生物学意义包括（　　）

A. 补充了“中心法则”

B. 表观遗传修饰可以影响基因的正常转录和翻译

C. 表观遗传修饰可以影响个体发育，而且可以遗传

D. 表观遗传修饰可以影响个体发育，但不可以遗传

E. 表观遗传学修饰在基因和环境的相互作用中起重要作用

30. 组蛋白修饰种类主要包括（　　）

A. 乙酰化和去乙酰化　　B. 甲基化和去甲基化

C. 磷酸化和去磷酸化　　D. 羧基化和去羧基化

E. 泛素化和去泛素化

31. 引起染色质动态变化的主要因素有（　　）

A. 染色质重塑　B. DNA 甲基化　C. 组蛋白乙酰化

D. 组蛋白甲基化　E. RNA 编辑

32. miRNA 介导基因表达调控的作用机制是（　　）

A. 互补而降解靶基因　　B. 抑制靶 mRNA 翻译

C. 调节转录因子的结合和装配

D. 互补而降解靶基因和抑制靶 mRNA 翻译

E. 互补而降解靶 mRNA

33. 看家非编码 RNA 包括（　　）

A. rRNA　　B. tRNA　　C. snRNA

D. snoRNA　　E. miRNA

（七）判断题

1. 任何特定细胞的 DNA 甲基化模式的建立都是甲基化、去甲基化动态变化的过程。（　　）

2. 组蛋白仅用于维持染色体的空间结构。（　　）

3. 染色质重塑因子在体内全都以组成多亚基复合物的形式来行使其重塑功能。（　　）

4. 不同位点的组蛋白甲基化对于基因的表达可起到促进或抑制的作用。（　　）

5. 营养和功能性食品可直接抑制或激活催化 DNA 甲基化酶，或者通过组蛋白修饰作用，影响表观遗传表型。（　　）

（八）简答题

1. 表观遗传学的主要研究内容？

2. 表观遗传学的主要调控机制？与遗传学调控机制

的不同？
3. DNA 甲基化及其生物学特征？
4. 环境因素如何通过表观遗传机制改变基因的表达，参与环境相关疾病的发生发展？
5. miRNA 为何可作为表观遗传学标志用于评价外源化学物的暴露？

（九）论述题

试述表观遗传学在疾病三级预防中的作用和意义。

（十）案例分析题

神经管缺陷是一组高发的先天性畸形，主要包括无脑儿、脊柱裂两种。神经管缺陷的发生是遗传和环境两种因素共同作用的结果，但以环境因素为主。国内外研究结果一致认为，孕妇在怀孕前 4 周内，如果明显缺乏叶酸，胎儿的脊髓可能会发育不良，出现脊柱裂、无脑儿等严重的神经管畸形。怀孕之前 3 个月开始每天服用 400～800 微克的叶酸，可降低 70%的新生儿神经管缺陷率。

问题：

（1）简述叶酸预防神经管缺陷的表观遗传学机制？

（2）试述营养和功能性食品表观遗传学研究在环境相关疾病化学预防中的作用？

五、复习思考题参考答案与解析

（一）名词解释（略）

（二）A1 型选择题

1. 答案：C [解析]由表观遗传学定义可知，表观遗传学具 DNA 序列不变、可遗传、可逆转等特征。
2. 答案：E [解析]表观遗传学研究内容包括 DNA 甲基化、组蛋白修饰、染色质重塑、非编码 RNA 调控。基因重组是引起基因型变化的基因交流过程，不属于表观遗传学研究内容。
3. 答案：C [解析]组蛋白修饰是指其 N-末端氨基酸残基发生乙酰化、甲基化、磷酸化、泛素化等共价修饰，不包括氨基化。
4. 答案：D [解析]甲基化修饰可发生在精氨酸和赖氨酸的侧链，每个残基侧链的氨基酸可单独或多次被甲基化。根据每个位点甲基化程度不同，可分为单甲基化、双甲基化和三甲基化。
5. 答案：B [解析]组蛋白泛素化修饰涉及三类催化酶：泛素激活酶 E1，泛素接合酶 E2 和泛素连接酶 E3。
6. 答案：A [解析]染色质重塑是指染色质位置、结构的变化，可改善转录相关因子在其染色质 DNA 局部的可接近性，从而调控相关基因的转录。包括 ATP 依赖的染色质重塑以及不依赖于 ATP 水解的染色质构象变化等。ATP 依赖的染色质重塑每类重塑复合物都具有独特的亚基，不同重塑复合物具有一些相似的 ATP 结构域。
7. 答案：E [解析]miRNA 不仅存在于组织细胞中，尚广泛存在于血液、唾液、尿液和精液等细胞外液中。
8. 答案：D [解析]长链非编码 RNA 是指大于 200nt 的 ncRNA。
9. 答案：C [解析]与基因突变等遗传学改变不同，表观遗传学改变在本质上具有可逆性，这为进行疾病的表观遗传学治疗提供了可能。
10. 答案：A [解析]高效液相色谱法是从基因组水平检测 DNA 甲基化，其余均为特点位点 DNA 甲基化检测方法 。

（三）A2 型选择题

11. 答案：A [解析]镉是国际癌症机构确认的人类致癌物，但镉属于非直接遗传毒性致癌物，致突变性较弱。越来越多的研究表明表观遗传学途径可能是镉致癌的主要机制之一。
12. 答案：C [解析]亚硫酸氢盐处理基因组 DNA，使 DNA 中未发生甲基化的胞嘧啶脱氨基转变成尿嘧啶，而甲基化的胞嘧啶保持不变。PCR 扩增所需片段时，在扩增过程中尿嘧啶会全部转化成胸腺嘧啶。
13. 答案：A [解析]全基因组非编码 RNA 表达谱分析方法包括非编码 RNA 微阵列芯片和 RNA 测序技术，其余方法为特定非编码 RNA 表达检测。

（四）A3/A4 型选择题

14～16 题的答案：14. D 15. E 16. B [解析]砷在环境和生物体中均有甲基化代谢的转换过程，同时砷甲基化和 DNA 甲基化都需要 SAM 作为甲基供体，砷甲基化代谢途径使得其表观遗传学效应远较其他化合物复杂，也是目前表观遗传学研究较为系统的环境污染物。研究发现以下 DNA 甲基异常在砷致癌机制中起着关键作用，主要包括全基因组低甲基化造成基因组不稳定、原癌基因启动子区低甲基化致其过表达、抑癌基因启动子区高甲基化抑制其表达和 DNA 修复基因启动子区高甲基化抑制其表达等。表观遗传变异具可逆性，开展砷中毒表观遗传学机制研究可为其预防和治疗提供有效靶点。

17～19 题的答案：17. B 18. E 19. A [解析]环境颗粒物主要包括大气颗粒物、金属颗粒物、纳米颗粒物等，大气颗粒物可分为总悬浮颗粒物和可吸入性颗粒物（空气动力学直径＜10μm，PM_{10}），PM_{10} 又可分为细颗粒物（空气动力学直径＜2.5μm，$PM_{2.5}$）和粗颗粒物。近年来，随着表观遗传学研究的深入，在颗粒物暴露相关效应的发生机理中，表观遗传学发挥的作用日益凸显，但总体仍属起步阶段。研究发现 DNA 甲基化、组蛋乙酰化及 miRNA 调控等可介导环境颗粒物污染对基因表达的影响。拟从基因组水平了解 $PM_{2.5}$ 致 DNA 甲基化改变，可选择 DNA 甲基化芯片技术，其余均为特点位点的 DNA 甲基化检测技术。

（五）B1 型选择题

20～22 题的答案：20. B　21. A　22. C　[解析]此题主要考查 DNA 甲基化、组蛋白乙酰化、miRNA 不同的转录调控机制。DNA 甲基化的甲基基团可伸入到 DNA 双螺旋大沟，直接干扰转录因子与相应识别位点的结合。组蛋白乙酰化是将乙酰辅酶 A 的乙酰基部分转移至核心组蛋白氨基末端上特定赖氨酸残基的氨基基团，中和组蛋白所带的正电荷，以及疏水的乙酰基团产生的空间阻力，降低组蛋白与 DNA 的亲和力，使核小体松解。miRNA 可与目标 mRNA 靶位点结合，引起靶 mRNA 的降解或抑制蛋白翻译。

23～25 题的答案：23. A　24. C　25. D　[解析]短链非编码 RNA 是指长度在 50nt 之内的 ncRNA，中链非编码 RNA 的长度一般在 50～200nt 之间，长链非编码 RNA 一般是指大于 200nt 的 ncRNA。

26～28 题的答案：26. D　27. A　28. B　[解析]DNA 甲基化检测方法中，基因组整体水平甲基化分析方法包括基于芯片的 DNA 甲基化检测技术、基于测序的 DNA 甲基化图谱绘制技术和高效液相色谱法和高效毛细管电泳法。特定位点的 DNA 甲基化检测方法包括甲基化敏感性限制性内切酶-PCR/Southern 法、重亚硫酸盐测序法、甲基化特异性 PCR、焦磷酸测序技术和甲基化荧光法。新甲基化位点的寻找可进行限制性标记基因组扫描。

（六）X 型选择题

29. 答案：ABCE　[解析]表观遗传学是对“中心法则”的补充，通过调控基因的转录表达，在维持细胞正常功能、胚胎发育、X 染色体失活和基因印记等正常的生理过程中起着至关重要的作用，具有可遗传、可逆转、DNA 序列不变等特征，并在环境、基因、疾病之间起着重要作用。

30. 答案：ABCE　[解析]组蛋白修饰是指其 N-末端氨基酸残基可发生乙酰化、甲基化、磷酸化、泛素化和糖基化等多种共价修饰。

31. 答案：ABCD　[解析]引起染色质动态变化的主要因素包括 ATP 依赖的染色质重塑以及不依赖于 ATP 水解的 DNA 甲基化、组蛋白修饰、染色质构象变化等。不包括 RNA 编辑。

32. 答案：BE　[解析]miRNA 可与靶 mRNA 靶位点结合，非靶基因。当与靶 mRNA 完全互补或者几乎完全互补，引起靶 mRNA 的降解，当 miRNA 与靶 RNA 不完全互补时可通过蛋白翻译抑制发挥作用。

33. 答案：ABCD　[解析]看家非编码 RNA 包括核糖体 RNA（rRNA）、转运 RNA（tRNA）、小核 RNA（snRNA）、核仁小分子 RNA（snoRNA）等。miRNA 属调控非编码 RNA。

（七）判断题

1. 答案：T　[解析]甲基化模式建立于配子形成期，并在发展过程中发生变化，任何特定细胞的 DNA 甲基化模式的建立都是甲基化、去甲基化动态变化的过程。

2. 答案：F　[解析]组蛋白最初被认为仅仅用于维持染色体的空间结构，现在人们逐渐认识到组蛋白在保持染色质的动态平衡、调控基因差异表达方面起着重要作用。

3. 答案：F　[解析]大多数重塑因子在体内通常以组成多亚基复合物的形式来行使其重塑功能，但重塑因子 CHD1 和 CHD2 可单独发挥其重塑功能。

4. 答案：T　[解析]不同位点的组蛋白甲基化对于基因的表达可起到抑制或促进的作用。如 H3K9 甲基化在编码区和启动区就有不同功能，在启动区抑制基因表达，在编码区激活基因表达。在同一位点，甲基化数目的不同也可以对基因的表达产生不同的影响。

5. 答案：T　[解析]营养和功能性食品可直接抑制或者激活催化 DNA 甲基化酶，或者通过组蛋白修饰作用，从而影响表观遗传表型。但目前总体人们对食品和营养的表观遗传学了解还很有限。

（八）简答题

1. 答案要点：表观遗传学研究内容主要包括 DNA 甲基化、组蛋白修饰、染色质重塑、非编码 RNA 调控，具可遗传、可逆转、DNA 序列不变等特征。

2. 答案要点：真核基因的表达受细胞核内、外多层次的调节，呈现多级调控，目前认为遗传学信息和表观遗传学信息共同调控着真核基因的表达。遗传调控包括基因转录、转录后加工、翻译及翻译后修饰等环节，其中反式作用因子与顺式作用原件间的相互作用是构成基因表达调控网络的基础。表观遗传学调控是不涉及 DNA 序列变化而表现为 DNA 甲基化谱、染色质结构状态和基因表达谱在细胞代间传递，是转录前基因在染色质水平上的结构调整，所以表观遗传学调控又被称为染色质为基础的基因表达调控。

3. 答案要点：DNA 甲基化是一种 DNA 的天然修饰方式，是由 *S*-腺苷甲硫氨酸提供甲基基团，在 DNA 甲基转移酶的作用下，将胞嘧啶第 5 位碳原子甲基化为 5-甲基胞嘧啶的化学修饰过程。甲基化模式建立于配子形成期，并在发展过程中发生变化，任何特定细胞的 DNA 甲基化模式的建立都是甲基化、去甲基化动态变化的过程。在人类基因组中，发生甲基化的 CpG 二核苷酸有两种分布形式，一种分布于结构基因 5'端的调控区，以成簇串联的形式排列，称为 CpG 岛，通常情况下 CpG 岛不发生甲基化修饰。另一种为散在分布的 CpG 二核苷酸，通常呈甲基化状态。启动子区的 CpG 位点甲基化可直接导致相关基因的表观遗传学沉默。

4. 答案要点：研究表明，环境因素包括多种有毒金属（如镍、镉、铬、甲基汞等），有机毒物（如多环芳烃、苯、杀虫剂、酒精等），无机砷，环境激素，低剂量放射线，营养因素等都能导致表观遗传机制的改变。这种改变会影响基因的表达和功能，进而与肿瘤、胚胎发育、自身免疫性疾病、中枢神经系统疾病、糖尿病、衰老及老年性疾病等密切相关，并会呈现发病的隔代效应。这种表观遗传学的改变又被称为“表观突变”。

5. 答案要点：mircoRNA 参与了大多数细胞的生物学调控，如发育、细胞增殖分化和凋亡、脂肪代谢、激素分泌、肿瘤形成等各种各样的细胞过程，也能反映外源化学物的暴露和早期生物学效应。外源化学物所致 miRNA 改变不是随机事件，有其鲜明的特征。同时 miRNA 不仅存在于组织细胞中，尚广泛存在于血液、唾液、尿液和精液等细胞外液中，具有不被 RNA 酶及强酸强碱降解的特性，可以在体液中稳定存在。故 miRNA 可作为表观遗传学生物标志用于评价外源化学物的暴露。

（九）论述题

1. 答案要点：表观遗传学在疾病三级预防中的作用和意义主要体现在 ①病因预防，改善环境、适当的营养补充和针对性的干预措施可以通过表观遗传特征而逆转不利的基因表达模式和表型，将会是疾病病因预防的有力手段。②三早预防，环境因素所致的表观遗传学改变不是随机事件，它具有鲜明特征：疾病特异性、基因特异性和组织特异性，这为表观遗传学生物标志的应用奠定了生物学基础。③临床预防，与基因突变等遗传学改变不同，表观遗传学改变在本质上具有可逆性，逆转表观遗传异常改变对基因的调控已成为一种新的治疗策略或药物设计模式。

（十）案例分析题

答案要点：（1）叶酸是水溶性 B 族维生素，在同型半胱氨酸向蛋氨酸转化过程中起着重要作用，蛋氨酸直接影响 SAM 的生成，而 SAM 则影响体内 DNA 甲基化水平。叶酸对于 DNA 甲基化尤其胚胎早期 DNA 甲基化是至关重要的。

（2）研究发现生物活性食品成分和营养可以改变表观遗传现象，例如 DNA 甲基化和组蛋白修饰，并通过对相关关键性基因的表达调控，可以控制其生理、病理、胚胎发育、老化和癌症形成。适当的营养补充和针对性的干预措施可通过表观遗传特征而逆转不利的基因表达模式和表型，进而在胚胎发育、肿瘤、自身免疫性疾病、糖尿病、衰老及老年性疾病等的预防过程中发挥重要作用。食品和营养的表观遗传学研究成果有望成为环境相关疾病化学预防的有力手段。

（潘雪莉　马　璐　张爱华）

第九章　外源化学物致癌作用及其评价

一、学习目的要求

（一）学习目标

1. 掌握　外源化学致癌物概念，化学致癌物的IARC分类、化学致癌过程及化学致癌分子机制。

2. 熟悉　化学致癌物按致癌模式分类、化学致癌物筛查方法。

3. 了解　外源化学物致癌作用的主要影响因素。

（二）重点与难点

1. 外源化学致癌物根据对人类和动物致癌作用的证据分类。

2. 化学致癌物在体内的代谢与活化，DNA与化学致癌物反应特点，化学致癌物的引发、促长和进展阶段等致癌多阶段过程。

3. 化学致癌的遗传机制和表观遗传机制。

4. 外源化学物致癌性评价方法。

二、学习笔记

（一）化学致癌物

致癌作用是指环境致癌物引起或诱导正常细胞发生恶性转化并发展成为肿瘤的过程，具有这类作用的化学物质称为化学致癌物。致癌物根据性质可分为化学性致癌物、物理性致癌物和生物性致癌物，其中主要是化学致癌物。

（二）化学致癌物分类

1. 根据对人类和动物致癌作用的证据分类　包括①第1组，人类致癌物，对人类致癌性证据充分；②第2组，分为两组：2A组（人类可能致癌物），对人类致癌性证据有限，对实验动物致癌性证据充分；2B组（人类可疑致癌物），对人类致癌性证据有限，对实验动物致癌性证据并不充分；或对人类致癌性证据不足，对实验动物致癌性证据充分；③第3组，现有的证据不能对人类致癌性进行分类；④第4组，对人类可能是非致癌物。

2. 根据化学致癌模式分类　可分为：①直接致癌物；②间接致癌物；③促癌剂；④未确定作用模式的致癌物　包括激素、免疫抑制剂、固态物质、过氧化物酶体增生剂、细胞毒物。

（三）化学致癌过程

1. 化学致癌物的代谢与活化　大多数环境化学致癌物进入体内，必须在体内经过生物转化，形成具有致癌活性的终致癌物后才能发挥损伤效应，使细胞发生恶性转化。

2. DNA 加合物的形成　具有致癌活性的致癌物与DNA碱基的共价结合所形成的DNA加合物是DNA损伤的主要形式。DNA加合物形成后对基因产生的影响主要有：①改变DNA化学结构；②引起表观遗传的改变。

3. 化学致癌多阶段过程　包括：①引发阶段是化学致癌过程的第一阶段。在此阶段中，细胞在各种致癌物作用下，发生基因突变或表观遗传变异，导致单个细胞或少量细胞发生永久性的、不可逆的遗传性改变。②促长阶段，机体在引发阶段后，生成了异常增殖的单个克隆癌细胞。此后，在一种或多种促癌物质的不断作用下，表型发生了改变，获得了恶性肿瘤细胞的各种性状表达的过程称为促长阶段。③进展阶段，良性肿瘤需要通过进一步演变才能转变为恶性肿瘤。

（四）化学致癌分子机制

1. 化学致癌物的代谢活化，直接和间接致癌物　①直接致癌物：不需要代谢活化本身就具有致癌活性的致癌物；②前致癌物或间接致癌物：本身没有致癌活性，需经过Ⅰ、Ⅱ相反应代谢活化才 具有致癌活性的致癌物；③终致癌物：前致癌物经过代谢活化最后产生有致癌活性的代谢产物；④近致癌物：前致癌物在代谢活化成终致癌物过程中的中间产物。

2. 体细胞突变机制（遗传损伤机制学说）　环境致癌因素引起细胞基因的改变或外来基因整合到细胞基因中，从而导致癌变，这也是体细胞突变学说的理论基础。肿瘤相关基因分为四类：①原癌基因；②肿瘤抑制基因；③程序性死亡有关的基因；④肿瘤易感基因。

3. 非突变癌机制（遗传外损伤机制学说）　认为癌症的发生是由于非基因改变机制引起的。包括①表观遗传学说；②细胞异常增生；③肿瘤免疫监视；④其他包括免疫抑制、内分泌激素失衡、癌干细胞理论。

（五）化学致癌作用的影响因素

1. 化学致癌因素 化学致癌物质的作用，一般都要有一定的剂量和作用时间（反复接触）。致癌物的化学结构直接影响其致癌作用的大小和作用机制。

2. 宿主因素 宿主的物种，品系和器官特异性、年龄、性别和内分泌平衡、饮食与营养等因素均影响化学致癌作用。

3. 肿瘤遗传易感性 指具有某些遗传缺陷或某种基因多态性变异型的个体容易发生肿瘤的特性。

4. 联合作用 致癌作用可呈现增强和抑制作用，分为①共致癌作用或协同致癌作用；②抗致癌作用或致癌抑制作用；③辅致癌作用或助致癌作用。

（六）外源化学物致癌性评价

1. 化学致癌物筛查方法 目前化学致癌物筛查的主要方法包括：定量构效关系分析、遗传毒性试验、细胞恶性转化试验、哺乳动物致癌试验、促癌剂的检测、转基因或基因敲除动物在致癌物筛查中的应用、人群肿瘤流行病学研究。

2. 确定人类致癌物主要根据 ①流行病学调查结果能够重复；②有剂量-反应关系；③有动物致癌实验阳性结果支持。

三、汉英名词对照

化学致癌 chemical carcinogenesis
化学致癌物 chemical carcinogen
直接致癌物 direct carcinogen
间接致癌物 indirect carcinogen
前致癌物 procarcinogen
近致癌物 proximate carcinogen
终致癌物 ultimate carcinogen
确认致癌物 proved carcinogen
可疑致癌物 suspected carcinogen
DNA 加合物 DNA-adduct
引发细胞 initiated cell
引发剂 initiator
促长剂（促癌剂） promotor
癌基因 oncogene
抑癌基因 anti-oncogene
原癌基因 protooncogene
协同致癌作用 syn-carcinogenesis
抗致癌作用 anticarconigenesis
辅致癌作用 co-carcinogenesis

四、复习思考题

（一）名词解释

1. chemical carcinogen 2. DNA-adduct
3. 间接致癌物 4. 促癌剂
5. 癌基因 6. 抑癌基因
7. 肿瘤遗传易感性 8. 抗致癌作用
9. 转基因动物 10. 亲电子剂

（二）A1 型选择题

1. 根据我国卫生和计划生育委员会网站 2012 年公布数据显示我国城乡居民的首要死因是（　　）
A. 心血管疾病 B. 消化道疾病 C. 恶性肿瘤
D. 神经系统疾病 E. 以上都不是

2. 人类肿瘤与环境因素密切相关，其中最主要的致癌因素是（　　）
A. 机体内部产生的物质 B. 化学因素致癌
C. 物理因素致癌 D. 生物因素致癌
E. 金属物质

3. 有关 IARC 动物致癌证据是否充分，描述错误的是（　　）
A. 在多品系或多物种的动物试验中，用不同的染毒途径均观察到肿瘤发生率的升高，并有剂量-反应关系，才可判断为致癌性证据充分
B. 在动物诱癌试验中，只在单一品系或物种，或单一试验中获得阳性结果，也可判断为致癌性证据充分
C. 由于试验设计因素或某些重要因素的限制，现有的试验结果无法明确化学物与致癌作用的关系，判断为致癌性证据不足
D. 在多物种或多品系的动物诱癌试验中获得的结果都是阴性，判断为致癌性证据阴性
E. 目前还有些化学物尚无相关的动物致癌研究数据

4. 关于人类致癌物描述正确的是（　　）
A. 人类致癌资料（流行病学调查和病例报告）和实验动物致癌性证据充分
B. 对人类致癌性证据有限，对实验动物致癌性证据充分
C. 对人类致癌性证据有限，对实验动物致癌性证据并不充分
D. 对人类致癌性证据不足，对实验动物致癌性证据充分
E. 现有的证据不能对人类致癌性进行分类

5. 人类致癌物黄曲霉素的作用靶器官是（　　）
A. 皮肤系统 B. 血液系统 C. 肝（肺）
D. 淋巴系统 E. 乳腺

6. 不需要代谢活化即具有亲电子活性，能与包括 DNA 等大分子物质在内的亲核基团共价结合形成加

合物的致癌化学物属于（　　）

A. 直接致癌物　B. 间接致癌物　C. 促癌剂

D. 未确定作用模式致癌物　E. 以上都不是

7. 化学致癌多阶段过程通常包括（　　）

A. 化学致癌物的代谢与活化

B. DNA 加合物的生成　C. 表观遗传学改变

D. 引发阶段、促长阶段和进展阶段

E. 以上都不是

8. 有关化学致癌物的代谢与活化描述错误的是（　　）

A. 大多数环境中的化学致癌物进入体内，必须在经过生物转化，形成具有致癌活性的终致癌物后才能发挥损伤效应，使细胞发生恶性转化

B. 致癌物在体内转化的过程称为致癌物的代谢活化，这是化学致癌作用的第一步

C. 致癌物的代谢活化常具有种属或组织特异性

D. 致癌物的代谢活化可在多种组织、器官中进行，以胃为主

E. 代谢以氧化过程为主，所形成的终致癌物具有亲电子性

9. 化学致癌物与 DNA 形成加合物后对基因产生的影响主要有（　　）

A. 激活癌基因　B. 灭活抑癌基因　C. 基因突变

D. 引起表观遗传的改变，从而可能影响到肿瘤调控因子的表达

E. 以上都对

10. 关于非遗传毒性致癌物的叙述，不正确的是（　　）

A. 不具有 DNA 反应活性

B. 在大多数遗传毒理学试验中为非致突变物

C. 经代谢活化可形成亲电子剂

D. 一般具有可检测的阈剂量

E. 作用一般是可逆的，需长期染毒

11. 根据实验研究资料估计，诱发人类肿瘤主要与（　　）

A. 病毒因素有关　B. 放射性因素有关

C. 化学因素有关　D. 物理因素有关

E. 遗传因素有关

12. 动物长期致癌试验中，对诱发肝癌敏感的动物是（　　）

A. 小鼠　B. 家兔　C. 豚鼠　D. 大鼠　E. 猫

13. 体细胞转变为癌细胞需要（　　）

A. 癌基因和肿瘤抑制基因的活化

B. 癌基因和肿瘤抑制基因的灭活

C. 癌基因的活化和肿瘤抑制基因的灭活

D. 癌基因的灭活和肿瘤抑制基因的活化

E. 癌基因的活化和 DNA 修复基因的活化

14. 在致癌物筛检时，Ames 试验结果阳性提示该受试物可能是（　　）

A. 引起染色体损伤的致癌物

B. 引起染色体数目改变的致癌物

C. 引起基因突变的致癌物

D. 非遗传毒性致癌物　E. 非遗传毒性非致癌物

15. 致突变试验用于观察化学物致癌的作用不包括（　　）

A. 主要是对致癌物的筛选

B. 可检出非遗传毒性致癌物

C. 需选择一组试验来进行

D. Ames 试验是应用筛检致癌物广泛和最敏感的致突变试验

E. 组合试验中阳性结果越多，受试物致癌的可能性就越大

16. 下列哪组致癌物为非遗传毒性致癌物（　　）

A. 免疫抑制剂、无机致癌物、促癌剂

B. 免疫抑制剂、过氧化物酶体增生剂、促癌剂

C. 直接致癌物、过氧化物酶体增生剂、细胞毒物

D. 激素、固态物质、无机致癌物

E. 促癌剂、前致癌物、细胞毒物

17. 大多数化学致癌物在化学结构上最主要的特点是（　　）

A. 亲核的活性代谢产物

B. 亲电子的活性代谢产物

C. 自由基形式的代谢产物

D. 环氧化物　E. 含亲水集团的物质

18. 哺乳动物长期致癌试验的叙述，不正确的是（　　）

A. 常用大鼠和小鼠

B. 实验期限大鼠为 2 年，小鼠为 1.5 年

C. 常设 3 个剂量组和 1 个阴性对照组，高剂量组剂量应为最大耐受剂量（MTD）

D. 每组雌雄各 10 只动物

E. 结果观察主要指标是肿瘤发生的数量和性质

（三）A2 型选择题

19. 流行病学资料发现 1895～1940 年期间德国、美国、日本等多国染料化工业出现了职业性膀胱癌，认为联苯胺可能对职业人群具有致癌性；而在狗、小鼠和大鼠模型发现了联苯胺致膀胱癌的现象。以上资料说明联苯胺是（　　）

A. 人类致癌物　B. 人类可能致癌物

C. 人类可疑致癌物　D. 直接致癌物

E. 对人类可能是非致癌物

20. 某研究发现，小鼠皮肤多次涂抹含有多环芳烃类的煤焦油能诱发乳头状瘤。如果在涂抹煤焦油后加用佛波醇脂（TPA）则致瘤作用明显增强，但单独给予

TPA 无肿瘤发生。这个试验中多环芳烃和 TPA 分别扮演着______角色（　　）

A. 启动剂和进展剂　　B. 引发剂和促长剂

C. 促长剂和促癌剂　　D. 原癌基因和抑癌基因

E. 完全致癌物和促癌剂

21. 某化学物动物试验致癌证据充分，人类致癌证据有限，应归类（　　）

A. 人类致癌物　　B. 很可能是人类致癌物

C. 有可能是人类致癌物　　D. 未分类

E. 非致癌物

22. 协同致癌作用机制包括（　　）

A. 抑制 DNA 修复

B. 选择性增强 DNA 受损细胞的增殖

C. 活化作用酶系统活力发生改变

D. 上述 A、B 正确　　E. 上述 A、C 正确

（四）A3/A4 型选择题

（23～25 题共用题干）

研究发现环境致癌物苯并（a）芘进入机体内会经细胞微粒体中的混合功能氧化酶激活而转化为数十种代谢产物，而产物 7, 8-二羟-9, 10-环氧苯并芘化学活性最高，可与细胞大分子 DNA 形成加合物，可能使细胞发生癌变。

23. 环境致癌物苯并（a）芘是（　　）

A. 直接致癌物　　B. 间接致癌物

C. 促癌剂　　D. 未确定致癌模式

E. 免疫抑制剂

24. 苯并（a）芘代谢产物 7, 8-二羟-9, 10-环氧苯并芘是（　　）

A. 前致癌物　　B. 间接致癌物　　C. 近致癌物

D. 终致癌物　　E. 免疫抑制剂

25. 关于苯并（a）芘致癌过程描述错误的是（　　）

A. 苯并（a）芘在机体内的代谢活化是其发挥致癌作用的第一步

B. 7, 8-二羟-9, 10-环氧苯并芘具有亲电子特性容易与生物大分子结合

C. 7, 8-二羟-9, 10-环氧苯并芘与 DNA 形成加合物可能会导致 DNA 结构改变和表观遗传学改变

D. 苯并芘代谢产物与 DNA 形成加合物，可能造成 DNA 损伤，如果 DNA 不能修复或修而不复，细胞就可能发生癌变

E. 苯并芘具有亲电子特性，也可以与生物大分子直接结合发挥毒性作用

（26～28 题共用题干）

20 世纪 60 年代科学家用多环芳烃化合物（PAHs）开展了一系列小鼠皮肤致癌实验，实验的总过程为 15～70 周：①单独给予小剂量的 PAHs，没有肿瘤发生；②先给予小剂量 PAHs 后，每周两次再辅以巴豆油，结果产生了肿瘤；③先给予巴豆油后给予小剂量 PAHs，结果无肿瘤发生；④单给予巴豆油，结果没有产生肿瘤。

26. 多环芳烃化合物（PAHs）是（　　）

A. 直接致癌作用　　B. 引发作用　　C. 促癌作用

D. 未确定致癌模式　E. 免疫抑制剂

27. 巴豆油在 PAHs 致癌过程中的作用（　　）

A. 直接致癌作用　　B. 引发作用　　C. 促癌作用

D. 未确定致癌模式　E. 免疫抑制剂

28. 关于化学致癌过程描述正确的是（　　）

A. 促癌剂单独作用一般不会引起肿瘤

B. 引发剂与促癌剂的作用先后次序对肿瘤的发生并不是非常重要的

C. 只有促癌剂的慢性作用而没有引发剂的作用也会引起肿瘤

D. 致癌过程一般严格按引发、促长和进展三阶段进行

E. 促长作用与引发作用一样都是产生不可逆的改变

（29～31 题共用题干）

流行病学调查结果表明某化合物与人类膀胱癌的发生具有高度相关性，但用大鼠进行长期动物致癌试验结果为阴性。

29. 造成这种结果最可能的原因是（　　）

A. 饮食与营养差异　　B. 内分泌平衡的差异

C. 年龄差异　D. 代谢转化的差异　E. 物种差异

30. 若该化合物在 Ames 试验和微核试验呈阳性结果，则该化合物可能为（　　）

A. 遗传毒性致癌物　　B. 表观遗传变异

C. 免疫监视　D. 免疫编辑　E. 内分泌失调

31. 为进一步确认该化合物的致癌性，最好的方案是（　　）

A. 进行构效关系分析　　B. 采用致突变筛检实验

C. 采用其他哺乳动物的短期致癌试验

D. 进行其他哺乳动物的长期致癌实验

E. 进行恶性转化实验

（32、33 题共用题干）

化学物质的致癌机制复杂，影响因素很多，对动物致癌的化学物不一定也对人类致癌。

32. 要确定化合物质动物的致癌性，最有价值的是（　　）

A. 肿瘤流行病学调查　　B. 致突变筛检实验

C. 哺乳动物长期致癌试验　　D. 恶性转化实验

E. 哺乳动物短期致癌实验

33. 要确定化合物质人类的致癌性，最有价值的是（　　）

A. 肿瘤流行病学调查　　B. 致突变筛检实验

C. 哺乳动物长期致癌试验　　D. 恶性转化实验

E. 哺乳动物短期致癌实验

（五）B1 型选择题

（34～37 题共用备选答案）
A. 化学致癌物　B. 直接致癌物　C. 间接致癌物
D. 人类可疑致癌物　E. 人类致癌物
34. 苯并（a）芘、2-萘胺等具有引起或诱导正常细胞发生恶性转化并发展成为肿瘤过程作用，这类化学物质称为（　　）
35. 黄曲霉素、苯和发射等人类致癌资料（流行病学调查和病例报告）和实验动物致癌证据都充分的外源物质称为（　　）
36. 如多环或杂环芳烃本身并不直接致癌，必须在体内经代谢转化形成的代谢产物才具有致癌作用，这类致癌物属于（　　）
37. 金属镍、铬、钛、镉、砷等通过选择性改变 DNA 发生致癌作用，这类致癌金属属于（　　）
（38～41 题共用备选答案）
A. 引发阶段　B. 促长阶段　C. 进展阶段
D. 致癌物的代谢活化　E. 助癌物
38. 化学致癌物芳香胺类，通过细胞色素 P450 酶催化反应生成的活性中间体 *N*-羟化-芳香胺，这个反应过程是（　　）
39. 研究发现在皮肤致癌试验中，先在小白鼠与兔的皮肤上涂抹苯并（a）芘几次后，再用巴豆油涂抹，则肿瘤的出现明显加快，提示巴豆油参与的是（　　）
40. 苯并（a）芘在机体内的代谢产物 7, 8-二羟-9, 10-环氧苯并芘与 DNA 形成加合物可能会导致 DNA 结构改变，在致癌过程中属于（　　）
41. 乙醇、二氧化硫等对肿瘤的发生，本身不具有引发作用，也不具有促进作用，但对全部致癌过程有促进引发作用和增强促进作用，故可称为（　　）
（42～44 题共用备选答案）
A. 哺乳动物长期致癌实验
B. 致突变试验，恶性转化变试验
C. 哺乳动物短期致癌实验　D. 构效关系分析
E. 流行病学调查
42. 用于确证人类致癌物的研究方法是（　　）
43. 用于确证哺乳动物致癌物试验是（　　）
44. 用于筛检致癌物的试验是（　　）
（45～47 题共用备选答案）
A. 辅助致癌作用　B. 协同致癌作用
C. 抗致癌作用　D. 协同致癌作用和辅助致癌作用
E. 抗致癌作用和辅助致癌作用
45. 单独接触石棉可使肺癌危险度增高 5 倍，单独吸烟增高 11 倍，但吸烟者接触石棉则增高 55 倍，此石棉和吸烟对于诱发肺癌属于（　　）
46. 多环芳烃经部分羟化后失去致癌活性，在与原先完整的芳烃结构物质同时存在时，将抑制后者的致癌性，此作用属于（　　）
47. 二氧化硫、乙醇、儿茶酚、芘及十二烷等物质可增强致癌物的吸收、或增强遗传性致癌物的代谢活化或使其解毒减弱、或抑制 DNA 修复、或选择性增强 DNA 受损细胞的增殖等，此类作用属于（　　）

（六）X 型选择题

48. 属于化学致癌物的是（　　）
A. 苯并（a）芘　B. 黄曲霉素　C. 苯
D. 镉　E. 放射
49. 属于未确定作用模式的致癌物是（　　）
A. 激素　B. 促长剂　C. 过氧化物酶体增生剂
D. 固态物质　E. 免疫抑制剂
50. 基因毒致癌物的特点（　　）
A. 由化学致癌到 DNA 加合物并最终导致 DNA 突变这一过程，主要由致癌物靶向核苷酸序列、宿主细胞以及选择性的 DNA 修复过程决定
B. 基因毒致癌物与 DNA 的相互作用有一定的选择性，不同的物质可选择作用嘌呤或嘧啶
C. 烷化剂和芳基烷化剂可以将简单的烷基或复杂的芳基转移到 DNA 特定位点
D. 通过表观遗传学改变发挥毒性作用
E. 如 *N*-亚硝基化合物、脂肪族环氧化物、黄曲霉素类、多环芳烃类和其他矿物质和植物的燃烧产物都属于基因毒致癌物
51. 促癌剂的作用规律（　　）
A. 引发剂作用之后，促癌剂的慢性作用将引起肿瘤
B. 只有促癌剂的慢性作用而没有引发剂的作用也不会引起肿瘤
C. 引发剂与促癌剂的作用先后次序十分重要，引发必须发生在促长之前
D. 引发剂单独作用一般不会引起肿瘤
E. 引发产生的是不可逆的改变，促长在早期阶段的改变是可逆
52. 化学致癌多阶段过程一般包括（　　）
A. 引发阶段　B. 促长阶段　C. 进展阶段
D. 致癌物的代谢解毒　E. DNA 加合物的形成
53. 下列属于非突变致癌机制的是（　　）
A. 表观遗传变异　B. 细胞异常增生
C. 免疫抑制　D. 内分泌激素失衡
E. 过氧化物酶体增殖剂激活受体
54. 体细胞突变机制的理论基础（　　）
A. 多数肿瘤是一种体细胞遗传病
B. 肿瘤的形成均与许多癌基因突变激活有不同程度的关联
C. 肿瘤的形成均与抑癌基因突变失活有不同程度的关联
D. 终致癌物　E. 前致癌物

55. 化学致癌过程中，易受下列哪些因素影响(　　)
A. 年龄与性别　B. 联合作用　C. 化学致癌因素
D. 饮食与营养　E. 遗传易感性

（七）判断题

1. 致癌物根据性质可分为化学性致癌物、物理性致癌物和生物性致癌物，而其中主要是化学致癌物。(　　)
2. 实验动物致癌资料证据充分，可说明某化学物是人类致癌物。(　　)
3. 大多数化学致癌物不需要代谢活化即具有活性作用。(　　)
4. 间接致癌物在代谢活化前也称为前致癌物，在活化过程中接近终致癌物的中间产物称为近致癌物，近致癌物进一步代谢活化生成的产物称终致癌物。(　　)
5. 促癌剂单独作用时并不致癌，却可促进引发的突变细胞克隆扩增，促进肿瘤的发展，也可促进“自发性”转化细胞发展成癌，所以认为促癌作用是致癌作用的必要条件。(　　)
6. 有些化学致癌物同时具有引发、促长和进展作用，称为完全致癌物。(　　)
7. 肿瘤的形成与致癌物的性质、接触剂量和时间无关。(　　)
8. 在正常情况下，细胞内的癌基因是以非激活的状态存在，被称为原癌基因，它们对细胞无害且具有重要的生物功能。(　　)
9. 与传统的致癌实验相比，目前转基因动物和基因敲除动物的诱癌试验具有省时、省力、省经费、提高检测敏感性、有标准的实验方案等优势，将在毒理学安全评价中有良好的应用前景。(　　)
10. 化学致癌物双区理论认为致癌的必要条件是致癌物在代谢过程中产生一个亲电反应活性中心，以利于 DNA 互补碱基对的横向交联而导致难以修复的互补译码变异。(　　)
11. 目前公认的致癌因素多种多样，如典型环境遗传毒性物质 B（a）P，一方面可形成 DNA 加合物，即 B（a）P 的遗传致癌途径。另一方面可诱发生物体的氧化应激，即 B（a）P 的非遗传致癌途径。(　　)
12. 细胞异常增生是细胞发生癌变的一种非突变致癌机制。(　　)

（八）简答题

1. 国际癌症研究所 IARC 将致癌物分为哪几类?
2. 简述化学致癌物或及代谢产物与 DNA 形成的加合物对基因的影响。
3. 简述化学致癌物的代谢与活化的特点?
4. 简述化学致癌分子机制学说及主要学说的理论基础是什么?
5. 非突变致癌机制包括哪些内容?
6. 化学致癌过程主要受哪些因素影响?
7. 外源性化学物致癌性评价的方法有哪些?

（九）论述题

1. 试述化学致癌三阶段及各阶段的特点。
2. 试述哺乳动物长期致癌试验的要点及注意事项。

（十）案例分析题

近年来，厦门、大连、广东茂名等地频发 PX 项目事件……市民反对当地上马 PX 项目，担心是 PX 作为化工原料，在当地设厂生产，可能会影响居民的健康。民众和媒体的关注和质疑的焦点就是 PX 到底是否有强的致癌性。对于 PX，也就是对二甲苯，国际上存在争议。一方观点认为，PX 有毒，是一种危险化学品，对胎儿有极高致畸形率，其蒸气与空气能形成爆炸性混合物。另一方认为，PX 属低毒物质，是缺乏对人体致癌性证据的物质。

问题：

（1）如评价化学物（如 PX）人体致癌性的证据有哪些?

（2）国际肿瘤研究所提出的致癌性证据充分的条件有哪些?

（3）要判断一化合物（如 PX）是否具有致癌性，如何设计评价试验?

五、复习思考题参考答案与解析

（一）名词解释（略）

（二）A1 型选择题

1. 答案：C　[解析]我国卫生和计划生育委员会网站 2012 年公布数据显示：恶性肿瘤为我国城乡居民的首要死因。
2. 答案：B　[解析]致癌物根据性质可分为化学性致癌物、物理性致癌物和生物性致癌物，其中主要是化学致癌物。
3. 答案：B　[解析]IARC 规定，只在单一品系或物种，或单一试验中获得阳性结果，资料有限，致癌性证据有限。
4. 答案：A　[解析]目前，IARC 将人类致癌资料（流行病学调查和病例报告）和实验动物致癌性资料证据都充分的致癌物归为第 1 组，人类致癌物。
5. 答案：C　[解析]人类致癌物黄曲霉素的作用靶器官是肝（肺）。
6. 答案：A　[解析]不需要代谢活化即具有亲电子活性，能与包括 DNA 等大分子物质在内的亲核基团共价结合形成加合物的致癌化学物属于直接致癌物。
7. 答案：D　[解析]化学致癌多阶段过程通常包括引

发阶段、促长阶段和进展阶段。

8. 答案：D　[解析]致癌物的代谢活化可在多种组织、器官中进行，以肝为主。

9. 答案：E　[解析]化学致癌物与 DNA 形成加合物后对基因产生的影响主要有：激活癌基因、灭活抑癌基因、基因突变、引起表观遗传的改变，从而可能影响到肿瘤调控因子的表达。

10. 答案：C　[解析]一般亲电子剂都会与核酸（DNA）发生反应，而非遗传毒性致癌物其本身不是通过影响遗传物质发挥作用，因此这些物质不会与 DNA 发生作用，也不引起突变和 DNA 损伤。

11. 答案：C　[解析]化学因素是人类肿瘤的主要病因，在环境因素引起的肿瘤中，其中 80%以上为化学因素所致。

12. 答案：D　[解析]大鼠对诱发肝癌敏感。

13. 答案：C　[解析]癌基因活化，有助于细胞的恶性转化；肿瘤抑制基因灭活则可以促进细胞的恶性转化。

14. 答案：C　[解析]Ames 试验检测的遗传学终点是基因突变。致突变试验阳性可预测受试物是遗传毒性致癌物。

15. 答案：B　[解析]致突变试验是进行致癌物筛检常用的方法之一，无法检出非遗传毒性致癌物。

16. 答案：B　[解析]非遗传毒性致癌物包括：①细胞毒性致癌物；②固态致癌物；③激素调控剂；④免疫抑制剂；⑤助致癌物；⑥促长剂（促癌剂）；⑦过氧化物酶体增殖剂。

17. 答案：B　[解析]大多数化学致癌物是亲电子剂。

18. 答案：D　[解析]哺乳动物长期致癌试验是目前公认的确证动物致癌物的经典方法。在实验动物和数量方面有严格数量要求，动物分组应设 1 个对照组，3 个剂量组。动物数量指的是有效动物数，应保证在实验结束时，每组最少有雌雄各 50 只动物。

（三）A2 型选择题

19. 答案：A　[解析]IARC 将人类致癌资料（流行病学调查和病例报告）和实验动物致癌性资料证据都充分的致癌物归为第 1 组，人类致癌物。

20. 答案：B　[解析]试验中多环芳烃和 TPA 分别扮演着引发剂和促长剂的角色。

21. 答案：B　[解析]IARC 将对人类致癌性证据有限，对试验动物致癌性证据充分的化学物归为可疑致癌物。

22. 答案：D　[解析]协同致癌作用机理包括抑制 DNA 修复和选择性增强 DNA 受损细胞的增殖。

（四）A3/A4 型选择题

23～25 题的答案：23. B　24. D　25. E　[解析]环境致癌物苯并（a）芘进入机体并不能直接发挥致癌作用，需要经过经代谢活化为数十种代谢产物，是间接致癌物。而苯并（a）芘代谢产物 7, 8-二羟-9, 10-环氧苯并芘化学活性最高，可与细胞大分子 DNA 形成加合物，可能使细胞发生癌变，被认为是终致癌物。

26～28 题的答案：26. B　27. C　28. A　[解析]该案例中 PAHs 属于引发剂，巴豆油是促癌剂。

29～31 题的答案：29. E　30. A　31. D　[解析]影响化学致癌作用的因素很多，其中物种和品系的差异，会影响癌症发生的结果不同。Ames 试验和微核试验属于致突变筛检试验，筛检阳性的受试物可能是具有遗传毒性的致癌物。

32～33 题的答案：32. C　33. A　[解析]哺乳动物长期致癌试验又称哺乳动物终生试验，是目前公认的确证动物致癌物的经典方法。肿瘤流行病学调查是确定人类致癌物的唯一手段。

（五）B1 型选择题

34～37 题的答案：34. A　35. E　36. C　37. B　[解析]苯并（a）芘、2—萘胺等具有引起或诱导正常细胞发生恶性转化并发展成为肿瘤过程作用，这类化学物质称为化学致癌物，根据 IARC 分类原则，人类致癌资料和实验动物致癌证据都充分的外源物质称为人类致癌物。大多数化学致癌物必须在体内经代谢转化形成的代谢产物才具有致癌作用，这类致癌物属于间接致癌物。而金属镍、铬等通过选择性改变 DNA 发生致癌作用，这类致癌金属及其化合物属于直接致癌物。

38～41 题的答案：38. D　39. B　40. A　41. E　[解析]化学致癌物芳香胺类，通过细胞色素 P450 酶催化反应生成的活性中间体 *N*-羟化-芳香胺，这个反应过程是致癌物的代谢和活化。巴豆油的参与加快了肿瘤的出现，是促癌剂。而机体内的代谢产物与 DNA 形成加合物可能会导致 DNA 结构改变，参与的是引发过程。乙醇、二氧化硫等对全部致癌过程有促进引发作用和增强促进作用，故可称为助癌剂。

42～44 题的答案：42. E　43. A　44. B　[解析]肿瘤流行病学调查是确定人类致癌物的唯一手段。要判别外源化学物是否为人类致癌物，哺乳动物长期致癌试验是确定动物致癌物的基本方法。致突变试验，恶性转化变试验可用于筛检致癌物。

45～47 题的答案：45. B　46. C　47. A　[解析]两种致癌物同时作用或先后作用时会显著增强诱发肿瘤的作用，是协同致癌作用，如石棉和吸烟诱发肺癌的作用。抗致癌作用指非致癌物和致癌物共同存在可导致致癌作用减弱。如多环芳烃经部分羟化后失去致癌活性，在与原先完整的芳烃结构物质同时存在时，将抑制后者的致癌性。辅致癌作用是指辅致癌剂（助癌剂）在接触致癌物之前或同时接触的情况下增强整个致癌过程。

（六）X 型选择题

48. 答案：ABCD [解析]放射属于物理致癌因素。

49. 答案：ACDE [解析]未确定作用模式的致癌物主要包括：激素、免疫抑制剂、固态物质、过氧化物酶体增生剂和细胞毒物。

50. 答案：ABCE [解析]能与基因物质作用的致癌物称为基因毒致癌物，包括 *N*-亚硝基化合物、脂肪族环氧化物、黄曲霉素类、多环芳烃类和其他矿物质和植物的燃烧产物，常有 ABC 选项所描述特点。D 为表观遗传毒性作用特点。

51. 答案：ABCDE [解析]促癌剂作用细胞会发生多种生物改变，关于促癌剂一些共同的作用规律 ABCDE 描述都正确。

52. 答案：ABC [解析]化学致癌多阶段过程一般包括引发阶段、促癌阶段和进展阶段。

53. 答案：ABCDE [解析]非突变致癌机制包括表观遗传变异、细胞异常增生、免疫抑制、内分泌激素失衡、过氧化物酶体增殖剂激活受体。

54. 答案：ABC [解析]目前认为多数肿瘤是一种体细胞遗传病；外源化学致癌因素引起细胞基因的改变或外来基因整合到细胞基因中，从而导致癌变，这也是体细胞突变学说的理论基础。

55. 答案：ABCDE [解析]化学致癌作用的影响因素包括化学致癌因素，宿主因素（年龄与性别、饮食与营养、物种及品系和器官特异性等），肿瘤遗传易感性及联合作用。

（七）判断题

1. 答案：T [解析]致癌物根据性质可分为化学、物理和生物致癌物，而其中主要是化学致癌物。

2. 答案：F [解析]实验动物致癌资料证据充分，不能说明某化学物是人类致癌物。

3. 答案：F [解析]大多数化学致癌物需要代谢活化才具有活性。

4. 答案：T [解析]间接致癌物在代谢活化前也称为前致癌物，在活化过程中接近终致癌物的中间产物称为近致癌物，再进一步代谢活化生成的产物称终致癌物。

5. 答案：T [解析]促癌剂单独作用时并不致癌，却可促进引发的突变细胞克隆扩增，认为促癌作用是致癌作用的必要条件。

6. 答案：T [解析]有些化学致癌物同时具有引发、促长和进展的作用，称为完全致癌物。

7. 答案：F [解析]肿瘤的形成与致癌物的性质、接触剂量和时间有关。

8. 答案：T [解析]原癌基因是存在于正常细胞中未被激活的癌基因，原癌基因被激活后才能转变为癌基因。

9. 答案：F [解析]目前转基因动物和基因敲除动物的诱癌试验缺乏一套完善的标准评价体系，还不能大面积的推广使用。

10. 答案：F [解析]化学致癌物双区理论认为致癌的必要条件是致癌物在代谢过程中产生两个亲电反应活性中心而非一个。

11. 答案：T [解析]环境遗传毒性物质 B（a）P，既有遗传致癌途径又有非遗传致癌途径。

12. 答案：T [解析]细胞异常增生是细胞发生癌变的一种非突变致癌机制。

（八）简答题

1. 答案要点：IARC 根据对人类和对实验动物致癌性资料以及实验系统和人类其他有关的资料（包括癌前病变、肿瘤病理学、遗传毒性、结构-活性关系、代谢和动力学、理化参数及同类的生物因子）进行综合评价，将各种致癌因素分为下列 4 组：①第 1 组，人类致癌物；②第 2 组，分为 2A 组（人类可能致癌物）和 2B 组（人类可疑致癌物）；③现有的证据不能对人类致癌性进行分类；④对人类可能是非致癌物。

2. 答案要点：化学致癌物或及代谢产物与 DNA 形成的加合物对基因的影响主要有：①改变 DNA 化学结构，DNA 加合物可导致基因突变、激活癌基因和灭活抑癌基因。②引起表观遗传的改变，从而可能影响到肿瘤调控因子的表达。

3. 答案要点：化学致癌物的代谢有如下的一些特点：代谢以氧化过程为主，所形成的终致癌物具有亲电子性，能与 DNA 结合造成 DNA 的损伤，引起突变，诱发肿瘤。

4. 答案要点：在化学致癌机制研究中形成了多种学说，如体细胞突变学说、癌基因学说、癌变多阶段学说、亲电子学说、表观遗传机制学说等。传统上将致癌过程中致癌因素对于 DNA 所引起的一系列启动作用列为遗传机制，而对于 DNA 以外的靶所起的作用称为非遗传或非突变致癌机制。

5. 答案要点：目前研究的非突变致癌机制主要包括表观遗传学说、细胞异常增生、免疫抑制、肿瘤免疫监视、内分泌激素失衡、干细胞理论等内容。

6. 答案要点：影响化学致癌作用的因素主要包括①化学致癌因素；②宿主因素；③遗传易感性；④致癌物的联合作用。

7. 答案要点：①构效关系分析；②致突变筛检试验；③恶性转化试验；④哺乳动物短期致癌试验；⑤哺乳动物长期致癌试验；⑥促癌剂的检测；⑦转基因动物模型应用；⑧肿瘤流行病学调查。

（九）论述题

1. 答案要点：肿瘤的发生是一个多阶段的复杂过程，

至少可分为以下三个阶段：①引发阶段是化学致癌过程的第一阶段。在此阶段中，细胞在各种致癌物作用下，发生基因突变或表观遗传变异，导致单个细胞或少量细胞发生永久性的、不可逆的遗传性改变；②促长阶段，机体在引发阶段后在一种或多种促癌物质的不断作用下，表型发生了改变，获得了恶性肿瘤细胞的各种性状表达的过程称为促长阶段；③进展阶段，引发和促长两个阶段所引起的良性肿瘤并不是致死性的，良性肿瘤需要通过进一步演变才能转变为恶性肿瘤。

2. 答案要点：哺乳动物长期致癌试验在动物选择、数量及实验期限等方面都有严格的要求：①实验动物和数量，通常是啮齿类的大鼠和小鼠。动物分组应设 1 个对照组，3 个剂量组。应保证在实验结束时，每组最少有雌雄各 50 只动物；②染毒方式，取决于受试物的理化性质和人的主要接触方式。通常可通过膳食、饮水或灌胃、皮肤涂抹或吸入方式给予；③染毒剂量方面，一般使用低中高三个染毒剂量，最高染毒剂量采用最大耐受剂量（MTD），另设一个低剂量一般为 0.5 倍 MTD；④实验期限方面，原则上染毒期覆盖整个寿命期的大部分。一般情况下小鼠至少 1.5 年，大鼠 2 年，可能时分别延长至 2 年和 2.5 年。染毒时间通常是从断乳开始，直至实验结束反复多次染毒；⑤结果观察、分析和评定方面，实验过程中要密切观察动物，及时发现濒死动物并进行病理学解剖。

（十）案例分析题

答案要点：（1）确定人类致癌物主要根据是：①流行病学调查结果能够重复；②有剂量-反应关系；③有动物致癌实验阳性结果支持。

（2）IARC 提出的致癌性证据充分的条件，即确定了受试物与肿瘤发生率的增加有因果关系，要求在多种或多品系动物实验中，或在几个不同实验中，同时满足以下条件：①见于两种或两种以上种系动物；②一种种属但经过两次或多次独立的实验；③一种种属一种实验，但恶性肿瘤发生率、出现肿瘤部位、肿瘤类型或出现肿瘤的年龄提前等各方面极为明显突出，才能确定为动物致癌物。

（3）在评价一种化学物质的致癌性时，需要进行定性（评价化学物能否致癌）和定量（进行剂量反应关系分析）分析以便进行合理的评价，由此选择致癌试验方法，即构效关系分析、致突变筛检试验、恶性转化试验、哺乳动物短期致癌试验、哺乳动物长期致癌试验、促癌剂的检测、转基因动物模型应用及肿瘤流行病学调查。致癌性评定的工作极其复杂，需要设计严密的人群流行病调查以判定对人的致癌性；动物试验只有长期终生试验才被公认为确切证据。这些调查和试验都不容易进行，因此先进行致突变试验，可对受试物的致癌性进行初步推测。对非遗传毒性致癌物则需要进行体外恶性转化试验和短期动物致癌试验。

（杨　萍　杨惠芳　蒋义国）

第十章　发育毒性与致畸作用

一、学习目的要求

（一）学习目标

1. 掌握　发育毒性与致畸作用的基本概念、生物体发育各阶段发育毒性的特点。

2. 熟悉　致畸作用的基本机制、发育毒性的剂量反应模式、动物发育毒性试验的设计要点及评价内容。

3. 了解　发育毒性研究的发展历史与发展动态、母体毒性与发育毒性的关系、父源性发育毒性、发育毒性的流行病学研究和替代试验。

（二）重点与难点

1. 外源化学物发育毒性和致畸作用的类型和检测方法。

2. 致畸作用的机制。

二、学习笔记

（一）发育毒性

发育毒性指出生前后接触有害因素而引起的在子代性成熟之前出现的任何对发育有害的表现。能造成发育毒性的物质称为发育毒物。发育毒性的主要表现为：①生长异常；②致畸作用；③功能缺陷；④致死作用。

（二）胚体与胎体毒性

①胚体毒性通常指孕体着床前直到器官形成结束的期间内接触外源化学物造成的毒性。②胎体毒性指器官形成期结束后接触外源化学物引发的毒性表现。③胚体与胎体毒性表现都包括死亡、功能缺陷、生长异常以及结构畸形等。在动物发育毒性试验中，通常不区分胎体与胚体，统称胚胎毒性。

（三）母体毒性与发育毒性

（1）母体毒性是指在一定剂量下，外源化学物对受孕母体产生的损害作用，具体表现包括体重减轻、生育机能减退等临床症状，甚至死亡。

（2）母体毒性与致畸作用的关系：①具有致畸作用，但无母体毒性出现：此种受试物致畸作用往往较强，如反应停。②出现致畸作用的同时也表现出母体毒性：此种受试物可能既对胚胎有特定的致畸机制，同时也对母体具有损害作用，但二者并无直接联系。另一种情况是不具有特定致畸作用机制，但可破坏母体正常生理稳态，以致对胚胎具有非特异性的影响，并造成畸形。③仅具有母体毒性，但不具有致畸作用　这类物质在妊娠期很容易引起警觉，造成实际危害的可能性相对较小。④在一定剂量下，既不出现母体毒性，也未见致畸作用。

（3）父源性发育毒性：一些外源化学物存在父源性发育毒性。父体的暴露可能导致胎儿生长发育异常、低出生体重儿、早产等，值得引起关注。

（四）各阶段发育毒性的特点

1. 着床前期　从受精时算起，到完成着床之前。外源化学物对此期胚体的发育毒性主要表现为胚泡致死作用，引起着床前丢失。此阶段对致畸一般不敏感。

2. 器官形成期　着床后孕体即进入器官形成期，直到硬腭闭合。在这一阶段，细胞分化、发育非常活跃，特别容易感受致畸物的作用而诱发器官结构的异常，即结构畸形，故又称为致畸敏感期或致畸作用危险期。在这一时期外源化学物表现出的发育毒性，以结构畸形最突出，也可有胚体死亡、生长异常。

发育中的胚体对致畸作用的敏感期虽然主要在器官发生期，但在此期间，不同器官还各有致畸敏感高峰期，即“靶窗”，因此在器官形成期不同时间给予同一致畸物会诱发不同器官畸形。但不同器官发育时间亦可能有交叉，同一天染毒可能引起多个器官受损。

3. 胎体期　器官形成结束后即进入胎体期，直到分娩。主要器官分化、发育过程基本结束，胎体对致畸敏感度降低。发育毒物对胎体期的毒性效应主要体现在功能缺陷、生长异常，需要出生后对子代仔细观察和测试。

4. 出生后的发育期　出生时，新生儿个体发育尚未结束，各方面的生理功能都需要进一步完善。新生儿和婴儿对外源化学物较为敏感。

（五）发育毒性的剂量-反应模式

（1）低剂量时，正常胎、生长异常和结构畸形同时存在，也可引起胚体致死。当剂量增加时，各种发育毒性作用增强，但增强程度并不一定成比例，往往胚胎致死作用和生长异常较结构畸形明显。在较高剂量时，可能出现全窝胚胎死亡。这一类型较常见。

（2）在远低于致死剂量下即可出现致畸（甚至全窝致畸）及生长异常，当剂量增加到远超过全窝畸形时才出现胚胎死亡，此剂量下常出现较明显的母体毒性。这种模式表示受试物有高度致畸作用，较少见。

（3）低剂量时出现生长异常，通常是生长迟缓，曲线较平缓，较大剂量才出现死亡，其曲线较陡，近乎于"全或无"，但并无畸形出现。这类化学物可被认为是有胚胎毒性的，但不是致畸性的。

（4）低剂量时引起一定类型的结构畸形，但给予更高的剂量并不出现同一类型畸形。

（六）发育毒性作用机制

1. 直接发育毒性

（1）基因突变和染色体畸变：导致 DNA 的结构和功能受损，造成胚胎正常发育障碍。目前研究认为多数致突变物可致畸。

（2）干扰细胞能量、物质代谢：由于胚胎组织增殖发育速度极快，在短时间内需要消耗大量能量，物质代谢极为活跃。当能量、物质代谢环节受阻，均可造成畸形。

（3）基因表达改变：基因表达异常将可能引起早期胚体发育异常，甚至死亡。

（4）正常细胞分化发育信号通路失常：有些化学物可以扰乱分化相关生长因子的细胞信号转导，干扰细胞增殖与分化。

（5）干扰细胞-细胞交互作用：化学物可以通过干扰细胞间的交互作用，引起信息传递等过程改变，例如阻碍发育过程中细胞与细胞和细胞与基质之间的相互作用，干扰了细胞之间的通信从而引起肢芽结构异常。

（6）细胞异常死亡：细胞死亡在正常的形态发生中扮演重要角色。发生过度的细胞死亡或凋亡，将改变组织结构形态的正常分化、发育。

2. 间接发育毒性 化学物在一定剂量情况下，母体正常的生理功能会受到破坏，引起贫血、毒血症、内分泌失衡、酸碱平衡紊乱、电解质失衡、子宫血流量改变、营养缺乏、器官功能改变、乳汁质量差等临床或亚临床表现，间接产生发育毒性。胎盘也可能是毒作用的靶标，引起胎盘功能、结构异常，如体积减小、血流量变小、物质转运能力改变以及代谢改变，当超过机体代偿能力时，造成局部组织缺氧、缺血、胎盘稳态受到破坏，也会影响胚体的正常发育，间接产生发育毒性。

（七）发育毒性和致畸作用试验与评价

1. 动物发育毒性试验 动物发育毒性试验方案主要有三段生殖毒性试验和一代或多代生殖毒性试验。三段生殖毒性试验各阶段试验名称主要来自给药的时间，试验设计的关键是各个生殖阶段之间不留时间间隔。

（1）生育力和早期胚胎发育毒性试验（一般生殖毒性试验）：又称为交配前和妊娠前期给药的生殖毒性试验，其目的是评价化学毒物对配子的发生和成熟、动物交配行为、生育力、胚体着床前和着床的影响。

实验动物首选大鼠。给药时间为雄性动物交配前 4 周开始至交配成功，雌性动物交配前 2 周开始至着床前。试验结果主要根据 F0 代毒性及 NOAEL、F1 代毒性及 NOAEL 以及各组受影响的窝数等进行综合评价。

（2）胚体-胎体毒性试验（致畸试验）：敏感期给药的生殖毒性试验，其目的是评价母体自胚泡着床到硬腭闭合期间接触受试物对妊娠雌体和胚体-胎体发育的影响。

一般选择两种动物，一种啮齿类动物和一种非啮齿类动物。首选大鼠和家兔。试验至少设 3 个剂量组、1 个阴性对照组和 1 个阳性对照组。给药时间为从着床到硬腭闭合，大鼠孕 6～15 天，家兔孕 6～18 天。自然分娩前 1～2 日将受孕动物处死。剖腹取出子宫称重，检查吸收胎、早死胎、晚死胎及活产胎仔。活产胎仔取出后，检查性别、体重、身长、外观畸形、内脏畸形、骨骼畸形。试验结果应能得出是否具有母体或胚胎毒性以及致畸性，最好能得出无致畸剂量和最小致畸剂量。可根据化学物的致畸指数（雌性 LD_{50}/最小致畸剂量）来判定其致畸性。致畸指数越大，致畸作用越强，一般认为 10 以下者不具致畸作用；10～100 具有致畸作用；100 以上具有强致畸作用。

（3）出生前后发育毒性试验（围生期毒性试验）：妊娠后期和哺乳期给药的生殖毒性试验或出生前和出生后发育毒性试验，其目的是评价母体自着床至断乳期间接触化学毒物对妊娠/哺乳母体、孕体及子代发育直至性成熟的影响。给药时间为从着床到哺乳期结束。试验结果主要依据母体毒性及 NOAEL、胚胎毒性、致畸性、子代神经行为影响进行综合评定。

2. 流行病学研究 生殖流行病学研究是父体和母体、孕体特定的暴露与生育结局之间统计学关联的科学。一般需要通过病例对照研究或队列研究来寻找关联关系。

利用流行病学研究生殖结局异常的目的主要有三个：①寻找导致出生缺陷的原因，通常借助于对病例报道或对同类现象集中报道的分析获得信息；②通过广泛地监督世界各国的出生缺陷登记，了解出生缺陷发生的趋势；③引起公众注意，并保护公众健康。

3. 发育毒性的替代试验 发育毒性的替代试验主要用于发育毒性的初筛以及发育毒作用机制的探讨。

（1）体内初筛试验：生殖/发育毒性筛选试验，又称 C.K.试验。大多数出生前受到的损害将在出生后表现为存活力下降和/或生长障碍，观察仔鼠的外观畸形、胚胎死亡、生长迟缓等发育毒性表现，而不进行常规试验中内脏和骨骼检查，就可以达到初筛目的。该法使用的动物数少，检测终点少，实验周期短，但能提供有关化学物对生殖和/或发育可能产生影响的初步信息，已应用于化学物的初筛。

（2）体外初筛试验：目前被 OECD 和美国 EPA 等权威组织认可的发育毒性替代方法有哺乳动物全胚胎培养试验（WEC）、胚胎干细胞试验（EST）和微团（MM）培养实验。

三、汉英名词对照

发育毒理学 developmental toxicology
发育毒性 developmental toxicity
发育毒物 developmental toxicant
生长异常 abnormal growth
生长迟缓 growth retardation
低出生体重儿 low birth weight
巨大胎儿 macrosomia
持久性有机污染物 persistent organic pollutants
致畸作用 teratogenic effect
致畸物 teratogen
功能缺陷 functional defect
致死作用 lethal effect
四氯二苯二噁英 tetra-chlorodibenzo-p-dioxin
胚体毒性 embryotoxicity
胎体毒性 fetoxicity
母体毒性 maternal toxicity
着床前丢失 preimplantation loss
危险期 critical period
靶窗 target window
植物雄激素 phytoestrogen
异黄酮类 isoflavones
染料木黄酮 genistein
香豆素类 coumestans
木脂素类植物雌激素 lignans
苗勒抑制物 müllerian inhibiting substance
胎儿酒精综合征 fetal alcohol syndrome
醇脱氢酶 alcohol dehydrogenase
胰岛素样生长因子 insulin-like growth factor
细胞周期素 cyclins
周期蛋白依赖激酶 cyclin-dependent kinases
粘连受体 adhesive receptors
L1 细胞黏附分子 L1 cell adhesion molecule
细胞外信号调节激酶 extracellular signal-regulated kinase
磷酯酶 D phospholipase D
凋亡蛋白酶激活因子-1 apoptosis protease activating factor-1
三段生殖毒性试验 three segment reproductive toxicity test
一般生殖毒性试验 general reproductive toxicity test
致畸试验 teratogenicity test
围生期毒性试验
致畸指数 toxicity tests in the perinatal period
teratogenic index
大鼠全胚胎培养 whole embryo cu1ture，WEC
胚胎细胞微团培养 embryonic cell micromass culture
小鼠胚胎干细胞试验 the mouse embryonic stem cell test

四、复习思考题

（一）名词解释

1. 发育毒理学　2. 发育毒性
3. 致畸作用　4. 致畸物
5. 胚体毒性　6. 胎体毒性
7. 母体毒性　8. 致畸指数

（二）A1 型选择题

1. 胎盘毒性作用系指外源化学物引起（ ）
A. 母体中毒　B. 新生动物存活率降低
C. 胎盘结构和功能异常　D. 胎仔生长发育迟缓
E. 以上都对
2. 致畸作用的敏感期是（ ）
A. 着床期　B. 胚泡形成期　C. 器官形成期

D. 胎儿期　　E. 围生期

3. 致畸试验中胎仔检查内容有（　　）

A. 外观检查　　B. 内脏检查　　C. 骨骼检查

D. 称重　　E. 以上都是

4. 发育毒性作用包括（　　）

A. 生长异常　　B. 功能缺陷　　C. 结构畸形

D. 致死作用　　E. 以上都是

5. 致畸试验中，常用的实验动物是（　　）

A. 大鼠和家兔　B. 大鼠和犬　　C. 大鼠和猴

D. 小鼠和家兔　E. 小鼠和犬

6. 可以作为致畸试验阳性对照物的是（　　）

A. 维生素 E、敌枯双、五氯酚钠

B. 维生素 D、敌枯双、五氯酚钠

C. 维生素 A、敌枯双、五氯酚钠

D. 维生素 B、敌枯双、五氯酚钠

E. 维生素 A、维生素 B、五氯酚钠

7. 致畸试验的染毒时间是（　　）

A. 从交配前到受孕　　B. 从受孕到着床

C. 从着床到硬腭闭合　D. 从硬腭闭合到妊娠结束

E. 从出生到断乳

8. 一般生殖毒性试验（Ⅰ段）中，雌性动物的染毒期间是（　　）

A. 从交配前到受孕　　B. 从交配前到着床

C. 从交配前到硬腭闭合　D. 受孕到妊娠结束

E. 从着床到硬腭闭合

9. 一般生殖毒性试验（Ⅰ段）中，雄性（大鼠）动物的染毒期间是（　　）

A. 交配前 10 周到受孕成功

B. 交配前 8 周到受孕成功

C. 交配前 6 周到受孕成功

D. 交配前 4 周到受孕成功

E. 交配前 2 周到受孕成功

10. 对三段生殖毒性试验的发展，具有重要意义的是（　　）

A. 反应停　　B. 己烯雌酚　　C. 乙醇

D. 吸烟　　E. 可卡因

（三）A2 型选择题

11. 20 世纪 60 年代初，欧洲发生了反应停（thalidomide）事件，从这次灾难性事件中，人们开始认识到（　　）

A. 化学物的致癌性　　B. 化学物的致畸性

C. 化学物的致突变性　D. 药物的致癌性

E. 以上都是

12. 妊娠第 9.5 天的大鼠腹腔内注射 4mg/kg 砷，可出现致畸作用，随着剂量的增加，致畸率及致死率都有显著的增加。关于砷的毒作用机制可能的是（　　）

A. 砷是一种细胞原浆毒物

B. 可与含巯基的酶结合，使酶失活

C. 影响细胞生物氧化过程

D. 可干扰细胞能量代谢　　E. 以上都是

13. 大鼠妊娠第 8 天给予 10.0mg/kg（体重）维生素 A 主要引起骨骼畸形，妊娠第 12 天给予 10.0mg/kg（体重）维生素 A 主要引起腭裂。这些结果提示（　　）

A. 致畸作用存在物种差异

B. 大多数器官对致畸作用有特殊的敏感期

C. 致畸物可引起多种器官的畸形

D. 致畸作用的影响深远　E. 致畸作用难以预测

（四）A3/A4 型选择题

（14～16 题共用题干）

饮酒对健康具有重大影响，其中日益引起关注的健康问题就是父母双方饮酒尤其是妇女孕前、孕早期饮酒造成的子代出生缺陷——胎儿酒精综合征（fetal alcohol syndrome，FAS）。FAS 是一种包括胎体智能发展障碍、身体发育障碍及先天性畸形发生率增加为特征的综合征。本病的发病率和严重性与孕妇的饮酒量及持续时间密切相关。在妊娠 8 周内，孕妇饮酒易引起子代器官畸形，妊娠 8 周以后饮酒易致子代营养不良和发育缓慢。

14. 在妊娠 8 周内，孕妇饮酒易引起的子代器官畸形属于（　　）

A. 胚体毒性　　B. 胎体毒性　　C. 生殖毒性

D. 胎盘毒性　　E. 母体毒性

15. 在妊娠 8 周内，孕妇饮酒易引起子代器官畸形，妊娠 8 周以后饮酒易致子代发育缓慢，说明酒精的致畸作用（　　）

A. 存在物种差异　　B. 存在个体差异

C. 具有多样性　　D. 有特殊的敏感期

E. 难以预测

16. 酗酒导致子代发育毒性可能的机制是（　　）

A. 基因表达改变　　B. 干扰细胞-细胞交互作用

C. 干扰细胞能量、物质代谢

D. 正常细胞分化发育信号通路失常　E. 以上都是

（17～18 题共用题干）

1960 年，欧洲出现了大量罕见的短肢畸形儿，形同海豹，被称为“海豹肢畸形”。由于大量类似的临床报告的出现，1961 年 11 月底将反应停从市场上召回。在大鼠、狗等动物实验没有发现反应停有明显的副作用，Leck 报道用猴做实验，能诱发与人类类似的畸形。一般认为妊娠早期（4～8 周）服用反应停是致畸敏感期。末次月经后第 35～37 天引起耳朵畸形和听力缺失；第 39～41 天引起胎儿上肢缺失；第 43～44 天引起双手呈海豹样 3 指畸形；第 46～48 天引起胎儿拇指畸形。

17. 妊娠早期的不同时间服用反应停，可引起不同类

型的畸形，说明反应停的致畸作用（　　）

A. 存在物种差异　B. 有特殊的敏感期

C. 存在个体差异　D. 具有多发性　E. 难以预测

18. 反应停对大鼠和狗等动物没有致畸作用，对人和猴具有致畸作用，说明反应停的致畸作用（　　）

A. 存在物种差异　B. 存在个体差异

C. 具有独特的靶器官　D. 具有广谱性

E. 难以预测

（五）B1 型选择题

（19～23 题共用备选答案）

A. 从交配前到受孕　B. 从受孕到着床

C. 从着床到硬腭闭合　D. 从硬腭闭合到妊娠结束

E. 从出生到断乳

19. 成年雌性生殖功能、胚胎着床前发育、着床（　　）

20. 成年雌性生殖功能、胎体发育、主要器官形成（　　）

21. 成年雄性和雌性生殖功能、配子的发育与成熟、交配行为、受精（　　）

22. 成年雌性生殖功能、胎体的发育与生长、器官的发育与生长（　　）

23. 成年雌性生殖功能、新生仔对宫外生活的适应性、断乳前的发育与生长（　　）

（24～26 题共用备选答案）

A. 从交配前到着床　B. 从受孕到断乳

C. 从着床到硬腭闭合　D. 从受孕到妊娠结束

E. 从着床到断乳

24. 生育力和早期胚胎发育毒性试验的给药时间是（　　）

25. 胚体-胎体毒性试验的给药时间是（　　）

26. 出生前后发育毒性试验的给药时间是（　　）

（27～30 题共用备选答案）

A. 妊娠雌性动物数与交配雌性动物数之比

B. 正常分娩雌性动物数与妊娠动物数之比

C. 出生后 4 天存活幼仔数与分娩时出生幼仔数之比

D. 21 天断奶幼仔存活数出生后 4 天幼仔存活数之比

E. 正常分娩雌性动物数与交配雌性动物数之比

27. 受孕率（　　）

28. 正常分娩率（　　）

29. 幼仔出生存活率（　　）

30. 幼仔哺乳成活率（　　）

（六）X 型选择题

31. 发育毒性的主要表现为（　　）

A. 生长迟缓　B. 功能缺陷　C. 结构畸形

D. 巨大儿　E. 致死作用

32. 关于母体毒性与发育毒性，存在以下几种情况（　　）

A. 具有致畸作用，但无母体毒性出现

B. 既出现致畸作用，同时也表现母体毒性

C. 仅具有母体毒性，但不具有致畸作用

D. 既不出现母体毒性，也未见致畸作用

E. 胎盘毒性也属于母体毒性

33. 下列评价指标中，需要明确 LD_{50} 的是（　　）

A. 急性毒作用带　B. 慢性毒作用带

C. 致畸指数　D. 治疗指数　E. 蓄积系数

34. 致畸试验的主要观察指标有（　　）

A. 外观畸形　B. 内脏畸形　C. 骨骼畸形

D. 体重　E. 功能缺陷

35. 评价致畸试验结果时，应考虑（　　）

A 母体毒性　B. 胚胎毒性　C. 致畸性

D. 子代神经行为影响　E. 父源性发育毒性

（七）判断题

1. 在胎儿期接触发育毒物可能对生长和成熟产生效应。（　　）

2. 亲代对子代生长发育的影响只是母亲因素决定的。（　　）

3. 发育毒性指出生前接触有害因素而引起的在子代性成熟之前出现的任何对发育有害的表现。（　　）

4. 胎体时期，胎体对致畸敏感度降低，但生殖器官、中枢神经系统分化发育尚在继续进行，因此对这些器官、系统仍可能造成结构畸形。（　　）

5. 化学物致畸作用分类时，致畸指数越大，则安全系数越小。（　　）

6. 父体的发育毒物暴露也可能导致胎儿生长发育异常、低出生体重儿、早产等。（　　）

7. 婴儿在出生后从母乳、空气、食物、环境中接触化学物引起的生长改变和功能异常，不属于发育毒性。（　　）

8. 三段生殖毒性试验主要是依据观察时间来区分的。（　　）

9. 致畸试验中，仅对雌性动物进行染毒。（　　）

10. 植物雌激素（phytoestrogen）是一类发育毒物。（　　）

（八）简答题

1. 发育毒性的主要表现有哪些？

2. 简述发育毒性的机制。

3. 致畸试验中，实验动物的分组及剂量设置应满足哪些要求？

4. 简述三段生殖毒性试验各阶段的目的。

5. 简述发育毒性体内初筛试验的优点。

6. 目前被 OECD 和美国 EPA 等权威组织认可的发育毒性体外替代试验方法有哪些？简述其原理。

7. 致畸试验中发现 A、B 两种化合物均有畸形胎仔出现，A 的最小致畸剂量为 30mg/kg，B 的最小致畸

剂量为 50mg/kg。母体 LD_{50}A 为 150mg/kg，B 为 750mg/kg，试问哪种化合物致畸作用强？为什么？

（九）论述题

1. 试述生物体发育各阶段发育毒性的特点。
2. 试述致畸试验的基本要点。

（十）案例分析题

1. 据估计目前经过动物致畸试验的化学物有 4100 多种，约 66%没有致畸作用，7%对一种以上动物有致畸性，18%对大多数受试动物有致畸性，9%结果可疑。表明 1000 种以上的化学物对动物有致畸作用。目前经证实可以引起人类发育异常的致畸原只有 40 种左右。

问题：

（1）上述现象说明什么问题？可能的原因是什么？

（2）确定人类致畸物的主要依据是什么？

2. 大鼠对反应停致畸作用不敏感，染毒剂量达到 4000mg/kg 也观察不到致畸作用；家兔和猴对反应停的致畸作用较敏感，可观察到与人相似的缺肢或短肢畸形。

问题：

（1）上述动物实验结果说明什么问题？简单分析原因。

（2）设计动物致畸实验时应注意什么？

五、复习思考题参考答案与解析

（一）名词解释（略）

（二）A1 型选择题

1. 答案：C　[解析]胎盘是母体和孕体之间交流的窗口，提供附着、营养、气体交换和废物排泄，也能产生激素以维持妊娠。胎盘也可能是毒作用的靶标，引起胎盘功能、结构异常，如体积减小、血流量变小、物质转运能力改变以及代谢改变，造成局部组织缺氧、缺血、胎盘稳态受到破坏，也会影响胚体的正常发育，间接产生发育毒性。

2. 答案：C　[解析]着床后孕体即进入器官形成期，直到硬腭闭合。大鼠、小鼠、兔的着床时间为妊娠第 5～7 天，硬腭闭合时间为妊娠第 15～18 天。从第 3～8 周为人体主要器官系统形成期。在这一阶段，细胞分化、发育非常活跃，特别容易感受致畸物的作用而诱发器官结构的异常，即结构畸形，故又称为致畸敏感期或致畸作用危险期。

3. 答案：E　[解析]致畸试验结束，剖腹取出子宫称重，检查吸收胎、早死胎、晚死胎及活产胎仔。活产胎仔取出后，检查性别、体重、身长、外观畸形、内脏畸形、骨骼畸形和发育（骨化）情况。

4. 答案：E　[解析]发育毒性的主要表现为：发育生物体死亡、结构异常、生长异常以及功能缺陷。

5. 答案：A　[解析]致畸试验中，一般选择两种动物，一种啮齿类动物和一种非啮齿类动物。首选健康、刚进入性成熟期、未经交配的雌性大鼠或家兔。

6. 答案：C　[解析]中华人民共和国卫生部《中华人民共和国职业卫生标准·化学品毒理学评价程序和试验方法　第 21 部分：致畸试验》（GBZ/T 240.21—2011）中推荐的阳性对照物是环磷酰胺、阿司匹林或维生素 A。《食品安全国家标准》（GB 15193.14—2015）：致畸试验中推荐的阳性对照物是敌枯双、五氯酚钠、阿司匹林、维生素 A 等，或者环磷酰胺。

7. 答案：C　[解析]致畸试验的染毒期间是器官形成期（从着床到硬腭闭合），具体的给药时间为大鼠孕 6～15 天，家兔孕 6～18 天。

8. 答案：B　[解析]一般生殖毒性试验（Ⅰ段）中，雌性动物的染毒期间是交配前 2 周开始至着床前。

9. 答案：D　[解析]一般生殖毒性试验（Ⅰ段）中，雄性动物的染毒期间是交配前 4 周开始至交配成功。

10. 答案：A　[解析]反应停事件使很多国家的管理机构要求除了慢性毒性试验外，还需进行动物发育毒性试验以评价药物对妊娠结局的影响。三段生殖毒性试验由 1966 年美国食品药品管理局（FDA）首先提出，主要用于评价药物和医用材料的生殖发育毒性，后被人用药物注册技术规定国际协调会议（ICH）采纳并经多次改进。

（三）A2 型选择题

11. 答案：B　[解析]1961 年发生的反应停事件，导致欧洲出现了大量罕见的短肢畸形儿，形同海豹，被称为“海豹肢畸形”，使人们认识到化学物的致畸作用。

12. 答案：E　[解析]由于胚胎组织增殖发育速度极快，在短时间内需要消耗大量能量，物质代谢极为活跃。当能量、物质代谢环节受阻，均可造成畸形。妊娠第 9.5 天的大鼠腹腔内注射 4mg/kg 砷，可出现致畸，随着剂量的增加，致畸率及致死率都有显著的增加。砷是一种细胞原浆毒，主要与含巯基的酶结合，使酶失活，从而影响细胞生物氧化过程，干扰细胞能量代谢等。

13. 答案：B　[解析]致畸作用可因胚胎或胎仔所处的发育阶段不同而呈现不同的敏感性。器官发生期的胚胎对致畸物最为敏感。不同器官各有致畸敏感高峰期，即“靶窗”。同一剂量的一种致畸物在敏感期中与胚胎接触，可因胚胎所处发育阶段不同而出现不同的畸形。

（四）A3/A4 型选择题

14～16 题的答案：14. A　15. D　16. E　[解析]胚体

毒性（embryotoxicity）通常指孕体着床前直到器官形成结束的期间内接触外源化学物造成的毒性。发育中的胚体对致畸作用的敏感期主要在器官发生期。从孕第3周～8周为人体主要器官系统形成期，3个胚层分化形成特定的组织、器官，到第8周。在这一阶段，细胞分化、发育非常活跃，特别容易感受致畸物的作用而诱发器官结构的异常，即结构畸形，又称为致畸敏感期。乙醇通过多种途径和机制造成发育毒性，包括导致基因表达的改变、干扰细胞能量和物质代谢、干扰细胞-细胞交互作用，以及导致正常细胞分化发育信号通路失常等。

17～18题的答案：17. B 18. A [解析]反应停事件的发生，大大推动了外源化学物致畸作用和发育毒性的研究以及新药发育毒理学研究和管理法规的建立。大多数器官对致畸作用有特殊的敏感期，即所谓的时间"靶窗"。同一剂量的一种致畸物在敏感期中与胚胎接触，可因胚胎所处发育阶段不同而出现不同的畸形。发育毒性尤其是致畸作用与遗传类型有关，存在明显的物种差异。这种差异是因为不同物种之间因代谢变化、胎盘种类、胚胎发育的速度和方式等方面的差异引起的。人和其他灵长类动物能将反应停代谢，产生活性中间产物（可能是一种极性代谢产物或一种芳烃氧化物），而大鼠和小鼠则不能产生活性中间产物。

（五）B1型选择题

19～23题的答案：19. B 20. C 21. A 22. D 23. E [解析]为了方便进行生殖发育毒性实验设计，将连续、完整的生殖发育过程细分为以下6个阶段：从交配前到受孕：检查成年雄性和雌性生殖功能、配子的发育与成熟、交配行为、受精。从受孕到着床：检查成年雌性生殖功能、胚胎着床前发育、着床。从着床到硬腭闭合：检查成年雌性生殖功能、胎体发育、主要器官形成。从硬腭闭合到妊娠结束：检查成年雌性生殖功能、胎体的发育与生长、器官的发育与生长。从出生到断乳：检查成年雌性生殖功能、新生仔对宫外生活的适应性、断乳前的发育与生长。从断乳到性成熟：检查断乳后的发育与生长、对独立生活的适应、达到完全的性功能。

24～26题的答案：24. A 25. C 26. E [解析] 生育力和早期胚胎发育毒性试验的给药时间是雄性动物交配前4周开始至交配成功，雌性动物交配前2周开始至着床前。胚体-胎体毒性试验的给药时间是器官形成期（从着床到硬腭闭合）。出生前后发育毒性试验的给药时间为从着床到哺乳期结束。

27～30题的答案：27. A 28. B 29. C 30. D [解析]受孕率=妊娠雌性动物数与交配雌性动物数之比；正常分娩率=正常分娩雌性动物数与妊娠动物数之比；幼仔出生存活率=出生后4天存活幼仔数与分娩时出生幼仔数之比；幼仔哺乳成活率=21天断奶幼仔存活数与出生后4天幼仔存活数之比。

（六）X型选择题

31. 答案：ABCDE [解析]发育毒性的主要表现为：生长异常，功能缺陷，结构畸形和致死作用。其中生长异常包括生长迟缓（低出生体重儿）和巨大儿。

32. 答案：ABCDE [解析]关于母体毒性与发育毒性，存在以下四种情况：具有致畸作用，但无母体毒性出现；既出现致畸作用，同时也表现母体毒性；仅具有母体毒性，但不具有致畸作用；既不出现母体毒性，也未见致畸作用。最后一项是干扰项，即胎盘毒性也属于母体毒性，可通过母体毒性间接地干扰胎儿的生长发育。

33. 答案：ACDE [解析]急性毒作用带= LD_{50}/Lim_{ac}；慢性毒作用带= Lim_{ac}/Lim_{ch}；致畸指数=雌性 LD_{50}/最小致畸剂量；治疗指数= LD_{50}/ED_{50}；蓄积系数 $=LD_{50(n)}/LD_{50(1)}$。

34. 答案：ABCD [解析]致畸试验中对胎仔的观察时点为自然分娩前1～2日，主要观察胎仔的外观畸形、内脏畸形、骨骼畸形及体重。功能缺陷往往要在出生后经过相当时间才被发现。

35. 答案：ABC [解析]致畸试验结果应能得出是否具有母体或胚胎毒性、致畸性，最好能得出无致畸剂量和最小致畸剂量。

（七）判断题

1. 答案：T [解析]发育毒物对胎体期的毒性效应主要体现在功能缺陷、生长迟缓，表现为对生长和成熟产生效应，如免疫系统、中枢神经系统和生殖器官的功能异常。这些临床表现出生时不明显，需要出生后对子代仔细观察和测试。

2. 答案：F [解析]除了母亲的因素外，还有父源性发育毒性，以及出生后婴儿直接暴露也能造成发育毒性。

3. 答案：F [解析]发育毒性指出生前以及出生后接触有害因素而引起的在子代性成熟之前出现的任何对发育有害的表现。不能忽视出生后的暴露。

4. 答案：T [解析]器官形成期结束进入胎体时期后，胎体对致畸敏感度降低，但生殖器官、中枢神经系统分化发育尚在继续进行，因此对这些器官、系统仍可能造成结构畸形，需引起注意。

5. 答案：F [解析]致畸指数为雌性 LD_{50} 与最小致畸剂量的比值。这一比值越大，致畸作用越强。因此致畸指数大，则安全系数应扩大。

6. 答案：T [解析]父体的发育毒物暴露也可能导致胎儿生长发育异常、低出生体重儿、早产等，称为父源性发育毒性。

7. 答案：F [解析]出生时，新生儿个体发育尚未结束，各方面的生理功能都需要进一步完善，比如中枢神经系统、肝脏酶系统发育等。新生儿和婴儿对外源化学物较为敏感，在出生后从母乳、空气、食物、环境中接触化学物，仍会引起婴幼儿功能缺陷和生长异常，属于发育毒性。

8. 答案：F　[解析]三段生殖毒性试验的名称主要是根据给药的时间，而不是观察的时间。设计的关键是各个生殖阶段之间不留空隙，三段生殖毒性试验受试药物的暴露时间至少有一天的重叠，并能直接或间接地评价生殖发育过程的所有阶段。

9. 答案：T　[解析]敏感期给药的致畸试验，其目的是评价母体自胚泡着床到硬腭闭合期间接触受试物对对妊娠雌体和胚体-胎体发育的影响。首选健康、刚进入性成熟期、未经交配的雌性大鼠或家兔。

10. 答案：T　[解析]植物雌激素（phytoestrogen）是一类广泛存在于植物中、结构与雌激素相似并具有雌激素能效的天然活性物质。在各不同发育阶段宫内暴露，可引起对胚胎生殖系统发育的影响。

（八）简答题

1. 答案要点：发育毒性作用主要表现为：生长异常，功能缺陷，结构畸形和致死作用。其中生长异常包括生长迟缓（低出生体重儿）和巨大儿。

2. 答案要点：发育毒性的机制分为直接发育毒性和间接发育毒性。直接发育毒性包括：基因突变和染色体畸变、干扰细胞能量和物质代谢、基因表达改变、正常细胞分化发育信号通路失常、干扰细胞-细胞交互作用、细胞异常死亡。间接发育毒性是指在一定剂量情况下，母体正常的生理功能会受到破坏，引起贫血或毒血症、内分泌失衡、酸碱平衡紊乱、电解质失衡、胎盘毒性、子宫血流量改变、营养缺乏、器官功能改变、乳汁质量差等临床或亚临床表现，间接产生发育毒性。

3. 答案要点：试验至少设 3 个剂量组和 1 个阴性对照组，必要时可设 1 个阳性对照组。在受试样品理化和生物特性允许的条件下，高剂量组剂量应使母体出现明显的毒性反应，如轻微的体重下降，但不能引起超过 10%的母体死亡；低剂量应不引起动物出现任何可观察到的毒性反应；在低剂量和高剂量之间可按几何级数设置中间剂量，剂量与剂量间应呈等比级数，组间距一般为 2～4 倍。

4. 答案要点：Ⅰ段一般生殖毒性试验评价化学毒物对配子发生和成熟、交配行为、生育力、胚体着床前和着床的影响。Ⅱ段胚体-胎体毒性试验（致畸试验）评价母体自胚泡着床到硬腭闭合期间接触受试物对对妊娠雌体和胚体-胎体发育的影响。Ⅲ段出生前后发育毒性试验（围生期毒性试验）评价母体自着床至断乳期间接触化学毒物对妊娠/哺乳母体、孕体及子代发育直至性成熟的影响。

5. 答案要点：生殖/发育毒性筛选试验又称 C.K.试验，推荐用大鼠。其原理是大多数出生前受到的损害将在出生后表现为存活力下降和/或生长障碍。因此在仔鼠出生后，观察其外观畸形、胚胎死亡、生长迟缓等发育毒性表现，而不进行常规试验中内脏和骨骼检查，就可以达到初筛目的。该法使用的动物数少，检测终点少，实验周期短，但能提供有关化学物对生殖和/或发育可能产生影响的初步信息，是一种比较满意的发育毒物体内预测试验，已有效地应用于化学物的初筛。

6. 答案要点：（1）大鼠全胚胎培养。用于植入后 WEC 的胚胎正处于器官发生期，能较好地反映外源化学物对胚胎和卵黄囊的影响。可以筛试化学物的发育毒性、探讨剂量反应关系和作用机制。

（2）胚胎细胞微团培养。采用高密度的胚胎原代细胞与受试物共培养，具有致畸作用的化学物可以抑制细胞的增殖和分化，从而减少细胞和细胞集落的数量。因此，可以根据细胞数量和集落数目减少程度评价化学物质的致畸性。

（3）小鼠胚胎干细胞试验。小鼠胚泡内细胞团衍生的胚胎干细胞在特定条件下，可定向分化为机体多种细胞，因此可用于哺乳动物细胞分化、组织形成过程的发育毒性研究。

7. 答案要点：可根据化学物的致畸指数来判定其致畸性。致畸指数为雌性 LD_{50} 与最小致畸剂量的比值。这一比值愈大，致畸作用愈强，一般认为比值 10 以下者，不具致畸作用；10～100 具有致畸作用；100 以上具有强致畸作用。A 的致畸指数为 5，B 的致畸指数为 15，因此 B 的致畸作用强于 A。

（九）论述题

1. 答案要点：（1）着床前期。从受精时算起，到完成着床之前，在人类为第 11～12 天，大鼠、小鼠、家兔为第 3～5 天。外源化学物对此期胚体的发育毒性主要表现为胚泡致死作用，引起着床前丢失（preimplantation loss）。此阶段对致畸一般不敏感。

（2）器官形成期。着床后孕体即进入器官形成期，直到硬腭闭合。大鼠、小鼠、兔的着床时间为妊娠第 5～7 天，硬腭闭合时间为妊娠第 15～18 天。从第 3～8 周为人体主要器官系统形成期，3 个胚层分化形成特定的组织、器官，到第 8 周。在这一阶段，细胞分化、发育非常活跃，特别容易感受致畸物的作用而诱发器官结构的异常，即结构畸形，故又称为致畸敏感期或致畸作用危险期（critical period）。这一时期发育毒性以结构畸形最突出，也可有胚体死亡、生长异常。在此期间，不同器官还各有致畸敏感高峰期，即“靶窗”（target window），因此在器官形成期不同时间给予同一致畸物会诱发不同器官畸形。但不同器官发育时间亦可能有交叉，同一天染毒可能引起多个器官受损。（3）胎体期。器官形成结束后即进入胎体期（人类从第 56～58 天起），直到分娩。主要器官分化、发育过程基本结束，胎体对致畸敏感度降低。发育毒物对胎体期的毒性效应主要体现在功能缺陷、生长异常，需要出生后对子代仔细观察和测试。

（4）出生后的发育期。出生时，新生儿个体发育尚未结束，各方面的生理功能都需要进一步完善。新生儿和婴儿对外源化学物较为敏感。

2. 答案要点：（1）实验动物的选择。一般选择两种动物，一种啮齿类动物和一种非啮齿类动物。首选健康、刚进入性成熟期、未经交配的雌性大鼠或家兔，大鼠每组至少 15 只妊娠动物，家兔每组至少 12 只妊娠动物。

（2）分组及剂量设置。试验至少设 3 个剂量组和 1 个阴性对照组，必要时可设 1 个阳性对照组。阳性对照物可选用环磷酰胺、阿司匹林或维生素 A。在受试样品理化和生物特性允许的条件下，高剂量组剂量应使母体出现明显的毒性反应，如轻微的体重下降，但不能引起超过 10%的母体死亡；低剂量应不引起动物出现任何可观察到的毒性反应；在低剂量和高剂量之间可按几何级数设置中间剂量。

（3）给药时间。从着床到硬腭闭合，大鼠孕 6～15 天，家兔孕 6～18 天，自然分娩前 1～2 日将受孕动物处死。

（4）观察指标。剖腹取出子宫称重，检查吸收胎、早死胎、晚死胎及活产胎仔。活产胎仔取出后，检查性别、体重、身长、外观畸形、内脏畸形、骨骼畸形和发育（骨化）情况。

（5）结果评定。评价致畸试验结果时，主要计算畸胎总数和畸形总数，主要指标有活产幼仔平均畸形出现率、畸胎出现率、母体畸胎出现率。剂量组与对照组对比，具有统计学意义才能认为是阳性结果。试验结果应能得出是否具有母体或胚胎毒性、致畸性，最好能得出无致畸剂量和最小致畸剂量。可根据化学物的致畸指数来判定其致畸性。致畸指数越大，致畸作用越强。

（十）案例分析题

1. 答案要点：（1）致畸作用存在明显的物种差异。其原因可能是人群接触剂量比较低，没有达到阈值水平，也可能跟物种之间的差异有关。

（2）因为没有完全合适的动物模型，在确定人类新的致畸物时，不能把动物实验的结果轻易外推到人，而应以流行病学研究和有控制的临床研究结果为主要依据。

2. 答案要点：（1）发育毒性尤其是致畸作用与遗传类型有关，存在明显的物种差异。这种差异是因为不同物种之间因代谢变化、胎盘种类、胚胎发育的速度和方式等方面的差异引起的。人和其他灵长类动物以及家兔能将反应停代谢，产生活性中间产物（可能是一种极性代谢产物或一种芳烃氧化物），而大鼠和小鼠则不能产生活性中间产物。

（2）一种化学物对不同物种的致畸作用可能不一致，对不同动物并不一定都具有致畸作用，引起畸形的类型也可能不同。在筛选致畸物时强调要用两种动物进行试验，以减少因实验动物不敏感而出现的假阴性。目前一般选用一种啮齿类和一种非啮齿类，首选大鼠和家兔。

（张　巧　刘晋宇　卢日峰）

第十一章　电离辐射与纳米材料的损害作用

第一部分　电离辐射的损害作用

一、学习目的要求

(一) 学习目标

1. 掌握　电离辐射的概念、电离辐射致DNA损伤、修复机制及其生物学意义。

2. 熟悉　电离辐射的来源及特征；电离辐射的致癌效应及急性放射病；放射性核素内照射生物学效应及其影响因素。

3. 了解　辐射防护的目的和原则，外照射及内照射防护的具体措施。

(二) 重点与难点

1. 电离辐射损伤的理化基础与电离辐射致DNA损伤机制。

2. 放射性核素内照射作用的机制、特点。

二、学习笔记

(一) 电离辐射的来源

根据辐射的能量是否能够引起原子电离而分为电离辐射和非电离辐射。电离辐射是指导致被作用物质的分子或原子的轨道电子发生电离作用的辐射。电离辐射源包括：①天然辐射源，宇宙射线、原生放射性核素和宇生放射性核素。②人工辐射源，核武器生产、试验和使用，核能生产，核技术应用和核事故等。

电离辐射根据其作用于人体的方式，可分为内照射和外照射。内照射即放射性核素通过呼吸道、消化道、皮肤及伤口等途径进入人体后在体内形成的照射。这种照射对机体的作用是持续的，只有当放射性核素本身衰变成稳定的核素，或者放射性核素被完全排出体外，照射才会终止。外照射即体外辐射源对人体的照射，如病人接受的远距离放射治疗，脱离辐射源，外照射即停止。

(二) 电离辐射损伤的理化基础

电离辐射可以引起生物机体分子、细胞、组织、器官及整个机体的损伤。电离辐射通过直接作用和间接作用使受照射生物体启动一系列的变化过程，该过程在时间上差异非常大，大致可分为物理、化学和生物三个阶段。

(三) 辐射损伤生物效应

1. 电离辐射的分子生物学效应　电离辐射对机体的作用主要涉及DNA、RNA及蛋白质，可造成DNA损伤的类型有DNA链断裂、碱基损伤、DNA交联等。放射损伤修复的类型包括碱基损伤修复、DNA单双链断裂修复、DNA合成修复等。

2. 电离辐射的细胞生物学效应　细胞辐射敏感性基本遵循Bergonie & Tribondeau定律。细胞受照后出现明显的DNA合成抑制，G_1、G_2期阻滞和有丝分裂延迟等。可提供充足的时间使受损伤的DNA通过一定的方式被修复或清除，以维持基因组的遗传稳定性。辐射诱发细胞死亡的方式有多种，主要有增殖死亡、间期死亡、细胞自噬死亡、有丝分裂灾变。

3. 电离辐射的致癌效应及急性放射病　①辐射对机体的致癌效应，辐射通过损伤DNA分子致基因突变启动细胞癌变，癌变具有随机性。辐射产生的基因突变，可发生在受照细胞的子代细胞，甚至是多代以后，这种情况是辐射诱导的基因组不稳定性的体现。②急性放射病，即机体在短时间内受到大剂量（>1Gy）电离辐射照射引起的全身性疾病。急性放射病分为三型，即骨髓型、肠型和脑型。

4. 放射损伤效应　按效应发生时间的早晚分为近期效应和远期效应。按受照后效应发生的个体分为躯体效应和遗传效应。从辐射防护角度出发分为随机性效应和确定性效应。

(四) 放射性核素内照射生物效应与影响因素

1. 体内代谢　放射性核素经消化道、呼吸道、伤口和皮肤黏膜进入体内，并通过胃肠道、呼吸道、泌尿道以及汗腺、唾液腺和乳腺等途径从体内排出，排出的速度以“有效半减期”表示。“有效半减期”是指体内放射性核素沉积量经放射性衰变和生物排出使放射性活度减少一半所需要的时间。

2. 放射性核素内照射作用　放射性核素毒害

作用包括辐射作用和化学作用。影响因素包括：①物理状态、水解性质、剂量与剂量率、化合物形式、溶剂性质等理化因素；②种系、年龄、性别、机体状态等机体因素；③摄入放射性核素的途径。

3. 放射性核素内污染的诊断及医学处理 诊断原则包括结合临床表现和下列条件之一：①一次或短时间内进入体内，在比较短的时间内受到照射，使其蓄积有效剂量当量可能大于 1.0Sv，并有个人剂量档案和健康档案；②长时间内，连续多次进入体内，致使摄入量超过相应的限值几十倍以上。医学处理应以抢救生命为首要原则，查明核素的类型、物理化学性质、进入途径等，采取有针对性的措施，并根据病人情况实施综合对症治疗。

（五）辐射防护

辐射防护是研究保护人类免受或少受电离辐射危害的一门综合性边缘学科。

1. 辐射防护的目的 防止有害的确定性效应，降低随机性效应的发生率。

2. 辐射防护的原则 ①辐射实践正当化是前提，此项原则要求：效益≥代价+风险。②辐射防护最优化（ALARA）是核心，即考虑了经济和社会等因素后，将一切辐射照射控制在合理的可以达到的尽量低的水平。③剂量限值是辐射防护最优化的剂量约束上限。

3. 辐射防护的措施 ①外照射：时间防护、距离防护、屏蔽防护。②内照射：其基本原则是采取各种有效措施，隔断放射性物质进入人体的各种途径，如隔离稀释、个人防护和妥善处理放射性废物。

三、汉英名词对照

ALARA 原则 As Low As Reasonably Achievable，ALARA
传能线密度 linear energy transfer，LET
电离辐射 ionizing radiation
放射性核素 radioactive nuclide
辐射防护 radiation protection
非电离辐射 non-ionizing radiation
辐射敏感性 radiosensitivity
急性放射病 acute radiation sickness，ARS
内照射 internal irradiation
年摄入量限值 annual limit of intake，ALI
潜在致死性损伤 potentially lethal damage，PLD
确定性效应 deterministic effect
随机性效应 stochastic effect
外照射 external irradiation
亚致死性损伤 sublethal damage，SLD
有效半减期 effective half-life

四、复习思考题

（一）名词解释

1. 电离辐射 2. 宇生放射性核素
3. direct effect 4. 内照射
5. 确定性效应 6. 辐射敏感性
7. 有效半减期 8. 急性放射病
9. 遗传效应 10. 辐射防护
11. ALARA 12. 剂量限值

（二）A1 型选择题

1. 原子的构成（ ）
A. 质子 B. 中子 C. 质子和中子
D. 原子核与核外电子 E. 原子核和中子

2. 下列放射性核素，哪一组是原生放射性核素（ ）
A. ^{3}H 和 ^{14}C B. ^{32}P 和 ^{7}Be C. ^{228}Ra 和 ^{228}Th
D. ^{22}Na 和 ^{40}K E. ^{14}C 和 ^{22}Na

3. 下列关于 X 射线和 γ 射线的说法中，不正确的是（ ）
A. 都是光子 B. 两者都是由原子核内产生的
C. 都具有能量 D. 能使被作用的物质发生电离
E. 在医学上两者都有应用

4. 下列关于放射性核素诱发癌症的描述，不正确的是（ ）
A. 放射性核素内照射诱发的肿瘤，多是上皮组织的各种癌、间叶组织肉瘤和造血组织的白血病
B. 内照射诱发肿瘤与放射性核素的滞留部位具有一致性
C. 放射性核素内照射诱发肿瘤具有多发性和广谱性
D. 核素诱发肿瘤，都要经过一段潜伏期，白血病的潜伏期较长，实体癌的潜伏期较短
E. 以上都不是

5. 放射性碘高度选择性集中于（ ）
A. 红细胞 B. 眼的虹膜 C. 胰腺
D. 甲状腺 E. 骨骼

6. 下列关于放射性核素内照射损伤效应说法错误的是（ ）
A. 放射性核素的毒性分为极毒、高毒、中毒和低毒四级。
B. 损伤效应按效应发生时间的早晚分为近期效应和

远期效应

C. 按受照后效应发生的个体分为器官效应和细胞效应

D. 从辐射防护角度出发分为随机性效应和确定性效应

E. 躯体效应是发生在受照者自身的辐射效应

7. 不能直接反映辐射 DNA 损伤的实验有（　　）

A. 彗星实验　　B. 单细胞凝胶电泳

C. 流式细胞术检测细胞周期　　D. 脉冲电泳

E. DNA Ladder

8. 在下列细胞中，不属于高度放射敏感的细胞是（　　）

A. 肌肉细胞　B. 淋巴细胞　C. 胃肠黏膜上皮细胞

D. 生殖上皮　E. AT5BIVA 细胞

9. 关于辐射防护重要性的内容，下列哪项表述不正确（　　）

A. 如防护不当，违反操作规程，人体受照射的剂量超过一定限度，将发生有害作用

B. 电离辐射可引起放射病，它是机体的全身性反应

C. 大剂量急性照射情况下，几乎所有器官、系统均发生病理改变，尤其以造血器官和消化系统的改变最为明显

D. 人体受到辐射剂量越大，癌症和遗传效应发生的危险越小

E. 人体受到辐射剂量越大（超过剂量阈值），器官或组织发生的确定性效应越严重

10. 关于辐射防护的目的内容，下列哪项不正确（　　）

A. 防止有害的确定性效应

B. 防止随机性效应的发生率

C. 减少随机性效应的诱发

D. 将辐射剂量降低到可以接受的水平

E. 保障放射性工作人员和公众及其后代的健康与安全

11. 辐射防护三原则体系中的前提是（　　）

A. 辐射实践正当化　　B. 辐射防护最优化

C. 剂量限值　D. ALARA 原则　E. 剂量最小化

12. 外照射的防护措施不包括（　　）

A. 时间防护　B. 距离防护　C. 阻吸收、促排

D. 屏蔽防护　E. 限定工作时间

（三）A2 型选择题

13. 机体在内照射情况下，分别接受相同吸收剂量的 α 射线和 β 射线的照射，下列关于生物效应的说法中正确的是（　　）

A. 由于吸收剂量一样，两者的生物效应是一样的

B. α 射线的穿透能力弱，其产生的生物效应弱

C. β 射线的穿透能力强，其产生的生物效应强

D. β 射线的电离能力强，穿透能力强，其产生的生物效应强

E. α 射线的电离能力强，其产生的生物效应强

14. 低 LET 辐射内照射诱发肿瘤概率随剂量率降低而相应地减少，低至一定程度则不发生；高 LEL 的 α 粒子致癌概率不随剂量率的降低而减少，主要是因为（　　）

A. α 粒子损伤较 γ 射线、β 粒子更严重

B. α 粒子损伤难以修复、剂量率降低对杀死效应减少、恶性转化概率减少

C. α 粒子损伤难以修复、剂量率降低对杀死效应减少而恶性转化概率增多

D. 高 LET 辐射（α、中子）与低 LET 辐射（γ、β）比较，单位剂量诱发癌瘤的概率更低

E. 以上都不对

15. 某三甲医院核医学科技术人员在操作放射性药物时，应注意哪些防护措施（　　）

A. 如果是挥发性的放射性核素，应在通风橱内分装

B. 注意做好个人防护

C. 放射性废物要妥善收集

D. 在实际操作之前，可以通过“冷实验”提高操作熟练度

E. 以上都对

（四）A3/A4 型选择题

（16～17 题共用题干）

1990 年发生意外事故，某核医学工作者，放射工龄 25 年，误食入 ^{131}I，全身吸收剂量 0.014Gy，甲状腺为 2.8Gy。事故发生后，出现头昏、乏力、失眠、出汗、恶心、食欲下降。白细胞 4.0～6.0×10^9/L，骨髓象正常，未进行精液检查，染色体型畸变率为 0。

16. 根据案例描述，该患者最可能的临床诊断是（　　）

A. 体内 ^{131}I 内污染，甲状腺损伤，外照射放射反应

B. 体内 ^{131}I 内污染，甲状腺损伤，内照射放射反应

C. 体外 ^{131}I 外污染，甲状腺损伤，内照射放射反应

D. 体内 ^{131}I 外污染，甲状腺损伤，外照射放射反应

E. 体外 ^{131}I 外污染，甲状腺损伤，外照射放射反应

17. 该案例体现了放射性核素作用的（　　）

A. 持续作用　B. 辐射作用　C. 化学作用

D. 选择性蓄积作用　　E. 以上都不是

（18～20 题共用题干）

某医科大学附属肿瘤医院 PET/CT 中心 1 名药剂师 2010 年一季度个人累计剂量当量为 234.19mSv。经调查，该药剂师在 2010 年一季度合成 ^{11}C 药物时，合成器排风系统发生故障，排风扇反转，导致放射性气体富集，该药剂师在故障没有排除的情况下仍继续工作 3～4 天。

18. 该药剂师违规操作，违反了辐射防护的什么原则（ ）
A. 辐射实践正当化　　B. 辐射防护最优化
C. 剂量限值　D. 辐射防护最优化和剂量限值
E. 辐射实践正当化、辐射防护最优化和剂量限值
19. 该药剂师在故障没有排除的情况下仍继续工作3～4天，皮肤可能沾染放射性物质，应采取哪种措施处理（ ）
A. 时间防护　B. 距离防护　C. 阻吸收、促排
D. 屏蔽防护　E. 去污处理
20. 该药剂师在放射性气体富集的情况下继续工作，大量吸入放射性气体，应采取哪种措施处理（ ）
A. 时间防护　B. 距离防护　C. 阻吸收、促排
D. 屏蔽防护　E. 去污处理

（五）B1 型选择题

（21～24 题共用备选答案）
A. α 射线　B. β 射线　C. X 射线
D. γ 射线　E. 中子
21. 属于不带电粒子是（ ）
22. 本质是氦原子核的是（ ）
23. 选项中质量数最大，射程短，空气中一张纸就足以阻挡的是（ ）
24. 属于电磁波，来源于核内的射线是（ ）
（25～28 题共用备选答案）
A. 种系差别　B. 年龄因素　C. 性别因素
D. 机体状态　E. 吸收途径
25. 以上各项不属于影响放射性核素作用机体因素的是（ ）
26. 以 $LD_{50/30}$ 为指标，大动物单位体重所需的放射性核素引入量要比小动物的小，体现了放射性核素作用影响因素的（ ）
27. 成年男性的 ^{137}Cs 含量高于成年女性；^{224}Ra 引起骨肉瘤的发生率，雌鼠比雄鼠高。体现了放射性核素作用影响因素的（ ）
28. 影响核素吸收、分布、滞留、代谢速率和损伤的重要因素是（ ）
（29～32 题共用备选答案）
A. α 射线　B. β 射线　C. γ、X 射线
D. 中子射线　E. 紫外线
29. 选用铝、有机玻璃等材料可以屏蔽的射线类型（ ）
30. 需选用含氢量高的物质，如石蜡、水等屏蔽的射线类型（ ）
31. 需选用混凝土、铁、铅、钢板等材料屏蔽的射线类型（ ）
32. 哪种射线属于非电离辐射（ ）

（六）X 型选择题

33. 下列选项中，属于天然辐射源的是（ ）
A. 宇生放射性核素　B. 核素治疗机
C. 原生放射性核素　D. 宇宙射线
E. 工业探伤仪
34. 放射性核素内污染的监测包括（ ）
A. 常规监测　B. 预防性监测　C. 操作监测
D. 特殊监测　E. 验证性监测
35. 与放射敏感性有关的主要因素是（ ）
A. 肿瘤细胞的固有敏感性　B. 是否乏氧细胞
C. 肿瘤的转移　D. 乏氧克隆细胞所占的比例
E. 肿瘤放射损伤的修复
36. 放射性废物管理必须遵守辐射防护三原则，同时应遵循的方针（ ）
A. 减少产生、分类收集　B. 净化浓缩、减容固化
C. 严格包装、安全运输　D. 就地暂存、集中处置
E. 控制排放、加强监测

（七）判断题

1. 最大的生物效应发生于最稀释的溶液中，证明电离辐射的直接作用。（ ）
2. γ 射线的穿透能力强，可以用于工业探伤。（ ）
3. 怀孕期间来自母体的放射性核素而引起胚胎和胎儿的损伤，属于放射性核素的躯体损伤。（ ）
4. 内照射可导致体细胞突变和生殖细胞突变。生殖细胞突变能导致细胞恶性转化，辐射致癌。（ ）
5. 确定性效应的严重程度与剂量大小无关。（ ）
6. 低水平辐射效应可增加 G_2/M 期阻滞。（ ）
7. 蒸发放射性液体或操作放射性粉尘时，可在露天或任意场所进行。（ ）
8. 在辐射场内的人员所受照射的累积剂量与时间成正比，与距离也成正比。（ ）
9. 辐射防护的目的是防止有害的确定性效应，减少随机性效应的发生率。（ ）

（八）简答题

1. 试对天然辐射进行分类。
2. 不同接触途径对放射性核素作用的影响包括哪些？
3. 低水平辐射效应有哪些？
4. 辐射防护有何重要性？

（九）论述题

简述内照射放射病的诊断标准及医学处理原则。

（十）案例分析题

1986 年 4 月 26 日当地时间 1 点 24 分，苏联的切尔诺贝利核能发电厂 4 号反应堆发生严重泄漏及爆炸事故。后续的爆炸将堆芯中的大量放射性物质抛向空中，随大气扩散，事故发生后，放射性物质沉降在苏联西部广大地区和欧洲国家，并在整个北半球均

可测出放射性沉降物，造成大范围的严重污染。据国际原子能机构（International Atomic Energy Agency，IAEA）1996 年的报告，事故发生现场总计死亡人数为 31 人，其中 28 人死于急性放射病，2 人死于严重烧伤，1 人死于冠状动脉栓塞。而赶赴现场的约 1000 名应急救护人员在缺乏安全防护的情况下，暴露于高剂量核辐射当中。2011 年及 2016 年，切尔诺贝利事故 25 及 30 周年之际，IAEA 发表一份国际会议声明，指出切尔诺贝利核电事故使约 60 万人受到较高剂量的辐射，总计 35 万多人从污染严重地区撤离，造成了近 4000 例甲状腺癌，而最终死于核辐射人数约为 4000 人。这是国际核电史上最严重的一次核事故。

问题：

（1）切尔诺贝利核事故给人们与环境带来如此严重危害，其主要危害因素是什么？

（2）什么是电离辐射？其损伤生物效应的分子机制是什么？

（3）放射性核素内外照射的特点是什么？

（4）辐射防护的目的、原则是什么？

五、复习思考题参考答案与解析

（一）名词解释（略）

（二）A1 型选择题

1. 答案：D　[解析]原子由原子核与核外电子组成，原子核由质子和中子组成。

2. 答案：C　[解析]原生放射性核素包括三个天然放射系（铀系、钍系和锕系）及单次衰变的放射性核素，如 ^{40}K、^{228}Ra、^{228}Th 等。^{3}H、^{7}Be、^{14}C、^{22}Na 是重要的宇生放射性核素。

3. 答案：B　[解析]X 射线和 γ 射线其本质是光子，但两者的来源不同，γ 射线来自于核内，由放射性核素衰变产生，X 射线来自核外。

4. 答案：D　[解析]核素诱发肿瘤，都要经过一段潜伏期，潜伏期长短受剂量等多种因素影响。一般认为，白血病潜伏期较短，而实体瘤潜伏期长。

5. 答案：D　[解析]放射性核素进入机体后，常显示出其在某一器官或组织中选择性蓄积的特点。例如放射性碘大部分蓄积于甲状腺。

6. 答案：C　[解析]按受照后效应发生的个体分为躯体效应和遗传效应，前者发生在受照射者自身，后者发生在受照射者的后代。

7. 答案：C　[解析]彗星实验即单细胞凝胶电泳，与脉冲电泳都是以 DNA 为检测对象，通过电泳条带的改变可直接判断细胞 DNA 是否受到损伤，而通过流式细胞术检测细胞周期只能判断单个细胞内的 DNA 含量，无法判断 DNA 是否受到损伤。

8. 答案：A　[解析]一般来说，由于细胞的辐射敏感性与细胞的分裂增殖成正比，而肌肉细胞分裂速度较慢所以不属于高度放射敏感的细胞。

9. 答案：D　[解析]人体受到辐射剂量越大，癌症和遗传效应发生的危险越大，其发生几率与剂量大小成正比关系。

10. 答案：B　[解析]只要有辐射照射存在，就有可能发生随机性效应，所以随机性效应的发生率只可限制，不能防止。

11. 答案：A　[解析]辐射实践正当化是防护三原则中的前提；辐射防护最优化（ALARA 原则）是核心；剂量限值是三原则的保障条件。三原则不包括剂量最小化。

12. 答案：C　[解析]外照射的防护措施有时间、距离、屏蔽防护，而阻吸收、促排是内照射防护的措施。限定工作时间属于时间防护。

（三）A2 型选择题

13. 答案：E　[解析]穿透能力和电离能力是电离辐射的两个重要作用，在内照射条件下，吸收剂量相同时，电离能力越强，其产生的生物效应越强，而 α 射线比 β 射线电离能力强。

14. 答案：C　[解析]低 LET 辐射（γ、β）内照射诱发肿瘤概率随剂量率降低而相应地减少；高 LET 的 α 粒子致癌概率不随剂量率的降低而减少，这与 α 粒子损伤难以修复、剂量率降低对杀死效应减少而恶性转化概率增多有关。高 LET 辐射与低 LET 辐射比较，单位剂量诱发癌瘤的概率更高。

15. 答案：E　[解析]关于操作非密封源的防护措施。围封稀释、个人防护、妥善处理废物、增加操作熟练度。

（四）A3/A4 型选择题

16、17 题的答案：16. B　17. D　[解析]放射性核素毒作用特点包括不同 LET 的辐射作用、不同 RBE 的辐射作用、持续作用、辐射作用与化学作用和选择性蓄积作用，该题考查 ^{131}I 在甲状腺中的选择性蓄积作用。

18～20 题的答案：18. E　19. E　20. C　[解析]显见，该药剂师违反了防护最优化和个人剂量限值两项原则。对已经存在的实践，当其效能与后果有了新的变化时也应当重新审查其正当性。以此可判定本案例中该药剂师的实践是不正当的。若皮肤已沾染放射性物质则要马上进行去污处理；若已经进入体内则要选用合适药物进行阻吸收、促排处理。

（五）B1 型选择题

21～24 题的答案：21. E　22. A　23. A　24. D　[解析]本题考查各种电离射线的特点：α 射线、β 射线和中子都属于粒子，中子不带电，α 粒子其实是氦原子核；X 射线、γ 射线本质是电磁波，X 射线来源于核外，γ 射线来源于核内。

25～28 题的答案：25. E 26. A 27. C 28. B [解析]影响放射性核素作用的机体因素包括：①种系差别，放射性核素在不同种系动物体内的代谢规律是不同的，以 $LD_{50/30}$ 为指标，大动物单位体重所需的放射性核素引入量要比小动物的小；②年龄因素，年龄的差异是影响核素吸收、分布、滞留、代谢速率和损伤效应的重要因素；③性别因素，成年男性的 ^{137}Cs 含量高于成年女性；^{224}Ra 引起骨肉瘤的发生率，雌鼠比雄鼠高；④机体状态，与母体妊娠与泌乳、营养状况、病理因素等有关。

29～32 题的答案：29. B 30. D 31. C 32. E [解析]本题考查不同射线选用的屏蔽材料不同。屏蔽 β 射线常选用铝、有机玻璃等；屏蔽 γ、X 射线要选用混凝土、铁、铅、钢板等材料；对于中子射线常用的屏蔽材料是含氢量高的物质，如石蜡、水、硼、聚乙烯等。紫外线属于非电离辐射。

（六）X 型选择题

33. 答案：ACD [解析]核素治疗机、工业探伤仪都是含有放射性核素的治疗装置，属于人工辐射源。

34. 答案：ACDE [解析]放射性核素内污染的监测分为常规监测、操作监测、特殊监测和验证性监测。其中仅常规监测有监测频度的要求。

35. 答案：ABDE [解析]与放射敏感性有关的主要因素是：细胞的固有敏感性、环境因素、生长条件等有关。

36. 答案：ABCDE [解析]放射性废物管理应遵循“减少产生、分类收集、净化浓缩、减容固化、严格包装、安全运输、就地暂存、集中处置、控制排放、加强监测”的方针。

（七）判断题

1. 答案：F [解析]最大的生物效应发生于最稀释的溶液中，证明电离辐射的间接作用。

2. 答案：T [解析]工业探伤利用的是射线穿透显影，检测内部是否有损伤。

3. 答案：T [解析]放射性核素内照射损伤按受照后效应发生的个体分为躯体效应和遗传效应，前者显现在受照射者自身，后者发生受照射者的后代。怀孕期间来自母体的放射性核素而引起胚胎和胎儿的损伤，是躯体损伤的特殊情况。

4. 答案：F [解析]体细胞突变能导致细胞恶性转化，辐射致癌；生殖细胞突变，可使后代发生遗传性疾病，即遗传效应。

5. 答案：F [解析]确定性效应指严重程度随剂量而变化的效应并且可能存在剂量阈值。

6. 答案：F [解析]G_2/M 期阻滞往往是由于较高伤害的因素所造成的，而低水平辐射效应由于辐射水平较低，所引发的效应往往是刺激兴奋为主，较难引发周期阻滞。

7. 答案：F [解析]为防止放射性物质进入空气而被吸入人体，蒸发放射性液体或操作放射性粉尘时，必须在专用通风柜或手套箱内进行。

8. 答案：F [解析]在辐射场内的人员所受照射的累积剂量与时间成正比，但是照射量、吸收剂量均与源的距离的平方成反比，又称为平方反比定律。

9. 答案：T [解析]辐射防护的目的在于防止有害的确定性效应，限制随机性效应的发生率。

（八）简答题

1. 答案要点：①宇宙射线，指来自外层空间射向地球表面的射线，由不同来源、不同能量的带电粒子组成。②宇生放射性核素，宇宙射线与大气层或地球表层的原子核通过不同的核反应而产生的放射性核素。③原生放射性核素，指自从地球存在以来就存在的放射性核素。

2. 答案要点：①同样剂量的放射性核素一次进入相对分次进入对机体的损伤效应有明显的增强作用；②核素直接进入血液损伤效应发生得快而严重，皮下注入相对缓慢，经口摄入更缓慢；③放射与非放射因素存在复合作用如孕鼠吸入 $Na_2O\text{-}PuO_2$ 混合气溶胶后，肺内和血滞留量明显高于单纯吸入 PuO_2 气溶胶；④外照射和内污染复合作用时，可出现比同剂量单因素作用时更为明显的损伤效应。

3. 答案要点：低水平辐射效应有延长寿命、增强细胞修复、促进生育与繁殖和增强防卫与适应。

4. 答案要点：在接触电离辐射的工作中，如防护不当，违反操作规程，人体受照射的剂量超过一定限度，将发生有害作用。电离辐射可引起放射病，它是机体的全身性反应，几乎所有器官、系统均发生病理改变，尤其以造血器官、消化系统和神经系统的改变最为明显。人体受到辐射剂量越大，癌症和遗传效应发生的危险越大。

（九）论述题

答案要点：（1）诊断标准。①临床表现，以全身性表现为主，有不典型的初期反应、造血障碍和神经衰弱症候群；或以该放射性核素靶器官的损害为主，并伴有放射性核素初始进入体内途径的放射损伤表现。②符合下述条件之一，一次或短时间内进入体内，在比较短的时间内受到照射，使其蓄积有效剂量当量可能大于 1.0Sv，并有个人剂量档案和健康档案；长时间内，连续多次进入体内，致使摄入量超过相应的年摄入量限值几十倍以上。

（2）医学处理原则，以抢救生命为首要原则，分清轻重缓急，避免放射性物被吸收；措施应有针对性，采取何种措施，依据核素的类型、化合物的物理化学性质、进入途径等确定。

（十）案例分析题

答案要点：（1）核反应堆的爆炸，大量放射性物质泄漏，放射性粉尘扩散到了欧洲大面积区域；放射污染严重；污染持续的时间久。放射性物质产生的电离辐射是对人们健康及环境产生危害的主要因素。

（2）电离辐射是指导致被作用物质的分子或原子的轨道电子发生电离作用的辐射（＞10eV）。电离辐射生物效应的分子机制：①物理过程与能量转移，生物大分子（核酸、蛋白质、酶）发生电离。②物理化学作用，自由基的生成。③分子组成及性质的改变；分子水平（DNA 损伤），如单链断裂，可以实现无差错修复；双链断裂，可出现错误及修复失败。④细胞水平损伤，细胞死亡→间期死亡→功能障碍/结构改变；细胞变异→细胞转化→癌症。细胞凋亡：变异细胞的程序性死亡。

（3）内照射的特点：①不同传能线密度的辐射作用，电荷数越多，则在单位路程上形成的离子对数就越多，对机体产生的生物效应也就越大。②生物体受到相同辐照剂量但电离辐射类型不同时，则产生的生物效应就不同。③放射性核素进入体内对机体形成持续作用，既有辐射作用还存在化学作用。④具有选择性蓄积作用。

（4）目的在于防止有害的确定性效应，降低随机性效应的发生率并降低到可接受的水平。原则：辐射实践正当化、辐射防护最优化和对个人剂量的限制。

第二部分　纳米材料的损害作用

一、学习目的要求

（一）学习目标

1. 掌握　纳米材料和纳米毒理学的概念。

2. 熟悉　纳米毒理学的研究方法。

3. 了解　纳米材料的毒理学作用。

（二）重点与难点

1. 纳米材料在体内的处置过程。
2. 纳米材料的理化特点及其生物学作用。
3. 纳米毒理学的研究方法。

二、学 习 笔 记

（一）纳米材料和纳米毒理学的概念

纳米材料是指三维结构中至少有一维大小在纳米尺度（1～100nm）范围物质的总称。研究纳米尺寸物质对生物体的损害作用、生物学机制、安全性评价和危险性管理的毒理学分支学科，称为纳米毒理学。

（二）纳米材料的理化特性

结构、尺寸、尺寸分布、聚集状态、颗粒性状、结晶结构、化学组成、表面积、表面化学、表面电荷等。

（三）纳米材料的毒性作用

通过呼吸道、消化道、皮肤等途径进入机体，以多种方式进入循环系统、免疫系统、神经系统、泌尿系统及消化系统，并与靶器官发生作用，产生毒性效应。

（四）纳米毒理学的研究方法

①纳米材料的表征：粒度、形貌、化学组成、结构和晶型、比表面积、Zeta 电位等分析。②生物体内的定位和定量分析：ICP-MS、XRF、放射性标记和荧光检测。③毒理学研究方法：体外试验、体内试验、人群流行病学研究。

三、汉英名词对照

电感耦合等离子体质谱　inductively coupled plasma mass spectrometry，ICP-MS

纳米材料　nanophase material

纳米毒理学　nanotoxicology，NT

原子发射光谱法　atomic emission spectrometry，AES

X 射线荧光分析技术　X-ray fluorescence analysis，XRF

四、复习思考题

（一）名词解释

1. 纳米材料　　2. 纳米毒理学
3. 表面效应　　4. 尺寸效应
5. 比表面积

（二）A1 型选择题

1. 纳米材料是指三维结构中至少有一维大小在多少尺度范围物质的总称（　　）

A. ＜1nm　B. ＞1nm　C. 1～100nm
D. ＜1μm　E. 1nm～1μm

2. 纳米材料的毒性不会受到下述哪些因素的影响（　　）

A. 化学成分　B. 尺寸　C. 表面修饰
D. 合成方式　E. 形状

3. 关于纳米材料的理化特性下列哪个是不正确的（　）
A. 纳米材料的表面积增大，其毒性也会逐渐增强
B. 与直径较大的纳米材料相比，小粒径的纳米材料具有更强的生物学作用
C. 纳米材料的化学组成决定其生物学活性，相同化学组成的纳米材料毒性相同或相近
D. 纳米材料的表面修饰会影响其生物学活性
E. 不同形状和晶型的纳米材料其生物学活性不同

4. 影响纳米材料在体内迁移和分布的因素包括（　）
A. 化学结构、尺寸
B. 纳米材料的理化特性和表面修饰
C. 纳米材料的表面特性和浓度
D. 暴露途径　E. 以上都对

5. 纳米毒理学的研究内容不包括（　）
A. 对生物体的损害作用　B. 纳米药物的治疗作用
C. 纳米材料的安全性评价　D. 毒作用机制
E. 纳米材料的表面效应

（三）A2 型选择题

6. 纳米碳管和纳米炭黑颗粒的化学成分均为碳，但其生物学特性不同的最主要原因是（　）
A. 尺寸不同　B. 结构不同
C. 表面效应不同　D. 表面修饰不同
E. 表面吸附不同的污染物

（四）A3/A4 型选择题

（7～9 题共用题干）

大鼠单次经口急性毒性上下法实验表明，纳米铜（尺寸 25nm，比表面积为 6.93 m^2/g）的 LD_{50}（95% 置信区间）为 834.3（790～930）mg/kg；限量试验中，2000mg/kg 剂量下三只大鼠全部死亡，而微米铜（平均粒径 17μm，表面积 $0.2m^2/g$）在相同剂量下则未导致大鼠死亡。

7. 相同剂量的纳米铜与微米铜所致大鼠的 LD_{50} 不同，最主要的原因是（　）不同
A. 化学结构　B. 溶解度　C. 尺寸
D. 比重　E. 形状

8. 纳米铜与微米铜所致不同毒作用，是由于其（　）
A. 相同成分的化学物质，尺寸越小，生物学活性越大
B. 表面积不同　C. 对生物体的作用不同
D. 生物学活性不同　E. 以上都是

9. 按照我国对外源化学物质急性毒性分级标准，纳米铜的毒性属于（　）
A. 低毒物质　B. 高毒物质　C. 无毒物质
D. 实际无毒物质　E. 有毒物质

（五）B1 型选择题

（10～14 题共用备选答案）
A. 表面效应　B. 尺寸效应
C. 结构与生物学作用　D. 形状与毒效应
E. 化学组成与毒效应

10. 锐钛矿和金红石的化学成为均二氧化钛，但纳米锐钛矿和纳米金红石颗粒毒性不同（　）
11. 纳米氧化锌和微米氧化锌的大鼠经口急性毒性不同（　）
12. 纳米铜（比表面积为 $6.93m^2/g$）与微米铜（表面积 $0.2m^2/g$）的大鼠经口急性毒性不同（　）
13. 纳米碳管和纳米炭黑颗粒，化学成分均为碳，但二者呈现不同的毒理学作用（　）
14. 相同尺寸的纳米氧化锌和纳米氧化铝，其毒作用不同（　）

（六）X 型选择题

15. 纳米材料对心血管系统的毒作用机制包括（　）
A. 呼吸系统损伤引起的间接作用
B. 到达循环系统引起的直接作用
C. 肺部炎症引起　D. 直接作用和间接作用
E. 氧化应激

16. 环境中的纳米材料进入人体途径包括（　）
A. 呼吸道　B. 消化道　C. 皮肤
D. 静脉注射　E. 鼻腔滴注

17. 影响纳米材料毒性作用的因素包括（　）
A. 化学结构　B. 聚合状态　C. 尺寸
D. 浓度　E. 晶型

18. 决定纳米材料穿透皮肤屏障的主要因素是（　）
A. 尺寸　B. 表面修饰　C. 浓度
D. 晶型　E. 化学组成

19. 纳米材料经呼吸道吸收，沉积的部位和方式主要取决（　）
A. 长度　B. 表面荷电性　C. 形状
D. 尺寸　E. 浓度

（七）判断题

1. 纳米材料的毒性主要由其化学成分决定。（　）
2. 一般情况下，粒径小的纳米颗粒比粒径大的纳米颗粒具有更强的生物学作用。（　）
3. 球形的纳米粒子更易于被呼吸道截留而沉积在呼吸道。（　）
4. 小粒径的纳米颗粒可以直接透过气血屏障进入血液循环中。（　）

5. 皮肤屏障可以有效阻挡纳米材料的渗透，所以化妆品中所含有的纳米颗粒不能通过皮肤进入。(　　)

（八）简答题

1. 简述纳米材料的理化特性及其生物学意义。
2. 简述纳米毒理学的研究方法。
3. 简述纳米材料毒作用的机制。

（九）论述题

试述对纳米材料物理化学特性进行表征的原因和方法。

（十）案例分析题

大鼠单次静脉注射 1mg/kg TiO_2 纳米颗粒后 30 分钟，1 小时，2 小时，6 小时，24 小时，7 天，28 天，90 天和 356 天，透射电镜结果表明，纳米粒子平均粒径为（21.5±7.2）nm，扫描电镜表明纳米粒子呈球形，X 射线能谱（EDX）分析显示 TiO_2 纯度大于 99%，X 线衍射显示 TiO_2 为 75%锐钛矿和 25%红金石混合物，BET 结果表明比表面积为 $51m^2/g$（氮吸附能力），DLS 检测结果显示纳米粒子在水和生理盐水中呈聚合状态，直径分别为（163.5±12.6）nm 和（520.9±41.7）nm。ICP-MS 检测结果表明，静脉注射 TiO_2 纳米颗粒后一年仍可在肝、肺和脾检测到 TiO_2 纳米颗粒，其中以肝内含量最高。

问题：

（1）纳米材料的吸收途径有哪些？

（2）纳米材料蓄积的靶器官有哪些？

（3）纳米材料的代谢途径有哪些？

五、复习思考题参考答案与解析

（一）名词解释（略）

（二）A1 型选择题

1. 答案：C　[解析]纳米材料是指粒径在 1～100nm 范围物质的总称。

2. 答案：D　[解析]纳米材料的毒性会受到纳米材料理化特性的影响，但是不管采取什么合成方式，只要其化学结构和物理化学表面特性相同，其毒性是相同的。

3. 答案：C　[解析]纳米材料的化学组成决定其生物学活性，但化学组成相同的纳米材料若形状、晶型、表面修饰等不同也会导致其毒性不同。

4. 答案：E　[解析]影响纳米材料在体内迁移和分布的因素包括纳米材料本身的特性，如化学结构、尺寸、形状、表面修饰等，纳米材料的暴露途径也会影响其在体内的分布和迁移。

5. 答案：B　[解析]纳米毒理学是研究纳米尺寸物质对生物体的损害作用、生物学机制、安全性评价和危险性管理的毒理学分支学科。不包括纳米药物的治疗作用。

（三）A2 型选择题

6. 答案：B　[解析]相同化学组成的纳米粒子，也可能由于结构不同而具有不同的化学特性和生物学作用。

（四）A3/A4 型选择题

7～9 题的答案：7. C　8. E　9. A　[解析]粒径小的物质，其表面积越大，随着纳米材料的表面积增大，相应的毒性也会逐渐增强。按照我国对化学物质的急性毒性分级标准中，大鼠经口毒性 $LD_{50}>500mg/kg$ 为低毒物质。

（五）B1 型选择题

10～14 题的答案：10. C　11. B　12. A　13. D　14. E　[解析]纳米材料的毒性与其化学成分有关，但相同化学组成的纳米材料，也可能由于结构不同而具有不同的化学特性和生物学作用。纳米材料的尺寸效应也是影响其自身特性的重要原因，与直径较大的纳米材料相比，小粒径的纳米材料具有较大的比表面积，从而具有更强的生物学作用。研究表明细胞对纳米材料的摄取能力具有形状依赖性，因为形状不同导致材料表面功能基团的不同。

（六）X 型选择题

15. 答案：ABCDE　[解析]纳米材料心血管毒性的主要机制涉及氧化应激和炎症反应。另外纳米材料还可通过呼吸系统进入机体而间接引起的心血管毒性机制。

16. 答案：ABC　[解析]环境中的纳米材料进入人体途径包括呼吸道、消化道和皮肤。鼻腔滴注和静脉注射通常是实验室或临床应用中纳米材料进入人体的途径。

17. 答案：ABCDE　[解析]纳米材料的化学结构、聚合状态、尺寸、浓度和晶型均会影响纳米材料的毒性作用。

18. 答案：AE　[解析]纳米材料的尺寸和化学组成是决定其渗透能力的主要因素。

19. 答案：ABCD　[解析]纳米材料经呼吸道吸收，沉积的部位和方式主要取决于物质的大小、形状、表面荷电性、长度。

（七）判断题

1. 答案：F　[解析]纳米材料的毒性不仅取决于其化学成分组成，而且取决于其特殊的物理化学特性。

2. 答案：T　[解析]与直径较大的纳米材料相比，小粒径的纳米材料具有较大的比表面积，从而具有更强的生物学作用。

3. 答案：F　[解析]形状较长的纳米材料易于被呼吸道截留，如纳米管，纳米线，纳米绳或纳米带易于被截留。

4. 答案：T　[解析]通过呼吸道吸收的纳米材料部分沉积在肺泡中，由于其小粒径的特点，纳米材料还可以直接透过气血屏障进入血液循环中。

5. 答案：F　[解析]皮肤屏障能够有效地阻挡微米颗粒的渗透，但对纳米材料的阻挡作用有限。

（八）简答题

1. 答案要点：①表面积和尺寸：小粒径的纳米材料具有较大的比表面积，从而具有更强的生物学作用。②结构：相同化学组成的纳米材料，也可能由于结构不同而具有不同的化学特性和生物学作用。③纳米材料的形貌特征和表面粗糙度：纳米材料形貌和粗糙度的差异会引起其表面特性的不同，从而引起其与细胞、细胞膜、细胞器、蛋白质和 DNA 间的相互作用不同。④表面修饰和功能化：纳米材料的表面通常修饰着一定的功能基团，其会影响其表面的理化性质，改变其亲水，亲脂，磁性，导电性及化学反应活性。

2. 答案要点：主要包括纳米材料的表征、纳米材料在生物体内的定位和定量分析，以及包含体外试验、体内试验、人群流行病研究等毒理学研究方法。

3. 答案要点：纳米材料暴露对机体造成的生物毒效应机制涉及氧化应激损伤、DNA 损伤和炎症反应等。

（九）论述题

答案要点：原因：纳米材料的物理学性质对其毒性作用有显著影响，包括纳米材料的尺寸、在介质中的聚合状态、分布、比表面积及表面荷电性等。方法：粒度分析、形貌分析、化学组成分析、结构和晶形分析、比表面积的测定和在介质中的稳定性。

（十）案例分析题

答案要点：（1）纳米材料的吸收途径有呼吸道、消化道、皮肤、静脉注射等。

（2）纳米材料蓄积的靶器官主要有肺、心脏、血管、皮肤、肝脏和肾脏等。

（3）纳米材料的排除方式包括肺部纤维上皮的运动以物理方式将其排出体外，或者通过吞噬作用，然后将纳米粒子转运至肝、肾等组织，在肾脏随尿液排出，或经肝、胆通过消化道随粪便排出。

（何淑雅　张　荣　唐　艳）

第十二章　毒理组学

一、学习目的要求

（一）学习目标

1. 掌握　毒理基因组学、毒理转录组学、毒理蛋白质组学、毒理代谢组学的研究内容和技术方法。

2. 熟悉　毒理组学各研究的基本概念和具体操作。

3. 了解　毒理组学研究的进展、应用和意义。

（二）重点与难点

1. 重点　毒理组学各部分的研究内容及其相应的新技术和新方法。

2. 难点　毒理组学研究的操作及其在毒理学研究中的实际应用。

二、学习笔记

组学技术是对生物体及其细胞内DNA、RNA、蛋白质、代谢中间产物、机体反应等的整体分析手段；包括基因组学、转录组学、蛋白质组学、代谢组学、反应组学等；毒理组学是组学技术在毒理学研究领域的应用和不断发展。

（一）毒理基因组学

1. 基本概念　在基因组水平研究生物体的整个基因组与外源性物质之间交互作用及其方式，以及机体基因组对外源化学物反应的学科。基本任务为充分利用基因组的数据，应用于筛选和鉴别潜在的毒性环境因素和外源化学物，在基因组水平阐释毒作用的分子机制。

2. 毒理基因组学的主要研究内容　毒作用机制研究、化学物毒性预测、评价毒作用的量效关系和时效关系、混合物联合毒作用研究、危险度评定和表型锚定。

3. 毒理基因组学研究的意义与应用　①毒作用机制与预测毒理学研究：毒理基因组学可将特定基因表达的特征作为一种特定指纹，判断毒作用机制。②毒作用的量效关系和时效关系研究：毒理基因组学技术检测基因差异表达的方法非常灵敏。③混合物联合毒性效应研究：分析和确定混合物的各成分及其潜在毒效应，了解联合作用规律。④危险度评定和表型锚定：完善毒作用模式的研究方法。整合毒理基因组学资料，构建基因表达谱数据库。迅速筛选靶基因加以“表型锚定”，建立新的毒性测试和筛选以及危险度评定模型。目前运用于化学物暴露人群的危险度评定体系还面临挑战。

（二）毒理转录组学

1. 概念　①转录组学：是研究特定细胞、组织或器官在特定生长发育阶段或某种生理状况下所有转录本的科学。所有的转录本就称之为转录组；有广义和狭义转录组区分。②毒理转录组学：是研究在外源物理、化学、生物因素作用下，生物体特定细胞、组织或器官所有转录本的科学，分析外源因素对基因表达谱的影响，阐明外源因素毒作用机制，以及寻找生物标志应用于毒理学安全性评价。毒理转录组学可获得包括分析基因表达等信息。

2. 毒理转录组学主要研究内容　分两大类，一种是基于杂交的转录组学技术；一种是基于测序的转录组学测序技术，如cDNA文库或EST文库测序技术。①DNA微阵列：主要包括cDNA微阵列和寡核苷酸微阵列。②转录组测序：又称RNA-Seq，高通量测序分析比对或从头组装拼接，形成全基因组范围的转录谱。③第三代测序技术：以单分子测序和纳米孔测序为标志。具有3个显著特点为可直接对RNA序列、甲基化的DNA序列和特定序列的SNP进行检测。

3. 转录组学技术应用　包括①作为替代毒理学实验预测和评价化合物毒性；②归纳基因表达网络化数据库研究毒作用机制；③利用外源化学物诱导基因的表达变化作为生物标志来评估人体暴露、寻找新的生物标志物；④某一物种毒性实验结果的外推于其他物种；⑤研究混合物暴露中各物质间相互作用；⑥研究低剂量暴露与高剂量暴露之间相互关系等。例如，①毒理芯片（Toxchip）技术：从基因组水平上研究外源化学物与基因表达的相互影响，可在分子水平上评价该外源化学物的毒性状况。②RNA-Seq技术：主要应用于完整表达谱分析、miRNA谱分析、ncRNA谱分析，DNA甲基化谱分析等。

4. 毒理转录组研究的挑战 ①转录组测序技术本身还存在一定的局限性。②转录组学海量信息的分析有一定困难，需要深入挖掘测序数据。③转录组学只检测转录水平上变化，并不能完全反映该基因翻译的功能蛋白质的变化；多组学综合分析是一个发展趋势。④许多化学物是通过与生物大分子的结合表现最初毒性的；基因表达图谱很难描绘出其毒性起始分子事件。

（三）毒理蛋白质组学

1. 毒理蛋白质组学的概念 ①蛋白质组：是指某种组织、某个器官或细胞在特定时刻表达的全部蛋白质。②蛋白质组学：是以蛋白质组作为研究对象，揭示蛋白质的组成、来源、功能及动态变化规律的科学。最常用的技术路线是采用双向凝胶电泳分离蛋白、综合质谱和生物信息学分析技术。③毒理蛋白质组学：通过对组织细胞和体液中动态变化的蛋白表达情况进行比较、分析与鉴定，识别外源化学物作用于机体产生毒效应的靶蛋白及其可能的毒作用机制。

2. 毒理蛋白质组学的主要研究内容 （1）两个主要目标：一是机制研究，即从蛋白质角度研究外源化学物对机体可能的毒作用机制；二是筛选与预测毒作用靶标，即筛选特定的蛋白质作为外源化学物危险度评定的生物标志。

（2）具体研究技术：包括①蛋白质的分离技术，主要以 2-DE 和液相色谱技术为代表的方法。②蛋白质的表达谱研究技术，最经典的是 2-DE 联合 MALDI-TOF-MS 为代表。近年来以液质联用为基础的方法先后涌现。③生物信息学分析，包括大量实验数据的分析和挖掘。④通过蛋白质翻译后修饰等研究蛋白质功能。

3. 毒理蛋白组学研究的意义与应用 （1）毒理学机制研究：包括器官、组织、体液、细胞等毒性机制。

（2）毒性生物标志研究：主要包括应用电泳或色谱技术筛选差异表达蛋白以及对候选的生物标志进行质谱鉴定两个方面。

（3）在毒理学中应用特点：①最显著的特点是样本来源于经外源化学物暴露的动物、细胞模型，一般以各种靶器官与血清等体液为主；②以差异表达蛋白为基础，以生物标志与机制性研究为主要研究内容；③发展阶段所得的结果多为预测与假说，或是对某一假说的验证；④研究范围还有限，主要集中于肝脏毒理学等方面；⑤结果重复性差。

（4）未来毒理蛋白质组学的发展：需要高通量、高灵敏度、自动化的蛋白质组学技术；设计合理的实验方案、采用正确的统计学方法，流行病学方法的应用、相关学科的理论与技术支持等建立系统化的实验体系等。

（四）毒理代谢组学

1. 毒理代谢组学的定义 毒理代谢组学是代谢组学与毒理学交叉融合而形成的新的毒理学分支，关注的重点问题是因外源化学物暴露而导致的机体受损（作用靶器官、损伤程度）和由此产生的病理生理状态改变及生化机制。

2. 毒理代谢组学的主要研究内容 （1）代谢组学的主要研究层次：①代谢物靶标分析；②代谢物谱图分析；③代谢物指纹分析；④代谢组学对限定条件下的特定生物样品中所有代谢组分的定性和定量分析；⑤代谢物表型分析。

（2）毒理代谢组学的主要研究内容：①代谢指纹图谱分析；②内源性代谢物变化特征分析；③代谢标志功能分析。

3. 毒理代谢组学研究的意义与应用 （1）毒理代谢组学研究的策略与意义：毒理代谢组学从表型着手回答其他组学不能回答的生物问题，代谢组代表了即时的体内外刺激物的总和分析，患者体内外源性化学物的表型，可以通过尿液、代谢产物或者数以千计的内源小分子化合物的代谢轮廓来监测。毒理代谢组学研究帮助人们更好地了解生物系统对环境和遗传因素变化的反应，使人们能更清楚地认识基因的表型，从而有助于药物和其他化学物的研发等。

（2）毒理代谢组学研究的应用：①毒作用机制研究；②确定毒作用靶器官与特异性生物标志；③外源化学物安全性评价。

三、汉英名词对照

DNA 微阵列　DNA microarray
RNA 测序　RNA sequencing，RNA-Seq
表达序列标签　expressed sequence tags，EST
表型锚定　phenotypic anchoring
大规模平行测序　massively parallel signature sequencing，MPSS
蛋白质组　proteome
蛋白质组学　proteomics
代谢物靶标分析　metabolite target analysis

代谢物表型分析 metabolite phenotyping analysis
代谢物谱图分析 metabolite profiling analysis
代谢物指纹分析 metabolite fingerprinting analysis
代谢组 metabonome
代谢组学 metabonomics
第二代测序 next generation sequencing，NGS
毒理蛋白质组学 toxicoproteomics
毒理代谢组学 toxicometabonomics
毒理基因组学 toxicogenomics
毒理基因组学研究计划 toxicogenomics research program，TRP
毒理转录组学 toxicological transcriptomics
翻译后修饰 post-translational modifications，PTMs
功能基因组学 functional genomics
后基因组时代 postgenome era
环境基因组计划 environmental genome project，EGP
基因本体论 gene ontology，GO
基因表达系列分析 serial analysis of gene expression，SAGE
结构基因组学 structural genomics
拷贝数变异 copy number variation，CNV
人类基因组计划 Human Genome Project，HGP
生物信息学 bioinformatics
双向凝胶电泳 2-dimensional gel electrophoresis，2-DE
微阵列 microarray
下、下一代的测序 Next-Next-Generation Sequencing
质谱 mass spectrometry，MS
指纹基因 fingerprint genes
转录因子富集算法 enrichment of transcription factor algorithm
转录组 transcriptome
转录组学 transcriptomics
组学技术 -omics technology

四、复习思考题

（一）名词解释

1. toxicogenomics　2. DNA microarray
3. RNA-Seq　4. Toxchip
5. toxicoproteomics　6. metabonomics
7. 组学技术　8. 毒理转录组学
9. 毒理代谢组学

（二）A1 型选择题

1. 毒理基因组学方法进展中，错误的是（　　）
A. 最初是利用基因组技术，研究细胞对受试物的反应
B. 目前的研究包括基因组等水平的改变
C. 多个研究评价相结合
D. 具有与传统毒理学相似的敏感性、特异性
E. 能更准确地反映毒理学评价的不同阶段和结局

2. 下列关于检测方法，哪个不是用于检测毒理转录组（　　）
A. cDNA microarray　B. BLAST
C. EST　D. SAGE　E. RNA-Seq

3. 关于 RNA-Seq 技术的叙述，错误的是（　　）
A. 荧光信号检测　B. 可以用于未知转录组检测
C. 核酸高通量测序方法
D. 反应所需起始 RNA 量相对少
E. 能识别 UTR 区域

4. 关于二代测序的特点叙述中，错误的是（　　）
A. 采用数字化信号，灵敏度高，能检测到低丰度表达的基因
B. 检测到单个碱基的差异和对 RNA 表达的定量化研究
C. 可以获得未知基因信息　D. 需要预先设计探针
E. 测序结果得到的是完整的 RNA 序列

5. 毒理转录组学应用不包括（　　）
A. 混合物暴露中各物质间相互作用
B. 预测新型化学物毒性　C. ncRNA 谱调控研究
D. mRNA-miRNA 相互调控　E. Histone 甲基化

6. 毒理蛋白组学在危险度评定中应用最广泛的方法是对经外源化学物暴露或处理后的细胞、组织、体液进行（　　）
A. DNA 再测序　B. RNA-Seq
C. DNA 芯片检测差异表达基因
D. 蛋白质表达谱分析来确定毒性机制和毒性生物标志
E. 代谢指纹图谱分析

7. 关于代谢组叙述中，错误的是（　　）
A. 代谢组是继基因组、转录组、蛋白质组之后提出的一个概念
B. 代谢组是该生物或细胞的生物化学的基因型
C. 代谢组是某一生物或细胞中所有的相对分子质量低的代谢产物
D. 代谢组英文单词为 metabonome
E. 代谢组有广义或狭义的定义

8. 下列研究技术手段不属于代谢组学的手段是（　　）
A. 核磁共振　B. 色谱　C. 质谱
D. 双向电泳技术　E. 色谱-质谱联用

9. 对生物样品中的一个或数个特定代谢进行有选择的定性或定量测定属于代谢组学中的哪一个研究层次（　　）
A. 代谢物靶标分析　B. 代谢物谱图分析
C. 代谢物指纹分析
D. 限定条件下的特定生物样品中所有代谢组分的定

性和定量分析
E. 代谢物表型分析
10. 代谢物指纹分析（　　）
A. 对样品进行整体性定性分析
B. 对样品进行整体性定量分析
C. 对样品进行整体性半定量分析
D. 对样品进行整体性定性或定量分析
E. 对特殊具体样品进行定性分析
11. 可以早期就揭示完全与基因的“开”或“关”没有任何联系的毒性效应（如毒物对酶的抑制作用）的毒理组学是（　　）
A. 毒理基因组学　B. 毒理转录组学
C. 毒理蛋白质组学　D. 毒理代谢组学
E. 毒理暴露组学

（三）A2 型选择题

12. 通过对贵州省砷暴露人群的基因表达谱分析，发现差异表达的基因主要参与细胞周期调控、细胞凋亡和 DNA 损伤，与砷暴露病人的肝退行性病变有一定关联性。该案例是毒理基因组学应用于（　　）
A. 毒作用机制与预测毒理学研究
B. 毒作用的量效关系和时效关系研究
C. 混合物联合毒性效应研究　D. 危险度评定
E. 表型锚定
13. 采用微阵列技术研究斑马鱼暴露于氧化铁、氯化钴和氧化锌的全鱼转录组图谱，发现既有相同的、也有各自独有的差异表达基因。在共有的 27 个差异表达基因中，最有可能的差异表达基因是（　　）
A. DNA 损伤修复　B. 金属硫蛋白
C. 核糖体转运　D. 内质网应激
E. 线粒体能量代谢
14. 乙肝病毒 X 蛋白（HBx）转染组细胞与对照组细胞进行 2-DE 图谱比较分析，共识别差异表达的蛋白质点 26 个。进一步从凝胶中切取这些差异表达蛋白质点进行相关处理和检测分析，鉴定得到 14 个差异表达蛋白质，提示可能在促进肝癌发生发展过程中发挥重要作用。其中要采用的检测仪器是（　　）
A. 流式细胞仪　B. 二代测序仪
C. MALDI-TOF-MS 质谱仪　D. MRI
E. 实时荧光定量 PCR 仪

（四）A3/A4 型选择题

（15～17 题共用题干）

毒理基因组学能识别基因表达变化及其与外源化学物毒性效应建立因果关系，并建立同类化学物特征性基因表达谱，还可用于新化学物的毒性预测和分类。因此，在预测化学物毒性和毒作用机制研究方面有着无可比拟的优势，其研究和应用有着重要意义。
15. 运用毒理基因组学的研究方法可弥补传统毒理学方法的不足，错误的是（　　）
A. 最大限度地得到真实可靠的阳性结果
B. 尽可能降低假阳性率
C. 比传统毒理学组合实验更简单、省时
D. 通过基因多态性研究预测环境暴露对机体健康的危险度
E. 有助于相关环境政策的制定和实施有效防护
16. 毒理基因组学研究应用于毒作用机制与预测毒理学研究，不包括（　　）
A. 检测外源化学物作用后细胞整体基因表达和细胞内容物的变化
B. 将特定基因表达的特征作为一种特定指纹
C. 可为阐明某些已知具有毒作用的化学物的毒作用机制提供有力的证据
D. 还不能对未知化学物的毒作用机制进行研究
E. 砷暴露人群的基因表达谱分析发现差异表达的基因可为砷的毒作用机制提供依据
17. 毒理基因组学技术应用于混合物联合毒性效应研究，不包括（　　）
A. 从一系列单独的化学物试验结果外推至这些物质混合后的毒效应
B. 将多种化学物与单一化学物的基因表达谱进行比较
C. 为评价外源化学物的交互或非交互作用提供可能性
D. 分析混合物的各成分、结构、微量污染物
E. 确定混合物中未知成分、毒作用类型及其潜在毒效应

（18～19 题共用题干）

采用 RNA-Seq 技术研究小鼠原代肝细胞暴露黄曲霉毒素 B1 后得到其差异 mRNA 谱和 miRNA 谱，请回答以下问题。
18. 选择原代肝细胞最重要的优势是（　　）
A. 原代肝细胞可以稳定传代
B. 肝脏灌流获得原代肝细胞操作简便
C. 原代肝细胞具有代谢活性
D. 原代肝细胞培养容易　E. 以上都不对
19. 关于 mRNA 和 miRNA 相互作用，表述正确的是（　　）
A. miRNA 是 mRNA 的一种
B. miRNA 可以结合 mRNA 的 5′UTR 区
C. miRNA 可以结合 mRNA 使其降解
D. miRNA 可以结合 mRNA 促进其转录
E. miRNA 可以结合 mRNA 促进其翻译

（五）B1 型选择题

（20～22 题共用备选答案）
A. 人类基因组计划　B. 人类单倍体型图谱计划
C. 人类表观遗传图谱计划　D. 环境基因组计划
E. 毒理基因组学研究计划

20. Toxicogenomics Research Program（TRP）是（ ）
21. Human Genome Project（HGP）是（ ）
22. Environmental Genome Project（EGP）是（ ）

（23～27题共用备选答案）

A. 毒理基因组学　B. 毒理转录组学
C. 毒理蛋白质组学　D. 毒理代谢组学
E. 毒理反应组学

23. 可应用于危险度评定和表型锚定研究的是（ ）
24. DNA微阵列和RNA-Seq应用在（ ）
25. 以筛选与预测毒作用靶标和特定生物标志为目标之一的是（ ）
26. 2-DE和MALDI-TOF-MS技术可应用于（ ）
27. 代谢指纹图谱分析见于（ ）

（六）X型选择题

28. 美国国家毒理基因组学中心开展研究的主要任务包括（ ）
A. 推动基因和蛋白表达技术在毒理学中的应用
B. 研究环境暴露和人类疾病易感性之间的关联性
C. 寻找环境暴露与毒效应的生物标志
D. 促进环境暴露与生物学效应关系的计算和处理方法
E. 建立毒理基因组学的公共数据库

29. 可作为DNA microarray数据后续分析的是（ ）
A. 基因差异表达分析　B. 单核苷酸多态性分析
C. 发现新基因　D. 基因结构分析
E. 分析差异生物过程

30. 二代测序技术的特点包括（ ）
A. 高通量　B. 高分辨率　C. 高成本
D. 新物种基因测序　E. 可检测低丰度基因

31. 基于蛋白质组学，毒理蛋白质组学最常用的技术路线是采用（ ）
A. DNA芯片技术　B. 双向凝胶电泳（2-DE）技术
C. 质谱（MS）技术　D. 生物信息学分析技术
E. RNA-Seq技术

32. 毒物代谢指纹图谱研究（ ）
A. 研究毒物本身的代谢变化
B. 研究毒物引起的内源性代谢物的变化
C. 可确定发生毒物作用的靶器官和靶位点
D. 可确定毒物的特异性生物标志物
E. 可应用液相色谱-质谱联用技术手段

33. 毒理代谢组学研究应用于药物安全性评价的作用意义主要有（ ）
A. 大大缩短了新药安全性研究的周期
B. 能够快速、有效地分析多条代谢通路
C. 帮助确定位靶组织　D. 判定毒副作用程度
E. 寻找相应的生物学标志

（七）判断题

1. 毒理组学是毒理学技术和方法在组学研究领域的应用和不断发展。（ ）
2. 毒理基因组学的基本任务，是充分利用人类基因组的数据，应用于筛选和鉴别潜在的毒性环境因素和外源化学物，在基因组水平阐释毒作用的分子机制。（ ）
3. 毒理基因组学能识别基因表达变化及其与外源化学物毒性效应建立因果关系。（ ）
4. 毒理基因组学不能用于新型化学物的毒性预测和分类。（ ）
5. 毒理基因组学技术应用于混合物联合毒性效应研究，可了解化学物间的联合作用规律。（ ）
6. 与基因组不同的是，转录组是随着生长发育阶段、健康状态和外界环境的改变而相对稳定的。（ ）
7. 毒理转录组学主要以杂交和测序技术方式研究外源化学物对转录本的影响。（ ）
8. RNA-Seq是基于Sanger测序法的一种测序技术。（ ）
9. 未来毒理蛋白组学的发展需要高通量、高灵敏度、自动化的蛋白质组学技术的支撑。（ ）

（八）简答题

1. 毒理基因组学研究计划的意义和内容。
2. 毒理转录组学研究可以获得的信息有哪些？
3. 比较DNA microarray和RNA-Seq两种方法在数据分析方面的差异。
4. 简述RNA-Seq技术的基本原理和流程。
5. 蛋白质组学技术在毒理学中的应用特点。
6. 毒理代谢组学的主要研究内容。
7. 毒理代谢组学的应用主要有哪些？
8. 简述毒理代谢组学研究的意义。

（九）论述题

1. 毒理基因组学的主要研究内容。
2. 毒理基因组学技术在危险度评定和表型锚定中的应用及其意义。
3. 论述毒理转录组学的应用及存在的问题。
4. 举例毒理蛋白组学的具体研究技术。

（十）案例分析题

研究者利用基因芯片技术探寻三种多环芳烃（2 μmol/L）对斑马鱼视觉系统发育过程中基因表达的影响。首先对芯片数据定义倍数大于±2.0的基因为差异表达基因。进而进行数据筛选，得到差异表达基因如下：相对于对照组，菲（三环）处理组有73个上调、80个下调基因；芘（四环）处理组有123

个上调、20 个下调基因；苯并（a）芘（五环）处理组有 196 个上调、42 个下调基因。再使用比较基因毒理学数据库筛选差异表达基因中与视觉发育、视觉系统功能行使及视觉疾病相关的基因。菲处理组筛选出 21 个、芘处理组筛选出 6 个、苯并（a）芘处理组筛选出 15 个与视觉系统相关的基因。

问题：

（1）推测三种多环芳烃总体毒性大小可能的规律，并说明理由。

（2）你认为哪种多环芳烃视觉发育毒性更大，为什么？

（3）假设你继续本研究，你将从哪些方面验证和阐明多环芳烃的视觉发育毒性机制？

五、复习思考题参考答案与解析

（一）名词解释（略）

（二）A1 型选择题

1. 答案：D [解析]目前的毒理基因组学方法，多个研究评价相结合，比传统毒理学更敏感、更特异性、更准确地反映毒理学评价的不同阶段和结局。

2. 答案：B [解析]BLAST 是 NCBI 基因比对所用的在线工具，不是基因检测技术。

3. 答案：A [解析]关于 RNA-Seq 技术是数字信号检测。

4. 答案：D [解析]二代测序不需要探针，microarray 需要探针杂交检测。

5. 答案：E [解析]二代测序可以检测 DNA 甲基化，但不能检测 Histone 甲基化。

6. 答案：D [解析]对经外源化学物暴露或处理后的细胞、组织、体液进行蛋白质表达谱分析来确定毒性机制、暴露生物标志、效应生物标志及毒性生物标志，这是毒理蛋白组学在危险度评定中应用最广泛的方法。

7. 答案：B [解析]代谢组是继基因组、转录组、蛋白质组之后提出的一个概念，广义而言，代谢组是指某一生物或细胞所有的代谢产物，是该生物或细胞的生物化学表型。狭义而言，代谢组是某一生物或细胞中所有的相对分子质量低（分子量小于 1000）的代谢产物。人们在实际工作中倾向使用狭义的概念。

8. 答案：D [解析]代谢组学主要研究技术手段：核磁共振、色谱以及质谱等高通量、高分辨、高灵敏度的现代分析仪器作为分析手段。双向电泳技术属于蛋白质组学研究技术。

9. 答案：A [解析]代谢物靶标分析是对生物样品中的一个或数个特定代谢进行有选择的定性或定量测定。这是代谢组学初级的研究目标，从一些特殊的生物代谢转化途径出发，结合可预知的代谢反应机制，识别代谢过程中的生物标志物。

10. 答案：A [解析]代谢物指纹分析对样品进行整体性定性分析，用代谢物谱图差异对样品进行快速鉴别和分类，而不分析或测量具体组分。代谢物指纹分析在代谢物谱图分析的基础上更加复杂化，不关心特殊组分，而是对样品进行快速筛选分类。

11. 答案：D [解析]有些毒物的毒性效应与基因的“开”或“关”没有任何联系。毒理代谢组学通过分析与毒作用靶位及作用机制密切相关的生物液体中内源性代谢产物浓度的特征性变化，可以确定毒性靶器官组织、毒作用过程以及特异性生物标志物，因此可以早期揭示这种毒作用。

（三）A2 型选择题

12. 答案：A [解析]利用毒理基因组学技术对基因表达谱进行分析，可为阐明某些已知具有毒作用的化学物的毒作用机制提供有力的证据。例如，通过对贵州省砷暴露人群的基因表达谱分析，为砷的毒作用机制研究提供依据。

13. 答案：B [解析]由于三种受试物都是金属化合物，暴露后一般会释放金属离子，诱导金属硫蛋白家族基因表达。因此最后可能共同变化的基因是金属硫蛋白家族基因。其他选项也有可能，但可能性相对小。

14. 答案：C [解析]毒理蛋白质组学技术中，通过 2-DE 的蛋白质分离技术，进一步将制备好的点样板放入基质辅助激光解析电离飞行时间质谱（MALDI-TOF-MS）质谱仪中进行分析，获得肽质量指纹图和鉴定差异表达蛋白质。

（四）A3/A4 型选择题

15～17 题的答案：15. B 16. D 17. A [解析]①运用毒理基因组学的研究方法，最大限度地得到真实可靠的阳性结果并尽可能降低假阳性率。②毒理基因组学可将特定基因表达的特征作为特定指纹，判断化学物的毒作用机制。利用基因组学技术对其基因表达谱进行分析，为阐明某些已知具有毒作用的化学物的毒作用机制提供证据。③毒理基因组学技术可应用于混合物联合毒性效应研究；不同于传统毒理学的安全性评价。

18～19 题的答案：18. C 19. C [解析]①黄曲霉毒素 B1 需经代谢，发挥其毒性。因此选择原代肝细胞，其获取和培养都相对细胞株复杂，一般也不能传代培养。②miRNA 不是 mRNA 的一种类型，miRNA 可以结合 mRNA 3′UTR 区，使其降解或者抑制其翻译。

（五）B1 型选择题

20～22 题的答案：20. E 21. A 22. D [解析]①毒理基因组学研究计划（TRP）的启动，是 HGP 和 EGP

的成果延伸到毒理学领域。②人类基因组计划（HGP）的实施和完成，迎来了后基因组时代。③环境基因组计划（EGP）的提出和正式启动，发掘环境应答基因及其人群多态性、探索与患病风险的关联性。

23～27题的答案：23. A　24. B　25. C　26. C　27. D　[解析]①表型锚定是毒理基因组学研究的另一个主要内容。②毒理转录组学的主要研究内容分为两大类，即基于杂交的、和基于测序的转录组学技术。③毒理蛋白组学研究的两个主要目标之一是筛选与预测毒作用靶标作为生物标志。④毒理蛋白组学研究技术最经典的是 2-DE 联合 MALDI-TOF-MS。⑤毒理代谢组学的主要研究内容之一是代谢指纹图谱分析，即处理因素（如毒物、药物）引起的代谢产物的特异变化。

（六）X 型选择题

28. 答案：ABCDE　[解析]美国国家毒理基因组学中心（NCT）的主要任务包括 5 个方面。

29. 答案：AE　[解析]DNA microarray 可以基因差异表达分析、差异生物过程分析，但不能发现新基因、不能分析单核苷酸多态性和基因的结构，以上 RNA-Seq 可以做到。

30. 答案：ABDE　[解析]二代测序技术是高通量、高分辨率、相对低成本的技术，不局限于物种是否已知遗传信息，需要的起始 RNA 量少，检测限低，可以检测低丰度基因。

31. 答案：BCD　[解析]蛋白质组学是以蛋白质组作为研究对象，最常用的技术路线是采用 2-DE 分离蛋白、综合质谱（MS）和生物信息学分析技术。DNA microarray 和 RNA-Seq 技术主要应用于毒理转录组学研究。

32. 答案：ABCDE　[解析]毒理代谢指纹图谱研究不仅研究毒物本身及其引起的内源性代谢物的变化，确定靶器官和靶位点，进而确定毒物的特异性生物标志物。可应用液相色谱-质谱联用技术进行研究。

33. 答案：ABCDE　[解析]毒理代谢组学研究缩短新药安全性研究的周期，快速、有效地分析多条代谢通路，确定位靶组织及判定毒副作用程度，寻找相应的生物学标志。

（七）判断题

1. 答案：F　[解析]毒理组学是组学技术在毒理学研究领域的应用和不断发展。

2. 答案：T　[解析]毒理基因组学的基本任务，是充分利用人类基因组的数据，应用于筛选和鉴别潜在的毒性环境因素和外源化学物，在基因组水平阐释毒作用的分子机制。

3. 答案：T　[解析]毒理基因组学能识别基因表达变化及其与外源化学物毒性效应建立因果关系。

4. 答案：F　[解析]毒理基因组学能建立同类化学物特征性基因表达谱，还可用于新化学物的毒性预测和分类。

5. 答案：T　[解析]毒理基因组学技术可应用于混合物联合毒性效应研究，了解化学物间的联合作用规律，为化学物危险度评定提供证据。

6. 答案：F　[解析]与基因组相对稳定不同的是，转录组是随着生长发育阶段、健康状态和外界环境的改变而发生较大的变化。

7. 答案：T　[解析]毒理转录组学主要是以杂交和测序两种技术开发出来的技术。

8. 答案：F　[解析]RNA-Seq 是高通量测序技术，不同与 Sanger 测序法。

9. 答案：T　[解析]未来毒理蛋白组学的发展不仅需要高通量、高灵敏度、自动化的蛋白质组学技术作为支撑等建立系统化的实验体系。

（八）简答题

1. 答案要点：毒理基因组学研究计划（TRP）将高通量的组学技术引入毒理学领域范畴中。①外源化学物-基因相互作用对毒性损伤和疾病发生影响；②发现新的生物标志；③建立可操作的、更灵敏高效的危险度评定方法；④阐明环境有害因素新的毒作用机制、发现特定的易感人群；⑤针对性地制定相应的预防措施。

2. 答案要点：毒理转录组学研究得到丰富的信息，包括基因表达信息、可变剪切、反义转录本、基因结构、新基因、差异表达基因和单核苷酸多态性等；并进一步对基因进行功能注释、基因差异表达分析、基因本体论（GO）分析、信号通路富集分析、蛋白互作网络分析和单核苷酸多态性（SNPs）分析等。

3. 答案要点：DNA 微阵列是主要研究外源化学物暴露后基因转录的表达谱分析，基因聚类分析，差异表达基因及共有表达基因分析，差异信号通路分析，差异基因生物过程、细胞组分和分子功能分析、蛋白互作网络分析等。

RNA-Seq 开展特异表达及共有表达基因分析、差异基因的表达模式聚类分析、差异表达基因通路显著富集分析、差异基因转录因子分析；差异基因的蛋白网络互作分析、鉴定基因的可变剪切和 SNP 位点、基因结构优化、外显子定量、转录本定量以及新转录本预测和注释等研究。还可以从头转录组测序研究，进而得到该物种的单一基因序列集（Unigenes）数据，再对 Unigenes 表达差异分析、功能注释和分类、通路分析、预测编码蛋白框，分析 SNPs 等。

4. 答案要点：RNA-Seq，即单链 RNA 经反转录得到双链 cDNA，而后对其进行高通量测序分析比对或从头组装拼接，形成全基因组范围的转录谱。具体来讲，首先提取总 RNA，RNA 片段化处理后反转录为 cDNA 文库，继而给每个 cDNA 加上测序接头序列后测序，再根据有无参照序列进行后续数据分析。

5. 答案要点：①最显著的特点是样本来源于经毒物预处理过的动物、细胞模型，一般以各种靶器官与血清等体液为主；②以差异表达蛋白为基础，以生物标志与机制性研究为主要研究内容；③发展阶段所得的结果多为预测与假说，或是对某一假说的验证；④研究范围还有限，主要集中于肝脏、肾脏、生态及药物毒理学等；⑤具有重复性差的特点；研究对象多是分离的样本，原位组织研究有待发展。

6. 答案要点：毒理代谢组学的主要研究内容有①代谢指纹图谱分析；②内源性代谢物变化特征分析；③代谢标志功能分析。

7. 答案要点：毒理代谢组学研究应用主要有①毒作用机制研究；②确定毒作用靶器官与特异性生物标志物；③药物安全性评价。

8. 答案要点：毒理代谢组学研究的意义主要是帮助人们更好地了解生物系统对环境和遗传因素变化的反应，使人们能更清楚地认识基因的表型，从而有助于药物和其他化学物的研发、临床诊断和个体化治疗。

（九）论述题

1. 答案要点：毒作用机制研究、化学物毒性预测、评价毒作用的量效关系和时效关系、混合物联合毒作用研究、危险度评定和表型锚定。

2. 答案要点：毒理基因组学更全面反映外源化学物的毒性。利用基因组学技术完善毒作用模式的研究方法，应用于危险度评定。整合已有研究的化学物毒理基因组学资料，构建数据库。基因组学可用于遗传毒性的鉴定、区分不同机制、明确常见作用通路、预测致癌作用和肿瘤的发生、发展。组学技术能迅速筛选靶基因加以“表型锚定”，建立新的毒性测试和筛选以及危险度评定模型，提供生物标志，探讨毒性机制和提高诊断精确度。

3. 答案要点：转录组学技术应用包括①作为替代毒理学实验预测和评价化合物毒性；②归纳基因表达网络化数据库研究毒作用机制；③利用外源化学物诱导基因的表达变化作为生物标志来评估人体暴露、寻找新的生物标志物；④某一物种毒性实验结果的外推于其他物种；⑤研究混合物暴露中各物质间相互作用；⑥研究低剂量暴露与高剂量暴露之间相互关系等。

转录组学技术存在的不足：①转录组测序技术本身还存在一定的局限性；②海量信息的分析和深入挖掘有一定困难；③只检测转录水平上变化，多组学综合分析是发展趋势；④基因表达图谱则很难描绘出其毒性起始分子事件。

4. 答案要点：毒理蛋白组学的具体研究技术包括①蛋白质的分离技术，主要以 2-DE 和液相色谱技术为代表的方法。②蛋白质的表达谱研究技术，最经典的是 2-DE 联合 MALDI-TOF-MS 为代表。近年来以液质联用为基础的方法先后涌现。③生物信息学分析，包括大量实验数据的分析和挖掘。④还通过蛋白质翻译后修饰、相互作用、亚细胞定位、合成和降解等研究解决蛋白质功能的问题。

（十）案例分析题

答案要点：（1）等浓度暴露时苯并（a）芘差异表达基因最多，推测总体毒性苯并（a）芘最大，另两种稍低。但转录组结果远远不够，需要更多的证据，如生存率、畸形率、组织病理学、生理生化、行为学改变等综合分析，还需要详细分析差异基因的功能等。

（2）从数量上看，菲改变的基因更多，但需要深入分析基因功能、生物过程等，深入分析三者视觉发育毒性。

（3）首先，要验证芯片有效性，可以通过实时荧光定量 PCR 方法验证；利用生物信息学深入挖掘数据间关联性和内在机制；从翻译水平验证转录水平改变；从视觉能力、组织形态上验证视觉发育毒性；可从其他组学研究联合分析；还可从转录调控、转录后调控、蛋白修饰等水平深入研究视觉发育毒性等。

（林忠宁　何承勇　林育纯　李煌元）

第十三章　人群毒理学

一、学习目的要求

（一）学习目标

1. 掌握　环境监测和生物监测的异同、暴露与疾病的因果关系的判断。

2. 熟悉　人群毒理学定义、暴露组学评价方法、生物学标志和生物暴露限值。

3. 了解　毒性通路、人群毒理学的局限性和发展方向。

（二）重点与难点

1. 人群毒理学定义、研究目标。
2. 暴露评价与效应评价的指标和方法。
3. 暴露与疾病的因果关系的推断。

二、学习笔记

（一）人群毒理学概述

人群毒理学的研究对象为人，通过运用毒理学的原理和方法，研究人群的复杂暴露情况，以及环境（和职业）因素对人健康和疾病的影响，并直接准确地进行毒理学安全性评价，最终以达到保护人群健康，控制疾病为目的。

（二）人群暴露评价

人群暴露评价是环境健康风险评价和人群流行病学研究中的重要组成部分。

1. 剂量及其决定因素　人体对外源化学物的反应既取决于剂量，也取决于人体本身的各种因素，其影响因素包括联合暴露、遗传易感性、年龄、性别、营养状况以及行为等。

2. 环境监测　环境监测指检测各种外源化学物的量，其重要目的是提出安全的环境和职业暴露限值。环境监测的优点在于定量、无创、稳定和确定时空与环境暴露关系。

3. 生物监测　生物监测检测人体生物材料中有害化学物或其代谢物的含量（浓度）或由它们所致的生物效应水平，以评价暴露人群摄入和吸收有害化学物的程度及可能的健康影响。生物监测的优势在于综合暴露途径和其他外界因素的影响，反映体内生物效应剂量，体现个体差异和混合暴露的综合效应。

4. 混合暴露评价　人类生活通过膳食途径将含多种混合化学物的食品摄入体内，存在混合暴露风险。计算毒理学是目前的解决方法。

5. 基于暴露组学的暴露评价　暴露组的基本特征：①贯穿人的一生；②探究混合暴露影响；③强调环境因素。“自下而上”方法用于分析外暴露以及建立干预与预防的方法，量化每类外暴露的强度，检验病例组和对照组是否存在暴露差别。该方法需要耗费大量精力来估计庞大的未知外源，但还是可能错过重要的内源。“自上而下”方法用于揭示人类疾病的未知暴露源，其主要目标是利用“组学”的方法测量血液和其他体液中目标物质的种类和含量，检验各类物质与疾病之间的统计学联系，确定导致疾病的物质及暴露来源，并反推暴露和剂量。

（三）人群暴露效应评价

对某一化学物提出可接受的暴露水平时必须从最敏感的暴露人群中来确定其有害影响的危险性；还要确定在该暴露水平下，暴露者中仍可出现有害效应的人数比例。

1. 基于毒作用机制研究的效应评价　通常利用数学模型进行推测。生物学标志的研究有助于早期识别外源化学物的生物学效应和易感人群，从而有利于外源化学物的危险度评估，同时可用于发病机理和防治效果的研究。

2. 基于生物暴露限值的效应评价　生物暴露限值是指人群暴露于外源化学物后，未产生有害效应时，机体内存在的外源化学物和（或）其代谢物的最高容许含量或最高容许水平。在此限量以下，95%以上的暴露者的健康不会受到损害。

3. 基于毒性通路的效应评价　毒性通路是指细胞的分子反应通路，当其紊乱到一定程度时会导致机体的损害效应。以毒性通路为基础的危险度评价主要依赖体外细胞试验，但目前在理论上还有挑战。

（四）人群暴露与疾病效应的验证

1. 暴露引起疾病的因果关系的总体判断　①时间顺序；②关系的强度；③可重复性；④合理性和特异性；⑤剂量-反应关系；⑥试验证据。

2. 暴露病因与疾病效应关系的确立　①化学物的暴露证据；②化学物的毒性、中毒作用剂量；

③症状与暴露的毒性是否一致；④时间关系、暴露停止，患者的症状是否减轻或消失；⑤能排除其他原因。

突发性外源化学物污染事故的因果关系证明相对简单。公害病是特征外源化学物长期作用于人体的一种地域性疾病。

3. 实验研究和流行病学调查之间的关联 实验研究与流行病学调查之间密切配合。

（五）人群毒理学展望

1. 人群毒理学研究的局限性 很难用流行病学资料进行低剂量暴露的危险度评定。主要困难：①需时长，暴露低，难以观察到剂量-反应关系；②缺乏特异性指标；③缺乏正常值或参考值；④方法学有待进一步发展。

2. 人群毒理学展望 ①统计医学方法并向分子流行病学扩展；②建立权威的标准或规范；③确立适用人群检测的生物学标志；④探明毒性作用机制；⑤直接测量人群预期低剂量暴露水平及其效应水平；⑥向简便、灵敏、有效和非损伤性发展。

三、汉英名词对照

人群毒理学 population toxicology
暴露评价 exposure assessment
暴露组 exposome
生物暴露限值 biological exposure limit
基准剂量值 benchmark dose，BMD
未观察到损害作用的水平 no observed adverse effect level，NOAEL
参考剂量 reference dose，RfD
化学物鉴定 chemical characterization
毒性通路和靶器官试验 toxicity pathways and targeted testing
剂量-反应关系和外推模型 dose-response and extrapolation modeling
人群为基础的人类暴露数据 population-based and human exposure data
毒性通路 toxicity pathway
有害结局路径 adverse outcome pathway

四、复习思考题

（一）名词解释

1. biological exposure Limit
2. toxicity pathway
3. 环境监测
4. 生物监测
5. 暴露组基本特征

（二）A1 型选择题

1. 人群毒理学研究的关键和难点在于（　　）
A. 未知毒物的存在
B. 人群的多样性（敏感人群和耐受人群）
C. 暴露易受气候等因素影响
D. 化合物混合暴露情况下做健康安全评估
E. 低剂量暴露不宜识别

2. 环境监测的优点不包括（　　）
A. 环境监测可用于暴露途径的定量分析
B. 环境监测技术花费较小
C. 环境监测结果可以代表一定区域人群的暴露水平
D. 环境样本分析的干扰因素和变异性要小于生物样本
E. 环境可以说明对人体的影响

3. 生物监测的优势不包括（　　）
A. 反映机体总暴露量
B. 反映机体内剂量或生物效应剂量
C. 体现个体间差异，利于发现和确定易感者
D. 反映化学物之间的交互作用
E. 生物监测具有综合性

4. 生物暴露限值的局限性不包括（　　）
A. 可能会忽视敏感人群
B. 不完全是根据内剂量与早期有害效应的关系制订
C. 根据有限的实验数据制订的
D. 临床研究一般较少观察到远期效应
E. 综合剂量总是最有效的

5. 生物暴露限值预期保护多少比例的人群（　　）
A. 100%　B. 99.9%　C. 99%　D. 95%　E. 90%

6. 进行暴露评价时要注意哪些差异对暴露的影响（　　）
A. 个体年龄和经历不同，多变和动态的内暴露生物标志
B. 基因差异，健康效应间的个体间差异
C. 简单组分和复合组分的作用
D. 慢性暴露和急性暴露　E. 以上都是

7. 暴露评价的发展趋势不包括（　　）
A. 暴露定量的准确性
B. 暴露评价时间范围的推广
C. 调查暴露和疾病的关系
D. 暴露评价空间范围的扩大化
E. 暴露评价应用领域的拓宽

8. 毒性通路强调的是研究在____水平上的分子变化（　　）
A. 器官　B. 整体　C. 蛋白　D. 分子　E. 细胞

9. 公害病的特点是（　　）
A. 低剂量长时期危害下陆续发病
B. 环境污染区域内的人群有与污染相关的共同性症状和体征

C. 需要具备生物学和医学依据
D. 不分年龄、性别都可能发病 E. 以上全部
10. 公害病与环境污染健康损害的最大区别在于（ ）
A. 受害人群不一样
B. 严重程度不一样，前者一般致死或终生残疾
C. 公害病具有严格的法律意义
D. 前者多为自然环境，后者多为人为污染
E. 前者的暴露-疾病因果关系比后者强
11. 生物监测结果需要考虑的混杂因素不包括哪个选项（ ）
A. 被监测人所暴露化学物的毒性
B. 肝脏活性导致化学物生物转化的不同
C. 混合暴露时，某些化学物会影响代谢酶活性
D. 肾脏活性导致化学物排泄速度的差异
E. 个体差异
12. 对于生物样本的采集，需要考虑以下哪个因素（ ）
A. 生物学半减期 B. 化学物代谢途径
C. 化学物排泄途径 D. 化学物吸收途径
E. 以上都是
13. 制订环境和职业暴露限值的关键是（ ）
A. 准确的暴露评价 B. 正确的毒性结果
C. 对职业人群易感性的准确把握
D. 对老年人和婴幼儿等易感人群的研究结果
E. 以上都是
14. 皮肤暴露时，以下哪个因素不影响外源化学物的吸收（ ）
A. 化学物浓度 B. 皮肤破损程度
C. 化学物接触面积 D. 化妆品等溶剂
E. $PM_{2.5}$的浓度

（三）A2 型选择题

15. 福建紫金矿业紫金山铜矿湿法厂 2010 年 7 月 3 日发生铜酸水渗漏事故，事故造成汀江部分水域严重污染，下列哪个选项对判断健康损害没有帮助（ ）
A. 污染物的泄漏量 B. 人体内污染物的浓度
C. 流行性感冒等疾病流行情况
D. 事发后人群发病率 E. 事发前人群发病率
16. 自由基损害学说对以下哪些机制的解释是错误的（ ）
A. 为了避免自由基带来的不良损害，未来的治疗应该完全消除自由基
B. 高氟暴露通过自由基对人群心血管疾病如动脉粥样硬化发生影响
C. 自由基会引起 DNA 氧化损伤，从而增加机体患肿瘤的可能性
D. DNA 的氧化加合物 8-羟基脱氧鸟苷（8-OHdG）也是自由基损伤造成的
E. 杂环胺化合物 2-氨基-1-甲基-6-苯基咪唑（4，5-6）吡啶（PhIP）的致癌机制也是通过自由基损害引起，而且与机体抗氧化能力相关
17. 地氟病在中国和印度的患病情况最严重，受害人群众多。下列哪个疾病并不是由氟过量暴露引起的？（ ）
A. 氟斑牙 B. 氟骨症 C. 儿童智力下降
D. 高血压 E. 龋齿
18. 人们公认了吸烟会引起慢性支气管炎和肺癌，暴露于石棉会引起石棉肺、恶性间皮瘤、肺癌，长期吸入高浓度的苯会引起再生障碍性贫血和急性髓性白血病等，其总体判断标准是什么（ ）
A. 化学物暴露和疾病发生的时间顺序
B. 化学物暴露和疾病关系的剂量-反应关系和强度
C. 化学物暴露和疾病关系的可重复性和实验证据
D. 化学物暴露和疾病关系的合理性和特异性
E. 以上都是

（四）A3/A4 型选择题

（19～21 题共用题干）

生物大分子加合物已经逐渐作为暴露量的生物标志，同时可以作为毒作用机制研究的重要中间效应分子，对其的检测在癌症等很多慢性非传染疾病中都可以被应用到。

19. 氧化应激会产生大量的自由基，会对以下哪种大分子进行修饰（ ）
A. 核酸 B. 蛋白 C. 碳氢化合物
D. 磷脂 E. 以上都是
20. 以下对 8-羟基脱氧鸟苷（8-OHdG）描述错误的是（ ）
A. 适用于人群尿 DNA 氧化损伤的监测
B. 可评估体内氧化损伤和修复的程度
C. 可评估氧化应激与 DNA 损伤的相互关系
D. 可评价抗氧化剂治疗 DNA 氧化损伤的效果
E. 是核糖核酸 RNA 的氧化加合物
21. 下列哪个选项对大分子加合物的描述是错误的（ ）
A. 加合物的机制研究可以促进人类流行病学研究
B. 人类流行病学研究得到的结果有些需要加合物机制研究的进一步支持
C. 加合物不属于一种暴露标志物
D. 对加合物机制研究可以促进生物学标志在流行病学中的应用
E. 加合物的形成在不同种属间存在差异

（22～24 题共用题干）

某地医院发现当地电子垃圾处理厂的职工有很高的阿尔茨海默病（老年痴呆）的患病率，怀疑与接

触该厂的污染物有关，拟开展暴露-反应关系的流行病学调查。

22. 因为患者的既往暴露情况没有记录在案，如果要进行暴露的回溯性研究，可以选取以下哪些指标，除了（ ）
A. 工种分类 B. 问卷调查 C. 学历状况
D. 工龄 E. 工人的稳定内剂量水平

23. 要对工人的健康危害效应进行评价，可以选取以下哪些指标，除了（ ）
A. 患病率 B. 婚姻状况 C. 精神功能量表
D. 核磁共振脑部检查
E. 工人血液中神经递质的含量

24. 下列哪个对照在本次研究是最适合的（ ）
A. 配偶 B. 子女
C. 当地年龄相仿的电器销售业员工
D. 该工厂工艺改革后录取的新职工
E. 电子处理厂周围的居民

（五）B1 型选择题

（25～27 题共用备选答案）
A. 发中重金属含量
B. 尿中 DNA 降解产物 8-羟基脱氧鸟嘌呤（8-OHdG）
C. DNA-DNA 交联和 DNA-蛋白交联
D. 尿中单羟基多环芳烃（OH-PAHs）
E. 以上都是

25. 生物监测中对活性化学物与靶分子相互作用产物量的测定和生物效应标志（ ）

26. 生物监测中可以作为暴露生物标志综合评价人体暴露水平（ ）

27. 生物监测中仅反映外源化学物引起的生物效应标志（ ）

（28～30 题共用备选答案）
A. 环境监测 B. 暴露组学 C. 生物监测
D. 混合暴露评价 E. 生物标志

28. 可反映机体总暴露量（ ）

29. 可用于暴露途径的定量分析（ ）

30. 可确定内外暴露源（ ）

（31～33 题共用备选答案）
A. 环境与个体生物监测 B. 原有健康状况
C. 健康效应谱分布情况 D. 年龄性别是否有差别
E. 是否需要法律认可

31. 认定外源化学物暴露与个体健康损害的因果关系，需要考虑（ ）

32. 认定外源化学物暴露与群体性健康损害的因果关系，需要考虑（ ）

33. 认定公害病与环境污染健康损害的最大区别（ ）

（六）X 型选择题

34. 按照暴露途径区分，我国地氟病包括哪几种类型（ ）
A. 燃煤污染型 B. 汽车尾气型 C. 饮水型
D. 饮茶型 E. 土壤接触型

35. 以下哪些因素会影响人体对暴露的反应（ ）
A. 毒物剂量 B. 人的营养状况
C. 吸烟等行为因素 D. 原有的疾病状况
E. 化学物的联合作用

36. 影响外源化学物体内代谢的因素包括（ ）
A. 化学物本身的活性 B. 疾病状况
C. 饮食 D. 愤怒和抑郁情绪
E. 饮酒和吸烟等不良嗜好

37. 职业暴露对人体健康损害的认定需要考虑哪几个方面（ ）
A. 是否被职业保险覆盖
B. 体内化学物或代谢物的浓度一定要大于法定的生物暴露限值
C. 化学物的暴露证据
D. 时间顺序，即暴露在前，效应在后
E. 暴露停止，症状消失或减轻

38. 毒性通路研究目前的难点在于（ ）
A. 组学的方法价格昂贵
B. 分子水平上如何区分适应性反应和毒性效应
C. 高通量的方法需要复杂的计算机模拟
D. 不能完全模拟体内的代谢过程
E. 对毒性分子通路的认识还有限

（七）判断题

1. 通常个体测得的浓度较区域采样的浓度为高。（ ）

2. 以一个组的平均值作为每个个体的平均暴露量是无偏倚测定暴露的最佳方法。（ ）

3. 对某一化学物提出可接受的暴露水平时必须从最具代表性的暴露人群来确定其有害影响的危险性。（ ）

4. 毒物浓度越高，危害越大。同理，氟在水中浓度越低，对牙釉质的破坏越小。（ ）

5. 大量动物试验，包括啮齿类，灵长类动物，都没有发现某化学物可以导致肿瘤或促进肿瘤，就可以确定该化学物对人没有致癌性。（ ）

6. 化学物暴露和疾病的相关关系达到统计学意义即意味着此关系是因果关系。（ ）

7. 暴露引起疾病的因果关系的总体判断包括化学物暴露和疾病发生的时间顺序、强度、可重复性、合理性和特异性、实验证据和生物暴露限值。（ ）

（八）简答题

1. 人群毒理学的定义和研究目标？
2. 简述暴露组学用于暴露评价的“自上而下”方法？
3. 试述生物学标志对长期低剂量健康效应的作用？
4. 试述人群毒理学研究的优势和局限性？
5. 试述人群毒理学研究中的主要困难？

（九）论述题

1. 试述环境监测和生物监测的异同点。
2. 如何判断暴露与疾病的因果关系？

（十）案例分析题

媒体报道，中国北方某城市近几年秋冬之交时雾霾严重，$PM_{2.5}$ 经常超过 200。但部分热爱运动的市民还是戴着口罩在公园或广场跳舞。

问题：

（1）戴口罩进行体育活动是否可以消除吸入危害？

（2）吸入暴露受什么影响？

（3）如何进行吸入暴露的监测？

五、复习思考题参考答案与解析

（一）名词解释（略）

（二）A1 型选择题

1. 答案：D　[解析]由于人群生活和工作环境中常存在复杂的混合物暴露，人群毒理学研究的难点和重点是识别化学物混合暴露的特殊危害性。其他仅是技术问题。

2. 答案：E　[解析]环境监测只能检测各种成分的类别和含量，但难以确切说明对人体的影响。

3. 答案：D　[解析]化学物之间的交互作用是利用生物监测结果作个体评价时必须考虑的混杂因素。

4. 答案：E　[解析]对某些化学物和某些有害效应（如引起过敏反应和遗传毒作用）来说，在评估健康危害时，峰值暴露的频度比综合剂量更为重要。

5. 答案：D　[解析]在生物暴露限值下，95%以下的暴露者的健康不会受到损害。

6. 答案：E　[解析]对暴露评价产生影响的因素包括多变和动态的内暴露生物标志；健康效应间的个体间差异；简单组分和复合组分的作用；慢性暴露和急性暴露。

7. 答案：C　[解析]暴露评价的发展趋势包括暴露定量的准确性、时间范围的推广、空间范围的扩大化和应用领域的拓宽。

8. 答案：E　[解析]毒性通路强调的是在细胞水平从化学品暴露到基因表达改变的一系列精确的分子事件。

9. 答案：E　[解析]公害病的特点包含了 ABCD 四个选项内容。

10. 答案：C　[解析]最大区别在于公害病具有严格的法律意义，必须经过科学的鉴定和国家法律的认可。

11. 答案：A　[解析]生物监测个体评价混杂因素：①肝脏的损伤对生物转化的影响；②混合暴露外源化学物之间的相互影响；③个体对外源化学物的易感性不同。

12. 答案：E　[解析]化学物的吸收，代谢和排泄会影响化学物在体内的半减期，转运和分布，所以生物监测的采样必须考虑以上 4 个因素。

13. 答案：E　[解析]制订环境和职业暴露限值的关键需要考虑化学物的暴露水平，毒性和造成的健康危害。

14. 答案：E　[解析]皮肤暴露剂量与化学物的溶解度、温度、pH、分子大小以及溶剂的理化特性等有关。也与个体皮肤状况密切相关。E 是吸入暴露需要考虑的。

（三）A2 型选择题

15. 答案：C　[解析]因突发性外源化学物污染事故的因果关系证明相对简单。通过检测污染物的浓度、排放强度、人体内的污染物负荷及健康损害指标和事故发生前的原有健康状况等即可做出判断。选项 C 为混杂因素。

16. 答案：A　[解析]活性氧等自由基在机体内过量会造成生物大分子的损伤，但现在研究也发现自由基对人体正常生理功能有作用，如抗寄生虫，和抗病毒。如果全面消除自由基，对人体健康并没有帮助。

17. 答案：E　[解析]除了已证实的氟斑牙和氟骨症，现场流行病学调查证实了过量氟暴露对儿童智商的减低效应以及高氟暴露对人群高血压、动脉粥样硬化发生的影响等。

18. 答案：E　[解析]致病因子导致某种疾病的因果关系的总体判断标准包括化学物暴露和疾病发生的时间顺序，化学物暴露和疾病关系的强度、可重复性、剂量-反应关系、合理性和特异性、实验证据。

（四）A3/A4 型选择题

19～21 题的答案：19. E　20. E　21. C　[解析]自由基对 DNA、蛋白和脂肪都可以进行修饰攻击，取决于自由基与生物大分子的位置关系，和生物大分子被氧化的能力。8-羟基脱氧鸟苷（8-OHdG）是 DNA 的加合物。加合物主要是效应的生物学标志。

22～24 题的答案：22. C　23. B　24. C　[解析]暴露可以用其他替代方法来描述，如职业分类、年龄、工龄、问卷调查或者使用更为直接的测定环境中外源化学物浓度或个人暴露的监测数据和内剂量。有害效应可采用死亡率、发病率、患病率、可逆的和不可逆的功能改变和关键的生物学改变等来表示。对照应选取年龄，性别相仿，生活习惯相似或同城同村的就业员工，差别仅在有没有该研究工种的暴露。

（五）B1 型选择题

25～27 题的答案：25. B 26. D 27. C [解析]生物监测的类别有三种：①外源化学物及其代谢产物的含量，如尿、血及头发中铅、汞，苯作业工人尿中酚含量等，前者单纯评价暴露水平，后者则可综合评价暴露水平；②外源化学物引起的生物效应标志，如尿中δ-氨基-γ-酮戊二酸（δ-ALA）含量、DNA-DNA 交联和 DNA-蛋白交联等；③活性化学物与靶分子相互作用产物，既可评价暴露水平，又可评价效应水平，如尿中 8-羟基脱氧鸟嘌呤（8-OHdG）等。

28～30 题的答案：28. C 29. A 30. B [解析]环境监测的最大优点就是可用于暴露途径的定量分析；生物监测在识别有害因素、降低外暴露评价产生的不确定因素和其他影响因素方面主要的优势就是可反映机体总暴露量；暴露组学的关键是可以准确地测量暴露和暴露的影响，可确定内外暴露源。

31～33 题的答案：31. A 32. C 33. E [解析]外源化学物暴露与个体健康损害主要考虑①化学物暴露证据；②化学物的毒性、中毒剂量；③症状与暴露的毒性是否一致；④时间关系、暴露停止，患者的症状是否减轻或消失；⑤能排除其他原因。群体性健康损害依据于有共同暴露史，不论年龄性别，皆可受害，污染区的具有较明显的健康效应谱分布。公害病是特征外源化学物长期作用于人体的一种地域性疾病，需国家法律认定。

（六）X 型选择题

34. 答案：ACD [解析]我国多数省区有严重的地氟病区，主要存在 3 种类型：饮水型、燃煤污染型、饮茶型氟中毒。

35. 答案：ABCDE [解析]人体对外源化学物的反应既取决于剂量，也取决于人体本身的各种因素。

36. 答案：ABCDE [解析]任何一种生物学变量发生改变都会引起外源化学物代谢的变化。

37. 答案：CDE [解析]①化学物的暴露证据（强度、时间、频率）；②化学物的毒性、中毒作用剂量；③患者症状与该化学物暴露的毒性是否一致；④患者症状与化学物暴露的时间关系、暴露停止，患者的症状是否减轻或消失；⑤能排除的其他原因导致患者的疾病。对以上几点进行综合判断。

38. 答案：BDE [解析]毒性通路的建立，在理论上至少有三大挑战：①如何在分子水平区分适应性反应和毒性效应；②毒性通路的数目：是有限还是无限；③化学物在体内的代谢过程体外无法模拟。

（七）判断题

1. 答案：T [解析]通常个体测得的浓度较区域采样的浓度为高，这决定于生活或作业环境。

2. 答案：F [解析]反复随机采样是无偏倚测定暴露的最佳方法，而以一个组的平均值作为每个个体的平均暴露量是有效方法。

3. 答案：F [解析]对某一化学物提出可接受的暴露水平时必须从最敏感的暴露人群中来确定其有害影响的危险性。

4. 答案：F [解析]总摄氟量与儿童龋齿患病率呈 U 型剂量-反应关系，即在低剂量时总摄氟量和饮水氟分别与龋齿患病率为负相关，当总摄氟量和饮水氟超过一定量后，其剂量-反应关系为正相关关系。

5. 答案：F [解析]种属差异性的存在使得动物试验结果外推到人存在不确定性。例如砷是 I 类人类致癌物，但大量动物试验结果皆为阴性。

6. 答案：F [解析]化学物暴露和疾病的相关关系达到统计学意义本身并不意味着此关系是因果关系，可能只是统计相关性。

7. 答案：F [解析]暴露引起疾病的因果关系的总体判断包括化学物暴露和疾病发生的时间顺序、强度、可重复性、合理性和特异性、剂量-反应关系和实验证据。

（八）简答题

1. 答案要点：掌握人群毒理学的研究对象是人群，而非试验动物；得到的数据对人群健康检测和中毒防治最为直接可靠。人群毒理学的目标主要是人群暴露评价、危害评估和提出接触限值。

2. 答案要点："自上而下"方法利用"组学"方法测量血液和其他体液中暴露物质的种类和含量，确定导致疾病的物质及暴露来源，并反推暴露和剂量。面对这些多变因素，暴露学家更倾向于"自上而下"的方法，从而发现可能的暴露。

3. 答案要点：由于缺乏长期低剂量健康效应的资料和低剂量暴露水平的监测方法，一般很难得到低剂量暴露的剂量反应曲线。生物学标志的研究有助于早期识别外源化学物的生物学效应和易感人群，从而有利于外源化学物的危险度评估，并用于发病机理和防治效果的研究。

4. 答案要点：人群流行病学研究结果比动物毒理学试验结果更适宜人群危险度评定。然而由于混杂因素的干扰，如同时暴露其他化学物质，个人生活方式的不同，暴露难以准确定量，队列研究样本量的限制，很难用流行病学资料进行低剂量暴露的危险度评定。

5. 答案要点：①需时长，暴露低，难以观察到剂量-反应关系；②缺乏特异性指标；③缺乏正常值或参考值；④方法学有待进一步发展。

（九）论述题

1. 答案要点：环境监测的优点在于定量、无创、稳定和确定时空与环境暴露关系。生物监测的优势在于综合暴露途径和其他外界因素的影响，反映体内生物效应剂量，体现个体差异和混合暴露的综合效应。共同点都是暴露检测。

2. 答案要点：①时间顺序；②关系的强度；③可重复性；④合理性和特异性；⑤剂量-反应关系；⑥试验证据。

（十）案例分析题

答案要点：（1）个体防护用品（如呼吸器）提供的保护只能减少暴露，而不能消除暴露。而且体育活动会增加呼吸的深度和频度，可能进一步加大危害。

（2）对吸入暴露来说，环境条件如浓度、颗粒大小的分布以及有害物的特性都很重要。同时个体的呼吸率、肺活量和其他的个人特征也会起作用。

（3）可通过环境监测和生物监测两方面来进行暴露检测。环境监测可在公园或广场周围设立固定监测点或个人便携气体收集器收集气体，测定其颗粒物浓度及其成分；生物监测可采集跳舞市民空腹血液、晨尿，分析颗粒物成分或其代谢产物、血液和尿液中生物效应指标含量；综合环境和生物监测结果，评价人体暴露水平和健康效应改变情况及暴露-效应关系。

（洪　峰　卢国栋）

第十四章　管理毒理学

一、学习目的要求

（一）学习目标

1. 掌握　管理毒理学的概念和范围、毒理学安全性评价相关概念与主要内容、风险分析相关概念与内容要点、风险评估的步骤及其主要内容。

2. 熟悉　毒理学在化学物管理中的作用、管理对毒理学的影响、毒理学安全性评价程序和风险评估程序。

3. 了解　GLP 的概念与其基本要点、动物保护与 3R 原则、人体医学科学研究的伦理学要求及全球化学品统一分类和标签制度。

（二）重点与难点

1. 重点　管理毒理学、安全性、实际安全剂量、风险、可接受风险等概念；毒理学安全性评价的意义、主要内容及需注意的问题；风险评估的步骤及主要内容。

2. 难点　毒理学安全性评价结果的综合分析；风险评估中的不确定因素。

二、学　习　笔　记

（一）管理毒理学概念

管理毒理学是将毒理学的原理、技术和研究结果应用于外源化学物监督管理的应用学科，是现代毒理学的重要组成部分和新的分支学科。

（二）管理对毒理学的影响

管理对毒理学的影响主要包括：①良好实验室规范，确保实验研究与检验工作的质量和可靠性。②动物保护与 3R 原则，替代指以低等动物、微生物或细胞、组织、器官甚至电子计算机模拟替代活体动物试验，尚包括用优化的替代方法取代原有的动物试验方法等；减少指在能保证获取有效数量与精确度的数据信息前提下，尽量减少动物的使用数量；优化指在必须使用动物时，要尽量减少非人道程序的影响范围和程度。③新方法的验证与认可。④人体医学科学研究的伦理学要求，其中最重要的是要严格遵循相关法规制定的伦理原则和知情同意原则。

（三）毒理学工作者在化学物管理中的作用

毒理学工作者在化学物管理中的作用主要有：①提出基于健康和环境原因需优先管理的化学品；②对重要的环境污染物和有毒有害化学物进行风险评估；③根据毒理学资料，为政府管理部门对化学物危害控制和新化学物生产审批及禁止某些化学物生产、销售及使用提供依据；④参与有关法规或标准的制订；⑤对化学品分类、分级、标签管理提供技术咨询和技术支持；⑥不断改进毒理学安全性评价和风险评估方法并拓展使用领域；⑦参与化学事故的应急救援。

（四）毒理学安全性评价

1. 安全性　指在一定条件下外源有害因素暴露对人体健康不产生任何损害，即不引起急性或慢性中毒，也不对暴露人群及其后代产生潜在危害。

2. 毒理学安全性评价　是按照规定的毒理学程序和方法，通过动物实验和对人群的观察，阐明待评物质的毒性及潜在危害，提出其安全接触限值，综合评价人类使用该物质的安全性。

3. 毒理学安全性评价的基本内容　主要包括①毒理学试验前的准备工作：在进行正式毒理学安全性评价前，应尽可能收集待评物质的相关信息。②毒理学安全性评价程序的选用原则：为在最短时间内，用最经济的方法，取得可靠的试验结果，毒理学安全性评价通常采用分阶段试验的原则。③毒理学安全性评价各阶段试验项目：我国现行的毒理学评价程序中，除《化妆品安全性评价程序和方法》（GB7919—87）将毒理学试验分为五个阶段外，多数将毒理学试验分为四个阶段：第一阶段包括急性毒性试验和局部毒性试验；第二阶段包括短期重复剂量毒性试验和遗传毒性试验；第三阶段包括亚慢性毒性试验、生殖与发育毒性试验和毒物动力学试验；第四阶段包括慢性毒性试验和致癌试验。④人群暴露资料：人群暴露资料可直接反映受试物对人体造成的损害作用，具有决定性意义。

（五）风险分析

1. 基本概念　①危害：是指当机体、系统或人群暴露于某种因素或状况时，所具有的产生潜在不良健康效应的固有属性。②风险：又称风险度或危险度，指在特定的暴露条件下，某因素对机体、系统或人群造成损害作用的概率。③风险分析：是指对机体、系统或人群可能暴露于某种危害的控制过程，其目的是预测和控制风险。风险分析由三部分构成，包括风险评估、风险管理和风险交流。④可接受风险：是指公众和社会在精神、心理等方面均能承受的风险。当暴露人群与非暴露人群的发病率基本一致或略有增高时，即可将该水平的发病率视为这种化学物所致人体健康危害的可接受风险。⑤实际安全剂量：是指与可接受风险相对应的化学物的暴露剂量。

2. 风险评估　又称危险度评定，是风险分析框架的核心部分，是在综合分析毒理学试验、环境监测和人群流行病学调查等多方面研究资料的基础上，对有害因素损害人类健康的潜在能力进行定性和/或定量评估的过程，同时描述与分析其中存在的不确定性，判断损害可能发生的概率和严重程度。

风险评估的主要步骤包括：①危害识别为定性评价，是风险评估的第一阶段。目的是基于已知的资料和作用模式来评价有害因素对人有害作用的证据充分性，确定有害因素在一定条件下产生损害效应的可能性、效应的性质、特点和强度及其与损害效应之间的因果关系。②剂量-反应关系评估为定量评估，是风险评估的第二阶段和核心部分。其目的是通过对动物毒理学研究资料和流行病学调查资料进行分析，阐明不同剂量水平的有害因素与暴露群体出现有害效应发生率之间的定量关系，确定特定暴露剂量下人群风险的基准值。③暴露评估是风险评估的第三阶段，也是风险评估的关键步骤。其目的是确定暴露人群的暴露总量并估算化学物暴露的强度、频率、持续时间以及暴露人群的暴露特征，为风险评估提供暴露数据或估测值。④风险特征分析是风险评估的最后总结阶段。通过综合分析前三阶段的信息，定性或定量估算有害因素在暴露系统或人群中引起健康损害的发生率，并阐述其伴随的不确定性以及可能引起的公众健康问题，为政府管理机构决策提供科学依据。

3. 风险管理　是依据风险评估的结果权衡出管理决策并实施的过程，其目标是选择科学有效、符合代价效益原则的综合措施以减少或避免风险。风险管理包括三个要素，即风险-效益评估、暴露与排放控制和风险监督。

4. 风险交流　风险交流贯穿于风险分析的各个阶段，是在风险评估者、管理者、消费者及其他相关人员之间进行与风险有关的信息交流的过程，是明确风险问题、解决分歧以及制定和作出最佳风险管理决策的必要和关键途径。风险交流的有效要素包括风险的性质、风险评估的不确定性和风险管理的措施。

三、汉英名词对照

安全性　safety
暴露与排放控制　exposure and emission
暴露评估　exposure assessment
标准操作规程　standard operating procedures，SOP
不确定系数　uncertainty factor，UF
参考剂量　reference dose，RfD
参考浓度　reference concentration，RfC
毒理学安全性评价　toxicological safety evaluation
风险（风险度或危险度）　risk
风险分析　risk analysis
风险评估　risk assessment
风险特征分析　risk characterization
风险管理　risk management
风险-效益评估　risk-benefit analysis
风险监督　risk monitoring
风险交流　risk communication
管理毒理学　regulatory toxicology
剂量-反应关系评估　dose-response relationship assessment
剂量-反应关系外推的起始点　point of departure，POD
基准剂量　benchmark dose，BMD
可接受风险　acceptable risk
良好实验室规范　good laboratory practice，GLP
临界效应　critical effect
日平均暴露剂量　average daily dose，ADD
实际安全剂量　virtually safe dose，VSD
危害　hazard
危害识别　hazard identification
预警原则　precautionary principle
质量保证　quantity assurance，QA
终身日平均暴露剂量　1ife average daily dose，LADD

四、复习思考题

（一）名词解释

1. regulatory toxicology
2. toxicological safety evaluation

3. acceptable risk　　4. VSD
5. risk assessment　　6. 安全性
7. 危害　　8. 风险
9. 风险分析　　10. 暴露评估
11. 风险特征分析　　12. 风险交流

（二）A1 型选择题

1. 属于管理毒理学范畴的内容包括（　　）
A. 收集、处理和评价毒理学实验数据
B. 收集、处理和评价流行病学数据
C. 基于毒理学针对化学物有害效应制定保护健康和环境的决策
D. 支持新测试方法的发展
E. 以上都是

2. 毒理学家在化学物管理中的作用不包括（　　）
A. 对外源化学物进行风险评估
B. 参与有关法规或标准的制订
C. 有关法规或标准的执法
D. 参与化学事故的应急救援
E. 对化学品分类、分级、标签管理提供技术咨询和技术支持

3. 良好实验室工作规范包括（　　）
A. 对承担化学品毒性鉴定工作的试验用房、仪器设备、受试物与对照物做出具体、明确规定，以保证毒理学实验数据的准确可靠
B. 对承担化学品毒性鉴定工作的实验室的组织管理、质量监控、人员组成做出具体、明确规定，以保证毒理学实验数据的准确可靠
C. 对承担化学品毒性鉴定工作的实验室的实验结果、总结报告、资料存档等各个方面做出具体、明确规定，以保证毒理学实验数据的准确可靠
D. 对承担化学品毒性鉴定工作的实验室的实验动物、实验方案、实验记录、实验结果，做出具体、明确规定，以保证毒理学实验数据的准确可靠
E. 以上都是

4. 在进行毒理学安全性评价时，试验方法和操作技术的标准化是决定评价结果是否可靠的关键，目前试验方法和操作技术标准化最具代表性的是（　　）
A. GLP 和 ISO　　B. GMP 和 SOP　　C. GLP 和 SOP
D. GLP 和 GMP　　E. GMP 和 ISO

5. 在毒理学研究中提倡 3R 原则，包括（　　）
A. 替代、减少、重复　　B. 替代、减少、优化
C. 替代、增加、优化　　D. 替代、增加、重复
E. 以上都不是

6. 毒理学安全性评价程序的基本选用原则是（　　）
A. 最短的时间　　B. 最经济的办法
C. 最可靠的结果　　D. 分阶段试验
E. 以上都是

7. 在毒理学安全性评价时，一般采用的受试样品应是（　　）
A. 原料　　B. 半成品　　C. 实际使用的成品
D. 杂质　　E. 纯品

8. 完整的毒理学安全性评价常分四个阶段进行，下述哪一项是错误描述（　　）
A. 第一阶段进行急性毒性试验
B. 第二阶段进行亚急性毒性试验和致突变试验
C. 第三阶段进行亚慢性毒性、生殖与发育毒性以及毒物动力学试验
D. 第四阶段包括慢性毒性试验和致癌试验
E. 第四阶段包括慢性毒性、致癌试验以及人群研究

9. 根据我国现行毒理学安全评价程序，要求进行一至四阶段毒性实验的化学物质是指（　　）
A. 进口产品　　B. 生活用品
C. 化学物质纯品　　D. 我国首创的化学品
E. 国外首创的化学品

10. 化学物质对人群的安全性是（　　）
A. 绝对的、实用意义上的安全
B. 绝对的、理论意义上的安全
C. 相对的、实用意义上的安全
D. 相对的、理论意义上的安全
E. 对人群没有危险性

11. 毒理学安全性评价采用分阶段进行的目的是（　　）
A. 缩短周期　　B. 节省经费
C. 结果可靠　　D. 按顺序进行
E. 最短的时间、最经济的办法、得到最可靠的结果

12. 一般来说，对于一种新产品投产上市之前，必须进行（　　）
A. 毒理学安全性评价第一、二阶段试验
B. 毒理学安全性评价第一、二、三阶段试验
C. 急性毒性、蓄积试验、慢性毒性试验
D. 急性毒性、亚慢性毒性、慢性毒性试验
E. 毒物动力学试验及致畸试验

13. 风险是指外源化学物（　　）
A. 损害机体的强度
B. 损害机体的固有能力
C. 不损害机体的可能性
D. 损害机体的可能性的定量估计
E. 损害机体的可能性的定性估计

14. 在风险评估中，进行风险特征分析的目的是（　　）
A. 确定化学物能否产生损害效应
B. 确定人体暴露化学物的总量和特征

C. 估算化学物在暴露人群中引起危害概率的估计值及其不确定性
D. 阐明化学物剂量与暴露群体反应之间的定量关系
E. 阐明待评化学物所致毒效应的性质和特点
15. 风险评估的四个阶段不包括（ ）
A. 暴露评估 B. 结构-活性关系评估
C. 剂量-反应关系评估 D. 风险特征分析
E. 危害识别
16. 对化学物进行风险评估应该基于哪些方面的资料（ ）
A. 毒理学资料 B. 环境监测资料
C. 健康监护资料 D. 人群流行病学资料
E. 以上都是
17. 计算参考剂量时不确定系数取值的因素有（ ）
A. 从实验动物资料外推到人
B. 人群中敏感性的变异
C. 以亚慢性毒性资料推导慢性毒性试验结果
D. 缺失重要的资料
E. 以上都是
18. 下列有关化学品风险管理的原则，叙述错误的是（ ）
A. 风险管理决策中，保护人类健康应该是首要考虑的问题
B. 风险管理决策应该考虑到危险度评定结果的不确定性
C. 风险管理和实施应当是透明的
D. 风险管理中不应与消费者进行透明的信息交流以免引起公众对化学品安全使用的恐慌
E. 风险管理是连续的过程，应该不断参考和补充新资料
19. 风险交流是指以下各方之间有关风险和风险相关因素的信息和观点的交流过程（ ）
A. 风险评估者和风险管理者
B. 风险评估者和消费者
C. 风险评估者、风险管理者、消费者和其他相关人员
D. 风险管理者和消费者
E. 发现评估者、发现管理者和消费者
20. 风险交流的目标是（ ）
A. 促进所有参与者认识和理解风险分析过程中的具体问题
B. 在达成和实施风险管理决定时，增强一致性和透明度
C. 培养公众对安全性的信任和自信
D. 促进风险分析过程的全面有效性和效率
E. 以上都是
21. 风险交流应贯穿于以下哪个阶段（ ）
A. 风险分析 B. 风险评估 C. 风险管理
D. 安全性评价 E. 风险监测

（三）A2 型选择题

22. 某毒理学安全性评价机构受厂家委托，对一新研发的喷洒用消毒剂做急性吸入毒性试验，选用体重为18～22g 的昆明种小鼠 72 只，分为 6 个剂量组，每组 12 只，雌雄各半，所得剂量-反应关系曲线形式多为（ ）
A. U 形曲线 B. 抛物线
C. 对称“S”形曲线 D. 非对称“S”形曲线
E. 直线
23. 某食品添加剂的最大无作用剂量为 50mg/(kg·bw)，安全系数定为 100，一名 60kg 体重的成年人该物质的每日最高允许摄入量应为（ ）
A. 每人每日 0.5mg B. 每人每日 3.0mg
C. 每人每日 10mg D. 每人每日 30mg
E. 每人每日 60mg
24. 某拟用于食品中的添加剂，经急性毒性试验确定其 LD_{50} 为 60mg/（kg · bw），人群中该添加剂的推荐摄入量为 8mg/（kg · bw），则该食品添加剂（ ）
A. 毒性较大，应放弃，不用于食品
B. 可考虑用于食品，并制订其 ADI
C. 应进行慢性毒性试验
D. 应进行遗传毒性试验
E. 应由专家做出取舍决定

（四）A3/A4 型选择题

（25～27 题共用题干）

滑石粉常作为润滑剂、吸收剂、填充剂、遮光剂等，广泛应用于各种化妆品，特别是粉状化妆品中。由于滑石粉原料中常伴有石棉类杂质，而石棉已被国际公认为致癌物，因此各国各地区对滑石粉作为化妆品原料使用时，均会对其石棉残留物进行严格的控制要求。国际上也曾因滑石粉中石棉残留物的风险，引起过对化妆品安全性的广泛关注。受厂家委托，某毒理学安全性评价机构对该厂家新研发的含有一定量滑石粉的化妆品进行安全性评价。

25. 在对该化妆品进行局部毒性试验时，需进行的内容有（ ）
A. 皮肤原发性刺激试验 B. 眼刺激试验
C. 皮肤致敏试验
D. 皮肤光毒和光变态反应试验
E. 上述所有试验
26. 在进行皮肤刺激试验时，优先使用的实验动物为（ ）
A. 小鼠和大鼠 B. 大鼠和家兔 C. 家兔和小鼠
D. 豚鼠和家兔 E. 地鼠和豚鼠
27. 对该化妆品进行皮肤原发性刺激试验时，观察和

评分的指标为（　　）
A. 红斑和水肿　　B. 红斑、水肿和疼痛感
C. 红斑、水肿、疼痛和功能障碍
D. 功能障碍　　E. 疼痛和功能障碍
（28、29 题共用题干）
2003 年，某机构对进口食品的检测表明，一些销售的澳大利亚市场的进口明虾含有微量硝基呋喃代谢物，有关部门要求澳新食品标准局就硝基呋喃在明虾中的残留量对公众健康的影响进行风险评估。
28. 对明虾中硝基呋喃代谢物进行危害识别时，其科学依据包括（　　）
A. 有害因素的资料　B. 流行病学研究资料
C. 毒理学研究资料　D. 定量结构-反应关系研究资料
E　上述所有资料
29. 对明虾中硝基呋喃代谢物进行暴露量估算时，常以哪些参数表示（　　）
A. RfD　B. MOE　C. ADD 或 LADD
D. NOAEL 或 LOAEL　E. EED

（五）B1 型选择题

（30～34 题共用备选答案）
A. 外源化学物引起机体有害作用的、内在的、固有的能力
B. 在一定条件下外源化学物暴露对人体健康不产生任何损害，即不引起急性或慢性中毒，也不对暴露人群及其后代产生潜在危害
C. 在特定的暴露条件下，某因素对机体、系统或人群造成损害作用的概率
D. 对有害因素损害人类健康的潜在能力进行定性和/或定量评估，描述与分析其中存在的不确定性，判断损害可能发生的概率和严重程度
E. 通过动物试验和对人群的观察，阐明某种外源化学物毒性及其潜在危害，提出其安全接触限值
30. 毒性是指（　　）
31. 安全性是指（　　）
32. 安全性评价是指（　　）
33. 风险是指（　　）
34. 风险评估是指（　　）
（35～39 题共用备选答案）
A. 毒理学评价第一阶段　B. 毒理学评价第二阶段
C. 毒理学评价第三阶段　D. 毒理学评价第四阶段
E. 人群暴露试验
35. 遗传毒性试验属于（　　）
36. 传统致畸试验属于（　　）
37. 局部毒性试验属于（　　）
38. 可直接反映受试物对人体造成的损害（　　）
39. 毒物动力学试验属于（　　）
（40～44 题共用备选答案）
A. 危害识别　B. 剂量-反应关系评估
C. 暴露评估　D. 风险特征分析
E. 不确定性分析
40. 风险评估中最不确定的部分是（　　）
41. 风险评估的核心部分是（　　）
42. 风险评估中以证据权重法为主要方法进行的内容是（　　）
43. 贯穿于风险评估各阶段的是（　　）
44. 能够定性或定量估算有害因素在暴露系统或人群中引起健康损害的发生率，并阐述其伴随的不确定性及可能引起的公众健康问题的是（　　）

（六）X 型选择题

45. GLP 的核心组成有（　　）
A. 对组织机构和工作人员的要求
B. 对实验设施、仪器设备和实验材料的要求
C. 对实验方案、实验动物及研究工作实施过程的要求及标准操作规程
D. 对档案及其管理工作的要求
E. 实验室资格认证、监督检查以及独立和全过程的质量保障
46. 风险评估过程中可按阈值和非阈值进行的内容有（　　）
A. 危害识别　B. 剂量-反应关系评估
C. 暴露评估　D. 风险特征分析
E. 上述均不是
47. 暴露评估的基本要素包括（　　）
A. 暴露特征　B. 暴露源　C. 体内剂量水平
D. 暴露的变异性　E. 不确定性
48. 风险管理的要素包括（　　）
A. 成本-效益评估　B. 风险-效益评估
C. 暴露与排放控制　D. 预防监测
E. 风险监督
49. 预警原则由下列哪几个核心部分组成（　　）
A. 面对不确定性时，采取预防行动
B. 将举证责任转移给活动支持者
C. 拓宽探索，以期替代可能有害的行动
D. 在措施应用中无歧视性
E. 提高决策的公众参与
50. 在达到风险交流目标的过程中，根据交流的内容和对象，其有效要素包括（　　）
A. 风险的性质　B. 风险的来源
C. 风险评估的不确定性　D. 风险管理的措施
E. 预警原则

（七）判断题

1. 实行良好实验室规范的目的是确保实验能够快速

得出结论，同时保证原始数据的可重复性。( )

2. 动物实验 3R 原则中减少指在能保证获取有效数量与精确度的数据信息前提下，尽量减少实验的工作量。( )

3. 毒理学安全性评价中，待评物质一般要求为实际生产和使用中人类所直接或间接接触到的工业品或纯品。( )

4. 化学物在登记、生产和销售之前，通常必须进行第一、二阶段的试验。( )

5. 对新化学物进行毒理学试验，根据化学物的种类、用途不同，实验项目、方法和先后顺序也有所不同。( )

6. 我国现行的毒理学评价程序中均将毒理学试验分为四个阶段。( )

7. 毒理学安全性评价中慢性毒性试验和致癌试验过程基本相似，因此通常结合进行。( )

8. 危害是指当机体、系统或人群暴露于某种因素或状况时，所产生的不良健康效应的概率。( )

9. 一般认为，具有一般毒性和致癌作用的外源化学物只有达到某一剂量水平时才会产生危害效应，其剂量-反应关系是有阈值的，这类化学物应该按阈值化学物进行风险评估。( )

10. NOAEL-不确定系数法是对非阈值化学物剂量-反应关系评估的常用方法。( )

11. 风险特征分析是风险评估过程中最不确定的部分。( )

12. 保护生态环境是风险管理决策中首要考虑问题。( )

13. 风险交流的根本目标是用清晰、易懂的术语向交流对象提供有意义的相关信息，使之更广泛的理解和接受风险管理的决策。( )

（八）简答题

1. 简述毒理学工作者在化学物管理中的作用。
2. 简述 GLP 的核心组成。
3. 毒理学安全性评价需注意的问题有哪些？
4. 简述暴露评估的基本要素。
5. 简述风险管理的基本原则？
6. 简述公共卫生风险管理各阶段目标。
7. 预警原则的措施有哪些？
8. 简述风险交流的目标？

（九）论述题

1. 试述管理毒理学在我国化学物管理及法制建设中有何重要作用及意义？

2. 毒理学安全性评价为何分阶段进行？其对控制外源化学物的危害及保护人类健康和环境有何现实意义？

3. 试述风险评估各阶段有哪些不确定性因素？

（十）案例分析题

1935 年药学家们发现磺胺的抗菌作用，此后各种磺胺片剂、胶囊相继问世。由于其抗菌效果极佳，因而广泛用于临床感染性疾病的治疗。但该药口感较差，不利于小儿口服。对此，美国一家名为 Massengill 制药公司希望能够生产一种口味较好的磺胺口服液，以提高销量。1937 年，该公司用工业溶剂二甘醇代替乙醇和糖来生产一种磺胺酏剂，供应该国南方的几个州，用于治疗感染性疾病。当年 9～10 月，使用该药的地区发现肾功能衰竭的病人大量增加。经调查，发现服用磺胺酏剂发生肾功能衰竭者有 353 人，死亡 107 人；尸检显示肾脏严重损害，死于尿毒症；其原因主要是二甘醇在体内经氧化代谢成草酸致肾损害所致。面对调查，Massengill 公司负责人坦承药物投入市场前未进行过毒性试验，且未获得磺胺酏剂生产批准。

问题：

（1）该案例反映了什么问题？

（2）结合该案例，简述如何防控药害发生？

五、复习思考题参考答案与解析

（一）名词解释（略）

（二）A1 型选择题

1. 答案：E [解析] 本题主要考察管理毒理学的范围，包括收集、处理和评价流行病学和毒理学实验数据，基于以上结果制定保护健康和环境的决策等。同时管理毒理学也支持标准方案和新测试方法的发展。

2. 答案：C [解析] 化学品管理过程中，毒理学家的主要作用包括对外源化学物进行风险评估；参与有关法规或标准的制订；对化学品分类、分级、标签管理提供技术咨询和技术支持；参与化学事故的应急救援等，但不直接参与有关法规或标准的执法。

3. 答案：E [解析] 良好实验室工作规范的内容主要包括：对承担化学品毒性鉴定工作的实验室的组织管理、质量监控、人员组成、试验用房、仪器设备、受试物与对照物、实验动物、实验方案、实验记录、实验结果、总结报告、资料存档等各方面做出具体、明确规定，以保证毒理学实验数据的准确可靠。

4. 答案：C [解析] 毒理学安全性评价必须遵循管理机构颁布的相关法规、卫生标准或指导原则，全面贯彻 GLP，严格执行 SOP，以确保实验室数据的准确性和可靠性。

5. 答案：B [解析] 实验动物对医学的发展有不可忽视的贡献，所有的研究人员要尊重生命，善待实验动物。在毒理学研究中提倡 3R 原则，即替代、减少和优化。

6. 答案：D [解析] 为在最短时间内，用最经济的方法，取得可靠的试验结果，毒理学安全性评价通常采用分阶段试验的原则，即各种毒性试验按一定的阶段顺序进行。

7. 答案：C [解析] 进行毒理学安全性评价时，待评物质一般要求为实际生产和使用中人类直接或间接接触到的工业品或市售商品，而不是纯品。

8. 答案：E [解析] 本题考查毒理学安全性评价程序的四个阶段的试验项目，人群研究可直接反应受试物对人体造成的损害，但不属于毒理学安全性评价四个阶段中内容。

9. 答案：D [解析] 凡属我国首创的化学物一般要求进行第一至四阶段的试验，特别是产量较大、使用面广、暴露机会较多或化学结构提示有慢性毒性、遗传毒性或致癌可能性的化学物，必须进行四个阶段的试验。

10. 答案：D [解析] 理论上，安全性是指无风险或风险低至可以忽视的程度，但人类在日常生活与生产过程中从事的每一项活动都不存在绝对安全的情况，因此安全性是相对的。

11. 答案：E [解析] 毒理学安全性评价采用分阶段试验原则的目的是在最短时间内，用最经济的方法，取得可靠的试验结果，因此选项 E 是最全面的答案。

12. 答案：A [解析] 新化学物在登记、生产和销售之前，通常必须进行毒理学安全性评价第一、二阶段的试验。

13. 答案：D [解析] 风险是指特定暴露条件下，某因素对机体、系统或人群造成损害作用的概率，即对损害机体可能性的定量估计。

14. 答案：C [解析] 风险特征分析是风险评估的最后总结阶段，通过综合分析前三阶段的信息，其主要目的是估算并获得化学物在暴露人群中引起危害概率的估计值及其不确定性。

15. 答案：B [解析] 风险评估的四个阶段是：危害识别、剂量-反应关系评估、暴露评估、风险特征分析。B 结构-活性关系评估属于预测毒理学的研究范畴。

16. 答案：E [解析] 风险评估是在综合分析人群流行病学调查，毒理学试验，环境监测和健康监护等多方面研究资料的基础上，对化学毒物损害人类健康的潜在能力进行定性和定量的评估。

17. 答案：E [解析] 不确定系数的选择应根据可利用的科学证据，其取值因素包括从实验动物外推到人及人群中敏感性的差异，缺失重要的资料，实验动物数量不足和以亚慢性毒性资料推导慢性毒性试验结果等。

18. 答案：D [解析] 化学物的风险管理基本原则中，风险管理的各个阶段应保持与消费者及其他有关组织进行透明和相互的信息交流，因此 D 选项为错误叙述。

19. 答案：C [解析] 风险交流是在风险评估者，风险管理者，消费者和其他相关人员之间进行有关风险和风险相关因素的信息和观点的交流过程。

20. 答案：E [解析] 风险交流的目标包括促进参与者认识和理解风险分析过程中的具体问题；在达成和实施风险管理决定时增强一致性和透明度；促进风险分析过程的全面有效性和效率；培养公众对安全性的信任和自信；加强参与者之间的工作关系和相互尊重等。

21. 答案：A [解析] 风险交流是在风险评估者，风险管理者，消费者和其他有关各方之间进行风险和风险相关因素的信息和观点的交流过程，应贯穿于风险分析的各个阶段。

（三）A2 型选择题

22. 答案：C [解析] 急性毒性以死亡作为观察终点的研究中，剂量-反应关系曲线是一个随着剂量增加效应逐渐累加过程，所以曲线表现为“S”形曲线，且是对称的。

23. 答案：D [解析] 依据食品每日最高允许摄入量（ADI）的计算公式：ADI=NOAEL/安全系数，本案例中 NOAEL 为 50mg/（kg · bw），安全系数为 100，则 ADI 为 50/100=0.5mg/（kg · bw），因此 60kg 体重的成年人每日最高允许摄入量为 0.5mg/（kg · bw）× 60kg=30mg。

24. 答案：A [解析] 根据《食品安全国家标准 · 食品安全性毒理学评价程序》（GB 15193.1—2014）中规定，如拟用于食品的化学品 LD_{50} 小于人体推荐摄入量的 100 倍，则一般应该放弃该受试物用于食品。经推算，该添加剂 LD_{50} 为人推荐摄入量的 7.5 倍，远远小于 100 倍，因此该受试物毒性较大，应放弃应用于食品中。

（四）A3/A4 型选择题

25～27 题答案：25. E 26. D 27. A [解析] ①化妆品局部毒性试验除包括皮肤原发性刺激试验、眼刺激试验及皮肤致敏试验以外，尚需进行皮肤光毒和光变态反应试验。②豚鼠和家兔的皮肤较为敏感，对刺激物的反应性较强，常作为皮肤刺激试验的研究对象。③对化学物的皮肤刺激性进行检测时，应在规定的染毒和观察时间后，依据接触部位的红斑和水肿情况并给予评分，再根据总的评分和判定标准对其进行分级判定。

28～29 题答案：28. E 29. C [解析] ①危害识别的前提是需要获得足够的相关科学资料作为依据，包括有害因素的资料、毒理学研究资料、定量结构-反应关系研究资料以及流行病学研究资料等。②人体暴露量通常以日平均暴露剂量（ADD）或终身日平均暴露剂量（LADD）表示。其中 ADD 适用于短期暴露或非癌生物学效应的待评物质；LADD 则适用于长期低浓度暴露或具有致癌效应的待评物质。

（五）B1 型选择题

30～34 题答案：30. A　31. B　32. E　33. C　34. D

[解析] 毒性是指外源化学物引起机体有害作用的、内在的、固有的能力；安全性是指在一定条件下外源化学物暴露对人体健康不产生任何损害，即不引起急性或慢性中毒，也不对暴露人群及其后代产生潜在危害；安全性评价指通过动物试验和对人群的观察，阐明某种外源化学物毒性及其潜在危害，提出其安全接触限值；风险是指在特定的暴露条件下，某因素对机体、系统或人群造成损害作用的概率；风险评估是对有害因素损害人类健康的潜在能力进行定性和/或定量评估，描述与分析其中存在的不确定性，判断损害可能发生的概率和严重程度。

35～39 题答案：35. B　36. C　37. A　38. E　39. C

[解析] 我国现行的毒理学安全评价程序中多数分为四个阶段，其中第一阶段包括急性毒性试验和局部毒性试验；第二阶段包括短期重复剂量毒性试验和遗传毒性试验；第三阶段包括亚慢性毒性试验、生殖与发育毒性试验和毒物动力学试验；第四阶段包括慢性毒性试验和致癌试验。人群暴露试验可直接反映受试物对人体造成的损害，不属于毒理学安全性评价四个阶段中内容，但其在毒理学安全性评价中具有决定性意义。

40～44 题答案：40. C　41. B　42. A　43. E　44. D

[解析] 危害识别是风险评估的第一阶段，其主要方法为证据权重法；剂量-反应关系评估为定量评估，是风险评估的第二阶段和核心部分；暴露评估因其难以获得完整、确切的人群暴露资料而成为风险评估中最不确定的部分；风险特征分析能够定性或定量估算有害因素在暴露系统或人群中引起健康损害的发生率，并阐述其伴随的不确定性及可能引起的公众健康问题；风险评估过程中存在着大量不确定性，并贯穿于风险评估的各阶段。

（六）X 型选择题

45. 答案：ABCDE　[解析] GLP 的核心组成有：①对组织机构和工作人员的要求；②对实验设施、仪器设备和实验材料的要求；③标准操作规程（SOP）；④对实验方案、实验动物及研究工作实施过程的要求；⑤对档案及其管理工作的要求；⑥实验室资格认证及监督检查；⑦独立和全过程的质量保障。

46. 答案：ABD　[解析] 危害识别过程中，根据有害因素所致危害效应的性质等可将其分为阈值效应和非阈值效应；剂量-反应关系评估过程中，根据有害因素如化学物的毒作用性质和特点，可分为阈值化学物和非阈值化学物的剂量-反应关系评估；风险特征分析可按有害作用类型分为阈值和非阈值化学物的风险特征分析。

47. 答案：ABCDE　[解析] 完整的暴露评估一般涵盖五个基本要素，即暴露特征、体内剂量水平、暴露源、暴露的变异性和不确定性。

48. 答案：BCE　[解析] 风险管理包括三个要素：①风险-效益评估；②暴露与排放控制；③风险监督。

49. 答案：ABCE　[解析] 预警原则由四个核心部分构成，包括①面对不确定性时，采取预防行动；②将举证责任转移给活动支持者；③拓宽探索，以期替代可能有害的行动；④提高决策的公众参与。

50. 答案：ACD　[解析] 在达到风险交流目标的过程中，根据交流的内容和对象，其有效要素包括①风险的性质；②风险评估的不确定性；③风险管理的措施。

（七）判断题

1. 答案：F　[解析] 良好实验室规范的宗旨是全面的质量管理，实行良好实验室规范的目的是确保实验能按照事实得出结论并进行报告，同时保证原始数据的可追溯性。

2. 答案：F　[解析] 3R 原则中减少是指在能保证获取有效数量与精确度的数据信息前提下，尽量减少动物的使用数量。

3. 答案：F　[解析] 毒理学安全性评价中，待评物质一般要求为实际生产和使用中人类所直接或间接接触到的工业品或市售商品，而不是纯品。

4. 答案：T　[解析] 化学物在登记、生产和销售之前，通常需进行第一、二阶段的试验。

5. 答案：T　[解析] 对新化学物进行毒理学试验，根据化学物的种类、用途不同，实验项目、方法和先后顺序也有所不同。

6. 答案：F　[解析] 我国现行的毒理学安全性评价程序中，多数将毒理学试验分为四个阶段，但《化妆品安全性评价程序和方法》（GB7919—87）将毒理学试验分为五个阶段。

7. 答案：T　[解析] 由于慢性毒性试验和致癌试验均要求长期或终生染毒，耗费的时间、人力、物力和财力多，且除观察指标不同外，两试验过程基本相似，故从科学及经济角度考虑，两试验通常结合进行。

8. 答案：F　[解析] 危害是指当机体、系统或人群暴露于某种因素或状况时，所具有的产生潜在不良健康效应的固有属性而非概率。

9. 答案：F ［解析］一般认为，具有一般毒性和致畸作用而非致癌作用的外源化学物只有达到某一剂量水平时才会产生危害效应，其剂量-反应关系是有阈值的，这类化学物应该按阈值化学物进行评估。

10. 答案：F ［解析］ NOAEL-不确定系数法是对阈值化学物剂量-反应关系评估的常用方法。

11. 答案：F ［解析］风险特征分析是风险评估的最后总结阶段。但暴露评估是风险评估中最不确定的部分。

12. 答案：F ［解析］保护人类健康是风险管理决策中首要考虑问题而非首先保护生态环境。

13. 答案：T ［解析］风险交流的根本目标是用清晰、易懂的术语向交流对象提供有意义的相关信息，使之更广泛的理解和接受风险管理的决策。

（八）简答题

1. 答案要点：毒理学工作者在化学物管理中的作用有①提出基于健康和环境原因需优先管理的化学品；②对重要的环境污染物和有毒有害化学物进行风险评估；③根据毒理学资料，为政府管理部门对化学物危害控制和新化学物生产审批及禁止某些化学物生产、销售及使用提供依据；④参与有关法规或标准的制订；⑤对化学品分类、分级、标签管理提供技术咨询和技术支持；⑥不断改进毒理学安全性评价和风险评估方法并拓展使用领域；⑦参与化学事故的应急救援。

2. 答案要点：GLP 的核心组成有：①对组织机构和工作人员的要求；②对实验设施、仪器设备和实验材料的要求；③标准操作规程（SOP）；④对实验方案、实验动物及研究工作实施过程的要求；⑤对档案及其管理工作的要求；⑥实验室资格认证及监督检查；⑦独立和全过程的质量保障。

3. 答案要点：毒理学安全性评价需注意的问题有：①毒理学安全性评价的规范化和质量保障；②毒理学试验方法的特点及局限性；③评价结论的高度综合性。经全面比较分析后，提出禁用、限用、安全使用的条件及中毒的防控措施等建议，为政府管理部门的决策提供科学依据。

4. 答案要点：完整的暴露评估一般涵盖五个基本要素：①暴露特征；②体内剂量水平；③暴露源；④暴露的变异性；⑤暴露的不确定性。

5. 答案要点：化学物的风险管理的基本原则包括①保护人类健康是风险管理决策中首要考虑问题；②风险管理应遵循结构化方法原则，采用分阶段进行的方法；③风险管理决策和实施应是透明和公开的；④维持风险管理和风险评估的功能独立性，保证风险评估的科学性；⑤充分考虑风险评估结果的不确定性；⑥保持与消费者及其他有关组织进行透明和相互的信息交流；⑦不断参考风险决策的评价和审议过程中产生的新资料，及时优化风险管理。

6. 答案要点：公共卫生风险管理过程分三个阶段：第一阶段目标为预防或避免风险和危害；第二阶段目标为缓和风险及脆弱性或进行风险转移；第三阶段目标为迅速响应以降低或减少残余风险。

7. 答案要点：预警原则的措施是①与选择保护水平相称；②在措施应用中无歧视性；③与已采取的类似措施保持一致性；④对所采取行动带来的成本和潜在效益进行考核，包括对成本-效益的适用性和可行性进行分析；⑤审查新的科学数据；⑥能为更全面的风险评估提供科学依据。

8. 答案要点：风险交流的目标包括①促进所有参与者认识和理解风险管理过程中的具体问题；②在达成和实施风险管理决策时增强透明度和一致性；③为理解所提出或实施的风险管理决策提供合理依据；④促进风险分析过程的有效性和效率；⑤当有效的风险信息和教育计划成为风险管理的措施时，推动其实施和传播；⑥培养公众对安全性的信任；⑦加强所有参与者之间的联系和相互尊重；⑧增进各方有关风险及相关信息的交流。

（九）论述题

1. 答案要点：管理毒理学因涉及范围广，针对社会需求解决现实问题，故在制定与人类健康和环境保护有关的政策法规和管理决策中起着至关重要甚至是决定性的作用。近年来，我国管理毒理学工作者应国内经济社会发展过程中对环境、食品、药品、职业和新材料等安全性评价之需要，开展了大量针对性研究，提出了各种科学应急之策，及时修订或完善相应的管理法规或标准，为各级政府及相关部门有效管理化学品提供了科学依据和技术支持。管理毒理学的发展对进一步建立健全与完善我国化学品管理法规标准体系，保持化学品多部门、多环节管理的协同性与一致性等具有重要意义。

2. 答案要点：（1）毒理学安全性评价采用分阶段进行的原则，原因是①各阶段毒理学试验互为关联，前一阶段试验的结果常为后一阶段试验的基础。②实际工作中，通常优先安排试验周期短、费用低、预测价值高的试验，根据前一阶段毒性试验的结果，判断是否需要进行下一阶段试验。③毒理学安全性评价分阶段进行能够在最短时间内，用最经济的方法，取得最可靠的试验结果。

（2）对外源化学物进行毒理学安全性评价能够阐明该物质的毒性及潜在危害，并在此基础上，全面权衡其利弊和实际应用的可能性，从确保该物质的最大效益、对生态环境和人类健康最小危害性的角度，对该物质能否生产和使用作出判断或确定人类的安全接触条件。毒理学安全性评价的结果能够为化学物相关的法律法规制定提供科学依据，保障政府有效管理化学物，最终保证人类的健康、生态系统的平衡和良好的环境质量。

3. 答案要点：风险评估过程中存在着大量不确定性，并贯穿于风险评估的各阶段。在危害识别与剂量-反应关系评估阶段，将动物实验结果外推于人的风险评估时，存在实验动物资料向人外推、高剂量向低剂量外推、较短时间染毒向长期持续暴露外推、毒代动力学和毒效动力学资料不足等多种不确定性；在用人群实验结果进行风险评估时，存在人群个体敏感性差异、毒物的联合作用以及各种混杂因素干扰等不确定性；在暴露评估阶段，暴露途径的多样性、生命不同阶段暴露化学物的数量与种类的不同、混合暴露等给暴露总量的估测带来的不确定性等。此外，若研究对象样本量不足或代表性差亦将产生极大的不确定性。

（十）案例分析题

答案要点：（1）上述案例中生产商在未做任何前期情况了解和毒性研究基础上，采用工业溶剂二甘醇代替乙醇和糖来生产磺胺酏剂，因二甘醇在体内经氧化代谢成草酸导致了严重肾损害；另外，由于当时美国政府并未明确规定药物上市前必须进行毒理学安全性评价和获得生产批准，存在监管缺陷，最终导致该药害事件的发生。该案例充分反映了包括药品在内的化学物在上市之前必须进行毒理学安全性评价和通过严格审批的重要性。

（2）第一，该案例对推动全球建立完善和严格的药品审批和不良反应检测制度起到了至关重要的作用，对全球药品管理的立法工作起到了促进作用。目前包括我国在内的大多数国家均要求药品上市前必须进行毒理学安全性评价，同时为确保实验研究与检验工作的质量和可靠性，全面推行良好实验室规范（GLP）。第二，严格药物上市前的审查制度：药物审批部门应加强对药品上市前的申报资料审查力度，杜绝一切未经毒理学安全性评价或评价资料不全的药品上市。第三，加强药物上市后的再评价：鉴于临床前毒理学安全性评价结果存在动物与人的差异及各类不确定因素，在药品上市大规模应用于人群后，要继续跟踪和评价，密切关注新出现的各类不良反应，采取及时有效的控制措施，杜绝药害事件的发生。

（张爱华　王大朋　蒋义国）

第十五章　呼吸毒理学

一、学习目的要求

（一）学习目标

1. 掌握　呼吸毒理学的概念、常见的外源性呼吸系统毒物来源及分类、呼吸毒性作用的分类及基本概念。

2. 熟悉　外源性化学物引起呼吸系统损伤的机制。

3. 了解　外源化学物所致呼吸系统毒性作用评价的常用方法。

（二）重点与难点

1. 血液来源的呼吸系统毒物及毒性作用。
2. 空气来源的呼吸系统毒物及毒性作用。
3. 呼吸系统毒性作用评价的常用方法。
4. 呼吸系统毒性作用机制。
5. 外源化学物对呼吸系统的毒性作用结局。

二、学习笔记

（一）呼吸系统毒物来源

呼吸系统毒物按其来源可分为空气和血液两种。

1. 空气来源的呼吸系统毒物　是指经呼吸道进入呼吸系统的毒物。如过氯乙烯、石棉、煤尘、臭氧、氮氧化物、$PM_{2.5}$、氮氧化物等。

2. 血液来源的呼吸系统毒物　是指由呼吸系统以外的途径进入机体，然后经血液到达肺脏的毒物，又称呼吸道外毒物，如农药、药物等。

（二）外源化学物对呼吸系统的毒性作用

外源性毒物不管是以哪种途径进入到肺脏，均可引起呼吸系统的损伤，最后干扰肺脏的功能。导致急、慢性损伤，如坏死、纤维化及肿瘤等。

1. 急性毒性作用

（1）呼吸道损伤：主要引起呼吸道急性刺激和急性炎症。由呼吸性毒物引起的呼吸道炎症可以发生在呼吸道的任何部位。一般来讲，水溶性化学物易引起上呼吸道的炎症；脂溶性化学物可引起支气管和细支气管炎症；某些过敏源、有毒颗粒物以及感染性微生物可以进入到肺泡引起肺泡炎或肺炎。

（2）中毒性肺水肿：几乎所有的肺脏毒物对肺的急性损害都可引起肺水肿，肺水肿是肺急性损伤的标志。

（3）细胞坏死与凋亡：机体吸入呼吸性毒物后，尤其是吸入的量大或吸入的毒物毒性强，可引起气管组织的坏死。

2. 慢性损伤

（1）慢性炎症和肺纤维化：肺纤维化可分为肺泡内纤维化和间质纤维化。呼吸毒物引起的肺纤维化与慢性间质性纤维化相似，但与成人或婴儿的呼吸窘迫综合征更相似。

（2）哮喘：是由于摄入某种哮喘原或其他不明因素所引起的大气道狭窄，临床表现为气管、支气管对各种刺激因子的高敏感性而发生痉挛，导致反复发作的气短、呼吸困难和哮鸣等气道梗阻的表现。

（3）慢性阻塞性肺病：是一种慢性、进行性阻塞性肺病，表现为慢性支气管炎和肺气肿。

（4）肺肿瘤：很多呼吸系统毒物可以引起肺癌的发生。人类呼吸道肿瘤主要发生在中央肺组织、支气管内或周围；而啮齿类动物的肺癌主要发生在肺实质。

（三）呼吸系统损伤机制

主要有3种：①经呼吸道吸收的外源化学物在肺内反复发生氧化-还原反应，消耗大量的细胞辅助因子并产生大量的活性氧族，从而诱发肺细胞膜的脂质过氧化和破坏肺脏的抗氧化保护机制；②经呼吸道外途径吸收的外源化学物在肝脏内被肝微粒体酶代谢为活性代谢产物，经血液循环到肺脏产生损伤作用；③任何途径来源的外源化学物在肺内代谢酶的作用下活化产生具有高度活性的代谢产物而损伤肺脏。

（四）呼吸系统毒性研究常用方法

1. 整体实验研究方法　主要有肺功能测定、整体动物药物引喘法、在体支气管肺泡灌洗与支气管肺泡灌洗液分析。

（1）肺功能测定：可以了解呼吸系统在外源化学物作用下肺功能的改变、损伤情况以及损伤的转归。指标有潮气量、气流流速，胸膜腔内压、顺应性等。

（2）整体动物药物引喘法：利用这种动物模型可以观察外源性化学物致支气管平滑肌的松弛作用。

（3）在体支气管肺泡灌洗：通过对支气管肺泡灌洗液细胞学、生化学、酶学和免疫学等一系列检测和分析，可以对支气管肺泡区的疾病存在及变化情况进行了解和判断，以估计疾病的进展情况并判断预后、阐明机制。

2. 离体实验方法　常用的有离体肺灌流、离体细胞培养、肺切片与肺的显微解剖。

（1）肺灌流：可分为原位肺灌流和离体肺灌流两种方式。前者是将肺保留在胸腔内灌流，后者是将肺切下移出体外灌流。

（2）离体细胞培养：细胞培养技术在呼吸毒理学中被广泛地应用，肺巨噬细胞很容易从人或动物支气管肺泡灌洗液中得到，可在体外检测其功能。

（3）肺切片与肺的显微解剖：肺切片是将呼吸道或肺实质切片以检测肺的生化或形态学改变。这种方法不受因肺内细胞迁移所带来的一些变化的干扰。

三、汉英名词对照

肺表面活性物质　pulmonary surfactant
肺气肿　emphysema
肺纤维化　lung fibrosis
过敏性哮喘　bronchial asthma
呼吸毒理学　repiratory toxicology
颗粒物　particulate matter
支气管肺泡灌洗　bronchoalveolar lavage
中毒性肺水肿　pulmonary edema

四、复习思考题

（一）名词解释

1. respiratory toxicology　2. emphysema
3. pulmonary edema　4. bronchoalveolar lavage
5. 过敏性哮喘　6. 肺表面活性物质
7. 全身接触染毒　8. 气管注入染毒
9. 局部接触染毒　10. 肺的顺应性
11. 肺纤维化

（二）A1 型选择题

1. 以下哪种因素不属于呼吸毒理学的研究范畴（　　）
A. 药物　B. 外源化学物　C. 物理因素
D. 心理因素　E. 生物因素

2. 终末细支气管的哪种细胞内含有丰富的滑面内质网和大量的细胞色素 P450 酶系，具有较强的代谢外源化学物的能力（　　）
A. Clara cell　B. Ⅰ型肺泡上皮细胞
C. Ⅱ型肺泡上皮细胞　D. 肺泡巨噬细胞骨髓
E. 毛细血管内皮细胞

3. 下列哪种细胞不是肺脏中呼吸系统毒物作用的靶细胞（　　）
A. Ⅰ型肺泡上皮细胞　B. Ⅱ型肺泡上皮细胞
C. 毛细血管内皮细胞　D. 肺泡巨噬细胞
E. 朗格汉斯细胞

4. Ⅱ型肺泡上皮细胞质（胞浆内）哪种结构含有磷脂、黏多糖和蛋白质，可以形成肺泡表面活性物质，具有降低肺泡表面张力、增加肺泡弹性的功能(　　)
A. 基底细胞　B. lamellar body　C. Clara cell
D. 上皮细胞　E. 肺泡巨噬细胞

5. 肺组织中何种细胞既具有吞噬、免疫和分泌作用，其吞噬作用可使其活化并释放炎性介质如趋化因子前列腺素、血小板活化因子、生长因子以及其他各种细胞因子如肿瘤坏死因子和白介素-1 等,还可吞噬衰老的红细胞（　　）
A. 肺巨噬细胞　B. 血管内皮细胞　C. 支持细胞
D. 基底细胞　E. Clara cell

6. 可由肺组织产生的非酶性还原性物质，其属于脂溶性物质，又可以进入脂膜，还原超氧阴离子、羟自由基、氧化脂质，减少细胞膜的氧化反应的物质（　　）
A. 维生素 C　B. 维生素 E　C. 维生素 D
D. 尿酸　E. 维生素 B_1

7. 在外源性化学物所致肺组织炎症反应机制中，下列何种物质属于低分子蛋白质,可通过与靶细胞膜受体的交互作用来管理细胞间的通讯,是外源化合物引起肺损伤炎症反应机制的核心,在维持细胞机体内环境方面也起着信使作用（　　）
A. 细胞因子　B. 免疫球蛋白
C. 谷胱甘肽过氧化物酶
D. 过氧化氢酶　E. 干扰素

8. 外源性化学物对呼吸系统毒性研究最好选用以下哪种方法（　　）
A. 整体试验　B. 离体试验　C. 肺功能测定
D. 支气管肺泡灌洗　E. 整体试验和离体试验

9. 经常用于呼吸毒理学研究的啮齿类动物依次为（　　）
A. 大鼠、小鼠、豚鼠和仓鼠
B. 大鼠、仓鼠、小鼠和豚鼠
C. 小鼠、豚鼠、仓鼠和大鼠

D. 小鼠、豚鼠、大鼠和仓鼠
E. 豚鼠、大鼠、小鼠和仓鼠

（三）A2 型选择题

10. 对从事矽尘作业 1 年以上的 2196 名劳动者进行肺功能、X 线胸片等医学检查。结果显示可疑尘肺病或观察对象检出率为 0.4%；FVC、FEV_1 和 FEV_1/FVC 的异常检出率分别为 21.3%、13.4%和 0.1%。说明矽尘主要引起哪种毒性（　　）
A. 神经系统毒性　B. 造血系统毒性
C. 生殖系统毒性　D. 消化系统毒性
E. 呼吸系统毒性

11. 有人采用不同浓度的 $PM_{2.5}$ 染毒 Wistar 大鼠（1ml/kg），每天气管滴注 $PM_{2.5}$ 悬液 1 次，连续染毒 3d。最后一次染毒结束 24h 后处死实验动物，本研究主要探讨 $PM_{2.5}$ 对大鼠何种系统何种损伤（　　）
A. 呼吸系统急性损伤　B. 呼吸系统慢性损伤
C. 呼吸系统致癌性　D. 免疫系统急性损伤
E. 心血管系统急性损伤

12. 分别于 2007 年和 2011 年对山西某煤矿工人 737 名进行肺功能检查，2011 年工人主要肺功能比 2007 年有所下降，两次检查结果均以限制性通气障碍为主。试问长期接触煤尘，除了引起肺通气障碍外，还主要引起（　　）
A. 窒息　B. 煤工尘肺　C. 急性肺水肿
D. 哮喘　E. 过敏性皮炎

（四）A3/A4 型

（13～15 题共用题干）

环境保护部通报 2015 年全国城市空气质量总体呈好转趋势，全国 338 个地级及以上城市平均达标天数比例为 76.7%，73 个城市空气质量达标，占 21.6%，达标城市主要分布在福建、广东、云南、贵州、西藏等省份。全国 338 个地级及以上城市均按空气质量新标准要求，开展包括细颗粒物（$PM_{2.5}$）、可吸入颗粒物（PM_{10}）、二氧化硫（SO_2）、二氧化氮（NO_2）、一氧化碳（CO）和臭氧（O_3）等 6 项指标的监测。监测结果表明，338 个城市 PM_{10}、SO_2 和 NO_2 三项可比指标平均浓度同比分别下降 7.4%、16.1%、6.3%。从各指标平均浓度来看，SO_2、NO_2、CO 和 O_3 等 4 项指标均达标，$PM_{2.5}$、PM_{10} 分别超过年均值二级标准 42.9%、24.3%。

13. 颗粒物按照以下哪项内容分为细颗粒物和可吸入颗粒物（　　）
A. 化学结构　B. 空气动力学直径　C. 是否进入肺泡
D. 对机体产生的危害　E. 尺寸

14. 与健康危害关系最密切的颗粒物是（　　）
A. $PM_{2.5}$　B. PM_{10}　C. PM＞10
D. 总悬浮颗粒　E 以上都是

15. 颗粒物对健康的影响包括以下哪些（　　）
A. 呼吸系统　B. 心血管系统　C. 免疫系统
D. 生殖系统　E. 以上都包括

（16～18 题共用题干）

山东枣庄一 50 岁男性为治疗牛皮癣，在果农处购买“自制牛皮癣药水”（20%百草枯、蟾蜍皮 1 张、红花 10g 加水至 100ml）并涂抹在患处，7 天后出现气促、咳嗽、痰中带血症状，入院治疗无效死亡。

16. 呼吸系统毒物进入人体的途径（　　）
A. 呼吸道　B. 消化道　C. 皮肤　D. 静脉
E. 以上都对

17. 百草枯主要的蓄积器官（　　）
A. 肺　B. 心脏　C. 肾脏　D. 肝脏　E. 血液

18. 百草枯对肺组织的损害包括（　　）
A. 肺纤维化　B. 氧化损伤　C. 炎症反应
D. 坏死　E. 以上都包括

（19～21 题共用题干）

刘某，男，现年 23 岁，在河南郑州某化工厂工作。工龄 1 年，工作期间或工作后出现咳嗽、喘息、胸闷或伴有鼻炎、结膜炎等症状。具体表现为患者进入车间即出现哮喘症状，离开现场后症状迅速缓解。临床诊断：过敏性哮喘。

19. 呼吸系统毒物对健康的损害主要包括（　　）
A. 呼吸系统　B. 消化系统　C. 心血管系统
D. 免疫系统　E. 以上都对

20. 该患者确诊后，应该（　　）
A. 脱离工作岗位　B. 脱敏治疗　C. 寻找过敏原
D. 对症治疗　E. 以上都对

21. 如果该患者离开工作岗位仍然出现哮喘的症状，可能原因是（　　）
A. 接触史过长　B. 呼吸系统出现病理损伤
C. 特异性抗体强阳性　D. 合并其他疾病
E. 以上都对

（五）B1 型选择题

（22～24 题共用备选答案）
A. 水溶性　B. 脂溶性　C. 分子量
D. 主动扩散　E. 被动扩散

22. 气态毒物进入呼吸道的深度取决于其哪个特性（　　）
23. 经呼吸道吸入的气体或蒸汽态化学物到达肺泡后主要经过什么方式进入肺血流（　　）
24. 经呼吸道进入的气体或蒸汽穿过肺泡毛细血管膜进入肺血流，其吸收速率取决于（　　）

（25～27 题共用备选答案）
A. 水溶性　B. 脂溶性　C. 血/气分配系数

D. 分子量　　E. 腐蚀性

25. 脂溶性化学物吸收速度取决于其哪个特性（　　）

26. 非脂溶性化学物质经呼吸道吸收速度主要取决于其哪个特性（　　）

27. 容易在肺泡内吸收，呼吸道刺激症状较轻的化学物质主要是上述哪个数值较大或者性质较强（　　）

（28～30 题共用备选答案）

A. PM_{10}　B. $PM_{2.5}$　C. ＞10μm　D. ＜10μm　E. ＜2.5μm

28. 细颗粒物是指粒径为（　　）

29. 粗颗粒物的空气动力学直径（　　）

30. 与心肺疾病以及肺癌的发生关系密切的是哪种物质（　　）

（六）X 型选择题

31. 下列哪些是空气来源的呼吸系统毒物（　　）

A. 石棉　　B. 煤尘　　C. 过氯乙烯

D. 白介素-2　　E. 滑石

32. 呼吸系统毒物常见形态有　（　　）

A. 气体和蒸汽　　B. 气溶胶　　C. 液态

D. 纤维　　E. 细微或超微粒子以及纳米粒子

33. 引起过敏性肺炎的呼吸系统毒物有（　　）

A. 霉变木尘　　B. 动物毛　　C. 油漆

D. 杀虫剂　　E. 鸟的排泄物

34. 血液来源的呼吸系统毒物有（　　）

A. 口服避孕药　　B. 造影剂　　C. 免疫抑制剂

D. 卡马西平　　E. 白介素-2

35. 可以引发或加重哮喘的物质为（　　）

A. 香烟烟雾　　B. 蟑螂　　C. 植物碎片

D. 臭氧　　E. 二氧化硫

36. 可以引起人肺肿瘤的物质是（　　）

A. 石棉　　B. 煤焦油　　C. 氡

D. 二氧化硫　　E. 芥子气

37. BALF 中蛋白成分分析包括（　　）

A. 乳酸脱氢酶　　B. 碱性磷酸酶　　C 酸性磷酸酶

D. 血管紧张素转换酶　　E 细胞色素氧化酶

38. 外源化学物对呼吸系统的慢性毒性作用有（　　）

A. 中毒性肺水肿　　B. 坏死　　C. 急性炎症

D. 肺气肿　　E. 急性刺激

（七）判断题

1. 按照颗粒物的空气动力学直径，可以吸入的颗粒物称为粗颗粒物。（　　）

2. 呼吸性毒物可由呼吸系统通过黏液纤毛系统和巨噬细胞的吞噬作用清除，还可以通过胃肠道和淋巴系统清除。（　　）

3. 脂溶性化学物质在肺组织的吸收取决于分子量，分子量越小，吸收越快。（　　）

4. 呼吸性毒物对呼吸系统损伤的部位取决于其溶解度。（　　）

5. 呼吸系统毒物是指经呼吸道进入呼吸系统的毒物。（　　）

（八）简答题

1. 外源性化合物所致职业性哮喘患者预后不佳的主要因素可能有哪些？

2. 外源化学物可通过哪些途径致肺表面活性物质破坏？

3. 外源化学物造成呼吸毒性作用的结局分类？

4. 引起肺癌的主要呼吸道毒物有哪些？

5. 呼吸毒理学的研究方法有哪些？

（九）论述题

呼吸系统毒物可致哪些毒性作用？举例说明。

（十）案例分析题

某化工厂仓库存放 26 瓶液氯罐。某上午突然一瓶液氯罐安全阀门失效致使氯气泄漏，氯气不断地从仓库向外冒出白色刺鼻的烟雾。当即副厂长和车间主任 2 人迅速戴着滤过式防毒口罩进入现场处理，但在拧紧安全阀时发生阀门断裂，造成更大量的氯气喷泻而出，2 人在短时间内吸入较高浓度的氯气而发生气紧、咳嗽、胸闷、眼鼻咽刺痛等症状被紧急送往医院。30min 后消防队赶到事故现场，采用自来水向氯气罐阀门口喷洒的方法试图稀释氯气浓度。由 60 多名消防队员分组戴着防毒口罩或用苏打水浸湿的纱布口罩轮番进入仓库用水向氯气罐喷洒 3^{+}h，才将泄漏的氯气控制住。但在抢险过程中先后又有 26 名消防人员发生不同程度的头晕、头痛、恶心、呕吐、咳嗽、胸闷、口干、眼睛刺痛流泪和皮肤刺痒等症状，在现场用苏打水湿敷鼻腔和吸氧等简易处理后分批送往医院。患者入院后经内科、五官科及摄胸片、心电图、肝功、血常规等检查，28 例均被诊断为轻度急性氯气中毒。立即给予吸氧，静滴地塞米松加 10%葡萄糖液，雾化吸入地塞米松和 4%碳酸氢钠溶液，口服解痉止咳镇静抗炎等药物治疗 4～7d，先后病愈出院。

问题：

（1）呼吸系统毒物对机体的急性毒作用有哪些？

（2）气体毒物吸收过程的影响因素是什么？

（3）呼吸系统毒物对呼吸系统造成损伤的机制是什么？

五、复习思考题参考答案与解析

（一）名词解释（略）

（二）A1 型选择题

1. 答案：D　[解析] 呼吸毒理学是研究化学性、物理性、生物性因素选择性地作用于呼吸系统的毒性、作用机制及防治对策的一门毒理学分支学科。范畴不包括心理因素。

2. 答案：A [解析] Clara cell 内含有丰富的滑面内质网和大量的细胞色素 P450 酶系，具有较强的代谢外源化学物的能力。

3. 答案：E [解析] 肺脏中的Ⅰ型肺泡上皮细胞、Ⅱ型肺泡上皮细胞、毛细血管内皮细胞、肺泡巨噬细胞是呼吸系统毒物作用的主要靶细胞。

4. 答案：B [解析] Ⅱ型肺泡上皮细胞质（胞浆）内的 lamellar body 含有磷脂、黏多糖和蛋白质，可以形成肺泡表面活性物质，具有降低肺泡表面张力、增加肺泡弹性的功能。

5. 答案：A [解析] 肺巨噬细胞具有吞噬、免疫和分泌作用，其吞噬作用可使其活化并释放炎性介质，以及肿瘤坏死因子和白介素-1 等，还可吞噬衰老的红细胞。

6. 答案：B [解析] 维生素 E 属于脂溶性物质，可以进入脂膜，还原超氧阴离子、羟自由基、氧化脂质，减少细胞膜的氧化反应。

7. 答案：A [解析] 细胞因子是一些低分子的蛋白质，通过与靶细胞膜受体的交互作用来管理细胞间的通讯，是外源化合物引起肺损伤炎症反应机制的核心，在维持细胞机体内环境方面也起着信使作用。

8. 答案：E [解析] 呼吸毒理学的研究方法包括整体试验和离体试验。

9. 答案：A [解析] 经常用于呼吸毒理学研究的啮齿类动物依次为大鼠、小鼠、豚鼠和仓鼠。

（三）A2 型选择题

10. 答案：E [解析] 结果显示矽尘接尘工人 X 线胸片中可疑尘肺病或观察对象检出率为 0.4%；FVC、FEV_1 和 FEV_1/FVC 的异常检出率分别为 21.3%、13.4%和 0.1%。

11. 答案：A [解析] 案例采用不同浓度的 $PM_{2.5}$ 染毒 Wistar 大鼠，每天气管滴注 $PM_{2.5}$ 悬液 1 次，连续染毒 3d，属于急性染毒，主要观察 $PM_{2.5}$ 对大鼠呼吸系统急性损伤。

12. 答案：B [解析] 煤矿工人的主要职业危害因素是煤尘。煤尘主要通过呼吸道进入人体，可引起呼吸系统疾病和局部刺激，如果长期吸入煤尘引起煤工尘肺。

（四）A3/A4 型选择题

13～15 题的答案：13. B 14. A 15. E [解析] 可吸入颗粒物可分为：直径＜10μm 的粗颗粒物（PM_{10}）和直径＜2.5μm 的细颗粒物（$PM_{2.5}$）。$PM_{2.5}$ 对健康的危害比 PM_{10} 更严重，细颗粒物不仅能引起呼吸系统症状，而且对心血管系统、免疫系统、生殖系统等均能产生有害作用。

16～18 题的答案：16. E 17. A 18. E [解析] 呼吸性毒物可以通过呼吸道、消化道和皮肤等途径进入机体，百草枯无论通过何种途径进入机体，皆在肺内高度蓄积。百草枯对肺组织的损害作用包括坏死、纤维化，其机制与氧化损伤和炎症反应有关。

19～21 题的答案：19. E 20. E 21. E [解析]呼吸系统毒物可对机体呼吸、循环、免疫、神经及生殖等系统均可造成影响，职业性哮喘患者如果能够早期诊断，早期脱离工作岗位，并进行积极治疗，一般可有明显的好转或痊愈。职业性哮喘患者预后不佳的主要因素可能有①临床方面：有较长的职业接触史，诊断前有较长及较重的哮喘症状史，脱离接触及治疗措施延误；②免疫方面：特异性抗体强阳性；③呼吸道病理形态学方面：出现组织病理学的改变；④存在其他情况：如患者有特异性过敏体质、吸烟习惯、经常的非特异性刺激、病毒感染以及是否有恰当的治疗等因素也可能影响预后。

（五）B1 型选择题

22～24 题的答案：22. A 23. E 24. B [解析] 经呼吸道吸入的气体或蒸汽态化学物到达肺泡后主要经过被动扩散，通过呼吸膜吸收，穿过肺泡毛细血管膜复合体进入肺血流，其吸收速度取决于它们的脂溶性。

25～27 题的答案：25. C 26. D 27. B [解析] 脂溶性化学物吸收速度取决于血/气分配系数，该数值越大，吸收越快；非脂溶性物质吸收速度取决于分子量，分子量越小，吸收越快。而气态毒物进入呼吸道的深度与它的水溶性有关。水溶性较大的外源性化学物易为上呼吸道吸收。而水溶性较差的毒物在肺泡内更易吸收。

28～30 题的答案：28. E 29. D 30. B [解析] 可吸入颗粒物可分为：直径＜10μm 的粗颗粒物（PM_{10}）和直径＜2.5μm 的细颗粒物（$PM_{2.5}$）。$PM_{2.5}$ 对健康的危害比 PM_{10} 更严重，其与心肺疾病甚至与肺癌的发生密切相关。

（六）X 型选择题

31. 答案：ABCE [解析] 空气来源的呼吸系统毒物，是指经呼吸道进入呼吸系统的毒物。这类呼吸系统的毒物很多，而白介素-2 是血液来源呼吸系统毒物。

32. 答案：ABDE [解析] 呼吸系统毒物常见形态有气体和蒸汽、气溶胶、细微或超微粒子以及纳米粒子、纤维。

33. 答案：ABCDE [解析] 引起过敏性肺炎的呼吸系统毒物有霉变木尘、动物毛、油漆、杀虫剂、鸟的排泄物。

34. 答案：ABCDE　[解析]血液来源的呼吸系统毒物是指由呼吸系统以外的途径进入机体，然后经血液到达肺脏的毒物，主要有农药、药物以及其他一些有机或无机化学物。

35. 答案：ABCDE　[解析] 很多过敏源都可以引发或加重哮喘，如蟑螂、室内微尘、猫、植物碎片、内毒素、霉菌、香烟烟雾、二氧化硫、二氧化氮、臭氧、微粒物。

36. 答案：ABCE　[解析] 除吸烟外，现已确认石棉纤维、某些金属（如铍、镉、铬、镍、砷等）能引起呼吸道癌症；氡气是人类肺癌的确认致癌物；二氧化硫具促癌作用。

37. 答案：ABCD　支气管肺泡灌洗液中蛋白成分分析包括乳酸脱氢酶、碱性磷酸酶、酸性磷酸酶、血管紧张素转换酶。

38. 答案：ABCE　[解析] 外源化学物对呼吸系统的急性毒性作用有呼吸道的急性刺激和炎症，中毒性肺水肿和坏死，肺气肿是一种慢性损害。

（七）判断题

1. 答案：F　[解析] 可吸入颗粒物按其粒径（空气动力学直径）大小大致可分为：直径＜10μm 的粗颗粒物（PM_{10}）和直径＜2.5μm 的细颗粒物（$PM_{2.5}$）。

2. 答案：T　[解析]呼吸道将颗粒物或毒物从呼吸树上清除掉，机体的终末清除有胃肠道、淋巴系统等共同参与。

3. 答案：F　[解析] 脂溶性化学物吸收速度取决于血/气分配系数，该数值越大，吸收越快；非脂溶性物质吸收速度取决于分子量，分子量越小，吸收越快。

4. 答案：T　[解析] 水溶性较大的外源性化学物易为上呼吸道吸收，而水溶性较差的毒物在肺泡内更易吸收，引起呛咳较轻，但可引起肺水肿。

5. 答案：F　[解析] 呼吸系统毒物包括空气来源的呼吸系统毒物和血液来源的呼吸系统毒物。

（八）简答题

1. 答案要点：①临床方面：有较长的职业接触史；②免疫方面：抗原皮试，特异性抗体强阳性；③呼吸道病理形态学方面：支气管网状基底膜增厚，单核细胞及管腔中的嗜酸性粒细胞数明显增加；④存在其他情况：如患者有特异性过敏体质、吸烟习惯、经常的非特异性刺激、病毒感染等。

2. 答案要点：①各种腐蚀性气体可以通过破坏肺表面活性物质的组成成分而直接破坏肺表面活性物质；②某些外源化学物可通过损伤Ⅱ型肺泡上皮细胞或脂质过氧化作用使肺表面活性物质合成减少；③肺内脂质代谢障碍可间接影响肺表面活性物质的合成。

3. 答案要点：外源化学物造成呼吸毒性作用的结局大致可分为两类：①急性毒性作用，包括呼吸道损伤、肺水肿、坏死；②慢性损伤，包括慢性炎症和肺纤维化、肺气肿、变态反应、肺肿瘤。

4. 答案要点：很多呼吸系统毒物可以引起肺癌的发生，包括①吸烟；②职业性危险因素，如砷、石棉、铬、镍、多环芳烃、氡、焦炉逸散物、铬酸盐、氯甲醚、甲醛等。

5. 答案要点：对于呼吸系统毒物的毒性研究方法国内外的相关部门都已制定了相应的指导性文件，旨在规范检测方法，使结果具有可比性。呼吸系统毒性研究包括整体实验和离体实验方法。

（九）论述题

答案要点：呼吸系统毒物除了引起呼吸系统急慢性损伤外，还可以引起其他器官系统组织损害。例如：①$PM_{2.5}$对呼吸系统的影响从轻微的上呼吸道刺激、呼吸道感染、慢性支气管炎，到慢性肺纤维化、慢性阻塞性肺疾病，甚至可能导致肺癌，而且对心血管系统、免疫系统、生殖系统等均能产生有害作用；②甲醛、苯、甲苯等污染物可致神经毒性和遗传毒性；③石棉可致纤维化、胸膜钙化、肺癌、胸膜间皮瘤；④过氯乙烯可致肺癌和肝癌。

（十）案例分析题

答案要点：（1）呼吸道损伤：包括急性刺激作用和急性炎症。可引起肺水肿、坏死等。

（2）脂溶性化学物吸收速度取决于血/气分配系数，该数值越大，吸收越快；非脂溶性物质吸收速度取决于分子量，分子量越小，吸收越快。而气态毒物进入呼吸道的深度与它的水溶性有关。水溶性较大的外源性化学物易为上呼吸道吸收，而水溶性较差的毒物在肺泡内更易吸收，引起呛咳症状较轻，但可引起肺水肿。

（3）肺血管内皮细胞和呼吸道上皮细胞损伤机制；巨噬细胞损伤；肺表面活性物质破坏；氧化应激与肺损伤；炎症反应。

（张青碧　张　荣）

第十六章　肝脏毒理学

一、学习目的要求

（一）学习目标

1. 掌握　肝脏毒理学的概念、外源化学物肝损伤类型及其致肝损伤的机制。

2. 熟悉　肝脏作为外源化学物最易作用靶器官的原因和肝损伤所致的功能障碍。

3. 了解　常见外源肝脏毒物及其分类、化学性肝损伤的检测和评价方法。

（二）重点与难点

1. 化学性肝损伤类型。

2. 外源化学物肝损伤的步骤和致病机制。

3. 肝脏损害所致的功能障碍。

二、学　习　笔　记

（一）肝脏生物学功能及其最易作为靶器官的原因

肝脏生物学功能包括物质代谢与合成、生物转化与解毒、胆汁分泌与排泄和免疫防御功能。肝脏是外源性化学物最易作用靶器官的原因主要有：①肝脏是被肠胃吸收的化学物经门静脉进入和暴露的第一个器官；②由于肝脏接受门静脉和肝动脉的双重供血，所以外源化学物无论从何种途径进入机体，均可通过血液循环到达肝脏；③肝脏是含代谢转化酶类最多的器官，外源性化学物可能干扰内源性代谢途径，在生物转化和解毒过程中产生的中间（终）产物也可能诱导肝损伤；④肝血窦内皮不具有基膜，内壁上有许多高渗透性小孔，血液中的外源性化学物可直接与肝细胞接触；⑤一些外源化学物经胆汁排泄，肝肠循环明显的化学物暴露在肝脏中的时间会进一步延长。

（二）常见肝脏毒物的分类

1. 体质依赖性肝毒物　表现为肝细胞坏死和胆汁淤积，其毒性与特异易感体质有关，损害作用不易通过动物模型复制，也无明显剂量依赖性。

2. 真性肝毒物　其损害作用有剂量-效应关系，可在动物模型中复制。根据其损害机制可分为直接肝毒物和间接肝毒物。

（三）肝脏对外源化学物的毒性反应

化学性肝损伤程度和类型与化学物性质、细胞类型、暴露剂量与方式、暴露时间等密切相关。短期暴露常见病理改变有：肝细胞内脂质蓄积、肝细胞坏死、肝胆功能障碍；长期暴露则会导致肝硬化、瘤样改变。

（四）外源化学物致肝损伤的类型

主要有①肝细胞死亡：包括细胞坏死和细胞凋亡；②脂肪变性：脂肪以脂滴的形式在肝细胞质中呈圆形空泡；③胆汁淤积：主要变现为：胆汁形成减少、分泌与排泄受阻；胆盐和胆红素在血清中含量增加；黄疸；胆小管肿胀、胆管与胆小管中胆栓形成；④肝窦状隙损害：肝血液流传被阻断，使肝窦扩张、窦状隙阻塞、肝脏充血，肝窦内皮细胞壁出现进行性损害，从而影响窦状隙的功能；⑤肝纤维化与肝硬化：肝硬化是化学物反复作用导致纤维组织代替损伤的肝细胞的结果；⑥肝癌变：癌变细胞包括肝细胞、胆管上皮细胞和窦状隙细胞，肝炎病毒和黄曲霉毒素是主要的致癌因素。

（五）外源性化学物肝损伤的机制

外源性化学物主要通过以下机制引发肝损伤：①肝脏“首过性”摄取外源化学物并浓缩；②外源化学物经肝脏代谢活化或解毒；③破坏肝细胞骨架，影响细胞功能；④导致胆汁淤积；⑤引起线粒体损伤：通过直接损伤线粒体功能和引起肝细胞氧化应激是造成线粒体损伤的主要机制；化学物-蛋白复合物形成，可激活免疫反应和活化细胞的死亡途径；⑥导致肝血窦细胞活化；⑦引起炎症和免疫反应，导致肝脏损伤。

（六）化学物影响胆汁形成的机制

化学物可通过不同机制影响胆汁形成，主要包括：①肝细胞膜的功能受损，引起胆汁流降低和胆小管分泌减少；②在血液与胆小管腔之间的紧密连接结构屏障发生渗漏，导致溶质从胆小管漏出；③胆管壁上皮细胞通透性降低，导致胆汁淤积；④通过破坏细胞骨架结构和功能的完整性，影响胆汁形成；⑤免疫抑制剂参与胆汁形成的转运体的抑制，导致胆汁流减少；⑥胆汁排泄障碍，导致胆汁淤积。

（七）外源化学物对物质代谢的影响

1. 对营养物质代谢的影响　外源化学物对营养物质代谢的影响包括：①引起糖代谢障碍，导致肝糖原分解为葡萄糖的功能受阻。②导致脂类代谢障碍，引起脂肪肝和血浆胆固醇酯浓度降低。③引起蛋白质代谢障碍，导致低白蛋白血症和某些氨基酸在肝内的分解代谢异常。④引起维生素代谢障碍，影响维生素的吸收和代谢。

2. 对外源化学物代谢解毒的影响　外源化学物可降低肝脏对化学毒物、药物及各种内源性毒物的生物转化效率，导致解毒功能降低。

（八）化学性肝损伤的检测与评价

化学性肝损伤的检测与评价常用的方法有体内试验和体外试验。体内试验评价主要包括血清酶学检测、肝脏排泄功能检测、肝脏化学组成成分改变的检测和肝脏组织病理学检查。肝损伤的体外试验评价主要有肝脏灌流试验、精密肝切片孵育试验、原代肝细胞培养试验、肝细胞系（株）试验和亚细胞组分研究。

三、汉英名词对照

化学性肝损害　chemically induced liver injury
胆汁消失综合征　vanishing bile duct syndrome
肝硬化　cirrhosis
肝纤维化　Hepatic fibrosis
肝细胞坏死　hepatocyte death
肝内胆汁淤积　introhepatic cholestasis
肝实质细胞　parenchyma cell
肝脂肪变性　steatosis
脂肪肝　fatty liver
脂肪性肝炎　steatohepatitis
肝损伤的体内试验评价　evaluation of hepatic injury in vivo
肝损伤的体外试验评价　evaluation of hepatic injury in vitro
线粒体膜通透性改变　Mitochondrial permeability transition

四、复习思考题

（一）名词解释

1. hepatotoxicology　2. chemically induced liver injury
3. 体质依赖性肝脏毒物　4. 直接肝脏毒物
5. 间接肝脏毒物　6. 代谢解毒障碍
7. 代谢活化　8. 酒精性肝病
9. 物质代谢障碍　10. 精密肝切片技术

（二）A1 型选择题

1. 有些毒物或其代谢产物可形成肝肠循环，其结果是（　　）
A. 有利于肝脏毒物的排泄
B. 缩短肝脏毒物的生物半减期
C. 不影响肝脏毒物的生物半减期
D. 延长肝脏毒物的生物半减期
E. 不影响肝脏毒物的排泄

2. 肝脏细胞由肝实质性细胞和非实质性细胞组成，常作为毒理学实验研究材料的是（　　）
A. 库普弗细胞（kupffer 细胞）
B. 星状细胞（Ito 细胞或储脂细胞）
C. 陷窝细胞（pit 细胞）
D. 肝细胞　E. 肝血窦内皮细胞

3. 肝脏具有多种重要的生物学功能，但不包括（　　）
A. 物质代谢　B. 物质合成　C. 生物转化与解毒
D. 胆汁储存　E. 免疫防御功能

4. 四氯化碳可引起肝细胞膜脂质过氧化，最终导致肝细胞坏死，四氯化碳属于（　　）
A. 体质依赖性肝脏毒物　B. 直接肝脏毒物
C. 间接肝脏毒物　D. 天然肝脏毒素
E. 非金属无机肝脏毒素

5. 脂肪肝可由肝脏毒物引起，正确的是（　　）
A. 慢性肝损害可引起脂肪肝，急性肝损害不引起
B. 急性肝损害可引起脂肪肝，慢性肝损害不引起
C. 脂肪肝不可逆，可发展成脂肪性肝炎
D. 脂肪肝可逆，可发展成脂肪性肝炎
E. 脂肪肝不可逆，生化方面的改变明显

6. 以下哪些指标不属于肝脏损伤的检测范畴（　　）
A. 转氨酶　B. 鸟氨酸氨基甲酰转移酶
C. 精氨酸代琥珀酸裂合酶　D. 异柠檬酸脱氢酶
E. 微量元素

7. 下列哪一个因素是肝血窦细胞活化不涉及的指标（　　）
A. 毒物对肝细胞的损伤
B. 受损的肝细胞向库普弗细胞传递信号
C. 库普弗细胞释放细胞毒素
D. 储脂细胞释放胶原　E. 炎症反应

8. 下面哪种肝损伤的体外评价试验可保存肝脏的组织机构、细胞间及细胞与基质间的联系（　　）
A. 肝脏灌流实验　B. 精密肝切片孵育实验
C. 原代肝细胞培养实验　D. 肝细胞系实验
E. 亚细胞组分研究

9. 下面哪一种器官是外源化学物代谢的主要器官（　　）
A. 肝脏　B. 肾脏　C. 心脏　D. 脾脏　E. 肺脏

10. 肝损伤的体内实验评价常用的受试动物是（　　）

A. 大鼠和小鼠　B. 仓鼠和斑马鱼

C. 豚鼠和斑马鱼　D. 兔和猴　E. 斑马鱼和兔

（三）A2 型选择题

11. 二甲基亚硝胺，常用来建立化学性肝损害动物模型，可诱发肝窦壁肝星状细胞的活化和肝纤维化。该肝脏毒物属于（　　）

A. 非金属无机肝脏毒素　B. 直接肝脏毒物

C 间接肝脏毒物　D. 体质依赖性肝脏毒物

E. 天然肝脏毒素

12. 亚甲基二苯胺中毒症状有：黄疸、尿液呈褐色、腹痛、恶心。血清中碱性磷酸酶水平急剧升高，胆盐及胆红素水平也明显升高。肝损害类型是（　　）

A. 肝纤维化与肝硬化　B. 肝血窦损伤

C. 胆管损伤　D. 脂肪肝　E. 肝细胞死亡

13. 常用的解热镇痛药对乙酰氨基酚临床上的中毒症状主要表现为“药物性肝炎”或“暴发性肝衰”的改变。我国某医院急诊科收治了一例对乙酰氨基酚中毒患者，虽及时处理，但仍致肝功能衰竭死亡。对乙酰氨基酚可导致细胞膜和细胞器膜通透性改变和细胞死亡。乙酰氨基酚是通过什么途径引起肝损伤（　　）

A. 肝脏“首过性”摄取外源化学物

B. 代谢活化和解毒　C. 破坏肝细胞骨架

D. 导致胆汁淤积　E. 引起线粒体损伤

（四）A3/A4 型选择题

（14、15 题共用题干）

患者，男，21 岁。主诉“乏力、腹胀、食欲缺乏、眼黄半个月，加重 3 天”入院就诊，患者自述无既往病史，无摄入肝毒性药物史，无长期饮酒史。诊断为急性肝功能衰竭、脂肪肝，经保肝、降酶、退黄、改善凝血功能、白蛋白、血浆置换等治疗，病情好转出院。实验室资料：尿胆红素（2+），尿胆原（2+）；血液检查示 ALT 498U/L，AST 306U/L，总胆红素 250.4μmol/L，总胆汁酸 222.9μmol/L。梅毒、艾滋检测阴性；甲、乙、丙、丁、戊五种肝炎检测阴性。B 超示肝实质回声增粗。肝胆 MR 示肝右后叶及左叶异常信号、肝坏死待排。作业现场职业卫生学调查：患者主要工作内容为用浓度 99.96% 的二甲基乙酰胺槽浸泡清洗。

14. 本调查研究揭示了二甲基乙酰胺可引起哪种毒性（　　）

A. 胆小管胆汁淤积　B. 肝细胞坏死

C. 肝血窦损害　D. 胆管损伤　E. 肝纤维化与肝硬化

15. 在进行职业性中毒性肝病诊断时，需排除其他原因引起的肝病，不包括（　　）

A. 病毒性肝炎　B. 药物性肝病　C. 肝脂肪变性

D. 酒精性肝病　E. 自身免疫性肝病

（16～18 题共用题干）

患者，男，41 岁，全身乏力，意识模糊，神情淡漠，伴有呕吐胃肠道症状，没有出现发热；脸部皮肤有黑色素沉着，胃镜检查发现十二指肠溃疡；住院期间嘴唇、口腔也相继出现溃疡症状。实验室检查：ALT 115U/L，AST 108U/L；胆红素上升（TBIL 89.9μmol/L，DBIL 56.4μmol/L，IBIL 33.5μmol/L）；血小板下降（PLT 91.9×10^9/L）；梅毒、艾滋检测阴性；甲、乙、丙、丁、戊五种肝炎检测阴性。作业现场职业卫生学调查：根据企业提供的原材料数据，患者接触：二甲基乙酰胺、乙二胺、氨纶及其中间体。

16. 除皮肤损害和十二指肠溃疡之外，患者可能患何种疾病（　　）

A. 肝纤维化　B. 肝硬化　C. 胆管损伤

D. 肝细胞死亡　E. 肝血窦损伤

17. 诊断时，为什么要进行梅毒、艾滋检测阴性、甲、乙、丙、丁、戊五种肝炎检测？（　　）

A. 排除药物性肝病　B. 排除病毒性肝炎

C. 排除肝脂肪变性　D. 排除酒精性肝病

E. 排除自身免疫性肝病

18. 应该对该患者如何处理（　　）

A. 进一步做脑电图和心电图检测

B. 进一步做神经肌电图和心电图检测

C. 进一步做血常规和骨髓穿刺涂片

D. 进一步做肝胆检查，并开展护肝治疗

E. 进一步做胃肠检查。

（19、20 题共用题干）

某女在工厂从事布料染晾和裁整工作，手工操作，无防护设施，工作中接触苯胺。在工厂工作四个多月后，感到身体不适到住院治疗，主诉上腹饱胀 3 个月，尿黄 10 天，伴有食欲减退、恶心。检查发现，慢性肝病病容，全身皮肤和巩膜重度黄染；化验结果表明，丙氨酸氨基转移酶、天门冬氨基转移酶、总胆红素和 γ-谷氨酸转肽酶均明显升高，分别为 567U/L、265U/L、180μmol/L 和 786.24U/L；而甲、乙、丙、戊型肝炎病毒标志物和自身免疫性肝病等均无异常结果。

19. 本事例说明苯胺可引起什么毒性（　　）

A. 血液毒性　B. 肾脏毒性　C. 肝脏毒性

D. 神经系统毒性　E. 呼吸系统毒性

20. 患者皮肤和巩膜黄染，说明肝脏排泄哪种物质出现了障碍（　　）

A. 胆红素　B. 外源化学物质　C. 胆固醇

D. 胆汁酸　E. 维生素

（五）B1 型选择题

（21～25 题共用备选答案）

A. 镉　B. 磷化氢　C. 细菌毒素

D. 有机磷农药　E. 甲基睾丸酮

21. 属于金属和类金属的肝脏毒物是（　）

22. 属于非金属无机肝脏毒物的是（　）

23. 属于天然毒素肝脏毒物的是（　）

24. 属于合成工业品肝脏毒物的是（　）

25. 属于药物类的肝脏毒物是（　）

（26～28 题共用备选答案）

A. 黄曲霉毒素　B. 氯乙烯　C. 维生素 A

D. 雌激素　E. 偶氮染料

26. 主要引起肝细胞肿瘤的毒物是（　）

27. 主要引起肝血管肉瘤的毒物是（　）

28. 主要引起胆管肿瘤的毒物是（　）

（29～31 题共用备选答案）

A. 耐糖能力下降　B. 胆固醇酯浓度下降

C. 低白蛋白血症　D. 微量元素吸收障碍

E. 维生素 K 合成降低

29. 糖代谢障碍可引起（　）

30. 脂类代谢障碍可引起（　）

31. 蛋白质代谢障碍可引起（　）

（六）X 型选择题

32. 肝脏具有多种重要的生物学功能，主要包括（　）

A. 物质代谢　B. 物质合成　C. 生物转化与解毒

D. 胆汁分泌与排泄　E. 免疫防御功能

33. 根据肝脏毒物化学性质分类，肝脏毒物包括（　）

A. 金属和类金属　B. 非金属无机化合物

C. 天然毒素　D. 合成工业品　E. 药物

34. 根据肝脏毒物毒作用机制分类，可将真性肝脏毒物分为（　）

A. 直接肝脏毒物　B. 间接肝脏毒物

C. 近肝脏毒物　D. 前肝脏毒物　E. 终肝脏毒物

35. 中毒性肝损伤主要包括（　）

A. 肝脏对化学物的摄取和浓缩

B. 化学物的代谢活化和肝血窦细胞活化

C. 损伤细胞骨架和线粒体

D. 胆汁淤积　E. 炎症和免疫反应

36. 肝损伤所致的功能障碍包括（　）

A. 物质代谢障碍　B. 分泌功能障碍

C. 凝血功能障碍　D. 免疫功能障碍

E. 排泄功能障碍

（七）判断题

1. 通常情况下，不论急性或慢性肝损害，均表现出脂肪肝。（　）

2. 胆管损伤常见的生化改变为胆管酶的变化。（　）

3. 氯乙烯主要引起肝细胞肿瘤。（　）

4. 外源化学物质引起的炎症和免疫反应与肝损伤无关。（　）

5. 严重的肝损伤常伴有凝血和纤维蛋白溶解异常，易发生出血现象。（　）

（八）简答题

1. 为什么说在靶器官毒理学中，肝脏毒理学是重要的研究领域？

2. 为什么体质依赖性肝脏毒物与暴露剂量关系不大？

3. 为什么真性肝脏毒物的直接和间接作用有时无法绝对分开？

4. 毒物如何影响胆汁的形成？

5. 毒物引起线粒体功能损伤的原因有哪些？

（九）论述题

1. 试述肝脏毒理学中肝细胞死亡的形式及其毒理学意义？

2. 综述毒物诱发肝损伤的毒作用机制。

（十）案例分析题

患者，男性，74 岁。因“反复咳嗽、咳脓痰、咯血 5 年，气促 2 年，加重 10 天”，入院治疗。既往身体一般，无特殊。入院诊断：①支气管扩张并感染；②慢性阻塞性肺疾病。入院后血常规示：WBC 10.68×10^9，NEU%74.41%，肝功能正常（ALT 8U/L，AST12U/L，GGT 48U/L，ALB 36.2g/L），先后给予抗感染（头孢哌酮他唑巴坦 6 天，环丙沙星），地塞米松抗炎，氨基酸营养支持等，入院第 4 天行肺泡灌洗，肺泡灌洗液革兰染色示革兰阳性球菌，停头孢哌酮他唑巴坦改用头孢硫眯（6 天）联合环丙沙星，第 13 天再次行支气管肺泡灌洗，此次肺泡灌洗液革兰染色示革兰阴性菌，停注射用头孢硫脒改用注射用拉氧头孢抗感染治疗，其余治疗为抗炎（地塞米松注射液），平喘（噻托溴胺，沙美特罗替卡松吸入，博利康尼雾化）及营养支持治疗（丙氨酰谷氨酰胺注射液 50ml+氨基酸 250ml）。入院第 26 天复查肝功能结果显示：肝酶指数显著升高（ALT 214U/L，AST 126U/L，GGT 293U/L，ALB 28.9g/L）。同时行乙肝两对半检查：正常，有抗体，未停用当前药物。4 天后加用还原型谷胱甘肽护肝。2 周后肝功能正常（ ALT32U/L，AST 19 U/L，GGT 209U/ L，AL B 32 g/L ）。

问题：

（1）患者出现的肝损伤与原患疾病本身及患者自身病理性生理状况相关性？

（2）患者出现的肝损伤可能与药物相关，引起患者肝损伤的可疑药物？

五、复习思考题参考答案与解析

（一）名词解释（略）

（二）A1 型选择题

1. 答案：D [解析] 肝肠循环的结果是某些毒物不能通过肠道快速排泄，导致其生物半减期的延长。

2. 答案：D [解析] 肝细胞是肝脏毒理学研究的主要对象。

3. 答案：D [解析] 肝脏具有多种重要的生物学功能，包括胆汁的分泌和排泄，储存胆汁的主要器官是胆囊。

4. 答案：B [解析]四氯化碳引起的肝细胞膜、线粒体等破坏而最终导致肝细胞坏死，是对肝脏的直接损害。

5. 答案：D [解析] 脂肪变性是许多肝脏毒物急性中毒时最常见的反应，可以发展成脂肪性肝炎。化学性肝毒物诱导的脂肪变性一般是可逆的。

6. 答案：E [解析] 肝脏损伤主要导致肝酶活性以及糖类、脂类和蛋白质代谢等发生改变，临床上常通过检测肝酶活性来确定肝脏是否损伤。

7. 答案：E [解析] 肝血窦细胞活化可能涉及毒物对肝细胞的损伤、受损的肝细胞向库普弗细胞和储脂细胞传递信号、库普弗细胞释放细胞毒素以及储脂细胞释放胶原，但不涉及炎症反应。

8. 答案：B [解析] 精密肝切片技术通过采用组织切片机与动态器官培养系统，可保存肝脏组织结构、细胞间及细胞与基质间的联系。

9. 答案：A [解析] 肝脏富含药物Ⅰ相代谢和Ⅱ相代谢所需的各种酶，是外源化学物代谢的主要器官。

10. 答案：A [解析] 大鼠和小鼠体型小、易于获得和饲养，且对物质代谢和人类具有 80%以上的相似性，常被用来做肝损伤的体内实验评价。

（三）A2 型选择题

11. 答案：B [解析] DMN 可诱发肝窦壁肝星状细胞的活化和肝纤维化，应属于直接肝脏毒物。

12. 答案：C [解析] 外源化学物引起的胆管损伤，常见的生化改变为胆管酶的变化，尤其是血清中 ALP 水平急剧升高。

13. 答案：E [解析] 对乙酰氨基酚可导致线粒体膜通透性改变和肝细胞死亡，它应是通过诱发线粒体损伤引起肝损伤。

（四）A3/A4 型选择题

14、15 题的答案：14. B 15. C [解析] ①二甲基乙酰胺的长期接触，可导致肝脏损伤。根据临床症状、实验室检查和影像检查，可确定为肝细胞坏死。②患者有明确的肝脏毒物二甲基乙酰胺接触史，急性起病，有确切的肝病临床表现，再根据实验室检查结果和动态临床资料，结合现场职业卫生学调查，排除病毒性肝炎、药物性肝病、酒精性肝病、自身免疫性肝病、先天性遗传性肝病等，根据《职业性中毒性肝病诊断标准》（GBZ 59—2010），确诊为职业性急性重度中毒性肝病。肝脂肪变性一般不会引起本病例的相关表现和辅助检查结果。

16～18 题的答案：16. D 17. B 18. D [解析] ①根据患者的临床表现和实验室检查，结合作业现场职业卫生学调查。诊断为：肝细胞死亡。②根据《职业性中毒性肝病诊断标准》（GBZ 59—2010），梅毒、艾滋检测，甲、乙、丙、丁、戊五种肝炎检测，旨在排除病毒性肝炎和生物性因素引起的肝损伤。③因为是化学毒物引起的肝损伤，因此需要进一步做肝胆检查，并开展护肝治疗。

19、20 题的答案：19. C 20. A [解析] 由于患者在工作中有明确的苯胺接触史，起病较急，并有明确的肝病临床表现，临床检查结果可排除病毒性肝炎和自身免疫性肝病等，因此确诊患者为职业中毒性肝病，苯胺可引起肝脏毒性；当肝功能受损时，肝脏对胆红素的排泄出现障碍，导致高胆红素血症和肝内胆汁淤积，临床上表现为黄疸。本事件中，患者全身皮肤、巩膜重度黄染，说明肝脏排泄胆红素出现了障碍。

（五）B1 型选择题

21～25 题的答案：21. A 22. B 23. C 24. D 25. E [解析] 属于金属和类金属的肝脏毒物是镉；属于非金属无机肝脏毒物的是磷化氢；属于天然毒素肝脏毒物的是细菌毒素；属于合成工业品肝脏毒物的是有机磷农药；属于药物类的肝脏毒物是甲基睾丸酮。

26～28 题的答案：26. A 27. B 28. E [解析] 肝细胞肿瘤已被证明与雄性激素滥用、过多食用被黄曲霉污染的食物密切相关；氯乙烯、砷和二氧化钍的职业接触已证实与血管肉瘤密切相关。除了上述 2 类肿瘤外，偶氮染料、呋喃类和某些亚硝胺如 *N*-亚硝基吗啉也可引起胆管肿瘤。

29～31 题的答案：29. A 30. B 31. C [解析] 肝功能受损时，可导致肝糖原分解为葡萄糖的功能发生障碍，机体易出现空腹低血糖症；引起脂代谢障碍和血浆胆固醇的酯化作用减弱，导致血浆胆固醇酯浓度降低；引起蛋白质合成受阻，出现低白蛋白血症。

（六）X 型选择题

32. 答案：ABCDE [解析] 肝脏具有多种重要的生物学功能，主要包括：物质代谢；物质合成；生物转化与解毒；胆汁分泌与排泄；免疫防御功能。

33. 答案：ABCDE　[解析] 根据肝脏毒物化学性质分类：①无机肝脏毒物：金属和类金属、非金属无机化合物。②有机肝脏毒物：天然毒素、合成工业品、药物。

34. 答案：AB　[解析]根据真性肝脏毒物的毒作用机制，可分为直接肝脏毒物和间接肝脏毒物。

35. 答案：ABCDE　[解析] 外源化学物导致肝损伤的机制主要包括：肝脏对化学物的摄取和浓缩、化学物的代谢活化和肝血窦细胞活化、损伤肝细胞骨架的完整性和线粒体结构、导致胆汁淤积、引起炎症和免疫反应。

36. 答案：ABCDE　[解析]肝损伤所致的功能障碍主要有物质代谢障碍、分泌功能障碍、凝血功能障碍、免疫功能障碍和排泄功能障碍。

（七）判断题

1. 答案：T　[解析] 脂肪变性是许多肝脏毒物急性中毒时最常见的反应，通常情况下，不论急性或慢性肝损害，均表现出脂肪肝。

2. 答案：T　[解析] 肝内胆管是将胆汁从肝脏转移到胃肠道的管道，外源化学物引起的胆管损伤，常见的生化改变为胆管酶的变化，尤其是血清中 ALP 水平急剧升高。

3. 答案：F　[解析] 肝细胞肿瘤已被证明与雄性激素滥用、过多食用被黄曲霉污染的食物密切相关；氯乙烯、砷和二氧化钍的职业接触已证实与血管肉瘤密切相关。

4. 答案：F　[解析] 外源化学物引起的炎症和免疫反应均可以导致肝脏损伤。

5. 答案：T　[解析] 严重肝损伤常伴有凝血和（或）纤维蛋白溶解异常，易发生出血现象。

（八）简答题

1. 答案要点：①肝脏是人体最大的实质性器官。②化学毒物极易对肝脏造成损害。③肝脏具有浓缩、代谢转化和排泄外源化学物的作用，比其他器官更易发生毒性反应。

2. 答案要点：体质依赖性肝脏毒物是指其毒性主要取决于个体的某种遗传特异性、特殊生理过程或病理状态，与暴露剂量无关。

3. 答案要点：真性肝脏毒物的直接和间接作用有时无法绝对分开，如四氯化碳，既有直接作用，又有间接作用。

4. 答案要点：外源化学物主要通过以下几个方面影响胆汁形成：影响肝细胞膜的功能、导致血液与胆小管腔之间的紧密连接结构屏障发生渗漏、引起胆管壁上皮细胞通透性降低、破坏细胞骨架结构和功能的完整性、参与胆汁形成的转运体的抑制以及导致胆汁排泄障碍。

5. 答案要点：外源化学物引起线粒体功能损伤的主要原因是化学物或其代谢产物对线粒体的直接损伤以及通过引发氧化应激导致线粒体损伤；此外，化学毒物也可通过形成化学物-蛋白复合物，激活免疫反应引起线粒体损伤。

（九）论述题

1. 答案要点：①肝细胞死亡包括细胞坏死和细胞凋亡。②肝细胞坏死是肝细胞的被动死亡过程，可被描述为“细胞他杀”。③肝细胞凋亡又称程序性细胞死亡，可被描述为“细胞自杀”。④肝细胞坏死和肝细胞凋亡，二者的表现形式虽然有着明显的差异，在肝脏毒理学中，二者均和剂量有关。低剂量或暴露早期引起凋亡，而在高剂量或暴露晚期则出现坏死。

2. 答案要点：外源化学物诱发肝损伤的机制主要包括：①肝脏“首过性”地对化学物进行摄取和浓缩；②肝脏是外源化学物代谢的代谢活化或解毒；③破坏肝细胞骨架的完整性；④通过影响肝细胞的摄取和胞吞作用、分泌、转运和排泄等导致胆汁淤积；⑤直接或间接通过氧化应激导致线粒体损伤，也可通过形成化学物-蛋白复合物对线粒体造成损伤；⑥引起肝血窦细胞活化，导致肝细胞损伤，引起库普弗细胞释放细胞毒素以及储脂细胞释放胶原等；⑦引起炎症和免疫反应，损伤肝脏。

（十）案例分析题

答案要点：（1）根据病史，该患者既往无肝脏或胆道疾病史及嗜酒史，且通过完善住院检查项目，可排除肝炎病毒（包括 HVB、HCV）、酒精性肝损伤、低血压、休克、自身免疫性疾病、遗传或代谢性肝脏病变、职业或环境毒物所致的肝损伤等。由此可见，患者出现的肝损伤与原患疾病本身及患者自身病理生理状况相关性均不大。

（2）该患者，10 月 13 日入院肝功能正常，首次发现 ALT 升高时为入院第 26 日，此时已使用环丙沙星 26 天，拉氧头孢 14 天，头孢哌酮他唑巴坦与头孢硫脒使用分别使用 6 天已停用，丙氨酰谷氨酰胺 5 天已停用。根据患者所用药物，可能会引起肝损伤不良反应的药物有环丙沙星、丙氨酰谷氨酰胺、头孢哌酮他唑巴坦、头孢硫脒。

（周显青　余日安）

第十七章　肾脏毒理学

一、学习目的要求

（一）学习目标

1. 掌握　肾脏毒理学的基本概念；肾脏对外源化学物易感的原因；中毒性肾损害的类型及表现。

2. 熟悉　肾脏的基本构造及功能；外源化学物导致肾毒性的主要机制。

3. 了解　产生肾损害的外源化学物的种类及损害特点；肾损害的评价方法。

（二）重点与难点

1. 重点　①肾脏毒物易感性的原因；②外源化学物损伤肾脏的类型及表现。

2. 难点　①肾脏的结构与功能；②肾脏损伤的评价方法。

二、学 习 笔 记

（一）肾脏的结构与功能

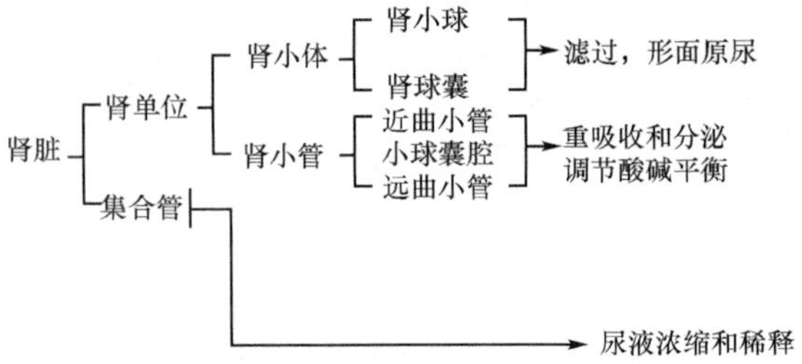

（二）肾脏毒物易感性的原因

原因主要包括①肾脏血流量大：能接触相对高浓度有害物质，但又易受到缺血缺氧损伤。②肾脏的高度浓缩功能。因逆流倍增机制使肾小管化学物浓度达到“阈浓度”而产生损害作用。③肾脏的代谢及活化功能。④肾脏的蓄积功能。金属硫蛋白能结合汞、镉、锌、铜等重金属，损伤细胞。⑤肾小管的主动转运功能。

（三）外源化学物损伤肾脏的类型和表现

①中毒性急性肾小管坏死。表现出少尿期、多尿期和恢复期三个典型时段；酸性尿、低比重尿、尿蛋白（+）～（++）；尿中尿素氮通常低于10g/L。②肾小球病变与肾病综合征。大量持久的蛋白尿、低白蛋白血症、水肿和高脂血症，或伴有血尿素氮升高等。③间质性肾炎。腰痛，排尿困难，尿少，夜尿及肾功能下降。④梗阻性肾病。疼痛，排尿障碍，少尿、双侧完全性梗阻可以造成无尿、高血压、红细胞增多症和酸中毒。⑤肾肿瘤。表现为血尿、疼痛、包块。

（四）肾脏损伤的评价方法

肾脏损伤评价方法

实验种类	检测内容	评价指标	试验方法
体内实验	肾小球功能检测	肾小球滤过率	内生肌酐清除率 菊糖清除试验
	肾小管功能检测	近端小管排泌功能 肾浓缩稀释功能	酚红排泄试验 Mosenthal 法 Vol Hard 法
	肾血流量检测	—	同位素肾图
	尿常规检测	外观、比重、pH、尿糖、尿蛋白、尿胆红素、尿胆原、酮体及沉渣检查	—
	其他	尿酶	尿 *N*-乙酰 β-*D* 氨基葡萄糖苷酶
体外实验	肾皮质薄片或肾组织片段培养	肾脏对有机酸和有机碱的分泌机制、肾组织对葡萄糖合成功能和对氨基酸的转运功能	0.2～0.5mm 肾皮质薄片在培养基中培养，加入待测化学物
	体外灌注肾小管	—	常用动物为家兔
	离体肾脏灌流	肾脏排泄机制、肾脏代谢、排泄及化学物的相互作用和肾功能	—

（五）损伤肾脏的主要外源化学物种类

种类主要如下。

（1）重金属：铅、汞、镉。

（2）药物：①氨基苷类抗生素—链霉素、卡那霉素、妥布霉素、新霉素、大观霉素、庆大霉素、西索米星、小诺米星及阿米卡星和奈替米星等；②解热镇痛药—乙酰水杨酸、布洛芬、保泰松、甲氧萘酸、吲哚美辛和炎痛喜乐等；③中草药—关木通、防己、厚朴、雷公藤和益母草。（3）卤代烃类：三氯甲烷、溴苯、六氯-1，3-丁二烯。（4）真菌毒素：赭曲霉毒素、桔青霉素。

三、汉英名词对照

重吸收　reabsorption
酚磺酞　phenolsulfonphthalein，PSP
分泌　secretion
肌酐　creatinine
间质性肾炎　interstitial nephtitis，IN
菊糖　inulin
离体肾小管灌注技术　isolated perfused tubule
离体肾脏灌流　isolated perfused kidney，IPK
滤过平衡　filtration equilibrium
尿 *N*-乙酰 β-*D* 氨基葡萄糖苷酶　*N*-acetyl-β-*D*-glucosamanidase，NAG
青霉菌属　*Penicillium*
曲霉菌属　*Aspergillus*
肾单位　nephron
肾病综合征　nephrotic syndrome，NS
肾皮质薄片　renal cortical slice
肾小球滤过率　glomerular filtration rate，GFR
肾小球清除率　glomerular clearance rate，Gcr
肾脏　kidney
肾脏毒理学　nephrotoxicology
中草药性肾病　Chineseherbsnephropathy
中毒性急性肾小管坏死　acute tubular necrosis，ATN

四、复习思考题

（一）名词解释

1. 肾脏毒理学　　2. 肾单位
3. 肾小球滤过率　　4. 肾小管重吸收
5. 中毒性急性肾小管坏死　　6. 肾病综合征
7. 间质性肾炎　　8. 肾小球清除率

（二）A1 型选择题

1. 下列不包括在肾单位内的结构是（　　）
A. 肾小球　B. 近曲小管　C 集合管
D. 远曲小管　E. 肾球囊
2. 下列哪些种物质是被肾小管被动重吸收的（　　）
A. 葡萄糖　B. 尿素　C. Na^+　D. 氨基酸　E. Ca^{2+}
3. 既能由肾小球滤过，又能通过肾小管分泌的物质是（　　）
A. K^+　B. 酚红　C. NH_3　D. 肌酐　E. 青霉素
4. 磺胺类药物容易损伤肾脏，其最主要原因是（　　）
A. 肾小管具有高度浓缩功能　B. 肾皮质血流丰富
C. 肾脏具有代谢功能　D. 肾小管具有主动转运能力
E. 肾脏的蓄积能力
5. 急性肾小管坏死临床上表现的少尿期，是指 24h 尿量 ml 少于（　　）
A. 500　B. 400　C. 300　D. 200　E.100
6. 下列哪项不是肾病综合征的临床表征（　　）
A. 大量的蛋白尿　B. 低白蛋白血症
C. 水肿和高脂血症　D. 血浆尿素氮升高
E. 血浆胆固醇明显降低
7. 下列哪种药物可引起慢性间质性肾炎（　　）
A. 保泰松　B. 利福平　C. 水扬酸类
D. 氨苄青霉素　E. 速尿
8. 肾皮质是肾毒性化学物首要靶部位的主要原因是（　　）
A. 位于肾被膜下，易受到化学物损伤
B. 具有较强的代谢转化能力
C. 血流量大，且易受到缺血缺氧的影响
D. 蓄积能力强　E. 是肾小管聚集部位
9. 外源化学物引起急性肾功能不全最常见的表现是（　　）
A. 肾肿瘤　B. 梗阻性肾病　C. 间质性肾炎
D. 急性肾小管坏死　E. 肾病综合征
10. 外源化学物引起的抗原-抗体反应，主要引起（　　）
A. 肾小球病变　B. 急性间质性肾炎
C. 梗阻性肾病　D. 肾小管坏死　E. 肾肿瘤
11. 菊糖清除试验主要用于评价（　　）
A. 肾小球滤过功能　B. 肾小管重吸收功能
C. 肾小管排泌功能　D. 肾浓缩功能
E. 肾血流量
12. 小管性蛋白尿可作为下列哪种毒物肾损害的早期指标（　　）
A. 铅　B. 有机汞　C. 镉　D. 铬　E.砷
13. 尿 *N*-乙酰 β-*D* 氨基葡萄糖苷酶（NAG）升高，可作为____早期损伤标记。（　　）
A. 肾小球　B. 肾球囊　C. 近曲小管
D. 远曲小管　E. 集合管
14. 参与氯仿代谢的酶主要是（　　）
A. 黄素加单氧酶　B. 过氧化物酶
C. 黄嘌呤氧化酶　D. 单胺氧化酶
E. 细胞色素 P450

（三）A2 型选择题

15. 某医院一年内收治了 48 例因使用化妆品致肾损伤的患者，均为女性，年龄 22～57 岁。所有患者均使用过“增白祛斑”类美容化妆品，使用时间 1～120 个月不等。多数患者在体检中没有阳性体征，有 3

例出现双手震颤，3 例出现双下肢可凹性水肿，因为同时合并有蛋白尿和低蛋白血症，被诊断为中毒性肾病。作为医生你认为化妆品中含有哪种成分导致肾脏损害（　　）

A. 砷　B. 镉　C. 汞　D. 铬　E. 铅

16. 近年来随着抗生素的广泛应用，抗生素引起肾损害的发生率日益增多，不同抗生素的药理作用及致肾损害的机制各不相同，临床表现多样，许多抗生素肾损害不易被发现而延误诊治，发展为不可逆肾衰竭。避免或减少抗生素导致肾损害最有效的方法是（　　）

A. 减少抗生素用量　B. 合理使用抗生素
C. 充分了解不同抗生素的适用范围
D. 尽可能联合用药　E. 尽量使用新药

17. 某中年男性，53 岁，焦炭厂工人，工龄 25 年，3 月前自觉头晕、腰痛、乏力，后到当地医院就诊，查血压为 180/100mmHg 伴发热，尿红细胞 5～7 个/高倍视野。上述资料提示该名男工可能罹患的疾病是（　　）

A. 急性肾小球肾炎　B. 肾间质肾炎
C. 肾病综合征　D. 肾癌　E. 慢性肾小球肾炎

18. 一位 10 岁小朋友，患肾病综合征一年，三次复发，现用环孢素 A 治疗三天，第四天凌晨突然出现抽筋，面青嘴唇紫，口吐白沫的情况，血压值达 155/125mmHg，经对症处理恢复。其高血压产生的原因是环孢素 A 引起的（　　）

A. 细胞毒作用　B. 抗原-抗体反应
C. 钙离子失衡　D. 离子紊乱　E. EGF 表达增加

（四）A3/A4 型选择题

（19、20 题共用题干）

某 7 岁男童，被狗咬伤后口服斑蝥治疗，服用 30 分钟后出现呕吐、腹痛、腹泻、便血、烦躁不安等症状，入院后查体：精神欠佳，咽部充血；实验室检查：蛋白尿（+）、白细胞偶见，红细胞满视野。后经洗胃、输液、利尿剂、抗生素等对症治疗，10 天后痊愈出院。

19. 该名患者出现蛋白尿、血尿，主要是由于毒物损伤了（　　）

A. 肾小球　B. 肾小管　C. 集合管
D. 髓袢　E. 肾乳头

20. 对患者使用利尿剂的目的是（　　）

A. 减少药物的吸收　B. 降低毒性反应
C. 提高机体应激能力　D. 促进毒物排出
E. 解毒作用

（21～23 题共用题干）

三氯甲烷是一种有机合成原料，主要用来生产氟里昂、染料和药物，在医学上，常用作麻醉剂。不溶于水，溶于醇、醚、苯等有机溶剂；易挥发，对光敏感，遇光照会与空气中的氧作用，分解成剧毒的光气（碳酰氯）和氯化氢。已有资料表明三氯甲烷能够引起肾脏损伤，其主要靶部位是近端小管，不涉及肾小球或远端小管。其毒性机制与三氯甲烷经肾脏细胞色素 P450 代谢，生成能与 DNA、蛋白质等共价结合的活性代谢产物有关。

21. 不同性别的动物接触三氯甲烷诱导的肾毒性不同，其原因可能是（　　）

A. 动物年龄差异　B. 动物体重差异
C. 营养状况差异　D. 细胞色素 P450 代谢酶差异
E. 蛋白质、DNA 含量差异

22. 在职业场所，三氯甲烷进入机体的途径主要是（　　）

A. 呼吸道　B. 消化道　C. 皮肤
D. 皮下　E. 肌肉

23. 三氯甲烷进入机体后，主要储存在（　　）

A. 骨骼　B. 脂肪组织　C. 血液
D. 血清蛋白　E. 肝脏

（24～26 题共用题干）

人体正常情况下，尿中的白蛋白极少，具体到每升尿白蛋白不超过 20mg，所以叫微量白蛋白。如果发现尿中的白蛋白在 20～200mg/L 范围内，就属于微量白蛋白尿。糖尿病肾病是糖尿病常见的微血管并发症之一，主要表现为糖尿病病程中出现蛋白尿、高血压、水肿、肾功能不全等肾脏病变，最终可致肾衰。有研究认为，尿微量白蛋白可以作为糖尿病肾损伤的早期诊断指标。

24. 糖尿病患者出现微量白蛋白尿，说明肾脏已受到损伤，其损伤部位应该是（　　）

A. 肾小球　B. 肾小管　C. 肾小囊
D. 集合管　E. 髓袢

25. 尿微量白蛋白既然是糖尿病肾病的早期诊断指标，那么定期对糖尿病患者进行尿微量白蛋白监测，则属于（　　）

A. 早期预防　B. 一级预防　C. 二级预防
D. 三级预防　E. 四级预防

26. 同样，在糖尿病的防治中，对重点人群进行糖尿病筛查，则属于（　　）

A. 早期预防　B. 一级预防　C. 二级预防
D. 三级预防　E. 四级预防

（五）B1 型选择题

（27～29 题共用备选答案）

A. 肾小球　B. 近曲小管　C. 远曲小管
D. 肾乳头　E. 集合管

27. 肾单位中化学暴露的起始部位（　　）
28. 外源化学物诱导肾脏损伤的最常见部位（　　）
29. 中毒性急性肾小管坏死，光镜下病变不明显，基底膜仍保持完整（　　）
（30～32 题共用备选答案）
A. 蛋白质　B. 葡萄糖　C. 水
D. 青霉素　E. 对氨基马尿酸
30. 经肾小球滤过后，能完全被肾小管重吸收（　　）
31. 肾小球滤过膜上电荷屏障损伤或者炎症等引起肾小球滤过膜通透性增加后可透过肾小球滤过膜（　　）
32. 重吸收的量能随出入机体的量而改变（　　）
（33～35 题共用备选答案）
A. 中毒性急性肾小管坏死　B. 肾病综合征
C. 间质性肾炎　D. 梗阻性肾病　E. 肾肿瘤
33. 肾小球病变引起的一组临床症候群，主要表现为大量持久的蛋白尿、低白蛋白血症、水肿和高脂血症，或伴有血尿素氮升高等（　　）
34. 急性肾功能不全的主要类型，占 75%～80%（　　）
35. 小分子蛋白尿，尿中有少量细胞及管型，病人常有口干、多饮、多尿，或食欲减退，腹痛，腹部绞痛，血尿，尿中有坏死组织等（　　）

（六）X 型选择题

36. 肾脏对毒物易感的原因主要包括（　　）
A. 肾脏的血流灌注量大
B. 肾脏具有高度浓缩功能
C. 肾脏中不同部位含有代谢活化酶
D. 外源化学物可在肾脏蓄积
E. 肾小管具有主动转运功能
37. 反映肾小球滤过率的指标有（　　）
A. 内生肌酐清除率　B. 菊糖清除试验
C. 血肌酐（Scr）和尿素氮（BUN）测定
D. 肾浓缩稀释试验　E. 尿蛋白
38. 哺乳动物肾脏功能的完整性是非常重要的，肾脏的功能主要包括（　　）
A. 机体代谢废物的排出
B. 维持机体水、电解质、酸碱平衡以及正常渗透压的功能
C. 是所有化学物排出的第一个器官
D. 参与营养物质吸收
E. 分泌某些激素参与机体功能调节
39. 发生药源性肾损伤的危险因素包括（　　）
A. 年龄　B. 身高　C. 特异质体质
D. 肾功能不全　E. 肝功能异常
40. 引起肾毒性化学物常见种类是（　　）
A. 重金属　B. 药物　C. 生物毒素
D. 医用造影剂　E. 抗原-抗体反应
41. 庆大霉素引起肾毒性的临床表现为非少尿型急性肾衰竭。为预防庆大霉素造成的肾损伤，在临床上应注意以下几点（　　）
A. 禁与肾毒性药物联合用药
B. 原有肾病者或已有肾损害者慎用
C. 老年人应慎用或禁用
D. 避免反复用药及大剂量用药
E. 用药期应加强肝功能监测
42. 肾皮质薄片技术因其技术相对简单、易于实施，常用来研究肾脏（　　）
A. 排泄机制　B. 对氨基酸的转动功能
C. 排泄及化学物的相互作用
D. 有机酸和有机碱的分泌机制
E. 对葡萄糖合成功能

（七）判断题

1. 肾脏对既是外源化学物的靶器官也是储存库。（　　）
2. 肾小球毛细血管全段都有滤过作用。（　　）
3. 服用磺胺类药物时应多喝水，防止对肾脏的损害作用。（　　）
4. 原尿除蛋白质含量外，其余成分与血浆非常接近。（　　）
5. 肾小管重吸收的水量能随机体水的出入情况而改变，在血管升压素作用下，当机体缺水时则减少。（　　）
6. 肾脏含有的代谢酶活性普遍同肝脏，种类少于肝脏。（　　）
7. “美白类”化妆品均可不同程度引起肾损害。（　　）

（八）简答题

1. 肾脏毒物易感性的原因。
2. 简述肾脏的基本结构和功能。
3. 中毒性急性肾小管坏死的临床表现及实验室检查。
4. 简述肾脏毒性作用机制。
5. 肾毒性药物有哪些，如何预防其对肾脏的损伤作用?
6. 日常生活中哪些真菌性食品污染可导致肾损害?

（九）论述题

1. 试述评价肾脏损伤的常用方法。
2. 中草药对肾脏会产生哪些损害，请举例说明。

（十）案例分析题

1. 某男，40 岁，2 年前感觉晨起面部及眼睑水肿，后水肿渐渐发展至足踝，同时伴有乏力、倦怠、腰酸、食欲不振。检查结果如下：下肢凹陷性水肿，

血压 160/90mmHg，尿蛋白++，红细胞++、白细胞±，24 小时尿蛋白定量 2.1g，血清：肌酐 147μmol/L。

问题：

（1）根据临床表现及实验室检查，你认为该男士有可能患哪种肾脏疾病？

（2）该男士全身水肿属于肾源性水肿，其主要原因是什么？

（3）针对该患应采取什么样的治疗原则？

2. 患者，女性，39 岁，因“头痛、咳嗽 1 个月半，少尿 3 周”入院。因上呼吸道感染，先后用头孢曲松钠、阿奇霉素等抗感染治疗近 3 周，最后 3d 使用丁胺卡那霉素 0.6g，咳嗽低热无好转。3 周前患者突发肉眼血尿 1d，第二天开始出现少尿，24h 尿量 150ml；尿蛋白+，管型阴性，尿红细胞 0～3/HP。

问题：

（1）该患者肾损伤属于哪种类型，其原因是什么？

（2）应如何防止这类事件发生？

五、复习思考题参考答案与解析

（一）名词解释（略）

（二）A1 型选择题

1. 答案：C [解析] 集合管是尿液排出管路，不包括在肾单位内。

2. 答案：B [解析] 主动重吸收物质有 Na^+、K^+、Ca^{2+}、和葡萄糖、氨基酸等；被动重吸收物质有尿素、水、大部分 Cl^-等。

3. 答案：D [解析] 肌酐和对氨基马尿酸既可从肾小球滤过，又可由肾小管分泌。

4. 答案：A [解析] 因肾小管具有重吸收功能，一些低浓度药物在此处被“浓缩”，如磺胺类药物随浓度升高而容易形成结晶，损伤肾脏。

5. 答案：B [解析] 急性肾小管坏死典型临床表现为少尿期、多尿期和恢复期三个时段。24h 尿量低于 400ml 即为少尿期。

6. 答案：E [解析] 肾病综合征主要表现为大量持久的蛋白尿、低白蛋白血症、水肿和高脂血症，或伴有血尿素氮升高，高胆固醇血症，而非胆固醇降低。

7. 答案：A [解析] 利福平、水扬酸类、氨苄青霉素和速尿等药物均可引起急性间质性肾炎，而保泰松为激素类药物，在长期应用情况下会引起慢性肾损害。

8. 答案：C [解析] 肾皮质血流量非常丰富，是血液进入肾脏的首站，进入到此部位化学物的量也会较多，且容易受到缺血和缺氧的影响。

9. 答案：D [解析] 中毒性急性肾小管坏死是急性肾功能不全的主要类型，占 75%～80%。

10. 答案：B [解析] 化学物及其代谢产物作为外源性抗原或半抗原，与宿主蛋白相互作用，形成抗原-抗体复合物，沉积在肾内，产生损害作用，大部分病理类型为急性间质性肾炎。

11. 答案：A [解析] 菊糖进入血液后既不与蛋白结合，又不分解，肾小球滤过为唯一排泄途径，不被肾小管分泌和重吸收，菊糖清除率即等于肾小球滤过率。

12. 答案：B [解析] 汞与体内蛋白质结合引起变态反应，在中毒早期，可出现少尿、蛋白尿及管型尿。小管性蛋白尿可作为有机汞肾损害早期指标。

13. 答案：C [解析] 尿酶是肾损害早期的敏感指标之一，NAG 在近曲小管上皮含量最高，可作为近曲小管早期损伤标记。

14. 答案：E [解析]三氯甲烷在肝脏由细胞色素 P450 代谢形成 CCl_3OH，然后分解产生 HCl 和光气 $COCl_2$。

（三）A2 型选择题

15. 答案：C [解析]所有患者均有“增白祛斑”类美容化妆品接触史，3 例出现双手震颤、蛋白尿和低蛋白血症，符合接触汞所导致的震颤症状，可判定是汞。

16. 答案：B [解析] 减少用量和了解抗生素治疗范围虽然也是减少肾损害的办法，但最有效的是合理应用抗生素。

17. 答案：D [解析] 具有高危化学物接触史：焦炭厂工人，工龄长：25 年，具有肾肿瘤的特殊体征：腰痛、血尿，且高血压伴发热，据此可初步判定可能罹患的是肾癌。

18. 答案：A [解析] 环孢素 A 对内皮细胞、血管平滑肌细胞和肾小球系膜细胞有直接的细胞毒作用，从而介导了肾毒性和高血压的发生。

（四）A3/A4 型选择题

19、20 题的答案：19. A 20. D [解析]正常情况下，血液流经肾小球时，血细胞和蛋白质不会滤过到肾小囊腔，本病例出现蛋白尿，说明肾小球受损，发生蛋白质渗漏。斑蝥素主要经尿液排出体外，利尿剂的使用是促进毒物的排出。

21～23 题的答案：21. D 22. A 23. B [解析] 三氯甲烷肾毒性的性别差异是不同性别动物肾脏 P450 同工酶不同；三氯甲烷具有挥发性，职业场所存在于车间空气中，经呼吸系统进入机体；三氯甲烷具有高脂溶性和高脂血分布系数，经肺吸收后大量储存在脂肪组织。

24～26 题的答案：24. A 25. C 26. B [解析] 肾小管没有分泌蛋白质的能力，当肾小球基底模通透性增加时，尿中蛋白质含量会上升；尿微量白蛋白糖尿病损害肾脏的早期表现，是一种诊断指标，属于早诊断，为二级预防；对具有患糖尿病危险的人群进行健康筛检，是在未患病情况下采取的措施，是早发现，属于一级预防。

（五）B1 型选择题

27～29 题的答案：27. A　28. B　29. C　[解析] 肾小球是肾脏最先接触毒物的部位，但很少能引起肾小球结构的损伤；近端小管是负荷最重的部分，也是肾性毒物引起肾脏损伤最常见的部位；远端小管的主要功能是离子和水的重吸收。

30～32 题的答案：30. B　31. A　32. C　[解析] 肾小球滤过膜具有机械屏障和电荷屏障的作用，若肾脏处于病理状态下，肾小球滤过膜上电荷屏障损伤或者炎症等引起肾小球滤过膜通透性增加，大分子蛋白则会漏出。

33～35 题的答案：33. B　34. A　35. D　[解析] 肾病综合征主要表现为大量持久的蛋白尿、低白蛋白血症、水肿和高脂血症；中毒性急性肾小管坏死是因外来肾毒性化学物引起的肾小管上皮细胞广泛变性坏死，肾小球滤过率降低而出现的综合征，是急性肾功能不全的主要类型，占 75%～80 %。

（六）X 型选择题

36. 答案：ABCDE　[解析] 肾脏血流灌注量大、具有高度浓缩功能、含有代谢活化酶、蓄积作用、肾小管的主动转运功能等，接触毒物量大、持续时间延长，增加易感性。

37. 答案 ABC　[解析] 内生肌酐、菊糖清除试验、血肌酐和尿素氮在体内是相对稳定的物质，只从肾小球滤过，而不被肾小管重吸收和分泌，其含量变化能更好地指标肾小球滤过功能的改变。

38. 答案：ABE　[解析] 肾脏是机体重要的排泄器官，同时具有维持机体水、电解质、酸碱平衡以及正常渗透压的功能、分泌某些激素参与机体功能调节。

39. 答案：ACDE　[解析] 年龄、遗传缺陷、肝功能异常均可影响药物在体内的代谢途径和代谢量，而肾功能不全则会延长药物的体内存留时间，增加药物肾毒性的易感性。

40. 答案：ABCD　[解析]　抗原-抗体反应属于继发性改变，而非外来化学物质，其余皆是能影响肾功能的外来物质。

41. 答案：ACD　[解析] 原有肾病者或已有肾损伤者应禁用，而不是慎用；用药期间应监测肾功能而非肝功能，其余均是应注意的事项。

42. 答案：BDE　[解析] 肾组织薄片培养对氨基酸的转运功能、有机酸和有机碱的分泌机制、葡萄糖合成功能研究比较适用。

（七）判断题

1. 答案：T　[解析] 肾脏中含有外源化学物代谢酶，化学物对肾脏的损伤部位，通常是该化学物代谢酶的浓聚处。

2. 答案：F　[解析] 血液流经肾小球毛细血管时，血浆蛋白浓度逐渐增加，血浆胶体渗透压也随之升高，有效滤过压逐渐下降。当有效滤过压下降到零时，滤过便停止了。肾小球毛细血管只有从入球小动脉端到滤过平衡这一段才有滤过作用。

3. 答案：T　[解析] 服用磺胺类药物后，因肾小管中药物浓度增加而在管腔中形成结晶，因此，服用此类药物时应多喝水，稀释药物浓度而防止对肾脏的损害作用。

4. 答案：T　[解析] 原尿中的水和小分子溶质，包括少量分子量较小的血浆蛋白，滤入肾小囊腔而形成的，除蛋白质含量外，其余成分与血浆非常接近。

5. 答案：F　[解析] 在血管升压素作用下，当机体缺水时，水重吸收增多，相反则减少。

6. 答案：F　[解析] 肾脏中含有大部分参与外源化学物代谢的酶类，其活性普遍低于肝脏，但肾脏内酶的分布却因细胞种类而异。

7. 答案：F　[解析] 并不是所有美白类化妆品均含有汞，正规厂家的产品重金属是不会超标的，不会对肾脏造成损害。

（八）简答题

1. 答案要点：肾脏对有毒化学物易感性的原因可能部分归因于此器官的生理和解剖特性，主要包括：①肾脏的血流量；②肾脏的高度浓缩功能；③化学物在肾脏的代谢及活化；④肾脏的蓄积功能；⑤肾小管的主动转运功能。

2. 答案要点：肾单位是肾脏的基本结构与功能单位，由肾小体和肾小管组成。①肾小球滤过功能；②肾小管重吸收功能；③肾小管和集合管分泌功能。

3. 答案要点：急性肾小管坏死在临床上表现出少尿期、多尿期和恢复期三个典型时段。实验室检查尿常规见尿量少、酸性尿、低比重尿、尿蛋白（+）～（++）；尿沉渣可见数量不等的红细胞、白细胞和各种管型；尿中尿素氮通常低于 10g/L、尿肌酐的浓度亦降低；B 超显示肾脏肿大或正常。

4. 答案要点：①细胞毒作用；②抗原-抗体反应；③钙稳态失衡钙信号系统的异常活化；④离子稳态失衡；⑤其他：许多细胞因子和多肽生长因子在外来化学物致肾脏损伤和修复过程中的作用也不容忽视。

5. 答案要点：①氨基苷类抗生素：此类抗生素的肾毒性作用主要是引起肾小管变性坏死。②解热镇痛药：此类药物被广泛应用于治疗各种疼痛（头痛、痛经等）、免疫性疾病（类风湿关节炎）、运动过量综合征、肾小球肾炎等，对肾脏亦有较强的损害作用。③中草药：一般认为中草药安全，无毒副作用，其实有些中草药在超剂量、超范围使用时，也会产生毒性影响。

6. 答案要点：①赭曲霉毒素：主要存在于谷类及谷类制品以及咖啡、可可、葡萄酒、啤酒、豆类等植物及动物肾脏中；②桔青霉素：在大米中及大米的产地该菌是普遍存在的。在许多其他农产品，如玉米、大米、奶酪、苹果、梨和果汁中也能检测到桔青霉素。

（九）论述题

1. 答案要点：①体内实验，分为肾小球功能检查、肾小管功能检查和肾血流量测定，对于一个病例要有选择地进行多项肾功能检查，然后进行综合分析。②体外实验，包括肾皮质薄片或肾组织片段培养、体外灌注肾小管、离体肾脏灌流、肾细胞原代培养技术、细胞器分离及肾细胞株建立等。

2. 答案要点：可能有肾毒性作用的中草药主要有①关木通，小剂量可利尿，大剂量损害肾小管，严重者致急性肾功能衰竭。②防己、厚朴，过量和过长时间应用可引起慢性间质性肾炎。③雷公藤，主要引起肾小管细胞变性及坏死、肾小管上皮轻度脂肪变性；也有因急性肾衰竭而致死的。④益母草，大剂量应用时可发生中毒，但机制不明。

（十）案例分析题

1. 答案要点：诊断为慢性肾小球肾炎（慢性肾炎）。蛋白尿、血尿、高血压、水肿为基本临床表现。水肿因肾小球滤过率降低，水、钠发生潴留，肾小管重吸收功能正常，造成“球管失衡”；毛细血管流体静压增高，使毛细血管内液过多地移向组织间隙而致水肿。治疗原则：积极控制高血压，限制食物中蛋白摄入量避免加重肾脏负担，应用小剂量阿司匹林。

2. 答案要点：诊断为急性肾炎，原因是大剂量、多种抗生素长时间应用。合理使用抗生素可避免发生。

（段志文　张玉媛）

第十八章　生殖毒理学

一、学习目的要求

（一）学习目标

1. 掌握　生殖毒性和生殖毒理学概念、外源化学物对生殖系统的影响及表现。

2. 熟悉　生殖毒性的检测及评价。

3. 了解　生殖毒性机制。

（二）重点与难点

1. 外源化学物对生殖系统的影响。
2. 激素受体介导机制。
3. 生殖毒性的检测。

二、学习笔记

（一）生殖

从配子形成直到胎体娩出的过程，其中包括精子发生、卵子发生、配体释放、卵细胞受精、卵裂和胚泡发育、着床、胚体发生、胎体发育、分娩等。①精子发生：由精原细胞形成精子的过程，主要经历精原细胞增殖、精母细胞成熟分裂和精子形成等三个阶段。②卵泡发育与卵子发生：卵泡发育是连续的变化过程，经历原始卵泡、初级卵泡、次级卵泡和成熟卵泡四个阶段。卵泡破裂，次级卵母细胞自卵巢排出即为排卵。③受精过程：精子和卵子结合的过程。

（二）生殖毒性与生殖毒理学

①生殖毒性：外来物质对雌性和雄性生殖系统的损害，引起生化功能和结构的变化，影响繁殖能力，甚至累及后代。生殖毒性表现为外来物质对整个生殖过程的影响，包括引起生殖器官及内分泌系统的变化，对性周期和性行为的影响，以及对生育能力和妊娠结局的影响等。②生殖毒理学：应用毒理学方法研究外源化学物对生殖系统损害作用的原因、机制和后果，并为防治化学物对人类生殖功能的危害提供依据和措施的一门学科。

（三）雄性生殖毒性

①对生殖内分泌影响：损伤下丘脑-垂体-睾丸轴。②对睾丸细胞影响：精子发生非常敏感，支持细胞中等敏感，间质细胞不敏感。可引起睾丸细胞减少、形态和功能损伤。③损伤后表现：男性不育、性功能障碍和子代发育异常等。

（四）雌性生殖毒性

①对生殖内分泌影响：损伤下丘脑-垂体-卵巢轴。②对卵巢细胞和卵泡发育影响：作用于卵母和颗粒细胞。破坏卵泡，尤其是原始卵泡。③损伤后表现：月经周期异常、不孕和自然流产、先天缺陷、死胎、低出生体重儿等。

（五）生殖毒性作用机制

①激素受体介导机制：与激素受体结合、改变受体水平和与膜受体结合。②内源性激素干扰机制：干扰促性腺激素释放素合成或分泌、雌/雄激素合成、分泌或代谢。③生殖细胞损伤机制：诱导细胞凋亡、破坏细胞连接、干扰细胞能量代谢。

（六）雄性生殖毒性的检测及评价

①精液分析：精液常规分析、精液生化检查、精子穿透实验。②生殖内分泌检查：FSH、LH 和 T。③睾丸形态学评价和功能检查：组织学检查、标志酶等。④Sertoli 与 Leydig 细胞培养。

（七）雌性生殖毒性的检测方法及其评价

①卵巢形态学评价和功能检查：卵巢形态学评价和动物动情周期观察、人体月经情况分析等。②生殖内分泌检查：GnRH、FSH、LH、E_2 和 P_4。③一代或多代生殖实验。

三、汉英名词对照

不孕　infertility
持久性有机污染物　persistent organic pollutants
雌激素受体　estrogen receptor
多代生殖实验　multiple generation reproductive study
二硫化碳　carbon disulfide
己烯雌酚　diethylstilbestrol
精子发生　spermatogenesis
精子穿透实验　sperm penetration of zone
卵泡发育　follicle development
男性不育　male infertility
生殖　reproduction
生殖毒性　reproductive toxicity
生精细胞　spermatogenic cell
生殖毒理学　reproductive toxicology

雄激素受体 androgen receptor
血睾丸屏障 blood testis barrier
一代生殖实验 single generation reproductive study
自然流产 spontaneous abortion

四、复习思考题

（一）名词解释

1. reproductive toxicity 2. reproductive toxicology
3. 生殖 4. 精子发生
5. 卵泡发育 6. 膜受体

（二）A1 型选择题

1. 生殖过程是指（ ）
A. 生殖细胞发育成熟的过程
B. 体细胞生长发育的过程
C. 从配子形成直到胎体娩出的过程
D. 胎儿发育及分娩和哺乳过程
E. 胎儿发育的过程

2. 卵细胞一般在输卵管的哪个部位受精？（ ）
A. 子宫颈 B. 峡部 C. 壶腹部
D. 漏斗部 E. 子宫底

3. 化学物的雄性生殖毒性表现不包括（ ）
A. 性功能减退 B. 月经失调 C. 精子数目减少
D. 受孕减少 E. 精子畸形

4. 化学物的生殖毒性表现包括（ ）
A. 月经失调 B. 性功能减退 C. 精子数目减少
D. 受孕减少 E. 以上都是

5. 对外源化学物生殖发育毒性的特点描写正确的是（ ）
A. 外源化学物必须直接作用于性腺才能产生生殖毒性
B. 一般毒性大的化学物，产生生殖发育毒性的可能性就大
C. 生殖发育对外源化学物的作用比其他系统或功能更为敏感
D. 亚慢性及慢性试验中有剂量效应关系的化学物有生殖发育毒性
E. 生殖发育毒性只影响当代动物（机体）

6. 有关生殖毒理学和发育毒理学的概念，描述不正确的是（ ）
A. 生殖毒理学和发育毒理学研究的侧重点不同
B. 生殖毒理学和发育毒理学是毒理学的两个分支
C. 两者可统称为繁殖毒理学
D. 发育毒理学比生殖毒理学更重要
E. 致畸试验是发育毒性试验之一

7. 对外源化学物最敏感的睾丸细胞是（ ）
A. 生精细胞 B. 支持细胞 C. 间质细胞
D. 颗粒细胞 E. 卵母细胞

8. 外源化学物作用于睾丸，可以引起睾丸细胞数量减少，形态和功能损伤。最常表现不包括（ ）
A. 生精细胞的数量减少或消失，生精细胞比例异常
B. 早期精子减少或消失，随后各级生精细胞间正常排列层次紊乱，比例失调
C. 生精上皮完整性破坏，精原细胞和精母细胞出现空泡变性、核固缩、碎裂、溶解和消失等变化
D. 精原细胞排列疏松，精母细胞及精子细胞锐减；支持细胞和间质细胞数目也减少，可见细胞核固缩
E. 基膜变薄和进行性纤维化，最终生精小管萎缩，甚至钙化

9. 实验小鼠暴露于全氟辛酸（PFOA）后观察到随着染毒剂量的增加（ ）
A. 睾丸组织 SOD 的含量降低
B. MDA 的含量降低 C. GSH 的含量升高
D. SDH 活性升高 E. ATPase 活性升高

10. 雌性生殖毒性的检测方法及其评价有（ ）
A. 卵巢形态学评价 B. 卵巢功能评价
C. 生殖内分泌检查 D. 一代生殖实验
E. 以上都是

（三）A2 型选择题

11. 甲苯二异氰酸酯（TDI）是生产聚氨酯材料的重要基础化工材料，主要用于生产聚氨酯树脂和聚氨酯泡沫。某实验室应用吸入染毒研究了 TDI 对雄性小鼠的生殖毒性，连续染毒 14d，每天 4h。实验组可见曲细精管内各级精原细胞脱落、缺失，精子减少，初级、次级精母细胞与精原细胞脱离。TDI 作用的靶细胞最可能是（ ）
A. 生精细胞 B. 支持细胞 C. 间质细胞
D. 颗粒细胞 E. 卵母细胞

12. 苯是工业生产中重要的化工原料和有机溶剂，应用广泛。长期以来，我国职业性急慢性苯中毒发生率一直高居不下。日常生活中，人们对苯的接触主要来自家庭装修用的建筑装饰材料，长期接触苯引起的雌性生殖毒性越来越受到关注。研究者发现，苯作业女工会出现生殖功能异常，表现为（ ）
A. 月经周期缩短 B. 经期延长或缩短
C. LH 水平降低 D. 自然流产率增加
E. 以上都是

13. 20 名长期从事铅冶炼或铅铸造铅暴露男工，无血液病、心血管疾病、肝病和肾病史，经年龄配对选择无职业性铅接触史的20名男性健康对照工人，对其进行精液分析发现，铅暴露降低了精子密度和精子运动力。本调查研究揭示了铅可引起哪种毒性（ ）
A. 神经系统毒性 B. 造血系统毒性

C. 生殖系统毒性 D. 消化系统毒性
E. 呼吸系统毒性

（四）A3/A4 型选择题

（14～16 题共用题干）

对从事双酚 A（BPA）职业工人的流行病学调查结果显示，在调整可疑混杂因素后，尿液中 BPA 浓度与男性性欲冲动程度、受刺激勃起能力、完成性交能力、射精强度、性生活满意度降低，以及勃起困难程度和射精困难程度升高之间均存在剂量-效应关系。

14. 本调查研究显示了 BPA 可引起哪种毒性（ ）
A. 神经系统毒性 B. 造血系统毒性
C. 生殖系统毒性 D. 消化系统毒性
E. 呼吸系统毒性

15. 本研究显示 BPA 对雄性生殖系统损伤后的表现是（ ）
A. 男性不育 B. 性功能障碍
C. 生殖细胞发育不全
D. 少精、无精 E. 生殖发育障碍

16. 用小鼠做 BPA 的生殖毒性实验时，观察的指标不包括（ ）
A. 受孕率 B. 正常分娩率 C. 幼仔体重增长率
D. 性功能减退 E. 精子数目减少

（17～19 题共用题干）

铅是人类最早使用的金属之一，在现代工业中主要用于蓄电池、印刷、电力、电子、化工、食品等行业。研究表明铅能直接损伤生精上皮，使生精细胞层次减少、疏松甚至脱落，引起睾丸退行性变化，使睾丸的平均重量减轻。铅接触可造成女工月经紊乱，排卵异常。

17. 铅除了可引起生殖毒性外，常见还可引起（ ）
A. 循环系统毒性 B. 神经系统毒性
C. 内分泌系统毒性 D. 泌尿系统毒性
E. 呼吸系统毒性

18. 铅通过哪些作用引起雄性生殖系统毒性（ ）
A. 直接损伤生精上皮 B. 影响睾酮的合成和分泌
C. 影响睾丸标志酶活性 D. 影响支持细胞
E. 以上都是

19. 铅的雌性生殖毒性表现是（ ）
A. 精子活力下降 B. 月经失调
C. 精子数目减少 D. 血铅升高 E. 精子畸形

（20～22 题共用题干）

以某农药厂工龄半年以上的氰戊菊酯农药生产男性工人 32 名为暴露组，同时选择内对照和外对照，对精液质量和运动能力进行分析，氰戊菊酯对男性工人精液质量产生了一定的影响，尤其是精子总数及活动能力明显下降。

20. 本研究揭示了氰戊菊酯可引起哪种毒性（ ）
A. 雄性生殖系统毒性 B. 雌性生殖系统毒性
C. 泌尿系统毒性 D. 消化系统毒性
E. 呼吸系统毒性

21. 对氰戊菊酯的雄性生殖毒性进行评价时，检测方法不包括（ ）
A. 精子总数 B. 精子活动力和精子活率
C. 血液 FSH、LH 和睾酮 D. 一代生殖实验
E. 睾丸标志酶

22. 氰戊菊酯的生殖毒性机制包括（ ）
A. 与核受体结合 B. 干扰生殖内分泌系统
C. 诱导生精细胞凋亡 D. 引起间质细胞减少
E. 以上都是

（五）B1 型选择题

（23～25 题共用备选答案）

A. 大约第 7 周 B. 大约第 12 周
C. 大约第 16 周 D. 大约第 19 周
E. 大约第 22 周

23. 从第几周开始 ERα 在人胎儿睾丸间质细胞表达（ ）
24. ERβ 从第几周起在妊娠胎儿未分化的生殖细胞表达（ ）
25. ERα 在人胎儿睾丸间质细胞表达，第几周表达强度升至最高（ ）

（26～28 题共用备选答案）

A. 生精细胞 B. 支持细胞 C. 间质细胞
D. 颗粒细胞 E. 卵母细胞

26. 雄性生殖系统中对外源化学物最敏感的细胞是（ ）
27. 雄性生殖系统中合成睾酮的细胞是（ ）
28. 卵子出现异常，外源化学物直接作用的细胞是（ ）

（29～31 题共用备选答案）

A. 干扰下丘脑和垂体的功能
B. 与雄激素受体结合 C. 诱导生精细胞凋亡
D. 引起间质细胞减少 E. 改变雄激素受体表达水平

29. 某化学物引起血液 FSH 和 LH 水平下降，可能机制为（ ）
30. 某化学物引起血液睾酮水平下降，可能机制为（ ）
31. 某化学物引起精子数量减少，可能机制为（ ）

（六）X 型选择题

32. 生精细胞由处于不同发育阶段的各级生精细胞组成，包括（ ）
A. 精原细胞 B. 初级精母细胞

C. 次级精母细胞　　D. 精子细胞　　　E. 精子

33. 多氯联苯可直接作用于下丘脑 GnRH 神经元或间接通过高位中枢的神经递质（　　）

A. 抑制 GnRH 的基因表达

B. 使视前区 GnRH 合成减少

C. 腺垂体的 GnRH 受体下调

D. 腺垂体 LH 的合成减少

E. 腺垂体 LH 的合成增加

34. 关于雌激素受体（ER）描述正确的是（　　）

A. ERα 和 ERβ 在卵巢中均有表达，但存在差异

B. ERβ 主要在发育卵泡的颗粒细胞中高度表达，初级卵泡和发育卵泡中的表达量相似

C. ERα 的缺失对卵巢分化发育无明显影响

D. ERβ 从第 8 周起在妊娠胎儿未分化的生殖细胞表达，在第 22 周后明显增高

E. 从第 12 周开始 ERα 在人胎儿睾丸间质细胞表达，第 16 周表达强度升至最高，随后逐渐减弱

35. 化学物的雄性生殖毒性表现包括（　　）

A. 精子活力下降　　B. 月经失调

C. 精子数目减少　　D. 不育　　　E. 精子畸形

36. 雄性生殖毒性的检测方法及其评价（　　）

A. 精子总量检测　　B. 精子活动力和精子活率检测

C. 生殖内分泌检查　　　D. 睾丸组织学检查

E. 睾丸标志酶

（七）判断题

1. 由精原细胞形成精子的过程称为精子发生，主要经历精原细胞增殖、精母细胞成熟分裂和精子形成等三个阶段。（　　）

2. 苯甲酸酯类是广泛应用于皮肤和头发产品的防腐剂，具有 ER 介导的雌激素活性，随着化学结构中增加烷基、延长或增加烷基链，其雌激素活性显著增高。（　　）

3. 农药氰戊菊酯、三氟氯氰菊酯、溴氰菊酯、多氯联苯等与 AR 结合后产生抗雄激素效应，扰乱雄性动物发情周期，损害繁殖能力。（　　）

4. 邻苯二甲酸单酯染毒后大鼠的生精细胞凋亡明显增加，以精母细胞为主。（　　）

5. 外源化学物必须直接作用于性腺才能产生生殖毒性。（　　）

6. 生殖过程是指生殖细胞发育成熟的过程。（　　）

（八）简答题

1. 外源化学物对生殖系统的损害的可能机制是什么？

2. 外源化学物对生殖细胞损伤机制是什么？

3. 雄性生殖系统损伤后的表现是什么？

4. 雌性生殖系统损伤后的表现是什么？

5. 如何对化学物的雄性生殖毒性进行评价？

6. 如何对化学物的雌性生殖毒性进行评价？

（九）论述题

1. 外源化学物对雄性生殖系统有哪些影响？

2. 外源化学物对雌性生殖系统有哪些影响？

（十）案例分析题

有机磷农药在环境和食物中的残留现象已较为普遍。一些研究已经证实接触有机磷杀虫剂会改变精液质量，增加精子畸形率。还有研究显示，精子质量具有季节依赖性，在农药喷洒较多的季节，精子质量明显下降，反之精子质量提高。有机磷农药作为内分泌干扰物之一，还会增加男性患隐睾、尿道下裂、睾丸癌的概率，造成男性生殖发育障碍。

问题：

（1）外源化学物可能通过哪些机制引起雄性生殖毒性？

（2）雄性生殖系统受到损伤后会有哪些表现？

五、复习思考题参考答案与解析

（一）名词解释（略）

（二）A1 型选择题

1. 答案：C　[解析]　生殖是指从配子形成直到胎体娩出的过程。

2. 答案：C　[解析]　卵细胞一般在输卵管的壶腹部受精。

3. 答案：B　[解析] 月经失调是雌性生殖毒性表现。

4. 答案：E　[解析]　生殖毒性主要表现在亲代生殖能力的改变，如月经改变，性功能减退，配子形成或数目异常，受孕的改变。

5. 答案：C　[解析]　一定剂量的外源化学物对机体其他系统或功能尚未造成损害作用，但生殖过程的某些环节可能已经出现障碍，所以生殖发育对外源化学物的作用比其他系统或功能更为敏感。

6. 答案：D　[解析] 生殖毒理学和发育毒理学研究的侧重点不同，都同样重要。

7. 答案：A　[解析]　雄性生殖系统中，生精细胞对外源化学物非常敏感，支持细胞对化学物的抑制作用中等敏感，间质细胞则相对不敏感。

8. 答案：E　[解析]　基膜增厚和进行性纤维化，最终生精小管萎缩，甚至钙化，不是对睾丸细胞的影响。

9. 答案：A　[解析]　实验小鼠暴露于全氟辛酸后观察到随着染毒剂量的增加，睾丸组织 MDA 的含量升高，GSH 的含量降低，SOD、SDH、ATPase 和 LDH 的活性则随着染毒剂量的增加而明显降低。

10. 答案：E　[解析] 雌性生殖毒性的检测和评价包括卵巢形态学评价和功能检查；生殖内分泌检查，以及一代或多代生殖实验。

（三）A2 型选择题

11. 答案：A [解析] 本研究中 TDI 染毒后主要观察到对各级生精细胞的损害，所以生精细胞是靶细胞。

12. 答案：E [解析] 苯对雌性生殖系统具有损伤作用，可引起苯作业女工月经周期异常、激素异常和自然流产等。

13. 答案：C [解析] 铅对生殖系统具有损伤作用，引起作业工人精子密度和精子运动力降低。

（四）A3/A4 型选择题

14～16 题的答案：14. C 15. B 16. C [解析] BPA 的生殖毒性；男性性欲冲动程度、受刺激勃起能力、完成性交能力、射精强度、性生活满意度等都是性功能表现；生殖毒性指标不包括幼仔体重增长率。

17～19 题的答案：17. B 18. E 19. B [解析] 铅是一种常见毒物，除可引起生殖系统毒性外，还可引起神经系统、消化系统和血液系统毒性；铅通过损伤雄性生殖系统的生精上皮、影响激素合成和标志酶产生生殖毒性；雌性生殖毒性主要表现为月经异常。

20～22 题的答案：20. A 21. D 22. E [解析] 氰戊菊酯的雄性生殖毒性；一代生殖实验是评价雌性生殖的方法；生殖毒性机制包括与核受体结合、干扰生殖内分泌系统、诱导生精细胞凋亡和损伤间质细胞。

（五）B1 型选择题

23～25 题的答案：23. B 24. A 25. C [解析] 从第 12 周开始 ERα 在人胎儿睾丸间质细胞表达，第 16 周表达强度升至最高，随后逐渐减弱。ERβ 从第 7 周起在妊娠胎儿未分化的生殖细胞表达，在第 12、16、19 周，ERβ 在生殖细胞、管周肌样细胞和部分间质细胞表达强度较高，在第 22 周后明显减少。

26～28 题的答案：26. A 27. C 28. E [解析] 精子发生过程对外源化学物最敏感，其中涉及的细胞是生精细胞；合成睾酮的细胞是间质细胞；化学物损伤卵母细胞会引起卵子异常。

29～31 题的答案：29. A 30. D 31. C [解析] 下丘脑和垂体调控合成 FSH、LH 和睾酮的合成；合成睾酮的细胞是间质细胞；生精细胞凋亡导致精子数量减少。

（六）X 型选择题

32. 答案：ABCDE [解析] 生精细胞由处于不同发育阶段的各级生精细胞组成，包括精原细胞、初级精母细胞、次级精母细胞、精子细胞和精子。

33. 答案：ABCD [解析] 多氯联苯（PCBs）可直接作用于下丘脑 GnRH 神经元或间接通过高位中枢的神经递质，抑制 GnRH 的基因表达，使视前区 GnRH 合成减少，并使腺垂体的 GnRH 受体下调，导致腺垂体 LH 的合成减少。

34. 答案：ABCE [解析] ERβ 从第 7 周起在妊娠胎儿未分化的生殖细胞表达，在第 12、16、19 周，ERβ 在生殖细胞、管周肌样细胞和部分间质细胞表达强度较高，在第 22 周后明显减少。

35. 答案：ACDE [解析] 雄性生殖毒性表现为对精子数目、形态和运动能力的影响，导致不育。

36. 答案：ABCDE [解析] 雄性生殖毒性的检测方法及其评价有精子数量和质量检测、生殖内分泌检查、睾丸组织学检查和睾丸标志酶检测。

（七）判断题

1. 答案：T [解析] 精原细胞形成精子的过程即精子发生，主要经历精原细胞增殖、精母细胞成熟分裂和精子形成三个阶段。

2. 答案：T [解析] 苯甲酸酯类具有 ER 介导的雌激素活性，烷基结构或烷基链长度影响其雌激素样活性。

3. 答案：F [解析] 与 ER 结合后产生抗雌激素效应，扰乱雌性动物发情周期，损害繁殖能力。

4. 答案：T [解析] 邻苯二甲酸单酯染毒后大鼠的生精细胞凋亡明显增加，以精母细胞为主。

5. 答案：F [解析] 除了直接作用于性腺，化学物还能通过干扰内分泌系统等产生生殖毒性。

6. 答案：F [解析] 生殖是指从配子形成直到胎体娩出的过程。

（八）简答题

1. 答案要点：①激素受体介导机制：与激素受体结合发挥激动或拮抗作用；改变激素受体表达水平；与膜受体结合介导跨膜信号转导；②内源性激素干扰机制：干扰促性腺激素释放激素合成或分泌；干扰雌/雄激素合成、分泌或代谢；③生殖细胞损伤机制：诱导细胞凋亡；破坏细胞连接；干扰细胞能量代谢。

2. 答案要点：①诱导细胞凋亡；②破坏细胞连接；③干扰细胞能量代谢。

3. 答案要点：①男性不育，雄性生殖系统产生正常数量、形态和活力的精子是在下丘脑-垂体-睾丸轴的调控下完成的，其中任何一个环节出现问题，就会引起不育；②性功能障碍，正常的生殖器官、神经内分泌调节等是维持男性正常性活动的基础；③其他，劣质的精子与卵子结合后可以引起子代发育异常包括流产、死胎、低出生体重、畸形、功能障碍，甚至与儿童期肿瘤有关。

4. 答案要点：①月经周期异常，包括痛经、月经量过多或过少、周期过长、缩短或不规则等。②不孕，外源化学物可能通过干扰生殖内分泌调节间接干扰排卵，也可能通过直接作用于卵巢引起卵母细胞破坏，使正常卵子无法形成而导致不孕。③不良妊娠结局，自然流产、先天缺陷、死胎、低出生体重儿等。

5. 答案要点：① 精液分析，包括精液常规分析、精液生化检查、精子穿透实验等。②生殖内分泌检查，包括检测 FSH、LH 以及 T 含量。③睾丸形态学评价和功能检查，包括睾丸组织学检查、睾丸标志酶。④睾丸 Sertoli 细胞与 Leydig 细胞体外培养。

6. 答案要点：①卵巢形态学评价和功能检查，包括卵巢形态学评价和实验动物动情周期的观察、人体月经情况分析等功能检查。②生殖内分泌检查，包括检测 GnRH、FSH、LH、E_2 和 P_4 含量。③一代或多代生殖实验。

（九）论述题

1. 答案要点：①外源化学物对雄性生殖内分泌功能的影响。下丘脑-垂体-睾丸轴是雄性生殖激素分泌的一个完整精密系统，外源化学物对这一调控系统的任一部分产生任何损害作用都可导致雄性生殖功能损伤。②外源化学物对睾丸细胞的影响。外源化学物作用于睾丸，可以引起睾丸细胞数量减少，形态和功能损伤。最常表现为生精细胞的数量减少或消失，生精细胞比例异常。③雄性生殖系统损伤后的表现有男性不育、性功能障碍和子代发育异常等。

2. 答案要点：①外源化学物对雌性生殖内分泌功能的影响。通过丘脑-垂体影响 GnRH、LH 和 FSH 的合成和分泌；通过卵巢影响 E_2、P_4 类固醇激素生物合成和生物效应。②外源化学物对卵巢细胞和卵泡发育的影响。对卵巢细胞的影响，影响卵母细胞和颗粒细胞；对卵泡发育的影响，可能破坏卵泡发育全过程的各级卵泡，尤其是原始卵泡，引起接触女性卵巢早衰。③雌性生殖系统损伤后的表现有月经周期异常、不孕及不良妊娠结局等。

（十）案例分析题

答案要点：（1）外源化学物对生殖系统损害机制主要有①激素受体介导机制：与激素受体结合发挥激动或拮抗作用；改变激素受体表达水平；与膜受体结合介导跨膜信号转导；②内源性激素干扰机制：干扰促性腺激素释放激素合成或分泌；干扰雌/雄激素合成、分泌或代谢；③生殖细胞损伤机制：诱导细胞凋亡，如诱导生精细胞凋亡，导致精子数量减少；破坏细胞连接；干扰细胞能量代谢，如干扰精子能量代谢，影响精子存活，导致生育障碍。

（2）①男性不育。有机磷等外源化学物通过降低雄性精子数量或/和质量引起不育；②性功能障碍。正常的生殖器官、神经内分泌调节等是维持男性正常性活动的基础，外源化学物常常是内分泌干扰物；③子代发育异常及其他。劣质的精子与卵子结合后可引起包括流产、死胎、低出生体重、畸形、功能障碍等子代发育异常，甚至与儿童期肿瘤有关。

（徐莉春　汪春红）

第十九章　神经与行为毒理学

一、学习目的要求

（一）学习目标

1. 掌握　外源化学物对神经系统损害的类型、神经毒性的常用研究方法、行为毒性的研究方法。

2. 熟悉　神经毒作用特点。

3. 了解　外源化学物对神经系统产生毒作用的机制。

（二）重点与难点

1. 神经毒物的分类。

2. 外源化学物对神经系统损害的类型（后果）。

3. 外源化学物对神经系统神经毒作用特点。

4. 根据研究目的选择神经毒性和行为毒性的研究方法。

二、学习笔记

（一）神经毒物

外源性的物理、化学或生物因素引起的生物体神经系统功能或结构损伤的能力为神经毒性；通常把外源化学物选择性的损害神经系统称为神经毒物。

（二）神经毒物分类

神经毒物按化学物的理化性质、按毒作用靶器官、按毒作用神经系统部位分类。

（三）外源化学物对神经系统损伤类型

根据机体神经系统的不同反应，外源化学物引起的神经系统损伤包括神经组织结构的改变、功能性改变和神经行为改变。

（四）外源化学物对神经系统毒作用特点

包括①神经毒作用可随年龄的增长有所不同。②神经系统损伤很难确定损伤的起始时间。③只有神经细胞损伤的数量达到一定程度时，才表现出神经毒效应。④神经毒作用可能是进行性的，轻微的功能损伤也可能变得异常严重。⑤不同剂量下某些物质导致神经系统可产生不同的反应。⑥化学物质的联合接触会产生相互作用。

（五）神经毒性的研究方法与评价

①神经行为学方法：运用心理学、行为科学和神经生理学方法研究低剂量有害因素对精神活动及神经生理功能的影响。②神经电生理学方法：运用肌电图、H-反射、脑电图、感觉诱发电位和视网膜电图评价感觉和运动神经的传导速度、神经肌肉功能、中枢感觉投射和脑电改变等。③神经化学方法：运用相应的生物化学方法检测神经递质的合成、储存、释放、再摄取、降解等过程及其含量的改变，评价外源化合物对递质系统的作用形式及强度。运用特殊的放射标记递质类似物可对神经递质与特异性膜受体的结合特性进行相关研究。应用酶化学法、酶动力学法等生物化学方法研究有关酶在外源化合物神经毒作用。体内研究进行微透析、核磁共振，并采用示踪剂评价能量利用、合成状况分析可准确地反映神经系统功能。④神经病理学方法：运用肉眼观察和测定脑重量、光学显微镜或电镜检查、组织化学、免疫组织化学检查等方法评价神经毒物致神经损害及其病变程度的经典研究方法。⑤分子生物学方法：应用免疫组织化学法、聚合酶链式反应、原位杂交组织化学技术、蛋白免疫印迹杂交、流式细胞仪技术、荧光原位末端标记法等方法，在基因、蛋白等分子水平上评价神经系统发生、发育、分化和功能调节等。⑥神经影像学方法：磁共振成像可检测和评价非人灵长类动物脑重金属（如锰）蓄积及其神经毒性效应，结合脑内生化、能量代谢信息，半定量分析化合物浓度。氢质子磁共振波谱可观察重金属（如锰、铅）中毒脑内结构损伤和早期神经毒效应改变。⑦体外实验方法：神经毒性评价尤其是神经毒物的筛选中体外模型应用首选。

（六）行为毒性的研究方法与评价

①建立模拟人体神经系统病变的动物模型：与已知或未知的神经毒物进行比较研究，阐明中毒机制、寻找药物防治。②行为毒理学功能测试方法：功能性观察组合评价活动度，活动度/惊愕反应，步态和姿势特征。操作性测试实验评价神经反射或反应，神经-肌肉功能测试和姿势反应，感觉反应。根据研究目的通过小鼠“Y”形迷宫实验，反射臂迷宫实验，水迷宫实验，“T”形迷宫实验，小鼠跳台实验，小鼠避暗实验，大鼠双向

回避实验等来评价学习和记忆功能。通过转棒试验，游泳试验，足展开试验，倒挂网格试验，痛觉测定等评价感觉运动功能。③人类行为功能测试：包括手提转速度试验，简单反应时间试验，目标瞄准追击试验评价运动功能。数字广度试验，学习试验，视觉保留试验，数字译码试验评价识别功能。神经行为核心测试组合和成人环境神经行为测试组合评价不同人群神经行为功能。

三、汉英名词对照

神经毒理学　neurotoxicology
行为毒理学　behavioral toxicology
神经行为毒理学　neurobehavioral toxicology
神经毒物　neurotoxicants
神经行为核心测试组合　neurobehavioral1 core test battery，NCTB
迟发性脑病　delayed encephalopathy
帕金森病　Parkinson disease，PD

四、复习思考题

（一）名词解释

1. neurotoxicology　2. 行为毒理学
3. 神经毒物　4. 神经毒性
5. 神经元的传递

（二）A1 型选择题

1. 能损害中枢神经系统的外源化学物是（　　）
A. 砷　B. 磷化氢　C. 四乙基铅
D. 甲硫醇　E. 醋酸丁酯
2. 损害周围神经系统的有机溶剂是（　　）
A. 敌百虫　B. 铊　C. 正己烷
D. 氯丙烯　E. 秋水仙碱
3. 外源化学物引起的中枢神经系统特异性损害，不包括（　　）
A. 锰引起帕金森病
B. 孕妇大量饮酒和可卡因摄入，引起新生儿智力低下
C. 汞中毒可导致情绪不稳定、易激动、震颤、共济失调
D. 阿尔茨海默病与长期接触铝
E. 铅所引起的桡神经麻痹
4. 外源化学物引起的神经系统综合功能改变，不包括（　　）
A. 麻醉剂引起的网状结构损害
B. 锰中毒引起的基底节损害
C. 一氧化碳中毒损害小脑浦肯野细胞
D. 铅中毒引起的边缘系统损害
E. 缺氧性脑病导致的情绪易变等精神障碍
5. 毒物在神经系统靶部位以及发挥神经毒性机制呈现多样性，表现为（　　）
A. 神经递质代谢紊乱
B. 毒物妨碍囊泡神经递质的正常活动
C. 氧化磷酸化过程受阻
D. 通过破坏膜上离子通道而对膜产生破坏作用
E. 以上都是
6. 属于神经电生理学研究方法的是（　　）
A. 放射标记对神经递质与特异性膜受体的结合特性进行相关研究
B. 应用脑电图仪记录脑电信号
C. 应用酶化学法研究有关酶在外源化合物神经毒作用
D. 磁共振成像检测和评价动物脑重金属（如锰）蓄积及其神经毒性效应
E. 利用电镜检查细胞早期反应
7. 帕金森病的疾病模型公认的受试物是（　　）
A. 砷　B. MPTP　C. 四乙基铅
D. 甲硫醇　E. 有机磷农药
8. 迟发型神经病的疾病模型公认的受试物是（　　）
A. 汞　B. 磷化氢　C. 四乙基铅
D. 正己烷　E. 有机磷农药
9. 动物的痛觉测定，不包括（　　）
A. 小鼠“热板”法　B. 大鼠鼠尾热刺激法
C. 兔扬爪反应　D. 兔缩肢反应
E. 足展开试验
10. 目标瞄准追击试验是测试人的（　　）
A. 听觉能力　B. 手部运动速度及准确能力
C. 注意力集中能力　D. 视觉记忆能力
E. 视觉感知及手部运动反应时间
11. 具有迟发性神经毒作用的毒物是（　　）
A. 苯胺　B. 有机磷　C. 有机汞
D. 有机氯　E. 丙烯腈

（三）A2 型选择题

12. 蓄电池制造工，男，41 岁，从事工作以来出现头痛、头晕、肌肉关节酸痛，继而发展到四肢末端呈手套和袜套样的感觉减退，其原因可能是（　　）
A. 汞中毒　B. 铅中毒　C. 铊中毒
D. 镉中毒　E. 铬中毒
13. 某胶化厂男性炉前工（主要工作就是向高炉、转炉及其他冶炼炉投放矿石等原料，观察和控制炉温），在一个无通风设备的环境中连续工作 4h，出现剧烈的头痛、头昏、四肢无力，有轻度的意识障碍，但无昏迷。引起该患者出现上述表现的毒物最可能是（　　）
A. H_2S　B. NO_2　C. CS_2　D. CO　E. SO_2

14. 患者从事蓄电池生产3年，诉头昏、无力、肌肉关节酸痛、记忆力减退、时有便秘、腹绞痛，体检发现舌、手指及眼睑均有轻度震颤，皮肤划痕阳性，于门齿、犬齿、牙龈的内外侧边缘处可见蓝黑色线带，化验血红蛋白 90g/L，你认为何种诊断可能性大（ ）。

A. 急性汞中毒 B. 急性铅中毒 C. 急性铅中毒
D. 慢性铅中毒 E. 慢性苯中毒

15. 某男性建筑工人，年龄37岁，长期使用各种振动工具搅拌水泥等工作。因手指麻木和感觉异常等症状而就诊。此工人可能患何种疾病（ ）

A. 局部振动病 B. 末梢神经炎 C. 风湿性关节炎
D. 周围神经炎 E. 骨关节病

（四）A3/A4 型选择题

（16～20 题共用题干）

某温度计厂男工，42岁，工作十余年。近来有乏力、记忆力减退、失眠和多梦等症，常因琐事与人口角、事后又忧郁胆怯，近日发现他的字迹弯弯曲曲。

16. 最可能的诊断为（ ）

A. 慢性铅中毒 B. 慢性锰中毒 C. 慢性汞中毒
D. 慢性镉中毒 E. 慢性砷中毒

17. 首选的治疗药物为（ ）

A. 依地酸二钠钙 B. 二巯基丙磺酸钠
C. 谷胱甘肽 D. 葡萄糖酸钙 E. 美蓝

18. 该工人接触的生产性毒物在空气中存在的主要形态是（ ）

A. 烟尘 B. 粉尘 C. 蒸气 D. 雾 E. 气溶胶

19. 除上述临床表现外，该工人还应具有的典型临床表现是（ ）

A. 类神经症 B. 口腔炎 C. 化学性肺炎
D. 腹绞痛 E. 肝损伤

20. 较好的处理原则是（ ）

A. 病因治疗后，调离原作业
B. 对症治疗，调离原作业
C. 病因治疗后，从事原作业
D. 对症治疗，从事原作业
E. 支持治疗，从事原作业

（21～23 题共用题干）

某砂轮工于冬季因右手手麻、手痛、夜间疼痛加剧、影响睡眠，便赴医院诊治。

21. 你认为如确诊是否为局部振动病的主要依据是（ ）

A. 检查是否出现白指、白手
B. 冷水试验 C. 指端甲皱微循环
D. 振动觉 E. 尿羟脯氨酸

22. 上题病例若怀疑为局部振动病，应首先排除下列哪项（ ）

A. 腕三角软骨盘损伤 B. 雷诺综合征
C. 腱鞘炎 D. 颈椎病 E. 三氯乙烯中毒

23. 上题病例若怀疑为局部振动病，其处理原则是（ ）

A. 继续做砂轮工，服用活血通络中药
B. 继续做砂轮工，每年复查一次
C. 调离接触振动工作，每年复查一次
D. 调离接触振动工作，做运动疗法
E. 病例不详，应先判断是轻度或重度局部振动病

（24～26 题共用题干）

某蓄电池厂女工，34岁。以往月经正常，近来月经时常紊乱，经血量过多，最近经常出现头昏、全身无力、睡眠障碍，口内金属味，食欲不振，同时偶有肢端麻木感。

24. 采集职业史时应注意询问何种毒物的接触史（ ）

A. 镉 B. 铅 C. 锰 D. 汞 E. 砷

25. 何种实验室检查有助于明确诊断（ ）

A. 尿酚含量 B. 尿马尿酸含量 C. 尿 ZPP 含量
D. 尿 ALA 含量 E. 尿 FEP 含量

26. 对该女工采取何种处理较好（ ）

A. 合适治疗后，调离原工作
B. 继续原工作，但应减少工作时间
C. 合适治疗后，继续原工作
D. 休息一段时间后，继续原工作
E. 不需治疗，调离原工作

（五）B1 型选择题

（27～29 题共用备选答案）

A. 神经细胞毒物 B. 神经髓鞘毒物
C. 神经轴索毒物 D. 神经递质毒物
E. 天然毒素

27. 正己烷属于（ ）
28. 尼古丁属于（ ）
29. 蛇毒属于（ ）

（30～32 题共用备选答案）

A. 影响血红蛋白携氧能力 B. 导致氧分压降低
C. 损害周围神经系统的化学物
D. 损害中枢神经系统的毒物
E. 直接影响脑组织细胞代谢、酶或神经递质的化学物

30. 二氧化碳（ ）
31. 一氧化碳（ ）
32. 毒鼠强（ ）

（33～35 题共用备选答案）

A. 单纯性缺氧 B. 细胞毒性缺氧 C. 缺血性缺氧
D. 呼吸麻痹性缺氧 E. 毒物特异性损害

33. 氰化物（　　）
34. 箭毒碱（　　）
35. 甲醇（　　）
（36～38 题共用备选答案）
A. 足张开着地实验和翻正反应　　B. 握力实验
C. 小鼠“Y”形迷宫实验　　D. 感觉反应
E. 眼睑反应
36. 评价神经-肌肉的协调功能和肌力的强度（　　）
37. 测试动物的正常姿势被人为改变后所做出的反应（姿势反应）（　　）
38. 评价毒物对记忆力的影响（　　）

（六）X 型选择题

39. 下列关于神经系统生理结构及功能描述正确的是（　　）
A. 神经元是神经系统的基本结构和功能单位
B. 自主神经是能够自动调整与个人意志无关的脏器的作用和功能的神经
C. 运动神经末梢是感觉神经元（假单极神经元）周围突的终末部分，该终末与其他结构共同组成感受器
D. 神经末梢是周围神经纤维的终末部分终止于全身各种组织或器官内，形成的末梢结构
E. 神经元的传递是指神经冲动从一个神经元通过突触传递到了另一个神经元的过程
40. 神经毒物可引起下列哪些疾病（　　）
A. 迟发性脑病　　B. 中毒性脊髓病
C. 神经肌肉接头病　　D. 周围神经轴索通道病
E. 中毒性神经病
41. 外源化学物可引起的神经系统损伤包括（　　）
A. 单纯性缺氧　　B. 中枢神经系统特异性损害
C. 感觉功能紊乱　　D. 运动功能紊乱
E. 行为改变
42. 外源化学物可引起的神经系统损伤包括（　　）
A. 神经递质代谢紊乱
B. 毒物妨碍囊泡神经递质的正常活动
C. 干扰 Na^+ 通道　　D. Glu 浓度异常增高
E. 星形胶质细胞在许多神经毒性损伤中有防御作用
43. 研究神经毒性的体外实验方法的特点是（　　）
A. 减少动物的痛苦，节约时间
B. 神经毒物的筛选
C. 有明确的培养和毒物暴露条件
D. 在实际应用中受到一定限制
E. 在实际应用中不受限制
44. 下列有关迟发型神经病描述正确的是（　　）
A. 可求出迟发性型神经毒性无作用剂量
B. 某些有机氯中毒的模型
C. 试验动物选用遗传背景明确、健康、步态正常的母鸡
D. 以鸡的站立、运动姿势及运动失调程度为观察指标
E. 迟发型神经毒性反应在第 7～10 天开始出现并逐渐加重

（七）判断题

1. AENTB 检测的项目主要是儿童环境神经行为测试组合，对低水平暴露损伤的行为更敏感。（　　）
2. 氧化磷酸化激动剂 MPTP 可以影响神经元中线粒体功能或通过影响膜完整性或破坏离子通道功能来破坏氧化磷酸化过程。（　　）
3. 拟除虫菊酯类农药引起的大鼠兴奋性神经毒性与 Ca^{2+}、Na^+ 有关。（　　）
4. 过量饮酒引起中枢神经系统兴奋和抑制平衡失调，可产生认知、思维、判断、记忆等紊乱，属于行为改变。（　　）
5. 阿尔茨海默病的发生可能与长期接触 MTPT 有关。（　　）
6. 铅既是神经细胞毒物，又是神经髓鞘毒物。（　　）

（八）简答题

1. 外源化学物可引起哪些形式的缺氧性损害？
2. 外源化学物的神经毒作用具有哪些特点？
3. 从分子生物学研究角度举几例神经毒性研究的方法？
4. 简述常用的评价动物学习和记忆功能的测试方法？
5. 评价外源化学物对动物的感觉运动功能有影响，可以选择哪些测试方法？
6. 评价人类运动行为功能可以选择哪些测试方法？
7. 评价人类识别行为功能可以选择哪些测试方法？

（九）论述题

1. 能导致神经系统毒性的金属毒物主要有哪些？
2. 请列举一种金属毒物并阐明其慢性神经毒性作用可能机制？

（十）案例分析题

1. 某公司位于我国南方某市 XX 镇的工业区，成立于 2002 年，为独资经营企业，主要生产运动鞋、雪地鞋、鞋底、皮鞋、凉鞋、便鞋。全厂占地面积 4.5 万平方米，厂房建筑面积 4 万平方米。原有车间 3 个，2008 年扩建车间 2 个（裁断 2 车间和针车 2 车间），现有生产车间 5 个，员工 2300 人，其中男工 300 人，女工 2000 人，生产工人约占全部员工的 90%，该厂创建以来生产基本正常，年产各类鞋 400～500 万双。

生产流程为：备料+裁断+针车+成型+包装；主要生产原料有：皮革，塑料，橡胶，油墨，黏合剂（生胶、PU 胶、药水胶、氯丁胶、白乳胶），鞋材处理剂（TPR 处理剂、橡胶处理剂、EVA 处理剂、PU 与 PVC 处理剂、照射处理剂），硬化剂，甲苯，去渍油，快

干水等。每年使用黏合剂约 10 000 公斤。所使用的黏合剂、硬化剂、去渍油、快干水等均未标明主要有毒物质成份。该企业所在地的职业卫生检测中心于 2006 年对该厂使用最多的胶水采样检测显示，其挥发气体中主要含有甲苯、丁酮、甲基戊烷、正基环戊烷、甲基己烷、甲基丁烷、正己烷、二甲基丁烷、二甲基戊烷、二氯甲烷、甲基丙烯酸甲酯。生产工人接触的职业病危害因素还有高温、噪声等。

自投产以来，每年新招和离厂的工人均有 1000 多人，离厂工人中有一部分是因病辞工，疾病多为“中暑”“感冒”“关节炎”“风湿病”等。2006 年 7 月 18 日，该厂针车 2 车间泡绵（刷胶）组刷胶女工王××，自觉手指麻木，双腿无力，怀疑中毒，公司安排时间让王××自行前往当地医院就诊，被诊断为“风湿病”。

2006 年 7 月 26 日，该市卫生监督所接到省职业病防治院关于该事件的通报后，对该厂进行职业卫生监督检查。调查发现，王××所在的工作车间职业病危害隐患严重。该车间面积约 60 平方米，高 5 米。大量使用胶粘剂，胶粘剂容器敞开，车间通风排毒设备安装不合理。在该车间工作的数名工人中，有 10 名不戴口罩和手套。其他车间使用胶粘剂的工人也缺乏足够的通风排毒设备个人防护用品。27 日对该厂进行车间空气检测，发现王××所在工段的 2 个检点正己烷浓度严重超标。现场随机抽取 9 名工人进行体检，该工段的 2 名工人肌力减低，其他工段的 7 名工人未发现异常。

问题：

（1）该工人有可能是什么毒物导致的中毒？

（2）正己烷毒作用如何？中毒的主要临床表现有哪些？

2. 患者蒋某某，男性，40 岁，于 2008 年以来常感头痛、头晕、失眠、记忆力减退、全身乏力、关节酸痛、食欲不振，近 2 年来上述症状加重，并出现经常性脐周、下腹部无固定的绞痛，用手压腹部可使其缓解，于 2010 年入院。体查：神志清楚，一般情况尚可，体温 37.2℃，脉搏 72 次/min，呼吸 20 次/min，血压 120/70mmHg，心肺（—），肝脾不大，腹软，脐周有轻微压痛，无反跳痛，四肢痛触觉未见异常，未引出病理反射，血、尿常规正常；肝功能、心电图正常。胸部 X 线照片未见异常改变。进一步追问患者的职业史，发现该人于 2005 年起从事印刷厂的浇板工作，即将一大锅熔铅锅触熔的铅水浇进字模当中，当浇板时有大量的铅蒸汽逸散到空气中。工人每天工作 8h，疑为慢性铅中毒。

对患者工作场所进行调查，发现空气中铅盐浓度为 0～0.8mg/m^3，根据患者的职业接触史和临床表现，随即转至职业病院进行诊治。入院时检查：尿铅 12.5μmol/L，尿 ALA80.5μmol/L，血红细胞游离原卟啉 3.5μmol/L，诊断为慢性中毒铅中毒。调查该印刷厂浇板车间，发现工人浇板时有一股蓝灰色的烟，熔铅锅上方有一个排毒罩，但经常不开。防护服、口罩、手套等防护用品很少用，调查同车间其他工人，大多数反应有头痛、头昏、记忆力减退、四肢无力、肌肉酸痛等症状，少数人有腹痛。组织该车间工人体检，发现 9 人中有 6 人的尿铅、尿 ALA 高于正常值，其中 4 人有肢端麻木，1 人有中毒性周围神经病。

问题：

（1）当你遇到腹绞痛患者时，应考虑哪些病症？

（2）引起腹绞痛常见的毒物是什么？哪些工种的工人可接触该毒物？

（3）慢性铅中毒的临床表现有哪些？

（4）要证实患者是铅中毒，还应做何临床检验？

（5）常用的慢性铅中毒的解毒剂是什么？其作用机制是什么？

五、复习思考题参考答案与解析

（一）名词解释（略）

（二）A1 型选择题

1. 答案：C [解析] 砷、磷化氢、甲硫醇是损害中枢神经系统类金属，醋酸丁酯是损害中枢神经系统的溶剂。

2. 答案：C [解析] 敌百虫是农药有机磷化合物，铊是金属，氯丙烯是化学原料，秋水仙碱是化学药物。

3. 答案：E [解析] 其余选项为外源化学物引起的中枢神经系统特异性损害。

4. 答案：C [解析] 其余选项为外源化学物引起的神经系统综合功能改变。

5. 答案：E [解析] 毒物在神经系统靶部位以及发挥神经毒性机制呈现多样性，表现为神经递质改变，通道开放异常，氧化磷酸化过程异常等。

6. 答案：B [解析] 放射标记属于神经化学方法，应用酶化学法属于神经化学方法，磁共振成像检测属于神经影像学方法，电镜检查属于神经病理学方法。

7. 答案：B [解析] MPTP 诱导的 PD 样神经功能障碍与自发的 PD 症状有极强的相似性。

8. 答案：E [解析] 世界上很多国家的管理部门已把这种模型作为有机磷农药和其他类型农药的筛选和鉴定手段。

9. 答案：E [解析]足展开试验属于感觉运动功能测试，其余选项为动物的痛觉测定。

10. 答案：B [解析] 目标瞄准追击试验是测试人的手部运动速度及准确能力。而人的听觉、视觉的记忆能力，以及注意力多通过识别功能试验。

11. 答案：B [解析] 具有迟发性神经毒作用的毒物是有机磷，一氧化碳，苯胺、有机汞、有机氯、丙烯腈均没有此作用。

（三）A2 型选择题

12. 答案：B [解析] 铅中毒的特异性神经系统损害表现四肢末端呈手套和袜套样的感觉减退，结合蓄电池制造工的工种，诊断为铅中毒。

13. 答案：D [解析]密闭环境中或局限空间中，不利于通风换气，因此可导致空气中 CO 浓度升高，引起窒息，出现神经症状。

14. 答案：D [解析] 暴露情况（蓄电池厂），症状（头昏、无力、肌肉关节酸痛、记忆力减退、时有便秘），特征性症状和体征（腹绞痛、蓝黑色线带-铅线），神经损伤（舌、手指及眼睑均有轻度震颤），实验室检查（血红蛋白 90g/L——贫血），可诊断为慢性铅中毒。

15. 答案：A [解析] 局部振动病早期表现多为手部症状和类神经症状，加之该工人长期从事手传振动作业。

（四）A3/A4 型选择题

16～20 题的答案：16. C 17. B 18. C 19. B 20. A [解析] 温度计厂接触有害因素（水银），有乏力、记忆力减退等神衰症候群，精神症状（常因琐事与人口角发怒，事后又忧郁胆怯），神经损害（字迹弯弯曲曲），故确定为慢性汞中毒。

21～23 题的答案：21. A 22. B 23. E [解析] 主要根据患者症状（右手手麻、手痛、夜间疼痛加剧、影响睡眠）和职业暴露（砂轮工）判断。

24～26 题的答案：24. B 25. D 26. A [解析] 主要根据患者症状（月经时常紊乱，经血量过多）和职业暴露（蓄电池厂）判断。

（五）B1 型选择题

27～29 题的答案：27. C 28. D 29. E [解析] 正己烷属于神经轴索毒物。尼古丁属于神经递质毒物。蛇毒属于天然毒素。

30～32 题的答案：30. B 31. A 32. E [解析]二氧化碳导致氧分压降低。一氧化碳影响血红蛋白携氧能力。毒鼠强直接影响脑组织细胞代谢、酶或神经递质的化学物。

33～35 题的答案：33. B 34. D 35. E [解析] 氰化物引起细胞毒性缺氧。箭毒碱引起呼吸麻痹性缺氧。甲醇引起特异性损害。

36～38 题的答案：36. B 37. A 38. C [解析] 握力实验评价神经-肌肉的协调功能和肌力的强度。足张开着地实验和翻正反应测试动物的正常姿势被人为改变后所做出的反应（姿势反应）。小鼠“Y”形迷宫实验评价毒物对记忆力的影响。

（六）X 型选择题

39. 答案：ABDE [解析] 感觉神经末梢，是感觉神经元（假单极神经元）周围突的终末部分，该终末与其他结构共同组成感受器，而不是运动神经末梢。

40. 答案：ABCDE [解析] 多数神经毒物可引起急性或慢性中毒性脑病，部分可于急性中毒 1～2 周后导致迟发性脑病，少数毒物可引起中毒性脊髓病，或于急性中毒后数日内出现神经肌肉接头病或迟发性神经病，一些生物毒素及药物可致周围神经轴索通道病。

41. 答案：ABCDE [解析] 外源化学物可引起的神经系统损伤包括神经组织结构的改变、功能性改变和神经行为改变。单纯性缺氧、中枢神经系统特异性损害属于外源化学物引起的神经组织结构的改变，感觉功能紊乱、运动功能紊乱属于功能性改变，行为改变属于神经行为改变。

42. 答案：ABCD [解析] 外源化学物可引起的神经系统损伤包括神经递质代谢紊乱，毒物妨碍囊泡神经递质的正常活动，干扰 Na^+通道，Glu 浓度异常增高。

43. 答案：ABCD [解析] 研究神经毒性的体外实验方法为更好地反映体内神经毒物分布，减少动物的痛苦，节约时间和经费，在神经毒性评价尤其是神经毒物的筛选中体外模型应用已成为首选。由于它们具有明确的培养和毒物暴露条件，在实际应用中受到一定限制。

44. 答案：ACDE [解析] 鸡作为某些有机磷中毒后引起迟发型神经病的公认模型。该模型可测试农药的迟发型神经毒性，试验动物选用遗传背景明确、健康、步态正常的母鸡，观察期一般为 21 天，以鸡的站立、运动姿势及运动失调程度为观察指标，观察迟发型神经毒性的最小剂量反应，求出迟发性型神经毒性无作用剂量。

（七）判断题

1. 答案：F [解析] AENTB 检测的项目主要是成人环境神经行为测试组合，对低水平暴露损伤的行为更敏感。

2. 答案：F [解析] 氧化磷酸化抑制剂 MPTP 可以影响神经元中线粒体功能或通过影响膜完整性或破坏离子通道功能来破坏氧化磷酸化过程。

3. 答案：T [解析] 拟除虫菊酯类农药引起的大鼠兴奋性神经毒性与 Ca^{2+}有关，去除胞外 Ca^{2+}可阻止该神经毒性。拟除虫菊酯类农药干扰 Na^+通道的功能，主要引起神经元电压门控 Na^+通道关闭延迟，神经元反复持续去极化，导致神经系统过度兴奋，出现运动失调、惊厥抽搐、震颤、易激惹和手足舞蹈综合征等。

4. 答案：T　[解析] 神经毒物可引起大脑皮层、网状结构、基底核和边缘系统受损，出现意识丧失、学习记忆下降、情绪性格等各种精神障碍或行为缺陷。过量饮酒引起中枢神经系统兴奋和抑制平衡失调，可产生认知、思维、判断、记忆等紊乱。

5. 答案：F　[解析] MPTP 是一种神经毒素，能够通过破坏黑质中产生多巴胺的神经细胞而导致类似于帕金森病的症状。阿尔茨海默病的发生可能与长期接触铝有关。

6. 答案：T　[解析] 铅作为神经毒物，其毒作用的靶器官既有神经细胞毒物，又有神经髓鞘。

（八）简答题

1. 答案要点：单纯性缺氧，细胞毒性缺氧，缺血性缺氧，呼吸麻痹性缺氧。

2. 答案要点：①神经毒性表现可随年龄的增长有所不同；②神经系统损伤很难确定损伤的起始时间，常持续存在，有时轻微的功能损伤也可能会变得异常严重，损害机体健康和一般性变化的区分界限并不清楚；③有些神经细胞最初是过量存在的，对损伤具有一定的缓冲作用，神经细胞少量损失不会影响神经功能和行为活动，只有神经细胞损伤的数量达到一定程度时，才表现出神经毒效应；④神经毒性反应的表现可能是进行性的，轻微的功能损伤也可能变得异常严重；⑤某些物质特别是各种药物在不同剂量下，神经系统可产生不同的反应；⑥化学物质的联合接触会产生相互作用。

3. 答案要点：免疫组织化学法、聚合酶链式反应、原位杂交组织化学技术、蛋白免疫印迹杂交、流式细胞仪技术、荧光原位末端标记法等。

4. 答案要点：小鼠“Y”形迷宫实验，反射臂迷宫实验，水迷宫实验，“T”形迷宫实验，小鼠跳台实验，小鼠避暗实验，大鼠双向回避实验。

5. 答案要点：转棒试验，游泳试验，足展开试验，倒挂网格试验，痛觉测定。

6. 答案要点：手提转速度试验，简单反应时间试验，目标瞄准追击试验。

7. 答案要点：数字广度试验，学习试验，视觉保留试验，数字译码试验。

（九）论述题

答案要点：（1）能导致神经系统毒性的金属毒物主要有：锰、铝、镍、铅、汞、砷、镉、锡、铊、铜等。（2）以锰中毒为例。锰中毒的确切机制不完全清楚，根据最新研究主要可归纳为：①自由基作用和氧化损伤以及多巴胺耗竭：大量锰进入细胞后，可被氧化成高价态，产生带有不配对的电子自由基；过量锰也可通过激活细胞色素氧化酶 P450 活性产生自由基。自由基使巯基耗竭，降低细胞抵抗力，引发多巴胺自氧化，形成大量的过氧化物、超氧化物、醌类等细胞毒物，使生物膜的结构发生改变，诱发氧化应激反应，引起神经细胞变性。②导致线粒体损伤及能量代谢障碍：锰对线粒体有特殊的亲和力，过量锰能产生大量自由基，干扰能量代谢；它也参与多种酶的组成，影响酶的活性，抑制线粒体内三羧酸循环，氧化磷酸化的呼吸链等一系列重要酶系，导致线粒体能量生成障碍，对脑组织结构和功能产生严重的影响。③对神经递质合成释放的作用：锰可能通过改变大脑神经细胞中神经递质的代谢而引起神经毒性。过量锰进入到体内，侵犯基底神经节，损伤该区域的神经细胞及抑制多巴胺脱羧酶、DA-β 羟化酶、单胺氧化酶活性及四氢蝶呤的活力，使脑内多巴胺及 5-羟色胺（5-HT）含量减少。锰通过改变谷氨酰胺合成酶（GS）和谷氨酰胺酶（PAG）活力，破坏“Glu-Gln 循环”，导致 Glu 在突触间大量堆积，引发兴奋性毒性。锰通过抑制钙调素依赖的 Ca^{2+}-Mg^{2+}-ATP 酶活性，导致突触后神经递质释放增加诱发震颤。④引起微量元素失衡：锰中毒者可有血铜升高，镁、锌的减少，可影响脑内铜、锌、铁和镁等微量元素的含量。锰在中枢神经系统的蓄积，破坏了微量元素原有的平衡状态，结果依赖于这些离子激活或以这些离子作为活性中心的酶的活性受到影响，产生神经毒性。⑤对细胞内钙浓度的影响：锰可导致细胞内钙升高，激活钙依赖蛋白酶、核酸酶、磷酸酶，使神经细胞变性。而钙离子浓度的升高又可促进自由基的生成，导致恶性循环。⑥锰可促使 NO 的生成：锰能促进可诱导性 NO 合酶（iNOs）的 mRNA 转录，使 iNOS 合成增加，NO 的生成可损害神经元。

（十）案例分析题

1. 答案要点：（1）该工人有可能是慢性正己烷中毒。①生产原料有黏合剂（生胶、PU 胶、药水胶、氯丁胶、白乳胶），胶水采样检测显示，其挥发气体中主要含有正基环戊烷、甲基己烷、甲基丁烷、正己烷、二甲基丁烷、二甲基戊烷等。②患者及症状：离厂工人中有一部分是因病辞工，疾病多为“中暑”“感冒”“关节炎”“风湿病”等。患者自觉手指麻木，双腿力。

（2）正己烷毒作用为对中枢神经系统的抑制作用，对皮肤黏膜的刺激作用。急性中毒时为急性吸入高浓度正己烷可引起眼与呼吸道刺激及中枢神经系统麻醉症状。口服中毒可出现急性消化道和上呼吸道刺激。慢性中毒多为感觉运动型多发性周围神经病。表现出食欲不振、头昏、体重下降等前驱症状，继而出现“触电样”、“蚁走样”及“胀大变厚”等感觉异常，后出现感觉、运动障碍。轻症者表现为肢体远端感觉型神经病，出现指、趾端麻木，痛、触觉、震动和位置觉减退，下肢为重，伴肌肉疼痛，跟腱反射减退，一般呈手套、袜套样分布。重症者出现运动型神经病，首先表现为下肢远端无力腓肠肌压痛，肌肉痉挛，继而腱反射减弱至消失，跟腱反射最早减退，随后可有膝腱反射减退，桡骨膜反射、肱二、三头肌反射，甚至腹壁反射减弱至消失。

2. 答案要点：（1）考虑急性胃肠道炎症、慢性铅中毒。

（2）引起腹绞痛常见的毒物是铅及其化合物。铅是工业上广泛使用的一种有毒金属。从事冶炼、制造和使用铅制品的工矿企业工人，例如冶金、印刷、蓄电池、陶瓷、油漆、塑料、试剂、玻璃、制药等行业的工人。

（3）慢性铅中毒的临床表现：①神经系统表现：中枢神经系统早期症状不明显，且无特异性。可有头痛、头昏、乏力、失眠、多梦、健忘等神经症表现；儿童对铅特别敏感，表现以多动为主，学习成绩较差；重症患者可发生铅中毒性脑病；还会有伸肌无力，特别是使用最多的肌肉更明显。常有关节肌肉疼痛，伴肢体远端手套、袜套样浅感觉障碍等中毒性周围神经病。② 消化系统表现：铅线，消化不良，腹绞痛。③造血系统必须：贫血，白细胞与血小板一般无明显异常。④肾脏表现：出现氨基酸尿、糖尿、低分子蛋白尿等。⑤其他：女性对铅更敏感，有不孕、流产及畸胎等。男性精子活动度减低及畸形精子增多。

（4）还应①实验室检查：尿铅和 ALA、血铅、血红细胞游离原卟啉、血红蛋白等。②作业现场职业卫生调查，明确是否有铅及其化合物接触史。③进一步临床检查，是否有典型的临床症状和体征。

（5）常用的慢性铅中毒的解毒剂金属络合剂如依地酸二钠钙、二巯基丁二酸等。依地酸二钠钙（EDTA 类金属螯合剂）：以羧基（—COOH）与游离的铅螯合，促进血液中的铅经肾排除。注意：螯合铅的同时也螯合体内必需微量元素，在治疗过程中易造成体内微量元素失衡。二巯基丁二酸（DMSA 类竞争性解毒剂）：以活泼巯基（—SH）夺取与组织结合的铅，促进铅从组织解离并使之排除。

（唐焕文 鲁 彦）

第二十章 免疫毒理学

一、学习目的要求

（一）学习目标

1. 掌握 免疫毒性、免疫毒理学、免疫抑制、超敏反应、自身免疫性疾病的概念及外源化学物导致免疫毒性作用的机制。

2. 熟悉 免疫毒性的检测方案及评价。

3. 了解 常见的具有免疫毒性的外源化学物及常用的免疫毒性检测方法。

（二）重点与难点

1. 免疫毒性的特点

2. 外源化学物致免疫抑制的机制。

3. 外源化学物致超敏反应的机制。

4. 外源化学物致自身免疫性疾病的机制。

5. 常用的免疫毒性检测方案及试验方法。

二、学习笔记

（一）免疫系统的组成及功能

免疫系统是机体执行免疫应答及免疫功能的重要系统。免疫应答分为先天性免疫和获得性免疫。先天性免疫为非特异性免疫，获得性免疫具有特异性和记忆性。免疫功能主要包括免疫防御、免疫稳定和免疫监视。

（二）免疫毒性、免疫毒理学的概念及免疫毒性的特点

免疫毒性为外源化学物对免疫系统或其组成部分产生的有害作用。研究外源化学物对机体免疫系统的损害作用、生物学机制及其危险度评价与管理的毒理学学科为免疫毒理学。免疫毒性具有如下特点：①比其他系统毒性敏感。②双重性，即免疫抑制或免疫增强。③选择性，外源化学物可作用于免疫系统的某个方面或特定免疫细胞亚类。

（三）外源化学物对机体的免疫抑制作用

免疫抑制是指机体的体液免疫功能、细胞免疫功能和巨噬细胞功能、NK 细胞功能受到抑制。外源化学物可通过对免疫系统的细胞毒作用、影响淋巴细胞成熟及增殖分化等直接作用，以及影响神经内分泌系统或继发于其他靶器官毒性造成免疫功能紊乱。

（四）外源化学物引起的超敏反应

超敏反应是指机体再次接触同一抗原时所发生的不同形式的免疫病理损害过程，包括四种反应类型，即Ⅰ型、Ⅱ型、Ⅲ型、Ⅳ型，接触性皮炎和过敏性哮喘是常见职业因素诱发的超敏反应性疾病。目前认为外源化学物导致超敏反应的可能机制包括：①本身作为抗原或半抗原引发超敏反应。②改变抗体免疫应答的敏感性，使机体处于高敏感状态。

（五）外源化学物引起的自身免疫性疾病

自身免疫是由于自身识别障碍，免疫球蛋白及 T 细胞受体与自身抗原发生反应，导致组织损伤。目前认为外源化学物引起自身免疫性疾病的机制主要包括①导致机体产生自身抗体；②造成自身隐蔽抗原暴露或释放；③影响机体正常的免疫调节功能；④遗传等因素。

（六）免疫毒性试验方法及评价

①通常采用一组免疫毒性试验方法来反映外源化学物对整个免疫系统的影响。不同国家和不同组织推荐的动物免疫毒性和人群免疫毒性检测方案不相同。不同类别的外源化学物检测也有不同的要求。②常用的免疫毒性检测方法包括：病理学常规检查、淋巴细胞增殖反应试验、体液免疫功能检测、细胞免疫功能检测、巨噬细胞功能试验、NK 细胞活性检测、宿主抵抗力试验等。③免疫毒性检测时应注意该化学物的检测要求及剂量、检测指标的科学性和实用性，评价时应注意动物试验数据与人体毒性反应的一致性、毒性反应的双向性、指标变化的统计学和生物学意义。

三、汉英名词对照

免疫应答 immune response

免疫毒性 immunotoxicity

免疫毒理学 immunotoxicology

先天性免疫 innate immunity

获得性免疫 acquired immunity

免疫抑制 immunosuppression

下丘脑-垂体-肾上腺轴 hypothalamic–pituitary–adrenal

axis，HPA
空斑形成细胞　plague forming cell，PFC
细胞毒 T 淋巴细胞　cytotoxic lymphocyte，CTL
超敏反应　hypersensitivity
甲苯二异氰酸酯　toluene diisocyanate，TDI
自身免疫　autoimmunity
T 细胞依赖性抗体反应　T cell dependent antibody response，TDAR
迟发型超敏反应　delayed type hypersensitivity，DTH

四、复习思考题

（一）名词解释

1. 免疫毒性　2. 免疫毒理学
3. immunosuppression　4. hypersensitivity
5. autoimmunity　6. 先天性免疫
7. 获得性免疫

（二）A1 型选择题

1. 下列关于免疫系统的叙述，错误的是（　　）
A. 目前的免疫毒性检测方案能够准确评价和预测外源化学物的免疫毒性
B. 许多外源性化学物能够导致免疫功能失调
C. 免疫功能紊乱可先于临床症状出现
D. 免疫防御功能低下的机体易发生反复感染
E. 免疫系统与神经、内分泌系统构成调节网络

2. 当人体免疫监视功能异常时，有可能引起（　　）
A. 遗传病　B. 流行性传染病　C. 肿瘤
D. 神经退行性病变　E. 以上都不是

3. 下列关于免疫系统的叙述，错误的是（　　）
A. PFC 是检测外源化学物对体液免疫功能影响最常用的试验方法
B. 巨噬细胞的功能可通过测定体内对异物的清除率进行评价
C. 一般不采用宿主抵抗力试验检测进行外源化合物免疫毒性的筛检
D. 淋巴细胞增殖反应是检测外源化学物免疫毒性的灵敏方法
E. 病理学检查是评价外源化学物对免疫功能影响的常用指标

4. 进行宿主抵抗力试验时，一般选用感染因子的剂量应使动物产生肿瘤或死亡的数量范围为（　　）
A. 50%　B. 10%～30%　C. 100%
D. 10%以下　E. 50%～80%

5. 职业接触性皮炎是（　　）
A. 速发型超敏反应　B. 细胞毒性超敏反应
C. 迟发型超敏反应　D. 免疫抑制
E. 免疫复合物型超敏反应

6. 下列哪些化学物能够导致免疫抑制（　　）
A. 氯乙烯　B. 石棉　C. 铅
D. 多氯联苯　E. 以上都是

7. 免疫系统识别和清除突变细胞的功能称为（　　）
A. 免疫监视　B. 免疫稳定　C. 免疫耐受
D. 免疫防御　E. 免疫识别

8. 甲苯二异氰酸酯（TDI）通常导致（　　）
A. 自身免疫性疾病　B. 超敏反应
C. 免疫刺激　D. 免疫抑制　E. 免疫缺陷

9. 以下不属于外源化学物免疫毒性特点的是（　　）
A. 反应的灵敏性
B. 反应的双重性（免疫增强和免疫抑制）
C. 作用的选择性　D. 明显的个体差异
E. 有高效的筛检方法

10. 外源化学物引起自身免疫反应是因为（　　）
A. 外源化合物为完全抗原
B. 诱导体内自身抗原　C. NK 细胞功能异常
D. 巨噬细胞吞噬功能增强　E. 抑制抗原呈递

（三）A2 型选择题

11. 2003 年，来自法国 866 名风湿病和内科执业医师的资料显示，在接受 TNF-α 抑制剂英夫利昔单抗和依那西普治疗的风湿病病人中部分病人发生了药物诱导的狼疮样综合征，在病人血清中可检测出抗 DNA 抗体和抗核抗体。该资料提示 TNF-α 抑制剂可能导致（　　）
A. 免疫抑制　B. 超敏反应　C. 自身免疫反应
D. 免疫缺陷　E. 以上都不是

12. 一项前瞻性研究观察到儿童血清中多氯联苯类化学物的含量与反复发作的中耳炎、水痘发病率成正相关，与过敏性疾病发病率成负相关；母乳中多氯联苯类化学物含量与儿童咳嗽、胸痛和痰多成正相关；出生前多氯联苯类化学物暴露与出生麻疹、流行性腮腺炎抗体减少相关。该研究资料提示多氯联苯类化学物暴露可导致（　　）
A. 免疫抑制　B. 超敏反应　C. 自身免疫反应
D. 免疫缺陷　E. 以上都不是

13. 一女性患者，砖厂工作中接触乙二胺，无任何防护措施。首次接触 2 小时后，出现鼻痒、咽干，面、颈、双手暴露部位皮肤轻微瘙痒，班后缓解；再次上岗症状重现，逐渐加重；反复发作后，皮肤暴露部位丘疹逐渐密集、融合成片状，手部呈湿疹样变。调离作业环境，并经抗过敏、消炎治疗后痊愈。该患者皮肤的病理变化属于（　　）
A. Ⅰ型超敏反应　B. Ⅱ型超敏反应
C. Ⅲ型超敏反应　D. Ⅳ型超敏反应
E. 自身免疫反应

（四）A3/A4型选择题

（14～16题共用题干）

一研究检测了某市汽车尾气污染区和清洁区空气中$PM_{2.5}$、NO_x、CO的浓度，并采用流式细胞仪对该区域学龄儿童血中T细胞进行分类及早期凋亡分析，结果显示，汽车尾气污染区空气中$PM_{2.5}$、NO_2和CO浓度明显高于清洁区；污染区小学生外周血CD3、CD4、CD4/CD8淋巴细胞均明显低于清洁区，污染区小学生血液淋巴细胞早期凋亡率明显高于清洁区。

14. 该研究结果提示空气污染可导致机体（　　）
A. 免疫抑制　B. 免疫刺激
C. 自身免疫性肾小球肾炎
D. 免疫缺陷　E. 继发性肾病综合征

15. CD3淋巴细胞为（　　）
A. T细胞　B. 辅助T细胞　C. 调节性T细胞
D. 细胞毒T细胞　E. 记忆T细胞

16. CD4淋巴细胞为（　　）
A. T细胞　B. 辅助T细胞　C. 调节性T细胞
D. 细胞毒T细胞　E. 记忆T细胞

（17～19题共用题干）

自1988年广东省首次发现职业性三氯乙烯药疹样皮炎以来，迄今病例已超过数百余例。该类病例均有接触史，皮肤症状多发生在首次接触三氯乙烯2～5周，恢复后再次接触三氯乙烯可导致复发。观察发现患者发病与三氯乙烯暴露浓度无明显的剂量-效应关系，其中约半数病例三氯乙烯的暴露浓度低于职业接触限值。

17. 根据描述，该药疹样皮炎主要与三氯乙烯损伤以下哪个系统相关（　　）
A. 神经系统　B. 血液系统　C. 免疫系统
D. 内分泌系统　E. 以上都不是

18. 该职业性三氯乙烯药疹样皮炎属于（　　）
A. Ⅰ型超敏反应　B. Ⅲ型超敏反应
C. Ⅳ型超敏反应　D. 免疫刺激　E. 自发免疫反应

19. 该免疫反应主要由下列哪种细胞介导（　　）
A. B细胞　B. NK细胞　C. 吞噬细胞
D. 记忆T细胞　E. 树突细胞

（20～22题共用题干）

采用动物实验观察氯化汞的毒性，动物给予氯化汞染毒后，可观察到T细胞依赖性淋巴结明显增大，血清IgE和IgG明显升高，血清中可检测到抗核抗体、抗DNA抗体和抗肾小球基底膜抗体。肾脏病理切片可观察到肾小球基底膜和外周血管有线状或颗粒状免疫复合物沉积。

20. 实验结果提示氯化汞可导致实验动物（　　）
A. 免疫抑制　B. 免疫刺激
C. 自身免疫性肾小球肾炎
D. 免疫缺陷　E. 继发性肾病综合征

21. 根据检测结果，氯化汞该免疫毒性相关因素可能是（　　）
A. 作为半抗原　B. 导致自身抗体产生
C. 损伤免疫细胞　D. 破坏免疫球蛋白
E. 影响抗原递呈

22. 该研究结果提示氯化汞使哪种免疫功能发生紊乱（　　）
A. 免疫调节　B. 免疫防御　C. 免疫逃逸
D. 免疫监视　E. 免疫稳定

（五）B1型选择题

（23～26题共用题干）

A. 职业性哮喘　B. 接触性皮炎
C. 棉尘肺　D. 药物引起的周围神经炎
E. 药物引起的溶血性贫血

23. Ⅰ型超敏反应（　　）
24. Ⅲ型超敏反应（　　）
25. Ⅳ型超敏反应（　　）
26. Ⅱ型超敏反应（　　）

（27～30题共用题干）

A. 氟烷　B. 青霉素　C. 甲苯二异氰酸酯（TDI）
D. 三氯乙烯　E. TCDD

27. 可导致过敏性哮喘（　　）
28. 可导致免疫性肝炎（　　）
29. 可引起接触性皮炎（　　）
30. 可引起免疫抑制（　　）

（31～34题共用题干）

A. 空斑形成细胞（PFC）试验
B. NK细胞活性试验　C. 细菌感染模型
D. 迟发型超敏反应（DTH）试验
E. 小鼠碳廓清试验

31. 体液免疫功能（　　）
32. 细胞免疫功能的体内试验（　　）
33. 单核/吞噬细胞功能试验（　　）
34. 宿主抵抗力试验（　　）

（六）X型选择题

35. 外源化学物致自身免疫性疾病的病理特点包括（　　）
A. 与暴露剂量相关　B. 个体差异
C. 可检测到自身抗体　D. 明显的家族倾向性
E. 免疫功能下降

36. 用于免疫毒性评价的方法包括（　　）
A. 自然杀伤（NK）细胞活性

B. 淋巴细胞增殖反应试验
C. 免疫器官的常规病理学检测
D. 宿主抵抗力试验
E. 空斑形成细胞（PFC）试验

37. CDER免疫毒理学评价规范中提出的药物免疫毒性作用分为（　　）
A. 免疫抑制　B. 免疫原性　C. 过敏反应
D. 自身免疫反应　E. 免疫刺激

38. 引起免疫抑制的外源化学物有（　　）
A. 多氯联苯　B. 有机磷农药　C. 镉
D. 青霉素　E. 环磷酰胺

39. 外源化学物引起免疫抑制的可能机制（　　）
A. 直接损伤免疫细胞　B. 影响淋巴细胞成熟和分化
C. 影响神经内分泌系统　D. 影响机体营养状态
E. 干扰抗原提呈过程

40. 免疫系统的三大功能（　　）
A. 免疫监视　B. 免疫稳定　C. 免疫防御
D. 免疫调节　E. 免疫耐受

（七）判断题

1. 外源化学物的免疫毒性具有明显的剂量反应关系。（　　）
2. 具有免疫刺激作用的外源化合物不会导致机体的免疫抑制。（　　）
3. 淋巴细胞增殖反应不是检测外源化学物免疫毒性的灵敏方法。（　　）
4. 宿主抵抗力试验常用于免疫毒性的筛检试验。（　　）
5. 甲苯二异氰酸酯哮喘属于Ⅱ型超敏反应。（　　）
6. 外源化学物可通过下丘脑-垂体-肾上腺轴影响机体的免疫功能。（　　）

（八）简答题

1. 简述外源性化学物免疫毒性的特点。
2. 简述外源化学物致免疫抑制的机制。
3. 简述机体的免疫功能及其生理学意义。
4. 常见职业接触诱发的超敏反应性疾病有哪些？引起超敏反应的机制是什么？
5. 外源化学物引起自身免疫反应的病理特征及特点是什么？可能的机制有哪些？

（九）论述题

举例说明常用的免疫毒性评价检测方法。

（十）案例分析题

一项研究选择急性有机磷、有机氮及拟除虫菊酯类农药中毒患者，分别于患者入院24～72小时内采集空腹静脉血（n=80），7～14天再次采血（n=67），测定血清IgG、IgA、IgM、补体C3、C4、C反应蛋白（CRP）含量，并对部分有机磷农药中毒患者行外周血中性粒细胞（PMN）吞噬和杀伤功能、T淋巴细胞亚群分析（n=23）。结果显示中毒早期（24～72小时），患者血清IgG、IgA、IgM、C3、C4水平均升高；恢复期（7～14天）血清IgG、IgA、C3、C4、中性粒细胞吞噬率、杀伤率、CD3细胞均下降；重度中毒者IgA、C3、C4明显低于对照组及轻、中度中毒患者。

问题：

（1）上述检测结果提示有机磷农药能够导致哪种免疫毒性？

（2）以上研究中各检测指标的意义是什么？

五、复习思考题参考答案与解析

（一）名词解释（略）

（二）A1型选择题

1. 答案：A　[解析] 不同的外源化学物检测方案不一致。检测方法及评价指标也需进一步完善，因此目前的免疫毒性检测方案尚不能够准确评价和预测外源化合物的免疫毒性。
2. 答案：C　[解析] 免疫监视功能受损时，失去识别和清除异常细胞的能力，异常细胞会增殖形成恶性肿瘤。
3. 答案：D　[解析] 体外培养淋巴细胞在达到增殖高峰的几天时间中，有些受到损伤细胞可能会得到恢复，故该试验不是检测外源化学物免疫毒性的灵敏方法。
4. 答案：B　[解析] 在进行宿主抵抗力检测时，感染因子的剂量太高太低都得不到满意的结果。一般所选用的剂量应能使10%～30%对照组动物产生肿瘤或死亡。
5. 答案：C　[解析] 皮肤局部炎症变化一般在职业因素接触24～48小时后达到高峰反应，因此职业接触性皮炎属于迟发型变态反应。
6. 答案：E　[解析] 氯乙烯、石棉、铅、多氯联苯均能导致免疫抑制。
7. 答案：A　[解析] 识别和清除体内突变细胞的功能是免疫系统的免疫监视功能。
8. 答案：B　[解析] 甲苯二异氰酸酯（TDI）通常导致职业接触性哮喘，属于超敏反应。
9. 答案：E　[解析] 免疫系统对外源化合物反应灵敏性，且反应具有双向性、选择性，有遗传倾向、个体差异明显，但免疫毒性的筛检目前尚缺乏高效、准确的方法。
10. 答案：B　[解析] 外源化学物引起自身免疫反应是由于诱导体内自身抗原或导致自身抗原暴露，并产生自身抗体，导致不正常的免疫反应，损伤相应组织和器官。

（三）A2型选择题

11. 答案：C [解析] 病人血清中可检测出抗DNA抗体和抗核抗体自身抗体，因此属于自身免疫性疾病。

12. 答案：A [解析] 儿童血清中多氯联苯类含量和感染性疾病的发病率呈正相关、与过敏性疾病的发病率成负相关，特异抗体减少、抵抗力降低，故能导致免疫抑制。

13. 答案：D [解析] 该患者的临床表现为Ⅳ型超敏反应，症状发作与乙二胺暴露史吻合，故为乙二胺接触性皮炎。

（四）A3/A4型选择题

15、16题的答案：14. A 15. A 16. B [解析] ①污染区小学生血液淋巴细胞亚群均低于清洁区，$PM_{2.5}$、NO_2、CO显著高于清洁区，提示空气污染与免疫抑制存在相关关系。②CD3分子表达在全部T细胞上，是鉴定T细胞的重要标记。③CD4分子是辅助性T细胞的分子标志。

17～19题的答案：17. C 18. C 19. D [解析] ①患者发病与三氯乙烯暴露间的相关性，以及疾病的病理特征均提示该药疹样皮炎主要与三氯乙烯损伤机体免疫系统相关。②根据皮炎的发病特征，该损伤为三氯乙烯导致的Ⅳ型超敏反应。③Ⅳ型超敏反应也称迟发型超敏反应，由记忆T细胞介导。

20、22题的答案：20. C 21. B 22. E [解析] ①病理切片可观察到组织有免疫复合物沉积，血清中可检测到自身抗体，因此氯化汞导致实验动物自身免疫性肾小球肾炎。②血清中检测到了自身抗体。③正常情况下，免疫系统对自身组织成分不发生免疫反应，处于自身耐受状态即免疫稳定；此功能失调即导致识别紊乱，引起自身免疫性疾病。

（五）B1型选择题

23～26题的答案：23. A 24. C 25. B 26. E [解析] 职业性哮喘发病迅速，属于速发型超敏反应，即Ⅰ型超敏反应；棉尘肺可导致IgM或IgG介导的免疫复合物形成，属于Ⅲ型超敏反应；接触性皮炎是典型的接触性迟发型超敏反应，属于Ⅳ型超敏反应；药物引起的溶血性贫血是血细胞溶解为主的病理性超敏反应，属于Ⅱ型超敏反应。

27～30题的答案：27. C 28. A 29. D 30. E [解析] 吸入TDI可引起过敏性哮喘；短时间内多次接受氟烷麻醉的患者可发生氟烷相关性肝炎，属于自身免疫性肝炎；暴露三氯乙烯可导致三氯乙烯药疹样皮炎；流行病学调查和实验室研究证实TCDD可通过多种机制抑制体液免疫和细胞免疫。

31～34题的答案：31. A 32. D 33. E 34. C [解析] PFC试验常用来检测宿主对特异性抗原产生抗体反应的能力，是体外检测B细胞功能常用的敏感方法。DTH试验是体内检测细胞介导的免疫反应试验；小鼠碳廓清试验可评价巨噬细胞的吞噬功能；采用细菌感染动物，通过动物的易感性及其体内病变、免疫指标检测，可判定宿主的抵抗力。

（六）X型选择题

35. 答案：BCD [解析] 外源化学物引起自身免疫反应过程中，化学物质导致宿主组织或细胞成分抗原性发生改变，机体产生自身抗体，导致自身免疫损伤。自身免疫反应与暴露物无剂量效应关系，自身免疫性疾病个体差异明显，有明显的家族倾向性。

36. 答案：ABCDE [解析] 目前常用一组试验来检测外源化学物潜在的免疫毒性。常规免疫病理学检查、NK细胞活性测定、淋巴细胞增殖试验、PFC试验、宿主抵抗力试验均为常用的免疫毒性评价试验方法。

37. 答案：ABCDE [解析] CDER新药研究中的免疫毒理学评价规范中提出药物的免疫毒性作用分为5种：免疫抑制，免疫原性，过敏反应，自身免疫反应和免疫刺激。

38. 答案：ABCE [解析] 多氯联苯、有机磷农药、镉和环磷酰胺均可导致免疫抑制；青霉素的免疫毒性为导致Ⅰ型超敏反应。

39. 答案：ABCDE [解析] 外源化学物可通过直接损伤免疫器官、免疫细胞和免疫分子，影响骨髓干细胞，使免疫细胞生成减少，干扰抗原提呈过程等直接作用；影响神经内分泌系统的调节功能、机体营养和代谢等多种间接作用引起免疫抑制。

40. 答案：ABC 机体的免疫功能主要包括免疫防御、免疫稳定和免疫监视三个方面。

（七）判断题

1. 答案：F [解析] 外源化学物的免疫毒性无明显的剂量效应关系。

2. 答案：F [解析] 多数外源化学物的免疫毒性常呈现双向性的特点。在较低剂量时，出现一定的免疫“刺激效应”，而较大剂量时则呈现出免疫抑制作用。

3. 答案：T [解析] 因为淋巴细胞在体外培养条件下，需经几天时间才能达到增殖反应的高峰，期间有些受到损伤的细胞会得到恢复。

4. 答案：F [解析] 与免疫功能检测方法相比其敏感性较差，故宿主抵抗力试验一般不用于毒性筛选。

5. 答案：F [解析] 职业性哮喘发病迅速，属于速发型超敏反应，即Ⅰ型超敏反应。Ⅱ型超敏反应为细胞毒型或细胞溶解型超敏反应。

6. 答案：T [解析] 中枢神经系统、内分泌系统和免疫系统之间存在着密切相互联系，外源化学物可通过下丘脑-垂体-肾上腺轴影响机体的免疫功能。

（八）简答题

1. 答案要点：①比其他系统毒性敏感。免疫毒性症状出现早，且免疫毒性剂量多低于其一般毒性作用剂量。②双重性，即免疫功能抑制或免疫功能增强都会引起机体的病理反应。③选择性，一些外源化学物可选择性地损伤免疫系统的某个方面或某种特定的免疫细胞亚类。

2. 答案要点：外源化学物可通过对不同的免疫器官、免疫细胞和免疫分子的直接作用和通过影响神经内分泌系统功能间接造成免疫功能紊乱，或者继发于其他靶器官毒性而引起免疫损伤。直接作用包括①细胞毒作用；②对淋巴细胞成熟过程的影响；③对淋巴细胞增殖、分化的影响。间接作用包括可通过①对神经内分泌网络的影响；②对营养和代谢的影响。

3. 答案要点：机体的免疫功能主要包括①免疫防御；②免疫稳定；③免疫监视。外源化学物导致免疫防御功能过高可产生变态反应，过低则易造成免疫缺损，出现反复感染。若使免疫稳定功能异常，会造成识别紊乱，导致自身免疫性疾病。免疫监视降低可增加肿瘤发生的敏感性。

4. 答案要点：接触性皮炎和过敏性哮喘是常见职业接触诱发的超敏反应性疾病。外源化学物导致超敏反应的机制，目前认为①外源化学物本身作为抗原或半抗原引发超敏反应。②一些外源化学物可以改变抗体免疫应答的敏感性，使机体处于高敏感状态。

5. 答案要点：外源化学物引起的自身免疫反应和自身免疫病是由于化学物诱导体内自身抗原，并产生自身抗体，抗原与抗体结合形成免疫复合物，沉积在组织中，干扰正常生理功能，造成组织炎性损伤。自身免疫呈现明显的个体差异。外源化学物引起自身免疫性疾病的发生机制主要包括①通过一些尚不明确的机制使机体产生自身抗体；②造成自身隐蔽抗原暴露或释放；③影响机体正常的免疫调节功能；④遗传因素等。

（九）论述题

答案要点：由于免疫系统功能和组成高度复杂，免疫毒物毒作用的靶细胞和靶分子多样性，目前无法通过一种免疫毒理学试验方法来全面地反映外源化学物对整个免疫系统的影响。通常采用一组试验检测外源化学物潜在的免疫毒性。常用的组合一般包括以下检测方法：常规免疫病理学检查，免疫功能检测包括 NK 细胞活性、巨噬细胞功能试验、体液免疫功能评价、细胞免疫功能评价，宿主抵抗力试验等。

（十）案例分析题

答案要点：（1）研究数据提示有机磷中毒第 7～14 天，机体的免疫功能降低，且与中毒程度呈正相关，提示有机磷农药能导致免疫抑制。

（2）患者血清免疫球蛋白下降，提示体液免疫功能抑制；CD3 代表成熟 T 淋巴细胞总数，数量减少表明细胞免疫功能受到抑制；中性粒细胞吞噬率和杀伤率降低表明机体的非特异性功能受到影响。

（赵秀兰　张增利）

第二十一章　血液毒理学

一、学习目的要求

（一）学习目标

1. 掌握　血液毒理学的概念、血液造血系统作为靶器官的原因、血液毒作用的分类以及外源化学物对红细胞系、白细胞系以及血小板的生成和功能影响。

2. 熟悉　血液系统及造血作用、外源化学物造成血液毒作用的结局分类以及外源化学物对红细胞存活期的影响。

3. 了解　外源化学物对红细胞系、白细胞系以及血小板产生毒作用的机制。

（二）重点与难点

1. 重点　血液系统易受到外源化学物损害的原因、各种外源化学物因素造成血液毒作用的结局分类以及外源化学物对红细胞系、白细胞系和血小板的毒作用。

2. 难点　血液干细胞造血过程以及外源化学物产生血液毒作用的机制。

二、学习笔记

（一）血液干细胞造血过程

造血干细胞通过骨髓造血微环境内多种调控因素的参与，经过一系列复杂过程而发育成为各种成熟血细胞，从多能干细胞开始，血细胞主要沿两条途径之一进行分化，分别发育为髓系干细胞或淋巴系干细胞。髓系干细胞最后发育成红细胞、血小板、巨噬细胞、中性粒细胞、嗜酸粒细胞和嗜碱粒细胞；淋巴系干细胞最后发育成 B 细胞和 T 细胞。

（二）血液系统易受到外源化学物损害的原因

血液系统易受外源化学物损害的原因主要有以下三个方面：①血液常易接触较高浓度的各种外源性化学物；②血液中的各种成分与外源化学物或其代谢产物接触的机会较多；③血液系统的成分和功能的复杂性，使血液系统很易受到外源化学物的影响；④处于不同分化阶段的高度增殖的各种血细胞对外源化学物敏感性较高。

（三）外源化学物因素造成血液毒作用的结局分类

血液毒作用的结局大致可分为三类：①血细胞生成异常，表现为外周血中某种细胞的减少或增多；②血红蛋白异常和溶血，如高铁血红蛋白血症、溶血性贫血等；③出血性疾病，如血小板减少症、凝血机制障碍而发生的出血等。

（四）外源化学物对红细胞系、白细胞系和血小板的毒作用

主要表现为：①对红细胞系、白细胞系和血小板生成的影响；②对红细胞系、白细胞系和血小板功能的影响；③对红细胞存活期的影响；④引起中毒性白血病；⑤对凝血功能的影响。

三、汉英名词对照

白细胞减少症　leukopenia
白血病　leukemia
多能造血干细胞　pluripotent hematopoietic stem cell，PHSC
高铁血红蛋白　methemoglobin，MetHb
海因茨小体　heinz body
红细胞刺激形成单位　burst forming unit-erythroid，BFU-E
红细胞集落形成单位　colony forming unit-erythroid，CFU-E
巨核细胞集落形成单位　colony forming unit-megakaryocyte，CFU-MK
粒细胞/单核细胞集落形成单位　colony-forming units-granulocyte macrophage
粒细胞减少症　granulocytopenia
硫化血红蛋白　sulfhemoglobin，SulfHb
碳氧血红蛋白　carbonylhemoglobin，HbCO
血小板减少症　thrombocytopenia
血液毒理学　hematotoxicology
血液毒作用　hematotoxicity
再生障碍性贫血　aplastic anemia

四、复习思考题

（一）名词解释

1. hematotoxicology　　2. methemoglobinemia
3. heinz body　　4. HbCO

5. 多能造血干细胞　6. 血液毒作用
7. 单纯红细胞再生障碍性贫血　8. 继发性贫血
9. 血栓性血小板减少性紫癜
10. 硫化血红蛋白血症

（二）A1 型选择题

1. 以下哪种因素不属于血液毒理学的研究范畴（　）
A. 药物　B. 外源化学物　C. 物理因素
D. 遗传因素　E. 生物因素
2. 成人在正常情况下，产生红细胞、粒细胞和血小板的唯一场所是（　）
A. 肝　B. 脾　C. 淋巴结　D. 骨髓　E. 肾
3. 外源化学物引起血红蛋白卟啉环合成缺陷所致铁粒幼细胞性贫血的特征是（　）
A. 骨髓幼红细胞中铁聚集
B. 血液成熟红细胞中铁聚集
C. 骨髓幼粒细胞中铁聚集
D. 骨髓幼红细胞中铁缺乏
E. 骨髓幼粒细胞中铁缺乏
4. 以下外源化学物与再生障碍性贫血无关的是（　）
A. 苯　B. 亚硝酸盐　C. 青霉素
D. 氯霉素　E. 汞
5. 以下外源化学物与高铁血红蛋白形成有关的是（　）
A. 氯霉素　B. 青霉素　C. 亚硝酸盐
D. 苯　E. 汞
6. 高铁血红蛋白血症是指人体高铁血红蛋白占血红蛋白总量超过（　）
A. 0.2%　B. 0.5%　C. 1%　D. 1.5%　E. 2%
7. 高铁血红蛋白血症患者出现发绀时血中高铁血红蛋白含量达（　）
A. 10%　B. 15%　C. 20%　D. 35%
E. 60%～70%
8. 一氧化碳干扰血液中氧的传递，是因为其和血红蛋白结合的亲和力及解离速度与氧气相比分别是（　）
A. 大、快　B. 大、慢　C. 小、快　D. 小、慢
E. 均相同
9. 外源化学物诱导骨髓损害的最常见表现是（　）
A. 再生障碍性贫血　B. 血小板减少症
C. 粒细胞减少症　D. 铁粒幼细胞性贫血
E. 巨幼细胞性贫血
10. 以下可以致白血病的外源化学物是（　）
A. 苯　B. 二甲苯　C. 联苯　D. 苯乙烯　E. 甲苯
11. 在急性中毒时（如乙酰氨基苯过量），对凝血的影响中最先可以看到水平下降的凝血因子是（　）
A. 凝血因子Ⅱ　B. 凝血因子Ⅲ　C. 凝血因子Ⅶ
D. 凝血因子Ⅸ　E. 凝血因子Ⅹ
12. 弥散性血管内凝血的特征是（　）
A. 凝血因子活性降低　B. 凝血功能亢进
C. 凝血蛋白合成减少　D. 凝血因子清除增加
E. 凝血酶产量减少
13. 原发性血液毒作用较继发性血液毒作用更具有（　）
A. 严重性　B. 敏感性　C. 代偿性
D. 反应性　E. 普遍性

（三）A2 型选择题

14. 对烷化剂抗肿瘤药物引起的继发性治疗相关急性髓性白血病患者和职业性苯中毒引起的原发性急性髓性白血病患者进行细胞和分子遗传学比较分析发现，相对于原发性急性髓性白血病患者，继发性急性髓性白血病患者 5 号和 7 号染色体缺失频率更高。表明可用于鉴别毒性暴露和引起白血病病因的是（　）
A. 骨髓抑制　B. 染色体丢失频率
C. 骨髓增生异常　D. 贫血　E. 感染
15. 对 20 名长期从事铅冶炼或铅铸造工作且无血液病、心血管疾病、肝病和肾病史的铅暴露男工进行骨髓分析，并选择年龄配对的无职业性铅接触史的 20 名男性健康工人为对照。结果发现铅暴露导致骨髓中红细胞系祖细胞和粒细胞/巨噬细胞系祖细胞减少。研究揭示铅暴露可引起何种血液疾病（　）
A. 凝血功能障碍　B. 损伤性溶血
C. 血红蛋白合成抑制　D. 骨髓增殖抑制
E 血白板生成障碍
16. 研究对 205 名苯暴露工人和 140 名健康对照工人比较分析发现，低浓度空气苯暴露工人祖细胞集落形成率下降较成熟血细胞更为明显。此外，还伴随着 NADH-黄递酶等代谢关键酶发生基因突变。研究提示苯可引起何种代谢过程障碍而引起红细胞系毒性（　）
A. 再生障碍性贫血　B. 硫化血红蛋白
C. 高铁血红蛋白　D. 碳氧血红蛋白
E. 非免疫性溶血性贫血

（四）A3/A4 型选择题

（17～19 题共用题干）

对鞋厂 203 名苯暴露工人与当地未暴露苯和其他有毒有害物质的 178 名健康对照工人进行血常规指标检测，并应用外周血淋巴细胞胞质分裂阻滞微核试验评价外周血淋巴细胞染色体损伤。结果发现，苯暴露工人外周血红细胞计数、白细胞计数、血小板计

数、红细胞分布活力均较对照工人出现降低，白细胞减少较血小板减少和贫血发生的更早。此外，苯暴露工人外周血淋巴细胞胞质分裂阻滞微核率明显高于对照工人。

17. 本调查研究揭示了苯可引起哪种毒性（ ）

A. 神经系统毒性　B. 造血系统毒性

C. 生殖系统毒性　D. 消化系统毒性

E. 呼吸系统毒性

18. 研究揭示何种血液细胞计数可作为评价苯毒性作用较敏感且有效的指标（ ）

A. 红细胞　B. 血小板　C. 白细胞　D. 浆细胞

E. 巨噬细胞

19. 苯暴露工人外周血淋巴细胞胞质分裂阻滞微核率明显高于对照工人，揭示苯的何种毒作用（ ）

A. 慢性毒性作用　B. 亚慢性毒性作用

C. 急性毒性作用　D. 致癌作用

E. 遗传毒性作用

（20～22 题共用题干）

某男患者，32 岁，因患结核性腹膜炎在当地医院给予口服异烟肼、利福平、吡嗪酰胺治疗 3 天后，双下肢皮肤出现瘀点、瘀斑以及口腔黏膜血疱、牙龈渗血、流鼻血，急诊入院。对患者进行血常规检测，结果为白细胞 4.2×10^9/L，红细胞 3.0×10^{12}/L，血红蛋白 90 g/L，血小板 1×10^9/L；骨髓穿刺涂片示：骨髓增生活跃，粒细胞系、红细胞系以及淋巴系统均正常，巨核系统增生活跃，全片巨核细胞 101 个，幼稚型 18 个，颗粒型 73 个，巨核型 6 个，产板型 4 个，成熟血小板呈单个分布。

20. 除肺结核之外，患者可能患何种疾病（ ）

A. 急性髓细胞性白血病　B. 弥散性血管内凝血

C. 骨髓增生异常综合征　D. 血小板减少性紫癜

E. 溶血性贫血

21. 引起该患者患病的直接原因最可能是（ ）

A. 肺结核并发症　B. 服用药物利福平

C. 医院感染所致　D. 服用药物异烟肼

E. 服用药物吡嗪酰胺

22. 应该对该患者如何处理（ ）

A. 进一步做脑电图和心电图检测

B. 进一步做神经肌电图和心电图检测

C. 进一步做血常规和骨髓穿刺涂片

D. 针对患者症状，进行对应治疗

E. 立即停用利福平，并进行相应治疗

（23～25 题共用题干）

某女性，在鞋厂从事手工刷胶作业的操作，出现头痛、头昏、失眠、记忆力减退、月经过多、牙龈出血入院就诊。骨髓象显示：增生活跃，粒系明显增多，以异常的颗粒增多早幼粒细胞增生为主。血常规显示白细胞计数降低。

23. 该患者可能患何种血液疾病（ ）

A. 弥散性血管内凝血　B. 中毒性白血病

C. 溶血性贫血　D. 再生障碍性贫血

E. 继发性贫血

24. 最可能是下列具体因素中的哪一种引起该血液疾病（ ）

A. 铅　B. 红外线　C. 苯

D. 拟除虫菊酯　E. 微波

25. 该职业性外源化学物毒性暴露引起的血液疾病，与继发性相比存在的特点（ ）

A. 骨髓增生异常　B. 染色体丢失频率高

C. 染色体丢失频率低　D. 感染　E. 骨髓抑制

（五）B1 型选择题

（26～28 题共用备选答案）

A. 出现头痛、呼吸困难　B. 呈现发绀

C. 月经过多、牙龈出血

D. 发生呕吐、嗜睡、昏迷、循环衰竭以至死亡

E. 皮肤出现瘀点、瘀斑

26. 高铁血红蛋白高达 15%时（ ）

27. 高铁血红蛋白超过 60%～70%时（ ）

28. 高铁血红蛋白达 35%以上时（ ）

（29～32 题共用备选答案）

A. 2.5%　B. 5%　C. 20%

D. 30%　E. 50%

29. 正常人的外周血中 HbCO 含量可高达总血红蛋白（ ）

30. 吸烟者外周血中 HbCO 含量可达总血红蛋白（ ）

31. 出现明显中毒症状时外周血中 HbCO 含量达总血红蛋白（ ）

32. 昏迷、抽搐等严重症状，甚至死亡时外周血中 HbCO 含量达总血红蛋（ ）

（33～35 题共用备选答案）

A. 可卡因　B. 利尿药（噻嗪类化合物、呋塞米）

C. 亚硝酸盐　D. 二氯乙烷等氯化烃

E. 一氧化碳

33. 可以引起特发性血小板减少性紫癜的外源化学物（ ）

34. 可以引起血栓性血小板减少性紫癜的外源化学物（ ）

35. 可以引起弥散性血管内凝血的外源化学物（ ）

（36～38 题共用备选答案）

A. 三硝基甲苯　B. 可卡因　C. 呋塞米

D. 亚硝酸盐　E. 一氧化碳

36. 与高铁血红蛋白形成有关的化学物（　　）
37. 与硫化血红蛋白形成有关的化学物（　　）
38. 与碳氧血红蛋白形成有关的化学物（　　）

（六）X 型选择题

39. 外源因素造成血液毒作用的结局包括（　　）
A. 巨幼红细胞性贫血　B. 血小板减少症
C. 白血病　D. 溶血性贫血　E. 高铁血红蛋白血症

40. 外源化学物可通过影响以下哪种物质合成导致血红蛋白合成减少而引起贫血（　　）
A. 珠蛋白链　B. 球蛋白　C. 血红素
D. 纤维蛋白原　E. 白蛋白

41. 以下可以干扰血红素合成并导致铁粒幼红细胞性贫血的外源化学物有（　　）
A. 乙醇　B. 氯霉素　C. 异烟肼
D. 叶酸　E. 铅

42. 可直接还原高铁血红蛋白的非酶促还原系统主要包括（　　）
A. 维生素 C　B. NADH-黄递酶　C. 谷胱甘肽
D. NADPH-黄递酶　E. 亚甲蓝

43. 止血过程包括以下哪三个基本过程（　　）
A. 受伤的小血管收缩
B. 蛋白 C 与血栓调节蛋白结合
C. 血小板血栓形成
D. 血管内皮细胞的合成
E. 纤维蛋白凝块的形成和维持

44. 凝血因子活性降低时凝血蛋白合成减少通常反映（　　）
A. 肾细胞受损　B. 肝细胞受损
C. 维生素 C 代谢受干扰　D. 维生素 K 代谢受干扰
E. 维生素 E 代谢受干扰

（七）判断题

1. 骨髓干细胞可以产生 T 淋巴细胞集落形成单位和 B 淋巴细胞集落形成单位。（　　）
2. 维持血液中高铁血红蛋白浓度不超过总血红蛋白 1%的动态平衡的是体内的酶促还原系统和非酶促还原系统。（　　）
3. 可以影响血小板功能的外源化学物是包括非甾体抗炎药、含 β-内酰胺的抗生素、心血管药物（特别是 β 阻滞剂）、麻醉剂、抗组胺剂等。（　　）
4. 凝血因子活性降低过程中会引起凝血因子清除增加是因为产生了针对特定的凝血因子的抗体，这些凝血因子包括凝血因子Ⅲ、凝血因子Ⅷ、凝血因子Ⅴ和凝血酶。（　　）
5. 凝血功能异常主要是骨髓抑制、免疫反应使血小板数目下降且其功能受到抑制的结果。（　　）

（八）简答题

1. 为什么说血液造血系统是外源化学物毒作用的主要靶器官之一？
2. 外源化学物是如何影响凝血功能的？
3. 外源化学物造成血液毒作用的结局分类有哪些？
4. 外源化学物对血红蛋白呼吸功能的影响包括哪些？
5. 外源化学物对粒细胞生成的影响包括哪些？

（九）论述题

外源化学物对红细胞系有哪些影响？举例说明。

（十）案例分析题

一项研究从 28 名苯暴露工人和 14 名非苯暴露工人的外周血分离培养粒细胞/巨噬细胞系祖细胞，并采用原位杂交技术检测了粒细胞/巨噬细胞系祖细胞中的 7 号和 8 号非整倍体染色体得失情况。研究结果发现，苯暴露组工人白细胞和粒细胞/巨噬细胞系祖细胞计数出现明显下降。此外，粒细胞/巨噬细胞系祖细胞中的 7 号和 8 号染色单体数量较非暴露组明显增加且呈现出剂量反应关系，而 7 号和 8 号三倍体未发现改变。该研究揭示 7 号和 8 号染色单体可能是苯暴露早期效应的生物标记物。

问题：

（1）上述研究结果提示苯可引起何种血液疾病？

（2）研究提示苯引起该疾病的主要毒作用是什么？

五、复习思考题参考答案与解析

（一）名词解释（略）

（二）A1 型选择题

1. 答案：D　[解析] 血液毒理学研究的是环境因素对血液和造血器官的有害效应。
2. 答案：D　[解析]骨髓是主要的造血器官，而脾和淋巴结等则产生淋巴成分。
3. 答案：A　[解析]骨髓幼红细胞中铁聚集，聚集的铁沉积在线粒体内导致细胞内损伤。
4. 答案：B　[解析] 苯、青霉素、氯霉素以及汞均可以引起再生障碍性贫血。
5. 答案：C　[解析] 亚硝酸盐可使血红蛋白中二价铁氧化成三价铁产生高铁血红蛋白。
6. 答案：E　[解析] 在正常生理条件下，人体高铁血红蛋白占血红蛋白总量的 0.5%～2%。
7. 答案：B　[解析] 高铁血红蛋白高达 15%即呈现发绀。
8. 答案：B　[解析] HbCO 的亲和力比 HbO_2 大 240 倍，HbCO 的解离速度 HbO_2 慢 3600 倍。
9. 答案：C　[解析] 粒细胞减少症是外源化学物诱导

骨髓损害的最常见表现。

10. 答案：A [解析] 在芳香烃中，只有苯已被证明可导致白血病。

11. 答案：C [解析] 循环中凝血因子半衰期变化很大，凝血因子Ⅶ半衰期最短。

12. 答案：B [解析] 弥散性血管内凝血的特征是凝血功能亢进，在微血管内形成广泛的微血栓。

13. 答案：A [解析] 继发血液毒作用更具反应性、敏感性、代偿性和普遍性。而原发血液毒作用则具有严重性。

（三）A2 型选择题

14. 答案：B [解析] 当用烷化剂或其他抗肿瘤剂引起的继发性治疗相关 AML，患者的 5、7 号染色体缺失频率为 67%～95%。而职业性苯暴露的 AML 患者这些染色体丢失频率相对较低，故可用于鉴别毒性暴露和其他引起白血病。

15. 答案：D [解析] 铅作业工人中骨髓细胞分类中红细胞系祖细胞和粒细胞/巨噬细胞系祖细胞计数减少，提示铅暴露可以抑制骨髓增殖能力。

16. 答案：C [解析] 苯作业工人外周血中 NADH-黄递酶发生改变，可引起高铁血红蛋白代谢过程异常导致红细胞系毒性。

（四）A3/A4 型选择题

17～19 题的答案：17. B 18. C 19. E [解析] ①苯的作业工人外周血中的红细胞、白细胞以及血小板都有不同程度的减少，提示苯的造血系统毒性。②三系中白细胞减少较血小板减少和贫血发生的更早，提示白细胞对苯毒性作用较为敏感。③苯暴露工人外周血淋巴细胞胞质分裂阻滞微核率明显高于对照工人，提示苯的遗传毒性作用。

20～22 题的答案：20. D 21. B 22. E [解析] ①患者有出血表现，考虑止血功能障碍，对其进行血常规检测，发现血小板降低为 1×10^9/L；骨髓穿刺涂片示骨髓巨核细胞数量增加，发育成熟障碍。诊断为：血小板减少性紫癜。②利福平作为一种半抗原，可引起机体变态反应，体内产生血小板相关免疫球蛋白 G，导致血小板破坏增加，出现紫癜。③ 该患者可能为服用利福平所导致，立即停用利福平，并进行相应治疗。

23～25 题的答案：23. B 24. C 25. C [解析] ①患者入院症状、体征和血常规以及骨髓检查结果综合考虑为中毒性白血病。②患者在鞋厂从事手工刷胶作业的操作，存在苯的接触可能，故该患者可判断为苯引起的中毒性白血病。③与继发性白血病相比，职业性苯暴露中毒性白血病表现为染色体丢失频率相对较低，可用于鉴别毒性暴露和其他引起白血病的病因。

（五）B1 型选择题

26～28 题的答案：26. B 27. D 28. A [解析] 高铁血红蛋白血症以血氧运输异常，组织氧释放降低为特征，主要表现为缺氧和发绀，临床症状与血中高铁血红蛋白浓度平行。高铁血红蛋白高达 15%即呈现发绀；达到 35%以上出现头痛、呼吸困难；超过 60%～70%时，发生呕吐、嗜睡、昏迷、循环衰竭以至死亡。

29～32 题的答案：29. A 30. B 31. D 32. E [解析] 正常人血液中有少量内源性 CO，机体内 CO 产生量可达 0.01～1 ml/（kg· h），人的外周血中 HbCO 含量可高达总血红蛋白的 2.5%，吸烟者可达 5%或更高。当血中 HbCO 含量达到 30%时，可出现明显中毒症状，超过 50%时则出现昏迷、抽搐等严重症状，甚至死亡。

33～35 题的答案：33. B 34. A 35. D [解析] 噻嗪类化合物、呋塞米作为一种半抗原与血小板膜成分结合发生免疫反应，引起特发性血小板减少性紫癜；可卡因、丝裂霉素和环孢素等药物可引起血栓性血小板减少性紫癜和血栓性血小板减少性紫癜样综合征；二氯乙烷等氯化烃所致大面积黏膜溃破或薄壁组织细胞坏死之后可继发弥散性血管内凝血。

36～38 题的答案：36. D 37. A 38. E [解析] 直接氧化剂亚硝酸盐能直接使血红蛋白氧化，使红细胞氧化的作用超过红细胞内的抗氧化能力和还原能力，则产生高铁血红蛋白血症；三硝基甲苯、乙酰苯胺、代森锌、亚乙基双硫代氨基甲酸锌能引起硫化血红蛋白血症；一氧化碳与血红蛋白结合而形成的碳氧血红蛋白。

（六）X 型选择题

39. 答案：ABCDE [解析] 各种外源因素造成血液毒作用的结局大致可分为三类：①血细胞生成异常，如巨幼红细胞性贫血、白血病等；②血红蛋白异常和溶血，如高铁血红蛋白血症、溶血性贫血等；③出血性疾病，如血小板减少症等。

40. 答案：AC [解析] 血红蛋白的合成依赖于珠蛋白链和血红素的协调生成。外源化学物可以通过影响珠蛋白链合成和血红素合成，导致血红蛋白合成减少而引起贫血。

41. 答案：ABCE [解析] 外源化学物影响血红素的合成较为常见，可以干扰血红素合成并导致铁粒幼红细胞性贫血的外源化学物有乙醇、氯霉素、异烟肼、吡嗪酰胺铅等。

42. 答案：AC [解析] 非酶促还原系统主要为维生素 C 和谷胱甘肽 GSH，可直接还原 MetHb。

43. 答案：ACE [解析] 止血过程包括三个基本过程即受伤的小血管收缩、血小板血栓形成和纤维蛋白凝块的形成和维持。而蛋白 C 与血栓调节蛋白结合、血管内皮细胞的合成均参与抗凝血过程。

44. 答案：BD [解析] 凝血因子活性的降低可能是由于蛋白合成减少或清除增多。合成减少通常反映肝细胞受损或维生素 K 代谢受干扰，然而清除增多通常是因为产生了针对特定的凝血因子的抗体。

（七）判断题

1. 答案：F [解析] 淋巴系干细胞最后发育成 B 细胞和 T 细胞。

2. 答案：T [解析] 血液中高铁血红蛋白浓度维持在不超过总血红蛋白 1%的动态稳定状态。维持这种动态平衡的是体内的酶促还原系统和非酶促还原系统。

3. 答案：T [解析] 多在体内外抑制血小板功能的主要药物包括非甾体抗炎药、含 β-内酰胺的抗生素、心血管药物、麻醉剂、抗组胺剂和一些化疗药物。

4. 答案：F [解析] 凝血因子清除增多通常是因为产生了针对特定的凝血因子的抗体，受影响的因子包括因子Ⅷ、因子Ⅴ、因子ⅩⅢ、vWF、凝血酶原和凝血酶。

5. 答案：T [解析] 凝血功能异常主要是骨髓抑制、免疫反应使血小板数目下降且其功能受到抑制的结果。

（八）简答题

1. 答案要点：主要是由于①血液常易接触较高浓度的各种外源性化学物；②血液与外源化学物或其代谢产物接触的机会较多；③血液系统的成分和功能的复杂性，使血液系统很易受到外源化学物的影响；④高度增殖的处于不同分化阶段的各种血细胞对外源化学物敏感性较高。

2. 答案要点：外源化学物影响凝血功能的途径有①凝血蛋白合成减少；②凝血因子清除增加；③弥散性血管内凝血。

3. 答案要点：外源化学物血液毒作用的结局大致可分为三类，①血细胞生成异常；②血红蛋白异常和溶血；③出血性疾病。

4. 答案要点：外源化学物可与血红蛋白结合形成高铁血红蛋白、硫化血红蛋白和碳氧血红蛋白等，影响血红蛋白结构和与氧的亲和力，进而改变血红蛋白的呼吸功能。

5. 答案要点：外源化学物通过影响粒细胞生成进而可引起①白细胞减少症；②粒细胞减少症；③粒细胞缺乏症。

（九）论述题

答案要点：外源化学物可引起红细胞系多方面损害。例如①影响红细胞系生成，引起铁粒幼细胞性贫血、巨幼细胞性贫血、再生障碍性贫血、继发性贫血等；②可与血红蛋白结合形成高铁血红蛋白、硫化血红蛋白、碳氧血红蛋白等，进而影响血红蛋白结构和与氧的亲和力，进而改变血红蛋白的呼吸功能；③氧化损伤增加、代谢障碍以及细胞膜的改变等都可导致红细胞减少，引发不同类型的溶血性贫血。

（十）案例分析题

答案要点：（1）苯暴露组工人白细胞和粒细胞/巨噬细胞系祖细胞计数均出现明显下降，显示接触毒物苯引起骨髓抑制和白细胞减低，提示苯可能引起中毒性白血病。

（2）苯暴露所引起的白血病作业工人中成熟白细胞和髓性祖细胞数量减少，提示苯暴露可通过骨髓抑制在特定条件下导致白血病。研究中发现苯暴露作业工人髓性祖细胞 7 号和 8 号染色单体数量较非暴露组明显增加且呈现出剂量反应关系，说明苯暴露可引起 7 号和 8 号染色体部分丢失而出现非整倍性的单体，提示苯细胞遗传学毒性的存在，并成为白血病发生的重要因素。

（范广勤　周繁坤　王　莹）

第二十二章　心血管毒理学

一、学习目的要求

（一）学习目标

1. 掌握　心血管毒理学的概念、外源化学物对心脏和血管的毒作用及其一般机制。

2. 熟悉　心血管毒理学研究方法和心血管毒作用的形态学和功能学检测与评价。

3. 了解　心血管系统构成特点、心脏毒作用动物模型及心血管疾病转基因动物模型。

（二）重点与难点

1. 外源化学物对心脏和血管的毒作用及其机制。

2. 心血管毒理学研究方法。

3. 心血管毒作用的形态学和功能学检测与评价。

二、学习笔记

（一）心血管毒理学概述

心血管毒理学是研究外源性和内源性有害物质对心血管系统的损害作用、作用机制以及中毒的诊断、治疗和预防的一门学科。心血管毒物是指具有心血管毒性并可能引发心血管系统损伤和导致心血管疾病的物质的总称。心血管毒物种类很多，可以分为具有心血管毒性的外源性化学物质和内源性物质。外源化学物根据其来源不同可分为环境心血管毒物、工业心血管毒物、药物和天然物质。

（二）心血管系统构成特点与毒作用的关系

心血管系统是一个封闭的管道系统，由心脏和血管所组成。心脏是动力器官，血管是运输血液的管道。①心肌细胞：外源化学物影响心肌细胞的自律性、兴奋性、传导性和收缩性。②血管：血管由内膜、中膜和外膜构成，内膜很薄，由附着于基膜的单层内皮细胞和亚内皮细胞构成，在吸收进入血液后能直接或间接引起血管系统的损伤。

（三）外源化学物对心脏的毒作用

外源化学物对心脏的毒作用包括：心律失常、传导阻滞、心肌肥大、缺血性心脏病、心肌及血管细胞凋亡和坏死及心力衰竭等。

（四）外源化学物对血管的毒作用

外源化学物对血管的毒作用包括高/低血压、动脉粥样硬化、出血、水肿和血管炎。

（五）心脏毒作用的一般机制

心脏毒作用的一般机制主要有：干扰离子稳态、冠状动脉血流改变、缺血-再灌注损伤、心肌肥大、氧化应激、细胞凋亡与坏死和线粒体损伤。

（六）血管毒作用机制

血管毒作用的机制是：①毒物改变膜结构和功能，引起血管反应性与选择性改变；②引起氧化应激，导致基因调节机制、抗氧化损伤机制紊乱以及稳态丧失；③血管特异性毒物的生物活化，产生有活性的中介物和（或）氧自由基，诱导细胞损伤；④血管细胞中活性毒物蓄积。

（七）心血管毒理学的研究方法

分为宏观研究方法和微观研究方法，宏观研究方法主要采用循证医学和流行病学的理论和方法，包括回顾性调查、病例对照研究、定群研究、前瞻性队列研究及回顾性队列研究。微观研究方法是指针对人或实验动物个体所进行的实验研究，分为体内（人体临床医学观察/动物实验）和体外（细胞模型）两种方式。

（八）心血管毒作用的形态学和功能学检测与评价

形态学检测包括组织病理学、免疫组织化学、分子杂交、图像分析技术和激光共聚焦扫描显微技术。心血管毒作用的功能学检测包括心血管功能检测和心脏血管细胞功能检测。

（九）心脏毒作用动物模型和心血管疾病转基因动物模型

心脏毒作用动物模型主要有心肌缺血与心肌梗死动物模型、心力衰竭动物模型、心律失常动物模型、心肌肥大动物模型、斑马鱼心脏毒作用动物模型等。心血管疾病转基因动物模型有：动脉粥样硬化、高血压、心律失常和心肌肥厚及血栓形成转基因动物模型等。

三、汉英名词对照

离子稳态　ion homeostasis
冠状动脉血流改变　altered coronary blood flow
离子通道活性　ion channel activity

缺血-再灌注损伤　ischemia/reperfusion injury
心率变异度　heart rate variability，HRV
心血管毒理学　cardiovascular toxicology
心血管毒物　cardiovascular toxicant
心血管疾病转基因动物模型　transgenic animal models of cardiovascular diseases
预适应　preconditioning

四、复习思考题

（一）名词解释

1. cardiovascular toxicology　2. 心血管毒物
3. 环境心血管毒物　4. 心肌适应
5. 心肌预适应

（二）A1 型选择题

1. 外源性心血管毒物不包括（　　）
A. 环境心血管毒物　B. 工业心血管毒物
C. 药物　D. 天然物质　E. 甲状腺激素
2. 外源化学物的持续作用可引起心脏（　　）
A. 心力衰竭　B. 能量代谢改变
C. 离子稳态的改变　D. 心律异常　E. 心肌酶变化
3. 长期接触氯乙烯的工人可出现（　　）
A. 血脂轻度增高　B. 肢端动脉痉挛
C. 血压轻度增高　D. 血管调节功能障碍
E. 心律异常
4. 特殊分化的心肌细胞不包括（　　）
A. 窦房结　B. 结间束　C. 房室束、束支及其分支
D. 浦肯野纤维　E. 心房肌
5. 心血管系统具有内分泌功能可以产生（　　）
A. 肾上腺皮质　B. 雌激素　C. 心钠素
D. 生长素　E. 孕酮
6. 主要不良反应是心脏毒作用的抗肿瘤药物（　　）
A. 氟尿嘧啶　B. 甲氨蝶呤　C. 白消安
D. 氮芥　E. 多柔比星
7. 下列属于心血管毒理学宏观研究方法的是（　　）
A. 心血管功能检测
B. 心肌细胞的全胚体培养方法
C. 针对人和实验动物进行实验研究
D. 前瞻性队列研究及回顾性队列研究
E. 心血管疾病动物模型和转基因动物模型
8. 下列不属于心血管毒作用形态学检测方法的是（　　）
A. 组织病理学方法　B. 激光共聚焦扫描显微技术
C. 心电向量图　D. 分子杂交　E. 免疫组织化学
9. 以下哪个可以用作心力衰竭动物模型的药物（　　）
A. 垂体后叶素　B. 普萘洛尔　C. 异丙基肾上腺素
D. 地高辛　E. 乌头碱
10. 以下可以成为动脉粥样硬化转基因动物模型的是（　　）
A. 低密度脂蛋白受体转基因动物
B. 血管紧张素原转基因动物
C. 心房利钠因子转基因动物
D. 血纤维蛋白溶酶原激活剂的抑制剂转基因动物
E. 精氨酸加压素转基因动物

（三）A2 型选择题

11. 对深圳市 2008 年油漆生产作业者 140 人和家具厂喷漆作业者 173 人的职业健康检查心电图结果进行分析，油漆中的有机溶剂对心脏的毒作用不包括（　　）
A. 异位心律　B. 心律失常、心肌梗死　C. 心肌损伤
D. 心力衰竭　E. 不同程度的房室传导阻滞
12. 某化工厂有机磷车间 38 名生产工人为接触组（男 19 名，女 19 名），不接触有害物质的 38 名工人为对照组（男 19 名，女 19 名），平均年龄 33.2 岁。两组性别、年龄差异无统计学意义（$P>0.05$）。接触组窦律不齐、低电压、窦缓的阳性率均高于对照组（$P<0.01$）。揭示有机磷对心脏的毒性作用可能是由于（　　）
A. 乙酰胆碱积聚　B. 心律失常心肌梗死
C. 乙酰胆碱减少　D. 氧化损伤　E. 线粒体损伤
13. 长期吸烟者（戒烟 3d 后）和不吸烟者平静休息 15min 后作 HRV 测定，随后均吸 1 支烟（同一品种），于吸完即刻、20min、30min、1h 分别作 HRV 测定，结果表明长期吸烟者的 HRV 改变显著，本结果提示（　　）
A. 长期吸烟可造成心肌肥大
B. 长期吸烟可造成自主神经功能损害
C. 长期吸烟可造成心肌细胞凋亡
D. 长期吸烟可造成冠状动脉血流改变
E. 长期吸烟可造成缺血-再灌注损伤
14. 对 1994 ～2010 年国内医药期刊报道的 412 例药物致心脏损害病例进行统计分析。结果：412 例药源性心脏损害中，循环系统药物占 30.58%，抗微生物药占 14.8%，心脏损害的临床表现主要为各种类型的心律失常，本研究采用了哪种心血管毒理学的研究方法（　　）
A. 回顾性调查　B. 病例对照研究　C. 定群研究
D. 前瞻性队列研究　E. 回顾性队列研究

（四）A3/A4 型选择题

（15、16 题共用题干）

2003 年 6 月～2008 年 12 月收集急救中心 88 例急性氟乙酰胺中毒患者的心电图。心电图分析结果：

46 例急性氟乙酰胺中毒并发心律失常的心电图改变：窦性心动过速 14 例，窦性心动过缓 7 例；窦性心律不齐 5 例，房性早搏 2 例，室性早搏 3 例；P 波高尖（均为肺水肿）10 例；完全性右束支传导阻滞 3 例，Ⅰ度～Ⅱ度房室传导阻滞 2 例。治愈 43 例，死亡 3 例，死亡率 6.52 %。

15. 本调查研究揭示了氟乙酰胺可引起哪种毒性（　　）
A. 神经系统毒性　B. 心血管系统毒性
C. 生殖系统毒性　D. 消化系统毒性
E. 呼吸系统毒性

16. 研究揭示氟乙酰胺的心脏毒作用主要是影响（　　）
A. 心率　B. 心肌酶改变　C. 心脏传导　D. 心律
E. 心肌供血

（17～19 题共用题干）

78 例经病理学检查确诊为乳腺癌患者，均接受含有阿霉素的治疗方案，比较治疗前后患者心电图检查、心肌蛋白检查及心脏超声检查结果。化疗后患者 ST 段改变、房性早搏、室性早搏、窦性心律异常和 QT 延长的发生率均高于化疗前（$P<0.05$），化疗前患者肌酸激酶、门冬氨酸转移酶、肌酸激酶同工酶均显著低于化疗后。

17. 本次研究揭示了阿霉素能引起哪种毒作用（　　）
A. 神经毒作用　B. 造血毒作用　C. 心脏毒作用
D. 肾毒作用　E. 呼吸毒作用

18. 研究中发现的心肌酶升高可以表明（　　）
A. 心脏自主神经协调失衡　B. 房室传导阻滞
C. 窦性心动过缓　D. 心肌细胞损伤
E. 离子稳态失衡

19. 检测蒽环类药物心脏毒作用的金标准（　　）
A. 心内膜活检　B. 心电图检测
C. 急性毒性作用　D. 心肌酶、心肌蛋白检测
E. 心脏超声检查

（20～22 题共用题干）

以某汽车制造公司的水泵工、空压运行工、冲压工 403 名为噪声接触组，以接触低噪声的机修工、电工 303 名为对照组，进行心电图、血压检查及血糖、血脂浓度测定，用累积噪声接触量（CNE）评价工人的实际噪声接触量，两组工人在年龄、工龄等一般特征及心血管病家族史方面无显著性差异。结果：噪声接触组高血压检出率及血糖、血脂浓度明显高于对照组，噪声接触组心电图异常率 31.0 %，高于对照组的 19.1 %，差异有统计学意义，CNE 的 *OR* 值为 1.043，表示 CNE 每增加 1 dB（A）· 年，发生心电图异常的危险性增加 0.043 倍。

20. 此研究表明噪声对下列哪个系统有损害作用（　　）
A. 神经系统　B. 呼吸系统　C. 心血管系统
D. 消化系统　E. 造血系统

21. CNE 与心电图异常之间的关系是（　　）
A. 无明显相关性　B. 剂量-效应关系
C. 剂量-反应关系　D. 反相关关系
E. 反比例关系

22. 本研究提示以下哪一项监测对噪声作业工人早期心血管损害的健康监护有重要意义（　　）
A. 心电图　B. 血糖　C. 血脂　D. 尿 ALA
E. 肝功能检测

（五）B1 型选择题

（23～26 题共用备选答案）
A. 心肌梗死；心动过速；传导阻滞
B. 心律失常；心肌缺血
C. 心肌细胞死亡
D. 迟发性心肌梗死；心肌损伤
E. 心动过速；ST 段下降

23. 亚硝酸盐的心脏毒作用表现为（　　）
24. 一氧化碳的心脏毒作用表现为（　　）
25. 硫化氢的心脏毒作用表现为（　　）
26. 氯甲烷的心脏毒作用表现为（　　）

（27～29 题共用备选答案）
A. 心肌缺血动物模型　B. 心力衰竭动物模型
C. 心律失常动物模型　D. 心肌肥大动物模型
E. 斑马鱼心脏毒作用动物模型

27. 地高辛可诱发大鼠成为（　　）
28. 异丙基肾上腺素皮下注射可使大鼠、豚鼠、兔、犬等成为（　　）
29. 维拉帕米（易搏定）可使豚鼠成为（　　）

（30～32 题共用备选答案）
A. 肺动脉损伤　B. 小动脉内皮细胞空泡形成
C. 内膜损伤，水肿
D. 大脑半球的出血及梗死；主动脉粥样硬化
E. 门静脉高压

30. 氮氧化物的血管毒作用（　　）
31. 一氧化碳的血管毒作用（　　）
32. 臭氧的血管毒作用（　　）

（六）X 型选择题

33. 心脏的基本组成单位是心肌细胞，心肌细胞具有（　　）
A. 自律性　B. 兴奋性　C. 传导性
D. 收缩性　E. 节律性

34. 外源化学物根据其来源不同可分为（　　）
A. 环境心血管毒物　B. 工业心血管毒物　C. 药物

D. 天然物质　　　E. 辐射

35. 外源化学物引起心血管系统的毒作用表现为心脏和血管（　　）

A. 功能紊乱导致心律失常甚至骤停　B. 传导阻滞

C. 缺血性心脏病　　　D. 心肌及血管细胞凋亡

E. 坏死和心力衰竭

36. 外源化学物对血管毒作用包括（　　）

A. 高血压、低血压　B. 动脉粥样硬化　C. 出血

D. 水肿　　　E. 血管炎

37. 肿瘤病人使用阿霉素在治疗过程中，引起的心脏毒作用有（　　）

A. 心动过速　B. 动脉粥样硬化　C. 心律失常

D. 心肌肥大　E. 充血性心力衰竭

38. 斑马鱼被用于心脏毒作用评价的主要优势包括（　　）

A. 生理功能与人类相似　　B. 胚胎透明

C. 基因调控途径与人类相似

D. 疾病特征与人类相似

E. 只有一个心房和一个心室

39. 与其他方法建立的心血管疾病动物模型相比，转基因动物模型具有以下哪些优点（　　）

A. 遗传背景清楚　　　B. 模型动物的症状单一

C. 不出现预期的症状　D. 建立过程操作简便

E. 不需要特殊的饲养条件

40. 心血管功能检测方法包括（　　）

A. 心电图　B. 心电向量图　　C. 心阻抗血流图

D. 多导生理信号记录仪　　　E. 核磁共振技术

（七）判断题

1. 外源化学物对心血管系统产生的毒作用取决于毒物的种类、作用时间与作用强度（即暴露水平）以及个体差异。（　　）

2. 外源化学物的短时作用可以激活转录因子，通过肥大基因激活和转录因子上调引起心肌肥大，非生理状态心肌肥大在初期表现为心脏对心血管毒物作用产生的适应性、代偿性改变，这时心肌损伤可以恢复。（　　）

3. 乙醇在肝脏中乙醇脱氢酶作用下产生大量乙醛，乙醛对心肌的直接毒作用应包括抑制蛋白合成、影响线粒体呼吸及干扰肌动蛋白与肌球蛋白的连接。（　　）

4. 预先给予心肌某种适宜的刺激（如短暂缺血、机械刺激或药物等），可以使心肌对随后受到的更强的有害刺激产生耐受性或适应性。（　　）

5. 高密度脂蛋白被血管细胞释放的氧自由基氧化，被认为是启动和加重动脉粥样硬化过程的关键环节。（　　）

6. HRV 是衡量心脏自主神经功能的量化指标。（　　）

（八）简答题

1. 为什么说心血管系统是外源化学物毒作用的主要靶器官之一？

2. 心血管系统构成的哪些特点与外源化学物毒作用关系密切？

3. 外源化学物对心血管系统的毒作用有哪些？

4. 心血管毒理学的研究方法有哪些？

5. 简述心血管毒作用的功能学检测方法。

（九）论述题

试论述心脏毒作用的一般机制。

（十）案例分析题

2006 年 1 月～2008 年 12 月期间，某医院有 112 例肿瘤患者（经病理学证实）按规范接受了紫杉醇化疗，患者按有无心功能的异常分为两组，有冠心病病史的患者 67 例（冠心病组），心功能正常者 45 例（正常组），完成 6 个周期化疗后采取心电图及心肌酶谱两项检查对紫杉醇的心脏毒作用进行临床观察，发现紫杉醇引起的心律失常发生率为 26.8 %，主要表现为无症状性心动过缓，心肌酶谱异常发生率达 44.6 %，并且冠心病组心律失常发生率和心肌酶谱异常发生率与正常组相比均有统计学意义。

问题：

（1）紫杉醇的心脏毒作用主要表现是什么？

（2）如何防治紫杉醇的心脏毒作用？

五、复习思考题参考答案与解析

（一）名词解释（略）

（二）A1 型选择题

1. 答案：E　[解析] 外源性心血管毒物根据其来源不同可分为环境心血管毒物、工业心血管毒物、药物和天然物质，甲状腺激素是内源性物质。

2. 答案：A　[解析] 外源化学物的持续作用发展为不可逆的心肌损伤甚至心力衰竭。外源化学物短时间作用心脏出现的早期反应是心肌酶变化、能量代谢及离子稳态的改变。

3. 答案：B　[解析] 长期接触氯乙烯的工人可出现肢端动脉痉挛。

4. 答案：E　[解析] 心肌细胞分为工作细胞（心房肌和心室肌）和特殊分化的心肌细胞（窦房结、结间束、房室结、房室束、束支及其分支、浦肯野纤维等）。

5. 答案：C　[解析] 心血管系统具有内分泌功能，如心脏可以产生心钠素，在调节心血管系统的功能方面都具有重要的作用，也成为毒作用机制的重要一环。

6. 答案：E　[解析] 多柔比星即阿霉素是具有心脏毒

作用的抗肿瘤药物。

7. 答案：D ［解析］心血管毒理学的宏观研究方法包括回顾性调查、病例对照研究、定群研究、前瞻性队列研究及回顾性队列研究。

8. 答案：C ［解析］心血管毒作用形态学检测方法包括组织病理学方法、免疫组织化学、分子杂交、图像分析技术和激光共聚焦扫描显微技术等。

9. 答案：B ［解析］心力衰竭的常用模型是用戊巴比妥钠静脉滴注，也可用普萘洛尔、维拉帕米在豚鼠等动物身上复制心力衰竭模型。

10. 答案：A ［解析］动脉粥样硬化的形成和脂代谢紊乱有着密切的关系，因此建立低密度脂蛋白受体基因缺失的高胆固醇血症小鼠用于动脉粥样硬化转基因动物模型。

（三）A2 型选择题

11. 答案：C ［解析］油漆中的有机溶剂作用于心肌或心脏传导系统，引发各种心电图的异常改变，心律失常、心肌损伤可出现不同程度的房室传导阻滞。

12. 答案：A ［解析］有机磷农药的主要毒性作用是抑制体内的胆碱酯酶，使其失去分解乙酰胆碱的能力，造成乙酰胆碱积聚，引起神经功能紊乱。急性有机磷农药中毒常见心脏并发症，引起心电图多项指标改变。

13. 答案：B ［解析］HRV 分析是临床检测心脏自主神经活性的定量方法，本案例对 HRV 的分析说明了长期吸烟对心脏自主神经功能具有损害作用。

14. 答案：A ［解析］本案例对 1994 ～2010 年国内医药期刊报道的 412 例药物致心脏损害病例进行统计分析，属于回顾性调查。

（四）A3/A4 型选择题

15、16 题的答案：15. B 16. A ［解析］吸收进入机体的氟乙酰胺对循环系统均有明显的毒性作用，窦性心动过速 14 例，窦性心动过缓、窦性心律不齐，房性早搏，室性早搏通过心电图可以看出。

17～19 题的答案：17. C 18. D 19. A ［解析］①阿霉素等抗肿瘤药物可对心肌产生直接的毒作用。②心肌酶是心肌细胞内的一种酶，通常在心肌损害后通过细胞膜释放，血液检查是可以发现升高的。③心内膜活检是公认的检测蒽环类药物心脏毒性的金标准。但由于其有创伤性限制了临床的推广应用。心电图检测、心肌酶、心肌蛋白检测及心脏超声检查在蒽环类药物心脏毒性检测方面具有十分重要的作用。

20～22 题的答案：20. C 21. C 22. A ［解析］① 本案例发现噪声引起了血压、心电图异常，因此说明噪声对心血管系统有损伤作用。②案例中 CNE 每增加 1 dB（A）· 年，发生心电图异常的危险性增加 0.043 倍，表明二者存在剂量-反应关系。③CNE 与心电图异常存在较为明显的剂量-反应关系，因此把心电图异常作为噪声作业工人早期损害指标对噪声作业者的健康监护有重要意义。

（五）B1 型选择题

23～26 题的答案：23. B 24. A 25. D 26. E ［解析］亚硝酸盐的心脏毒作用表现为心律失常，心肌缺血；一氧化碳的心脏毒作用表现为心肌梗死，心动过速，传导阻滞；硫化氢的心脏毒作用表现为迟发性心肌梗死，心肌损伤；氯甲烷的心脏毒作用表现为心动过速，ST 段下降。

27～29 题的答案：27. C 28. A 29. B ［解析］地高辛可诱发大鼠心律失常动物模型；异丙基肾上腺素皮下注射可造成心肌缺血动物模型；维拉帕米可使豚鼠成为心力衰竭动物模型。

30～32 题的答案：30. B 31. C 32. A ［解析］氮氧化物的血管毒作用表现为小动脉内皮细胞空泡形成；一氧化碳的血管毒作用表现为内膜损伤，水肿；臭氧的血管毒作用表现为肺动脉损伤。

（六）X 型选择题

33. 答案：ABCD ［解析］心脏的基本组成单位是心肌细胞，心肌细胞具有自律性、兴奋性、传导性和收缩性。

34. 答案：ABCD ［解析］外源化学物根据其来源不同可分为环境心血管毒物、工业心血管毒物、药物和天然物质。

35. 答案：ABCDE ［解析］外源化学物引起心血管系统的毒作用为心律失常甚至骤停、传导阻滞、心肌肥大、缺血性心脏病、心肌及血管细胞凋亡、坏死和心力衰竭。

36. 答案：ABCDE ［解析］外源化学物对血管毒性作用包括高血压、低血压、动脉粥样硬化、出血、水肿和血管炎。

37. 答案：AC ［解析］阿霉素在治疗过程中，引起心脏毒性作用主要是心动过速和心律失常。

38. 答案：ABCDE ［解析］斑马鱼的心脏只有一个心房和一个心室，有房室瓣，其形态结构、生理功能及疾病特征等与人类相似，胚胎透明，可直接活体观察。

39. 答案：ABDE ［解析］转基因动物模型的遗传背景清楚，症状单一且更接近病人症状，建立过程操作简便，周期短，不需要特殊的饲养条件。

40. 答案：ABCDE ［解析］心血管功能检测方法包括采用心电图、心电向量图、心阻抗血流图、多导生理信号记录仪、超声心动图及核磁共振技术等。

（七）判断题

1. 答案：T [解析] 外源化学物对心血管系统产生的毒作用取决于毒物的种类、作用时间与作用强度（即暴露水平）以及个体差异。

2. 答案：F [解析] 外源化学物的持续作用可以激活转录因子，通过肥大基因激活和转录因子上调引起心肌肥大，非生理状态心肌肥大在初期表现为心脏对心血管毒物作用产生的适应性、代偿性改变，这时心肌损伤可以恢复。

3. 答案：T [解析] 乙醇摄入有关的心肌损伤主要是由其代谢产物乙醛造成的。乙醇在肝脏中乙醇脱氢酶作用下产生大量乙醛，乙醛对心肌的直接毒作用包括抑制蛋白合成、影响线粒体呼吸及干扰肌动蛋白与肌球蛋白的连接。

4. 答案：T [解析] 心肌预适应能引起腺苷和缓激肽等内源性物质及细胞因子释放，这些物质与 G 蛋白耦联相关受体作用，激活 PKC 而活化机体抗损伤及保护机制的基因及其产物，使心肌对心血管毒物的损伤产生适应和耐受。

5. 答案：F [解析] 低密度脂蛋白被血管细胞释放的氧自由基氧化，被认为是启动和加重动脉粥样硬化过程的关键环节，而不是高密度脂蛋白。

6. 答案：T [解析] 心率变异 HRV 通过测量连续正常 P-P 间期变化的变异性来反映心率变化程度和规律而对自主神经系统活动进行量化。

（八）简答题

1. 答案要点：心血管系统易受到外源化学物损害，作为靶器官，主要是由于①化学物可直接作用于心肌，或通过神经系统或血管间接作用；②化学物吸收入血后，可直接或间接引起血管系统损伤。

2. 答案要点：①心脏的基本组成单位是心肌细胞，心肌细胞中富含的线粒体是心脏毒性常见的亚细胞靶。心肌收缩包括氧化代谢的能量释放、三磷酸腺苷和磷酸肌酸对能量的储存及收缩蛋白对能量的利用，所以心肌细胞对抗外源化学物损伤最脆弱的机制可能是能量的利用和细胞钙离子的移动；②血管一般由内膜、中膜和外膜构成，内膜很薄，由附着于基膜的单层内皮细胞和亚内皮细胞构成，外源化学物在吸收进入血液后能直接或间接引起血管系统的损伤。

3. 答案要点：外源化学物对心血管系统的毒作用①心律失常，传导阻滞，心肌肥大，缺血性心脏病，心肌及血管细胞凋亡、坏死，心力衰竭等；②高血压、低血压、动脉粥样硬化、出血水肿和血管炎。

4. 答案要点：可分为宏观研究方法和微观研究方法，宏观研究方法主要采用循证医学和流行病学的理论和方法，包括回顾性调查、病例对照研究、定群研究、前瞻性队列研究及回顾性队列研究。微观研究方法是指针对人或实验动物个体所进行的实验研究，分为体内和体外两种方式。

5. 答案要点：心血管毒作用的功能学检测包括心血管功能检测和心脏血管细胞功能检测。心血管功能检测方法包括采用心电图、心电向量图、超声心动图及核磁共振技术等，还可以对敏感、特异的生物学标志物进行早期检测；对心脏血管细胞功能的检测可从细胞、亚细胞及分子水平进行。

（九）论述题

答案要点：①干扰离子稳态，任何外源化学物只要能够影响离子转运和离子稳态，均可造成心肌损伤；②冠状动脉血流改变，心血管毒物可诱发冠状动脉的痉挛、狭窄，并引起冠状动脉血流改变；③ 缺血-再灌注损伤，心肌供血不足导致心肌细胞酸中毒、氧化磷酸化障碍和 ATP 衰竭，持续缺血心肌组织再灌注会导致组织继发性损伤；④心肌肥大，心血管毒物可使心肌肥大基因过度表达，形成病理性心肌肥大；⑤氧化应激，心血管毒物通过引起机体的氧化-抗氧化过程失衡，诱发脂质过氧化反应，造成心肌细胞的氧化损伤；⑥细胞凋亡与坏死，心血管毒物引起的细胞凋亡与坏死在心肌梗死形成中起到相当大的作用；⑦ 线粒体损伤，心脏含有丰富的线粒体，心血管毒物通过影响细胞呼吸链电子传递，使氧化磷酸化异常，细胞能量代谢障碍，造成线粒体结构和功能的改变。

（十）案例分析题

答案要点：（1）紫杉醇可引起无症状的心电图异常、血压改变、心律失常、心肌炎、心包炎、心包填塞、急性心肌梗死、心力衰竭、休克、慢性心肌病等一系列心脏改变，其中最常见的反应是窦性心动过缓。

（2）对紫杉醇的心脏毒作用防治的主要方法有：①用药前心脏危险因素的筛查，患者化疗前进行心电图、心肌酶、心功能评价和心脏超声心动图检查，选择合理的治疗方案；②对于有症状的窦性心动过缓、心脏传导阻滞的患者，使用紫杉醇时应给予密切监护。有些心脏损害严重病例，应该考虑安装临时或永久性心脏起搏器，或者使用心肌保护药物；③对心脏毒作用的血液生化标志物进行监测，尽早发现可能出现的心肌损伤。

（曹　军　黄丽华）

第二十三章　皮肤毒理学

一、学习目的要求

（一）学习目标

1. 掌握　皮肤毒理学的概念；皮肤毒作用类型及基本概念；皮肤作为外源化学物靶器官的原因。

2. 熟悉　皮肤的解剖结构与功能；引起皮肤毒作用的主要有害因素；皮肤毒理学研究方法和评价。

（二）重点与难点

皮肤毒作用类型。

二、学习笔记

（一）皮肤毒作用类型

1. 接触性皮炎　由于接触某种物质后在皮肤、黏膜接触部位发生的急性或慢性炎症反应。根据发病机制不同可以分为以下几类：①刺激性皮炎指外源性物质直接作用的皮肤部位出现的非免疫反应。外源化学物的浓度、pH、温度、接触时间、反复接触和封闭等因素可明显影响皮炎的表现。②变态接触性皮炎是初次接触某种外源化学物致敏，随后再次暴露于相同外源化学物引发典型的临床表现和病理学改变。变态反应性皮炎约占接触性皮炎的20%。

2. 光感性皮炎　是由于接触光感性物质并受到日光或紫外线光源照射引起的皮肤炎症性反应，根据其发病机制不同，可分为光毒性作用与光变态反应。①光毒性作用：全身或局部暴露于光毒性化合物可产生光毒反应。急性光毒反应指皮肤可在照射紫外线后数分钟至数小时内出现红斑、水疱样改变；慢性光毒反应指可引起照射处色素沉着过多和皮肤变厚。②光变态反应：光变态反应与变态接触性皮炎发病机制相同，是一种免疫学抗原-抗体反应，所不同的是光变态反应必须要有光能参与才能引发，被光激活的光敏物（光半抗原）与载体结合形成完全抗原。

3. 电光性皮炎　是接触人工紫外线光源如电焊器、水银石英灯引起的皮肤急性炎症，主要见于电焊工及辅助人员，皮损发生在颜面、颈项、手背和前臂等暴露部位，轻者表现为界限清楚的水肿性红斑，重者在水肿性红斑的基础上出现水疱或大疱，甚至表皮坏死，疼痛剧烈。

4. 放射性皮炎　是指电离辐射引起的急、慢性皮炎和皮肤黏膜溃疡，电离辐射能引起组织细胞DNA发生可逆或不可逆损伤，引起细胞死亡或DNA突变，而引起皮肤炎症、萎缩、色素紊乱甚至肿瘤形成。

5. 痤疮和氯痤疮　①痤疮：可由多种病因引起，称之为“多形性疾病”，皮脂、激素、细菌、遗传和环境因素被认为是主要的影响因素。能够引起痤疮的化学物质称为致粉刺物。②氯痤疮：是暴露于卤代多环芳烃导致的严重损坏人皮肤的痤疮之一，最具毁容性。

6. 色素异常　根据临床表现不同，色素异常分为色素过度沉着和色素沉着减少两大类。其中黑色素生成增多、内源性或外源性色素在真皮上部沉积可致色素过度沉着；黑色素丢失和黑色素细胞损伤或血管异常可导致色素沉着减少。

7. 荨麻疹　是一种常见的皮肤改变，俗称风团。表现为表皮和浅表真皮水肿，水肿部位发红，和正常皮肤界限清楚，自觉刺痒，并有一种烧灼感。典型反应常常是暴露于某物后30～60min，皮肤出现改变。荨麻疹一般几个小时内即可退去。水肿明显的荨麻疹，即真皮深层、皮下和黏膜层下水肿可持续72小时。

8. 皮肤肿瘤是发生在皮肤的细胞增生性疾病发生于皮内或皮下组织的新生物，种类很多，临床上分良性肿瘤和恶性肿瘤。

三、汉英名词对照

皮肤毒理学　dermatotoxicology
黑色素细胞　melanocyte
朗格汉斯细胞　Langerhans cell
默克尔细胞　Merkcl Cell
基膜带　basement membrane zone
接触性皮炎　contact dermatitis
光毒性　phototoxicity
光变应性　photoallergy
放射性皮炎　radiodermatitis
痤疮　acne

荨麻疹　urticaria

中毒性表皮溶解坏死　toxic epidermal necrolysis，TEN

皮肤肿瘤　dermatotumour

皮肤刺激试验　skin primary irritation test

皮肤刺激　dermal irritation

皮肤腐蚀　dermal corrosion

光变态反应　photosensitisation

光接触皮炎　photocontact dermatitis

四、复习思考题

（一）名词解释

1. dermatotoxicology　2. 接触性皮炎
3. 刺激性皮炎　4. 变态接触性皮炎
5. 光感性皮炎　6. 光毒性作用
7. 光变态反应
8. toxic epidermal necrolysis，TEN

（二）A1 型选择题

1. 以下哪种因素不属于皮肤毒理学的研究范畴（　　）

A. 药物　B. 外源化学物　C. 物理因素
D. 遗传因素　E. 生物因素

2. 人体不同部位皮肤对外源化学物质的通透性不同，以下皮肤通透性最高的部位是（　　）

A. 腹部　B. 阴囊　C. 额部
D. 手掌　E. 足部

3. 1775 年英国医生 Pott 通过流行病学调查研究发现扫烟囱工人罹患阴囊癌与工作中接触的______类物质密切相关。（　　）

A. 紫外线　B. 化妆品　C. 煤焦油
D. 食品添加剂　E. 电离辐射

4. 表皮与真皮之间有一层______，在真皮和表皮的连接中发挥重要作用，同时具有一定渗透屏障的作用，可以调节生物分子的进出、影响细胞活动及伤口修复的功能。（　　）

A. 基膜带　B. 乳头层　C. 网织层
D. 皮下脂肪层　E. 透明层

5. ______皮肤损伤主要发在于直接接触刺激物的部位，界限清楚，皮疹分布部位与刺激物的状态有关（　　）

A. 过敏性接触性皮肤炎　B. 电光性皮炎
C. 原发刺激性接触性皮肤炎　D. 光感性皮炎
E. 光变应性接触性皮炎

6. 下列哪种皮炎是单独由物理因素引起（　　）

A. 光感性皮炎　B. 电光性皮炎
C. 接触性皮炎　D. 荨麻疹
E. 痤疮

7. 下列哪种化学物质可以抑制黑色素生成，导致皮肤色素脱失（　　）

A. 苯基酚　B. 多氯联苯　C. 多溴联苯
D. 煤焦油　E. 香料

8. 变态反应性荨麻疹主要是（　　）

A. Ⅰ型超敏反应　B. Ⅱ型超敏反应
C. Ⅲ型超敏反应　D. Ⅳ型超敏反应
E. 迟发型超敏反应

9. 皮肤致敏试验首选______作为实验动物（　　）

A. 大鼠　B. 小鼠　C. 家兔　D. 豚鼠　E. 狗

（三）A2 型选择题

10. 英国外科医生珀西瓦尔·波特（Perclva Pott）于 1775 年发现许多扫烟囱工人（童工）患阴囊癌及皮肤癌，这种因长期接触煤及褐煤的焦油、沥青、页岩油引起的癌被称为扫烟囱癌，这就是首例职业性癌。20 世纪 30 年代初通过流行病学调查发现从事煤焦油和沥青作业的工人患皮肤癌主要是由于______，并且从煤焦油中分离出多种该类化合物（　　）

A. 砷　B. 多环芳烃　C. 电离辐射　D. 光照
E. 金属粉尘

11. 1887 年，英国兰开夏（Lancashire）纺织厂工人因长期接触润滑油（英格兰页岩油）引发皮肤癌，多为阴囊癌，称为纺织癌，也有患焦油皮炎、疣、乳头瘤、溃疡等疾病。1925 年，英国内务部组成调查委员会，确证“纺织癌”是由润滑油污染引起的，后来有研究证明润滑油中______是致癌的主要原因。（　　）

A. 含氮有机化合物　B. 多环芳烃　C. 不饱和烃
D. 含硫有机化合物　E. 沥青

（四）A3/A4 型选择题

（12～14 题共用题干）

患者李某，男，57 岁，因全身红斑、大疱、糜烂伴发热一周入院。一周前患者背负乐果液的喷雾器工作，途中乐果液逸出，流于左背、臀及左下肢。12h 后接触部位开始轻度瘙痒且出现散在红斑，次日皮疹增多融合成大片，并向颈部及四肢蔓延，表面发生水疱。除发热外不伴有其他中毒症状。既往无药物过敏史。体检：急性重病容，体温 38℃，各系统检查未发现特殊异常。皮肤科情况：全身皮肤呈弥漫性红斑，表面布满大小不等的水疱瘩，疱瘩壁薄而松弛，尼氏征阳性。

12. 本案例中患者可能的诊断是（　　）

A. 变态反应性皮炎　B. 中毒性表皮坏死松解症
C. 荨麻疹　D. 肉芽肿　E. 色素异常

13. 本案例中乐果液经皮肤吸收引起毒性作用，下列哪个因素与化学物经皮吸收无关（　　）

A. 化学物的理化性质　B. 皮肤接触部位
C. 接触时间　D. 接触面积　E. 机体遗传因素
14. 影响乐果液经皮肤吸收的最重要的理化性质是（　　）
A. 脂/水分配系数　B. 血/气分配系数　C. 分子量
D. 溶解度　E. 挥发度
（15～17 题共用题干）

护士，女，47 岁，既往无药物过敏史。在行青霉素注射时，将一些药液溅到脸上，约 20min 后，脸部肿胀，经注射氢化可的松，肿胀迅速消退。2 天后，她在做一次青霉素注射的准备工作 10min 后，出现手部瘙痒，全身荨麻疹并伴有血压下降，经用激素及抗组胺药治疗后，迅速恢复。此后，脱离接触而无复发。

15. 荨麻疹最主要的皮肤原发损害为（　　）
A. 红斑　B. 抓痕　C. 风团　D. 水疱　E. 鳞屑
16. 荨麻疹的主要发病机制是（　　）
A. Ⅰ型变态反应　B. Ⅱ型变态反应
C. Ⅲ型变态反应　D. Ⅳ型变态反应
E. 非变态反应
17. 引起变态反应性荨麻疹的化学介质主要是（　　）
A. 激肽　B. 5-羟色胺　C. 组胺　D. 前列腺素
E. 白细胞三烯

（五）B1 型选择题

（18、19 题共用备选答案）
A. 紫外线　B. 面粉　C. 苯基酚和烷基酚类物质
D. 植物　E. 动物毛屑
18. 可以引起皮肤色素增加的因素有（　　）
19. 可以引起皮肤色素减退的因素有（　　）
（20、21 题共用备选答案）
A. 大鼠　B. 小鼠　C. 家兔　D. 豚鼠　E. 狗
20. 皮肤致敏试验首选健康、成年（　　）作为实验动物（　　）
21. 皮肤刺激试验常用的实验动物是皮肤相对比较敏感的（　　）

（六）X 型选择题

22. 皮肤毒理学主要研究以下哪些外来因素对皮肤的毒作用及其机制（　　）
A. 化学因素　B. 物理因素　C. 生物因素
D. 遗传因素　E. 机体因素
23. 皮肤黑色素具有以下哪些功能（　　）
A. 吸收和分散紫外线　B. 清除自由基
C. 参与氧化还原反应　D. 储存离子
E. 保护皮肤免受紫外线侵害
24. 皮肤具有以下哪些功能（　　）
A. 屏障　B. 吸收　C. 分泌与排泄
D. 感觉与调节体温　E. 呼吸与新陈代谢
25. 皮肤的分泌与排泄功能主要通过______来完成（　　）
A. 汗腺　B. 表皮　C. 皮脂腺　D. 真皮
E. 皮下组织

（七）判断题

1. 表皮角质层是外源化学物经皮肤吸收的限速屏障。（　　）
2. 荨麻疹发病机制是变态反应性疾病。（　　）
3. 引起皮肤肿瘤的主要因素为生物因素。（　　）
4. 引起皮肤癌的煤焦油类物质中，致癌性最强是苯并（a）芘。（　　）
5. 皮肤致敏试验分为诱导阶段和激发阶段。（　　）

（八）简答题

1. 为什么说皮肤是外源化学物毒作用的主要靶器官之一？
2. 影响外源化学物经皮吸收的主要因素有哪些？
3. 刺激性皮炎和变态反应性皮炎的异同点有哪些？

（九）论述题

皮肤色素异常包括哪些临床表现？举例说明。

（十）案例分析题

患者史某，男性，60 岁，从事不锈钢冷加工经营工作。无其他化学物接触史，仅有长期大量服用牛黄解毒片史。1997 年 2 月起因便秘而自购牛黄解毒片服用，至 2000 年 11 月开始出现全身皮肤不同程度红斑和瘙痒。红斑消退后颜面、颈部、躯干、四肢皮肤逐渐变黑。2001 年 1 月 19 日在某皮肤病防治所检查梅毒血浆反应素快速试验（RPR）阴性，皮肤未发现真菌。同年 4 月到某皮肤病防治研究所作左食指连续切片镜检，结果见表皮角化过度，粒层棘层轻度增厚，基底细胞液化变化，真皮浅层见噬色素细胞，小血管增多，周围少许淋巴细胞，组织细胞浸润。患者于 2001 年 7 月入院体格检查可见全身皮肤黑色素沉着，临床表现以湿疹为主。痛触觉正常，无病理性反射，体表无肿块，实验室检查三大常规及生化正常，尿砷 5.51μmol/L（正常值为 1.9μmol/L）、铅为 0.092μmol/L、汞为 57μmol/L。

问题：

（1）根据临床表现和体格检查，该患者被诊断为哪种疾病？

（2）针对该患者慢性中毒症状，临床可以如何进行对症治疗？

（3）分析牛黄解毒片中引起慢性中毒的主要成分是什么？

五、复习思考题参考答案与解析

（一）名词解释（略）

（二）A1 型选择题

1. 答案：D [解析] 皮肤毒理学研究的是物理、化学以及生物等环境因素对皮肤的有害效应。而遗传因素不在皮肤毒理学研究范畴。

2. 答案：B [解析] 人体不同部位皮肤对外源化学物质的通透性不同，按照通透性大小依次为：阴囊＞腹部＞额部＞手掌＞足部。不同物种动物皮肤通透性不同，豚鼠、猪和猴的皮肤通透性与人相似，而大鼠及兔的皮肤通透性较人为高。

3. 答案：C [解析] 1775 年英国 Pott 报告扫烟囱工人中阴囊癌发生较多，并提出其原因可能是煤烟尘中强致癌物苯并芘所致。

4. 答案：A [解析] 表皮与真皮之间有一层基膜带用过碘酸—雪夫染色呈紫红色均质条带，厚度 0.5～1.0μm，其在真皮和表皮的连接中发挥着重要作用，同时还具有一定的渗透屏障作用，可以调节生物分子的进出、影响细胞活动及伤口修复的功能。

5. 答案：C [解析] 原发刺激性接触性皮肤炎是在接触部位通过非免疫机制直接作用于皮肤而发病。皮肤损伤主要发在于直接接触刺激物的部位，界限清楚，皮疹分布部位与刺激物的状态有关。

6. 答案：B [解析] 电光性皮炎单独由物理因素引起，是接触人工紫外线光源如电焊器、水银石英灯引起的皮肤急性炎症。

7. 答案：A [解析] 根据临床表现不同，色素异常分为色素增加和色素减退两大类。许多药物和化学物质如苯基酚和烷基酚类物质均对皮肤黑色素细胞具有选择毒性作用，竞争性结合酪氨酸酶，抑制酪氨酸合成，从而抑制黑色素生成，导致皮肤色素脱失。

8. 答案：A [解析] 荨麻疹发病机制有变态反应与非变态反应两种。变态反应性荨麻疹主要是Ⅰ型速发型超敏反应，少数为Ⅱ型细胞毒型超敏反应或Ⅲ型免疫复合物型超敏反应。

9. 答案：D [解析] 皮肤致敏试验目的是通过动物实验预测化学物质经皮肤接触引起人类皮肤致敏反应的危害，首选健康、成年豚鼠作为实验动物。

（三）A2 型选择题

10. 答案：B [解析] 1775 年英国 Pott 报告扫烟囱工人中阴囊癌发生较多，并提出其原因可能是煤烟尘；20 世纪 30 年代初从煤焦油中分离出多种多环芳烃类化合物，并证明有些对实验动物有致癌性。

11. 答案：C 纺织厂工人因长期接触润滑油引发皮肤癌，称为纺织癌，经临床证实“纺织癌”是由润滑油污染引起的，但不是所有的润滑油都能使接触者致癌。艾赫勒（I.Heller）指出，润滑油中不饱和烃是致癌的主要原因，吸入其不纯制品的蒸气会引起呕吐、腹泻、头痛、眩晕、倦怠等以及慢性湿疹和形成上皮疣，可以引起大鼠皮肤癌、肺肿瘤、乳房癌、白血病及其他肿瘤。

（四）A3/A4 型选择题

12～14 题的答案：12. B 13. E 14. A [解析] ①中毒性表皮溶解坏死常由药物或化学物引起，发生非常迅速，可危及生命。表皮全层坏死脱落是其特点。② 经皮肤吸收的速度与很多因素有关，如化学物理化性质，与皮肤的接触条件以及皮肤的结构。③脂/水分配系数是经皮肤吸收重要的影响因素。

15～17 题的答案：15. C 16. A 17. C [解析] ①荨麻疹是一种常见的皮肤改变，俗称风团。②荨麻疹发病机制有变态反应与非变态反应两种。③ 引起变态反应性荨麻疹的化学介质主要是组胺，其次是激肽。

（五）B1 型选择题

18、19 题的答案：18. A 19. C [解析] 引起皮肤色素增多的因素主要有，接触紫外线、红外线、口服避孕药、长期接触煤焦油、石油及其分馏产品、橡胶添加剂、某些颜料、染料及其中间体等；许多药物和化学物质均可干扰色素形成和清除，对黑色素形成细胞有直接毒性作用，如苯基酚和烷基酚类物质具极强的化学脱色作用，可以导致皮肤色素脱失。

20、21 题的答案：20. D 21. C [解析] 皮肤致敏试验首选健康、成年豚鼠作为实验动物，包括致敏（诱导）和激发两个阶段；家兔的皮肤通透性较人的高，且对受试物相对比较敏感，所以皮肤刺激试验常用的实验动物是家兔。

（六）X 型选择题

22. 答案：ABC [解析] 皮肤毒理学主要研究的环境中，外来因素包括化学因素（如工业化学物、环境污染物、农药、药物、食品添加剂、化妆品、生活洗涤用品等），物理因素（如日光、机械性刺激、电离与非电离辐射和环境温度等）和生物因素（如花粉、霉菌、动物皮毛等）。

23. 答案：ABCDE [解析] 黑色素细胞分泌的黑色素主要包括真黑色素和棕黑色素，经黑色素细胞树突释放至角质细胞，黑色素具有吸收和分散紫外线从而保护皮肤免受紫外线侵害、清除自由基、参与氧化还原反应和储存离子等功能。

24. 答案：ABCDE [解析] 皮肤具有屏障、吸收、分泌与排泄、感觉、调节体温、呼吸、新陈代谢七大生理功能。完整的皮肤屏障可以保护机体各种组织和器官免受机械性、物理性、化学性和生物性等因素的侵袭，保持机体内环境的稳定。

25. 答案：AC　[解析] 皮肤的分泌与排泄功能主要通过汗腺和皮脂腺完成，皮肤的汗腺可分泌汗液，皮脂腺可分泌皮脂，皮脂与汗液混合，形成乳化皮脂膜，可以滋润角质层，防止皮肤干裂，对皮肤有保护作用。

（七）判断题

1. 答案：T　[解析] 外源化学物质经皮肤吸收，一般可分为两个阶段，第一阶段是穿透阶段，即外源化学物透过皮肤表皮角质层的过程，而角质层是外源化学物经皮肤吸收的限速屏障；第二阶段为吸收阶段，是外源化学物通过表皮深层和真皮，并被吸收入血液的过程。

2. 答案：F　[解析] 荨麻疹发病机制有变态反应与非变态反应两种。变态反应性荨麻疹主要是 I 型速发型超敏反应，非变态反应性荨麻疹是最常见的类型。

3. 答案：F　[解析] 引起皮肤肿瘤的主要因素可分为物理因素和化学因素，其次是生物因素。

4. 答案：T　[解析] 引起皮肤癌的化学因素主要有煤焦油、沥青、页岩油、石蜡、氯丁二烯、砷化物等，在煤焦油类物质中，主要包括致癌性最强的苯并（a）芘以及其他一些致癌性较弱的多环芳烃类物质。

5. 答案：T　[解析] 皮肤致敏试验包括致敏（诱导）和激发两个阶段。其基本方法是以较低或中等浓度受试物每天或每周 4～5 天对实验动物进行涂皮或皮下注射，一般需 14 天，此阶段称为诱导阶段。间隔 10～14 天后，用激发剂量（通常低于诱导剂量）受试物处理对侧未染过毒的皮肤部位，此阶段为激发阶段。

（八）简答题

1. 答案要点：皮肤覆盖整个体表，是人体面积最大的器官，也是防御外来物侵袭的第一道防线，也最容易受到外来因素损伤成为毒物的靶器官。

2. 答案要点：经皮肤吸收的速度与很多因素有关，如物质本身理化性质，化学物与皮肤的接触途径，皮肤的结构和状况以及环境的温度、湿度。

3. 答案要点：原发刺激性接触性皮炎，是由致病物原发性刺激作用引起的，过敏性接触性皮肤炎由致敏原如肥皂、洗涤剂、有机溶剂等引起，属迟发型过敏反应。

（九）论述题

答案要点：根据临床表现不同，皮肤色素异常分为色素增加和色素减退两大类。色素增加多由于黑色素生成增多或内源性或外源性色素在真皮上部沉积所致。色素减退多由于黑色素丢失和黑色素细胞损伤或血管异常所致。慢性砷中毒患者以皮肤损害为主要表现，病理检查发现，患者黑色素细胞出现异常改变，黑色素产生增多，黑色素细胞凋亡等改变。

（十）案例分析题

答案要点：（1）本病例患者由于长期大量服用牛黄解毒片治疗便秘，而引起慢性砷中毒导致皮肤病变。

（2）临床治疗措施为立即停用牛黄解毒片，用二巯丙磺酸钠 125mg 肌内注射驱砷，每天 1 次，连用 3d 为 1 疗程，停药 3d 后再继续疗程。同时给予静脉滴注 5 %葡萄糖 500ml 加维生素 C 3g，每天 1 次。每天服用中药祛湿剂。

（3）牛黄解毒片中主要的含砷成分是雄黄，其主要成分为三硫化二砷，遇热易分解氧化，变成具有剧毒作用的三氧化二砷，俗称砒霜，对机体神经系统、消化系统、造血系统和泌尿系统等具有毒性作用。

（高　怡）

模拟试卷一

试卷题目

一、名词解释（每题 3 分，共 15 分）

1. 毒理学　　2. 生物转化　　3. 移码突变
4. 表观遗传学　　5. 毒理组学

二、选择题（每题 1 分，共 40 分）

（一）A1 型选择题

1. 细胞色素 P450 酶系主要存在于（　　）
A. 内质网　B. 线粒体　C. 细胞膜　D. 溶酶体
E. 高尔基体

2. 在卫生毒理学试验中，反映毒理学毒性最有实用意义的指标是（　　）
A. 死亡率　　B. 半数致死剂量　C. 病理学变化
D. 生物化学变化　E. 剂量-效应关系

3. 基因重排是（　　）
A. 小缺失的片段倒转后仍插入原来位置
B. 小缺失的片段不倒转插入原来位置
C. 小缺失的片段倒转后仍插入其他位置
D. 小缺失的片段不倒转插入其他位置
E. DNA 断裂和重接引起的姐妹染色单体交换

4. 毒性评价试验的基本目的不包括（　　）
A. 观察受试物毒作用的表现和性质
B. 毒作用机制和解毒药物研究
C. 剂量-反应研究
D. 确定毒作用的靶器官
E. 确定损害的可逆性

5. 慢性毒作用带（Zch）值越大的毒物引起（　　）
A. 慢性中毒的危险性越大
B. 慢性中毒的危险性越小
C. 蓄积中毒的危险性越小
D. 致死性中毒的危险性越大
E. 致死性中毒的危险性越小

6. 下列染色体畸变类型中不计入畸变范围的是（　　）
A. 断裂　B. 裂隙　C. 缺失　D. 环状染色体
E. 易位

7. 烷化剂对 DNA 的烷化作用最常发生在（　　）
A. 鸟嘌呤的 O-6 位　B. 鸟嘌呤的 N-7 位
C. 腺嘌呤的 N-1 位　D. 腺嘌呤的 N-3 位
E. 腺嘌呤的 N-7 位

8. 在显性致死试验中，乙基甲磺酸酯可使早期死亡胚胎平均数显著增加并有剂量-反应关系，故定为阳性结果，其致突变机制为（　　）
A. 体细胞基因突变　B. 体细胞染色体畸变
C. 哺乳动物细胞正向突变　D. 生殖细胞基因突变
E. 生殖细胞染色体畸变

9. 接触化学物的途径不同，其毒性大小的顺序是（　　）
A. 静脉注射＞经呼吸道　B. 静脉注射＞腹腔注射
C. 腹腔注射＞经口　D. 经口＞经皮　E. 以上都是

10. 外源化学物联合作用的类型有（　　）
A. 相加作用　　B. 协同作用　　C. 拮抗作用
D. 独立作用　　E. 以上都是

11. 改进寇氏法要求（　　）
A. 设 5～7 个剂量组
B. 每个剂量组小鼠不可少于 10 只
C. 组距为几何级数
D. 死亡率呈常态分布
E. 以上都是

12. 关于倒位的描述，正确的是（　　）
A. 染色体上的基因有丢失
B. 染色体只发生一次断裂
C. 染色体两臂均断裂后
D. 染色体旋转 180°
E. 以上都不对

13. 哺乳动物长期致癌试验结果分析指标是（　　）
A. 肿瘤发生率，肿瘤多发性，肿瘤潜伏期
B. 肿瘤死亡率，肿瘤发生率，肿瘤潜伏期
C. 肿瘤发生率，肿瘤多发性，肿瘤死亡率
D. 肿瘤多发性，肿瘤潜伏期，肿瘤死亡率
E. 肿瘤发生率，肿瘤存活率，肿瘤死亡率

14. 突变的后果是（　　）
A. 肿瘤，显性致死，炎症
B. 显性致死，隐性致死，遗传性疾病
C. 显性致死，炎症，遗传性疾病
D. 隐性致死，变态反应，肿瘤
E. 遗传性疾病，畸胎，变态反应

15. 胚胎毒作用是（　　）

A. 母体毒性作用，生长迟缓　B. 生长迟缓，功能缺陷
C. 生长迟缓，致畸作用　D. 功能缺陷，致畸作用
E. 致畸作用，致死作用

16. 致癌物的最终确定应该依据（　　）
A. 致突变试验，动物致癌试验，流行病学调查
B. 构效分析，致突变试验，动物致癌试验
C. 流行病学调查，剂量反应关系，动物致癌试验
D. 构效分析，致突变试验，恶性转化试验
E. 恶性转化试验，动物致癌试验，流行病学调查

17. 下列哪种后果不是生殖细胞突变引起的（　　）
A. 显性致死　B. 显性遗传病　C. 隐性致死
D. 隐性遗传病　E. 癌症

18. 化学致癌过程至少分为哪三个阶段（　　）
A. 引发（启动），促长，进展
B. 促长，进展，浸润
C. 引发（启动），促长，转移
D. 进展，浸润，炎症
E. 引发（启动），进展，转移

19. 影响放射性核素作用的理化因素不包括（　　）
A. 物理状态分散度　B. 气温与湿度　C. 水解性
D. 溶剂性质　E. 载体

20. 管理毒理学是指（　　）
A. 政府有关机构根据描述性和机制研究资料，作出是否允许人工合成的新化学物进入人类环境的判断和决定
B. 提出相应的安全使用（接触）标准和管理措施
C. 按照政策法令对现存的外源性毒物进行管理和控制
D. 参与政策法令的制定并且履行监督和执法职能
E. 以上都是

（二）A2 型选择题

21. 男性患者 28 岁，农民，1998 年夏季因在田间喷洒农药，突然晕倒在地，急诊入院。体检瞳孔缩小，对光反射消失，多汗，流涎，全身语言不清，血压 18/12.5kPa（135/94mmHg）。此时对诊断最有意义的检查是（　　）
A. 肝、肾功能的测试
B. 全血胆碱酯酶活力的测定
C. 同时测定过氧化氢酶，过氧化物酶
D. 心电图检查
E. 血清总巯基的测定

22. 一同学使用环磷酰胺对小鼠染毒，经处死动物，收集骨髓细胞、低渗、固定、Giemsa 染色等步骤，光镜下可观察到的染色体畸变类型为（　　）
A. 着丝粒环　B. 相互易拉　C. 倒位　D. 插入
E. 重复

23. 一实验室测两种毒物毒性，如下图，关于图中 A、B 两种物质说法错误的是（　　）

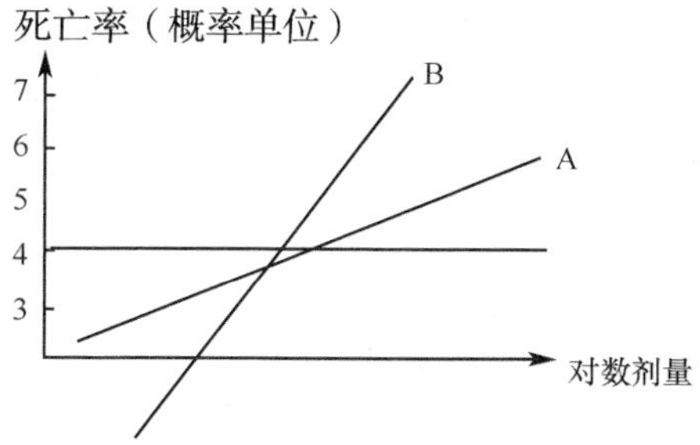

A. A、B 两种物质 LD_{50} 值相同
B. A、B 两种物质毒作用带不相同
C. B 物质致死剂量范围斜率比 A 物质的斜率大
D. B 物质实际危险性低于 A 物质
E. B 物质实际危险性高于 A 物质

24. 孕妇服用沙利度胺能导致产生双上肢短小儿童，其发生的时间节点应是（　　）
A. 硬腭闭合期，妊娠 3～8 周
B. 器官形成期，妊娠 6～15 天
C. 器官形成期，妊娠 3～8 周
D. 硬腭闭合期，妊娠 6～15 天
E. 以上都不对

25. 许多毒物对代谢酶产生抑制作用，CO 可与细胞色素 P450 结合，阻碍其与氧的结合。这种抑制可归结为（　　）
A. 与酶活性中心结合　B. 引起酶变构
C. 减少酶生成　D. 破坏酶结构
E. 竞争性抑制酶的活性中心

（三）A3/A4 型选择题

（26、27 题共用题干）

流行病学调查结果表明某化学物与人类膀胱癌的发生具有高度相关性，但用大鼠和家兔进行长期动物致癌试验，结果为阴性。

26. 最可能的原因是（　　）
A. 营养因素　B. 年龄差异　C. 环境因素
D. 物理因素　E. 物种差异

27. 该化学物在 Ames 试验和微核试验中呈阳性结果，该化学物可能为（　　）
A. 遗传毒性致癌物　B. 促癌物　C. 细胞毒物
D. 暂未确定遗传毒性致癌物　E. 免疫抑制剂

（四）B1 型选择题

（28～31 题共用备选答案）
A. 效应　B. 反应　C. 剂量-效应关系
D. 剂量-反应关系
E. 有的个体不遵循剂量（效应）反应关系规律

28. CO 浓度增加导致红细胞中碳氧血红蛋白含量随

之升高，体现（　　）

29. CO 急性吸入毒性试验中，随 CO 浓度的增加试验组大鼠死亡率也随之增加体现（　　）

30. CO 染毒大鼠中 100 只，只有 40 只发生了死亡，此为（　　）

31. 过敏反应体现（　　）

（32～35 题共用备选答案）

A. 哺乳动物长期致癌实验

B. 致突变实验，恶性转化实验

C. 哺乳动物短期致癌试验

D. 构效关系分析

E. 流行病学调查

32. 用于确证人类致癌物的研究方法为（　　）

33. 用来确证哺乳动物致癌实验的是（　　）

34. 阳性结果可确定哺乳动物致癌物，阴性结果不能否定对哺乳动物致癌性的是（　　）

35. 用于筛选致癌物的是（　　）

（五）X 型选择题

36. 属于毒性效应谱的反应是（　　）

A. 机体对外源化学物的负荷增加

B. 意义不明的生理和生化改变

C. 亚临床改变

D. 临床中毒

E. 甚至死亡

37. 生物学标志可分为（　　）

A. 接触生物学标志　B. 效应生物学标志

C. 易感性生物学标志　D. 内暴露生物学标志

E. 外暴露生物学标志

38. 免疫分子包括（　　）

A. 免疫球蛋白　B. 补体　C. 细胞因子

D. HLA 分析　E. 免疫应答

39. 影响外源化学物化学结构的因素（　　）

A. 取代基的影响　B. 溶解度　C. 分子饱和度

D. 异构体和立体构型　E. 不纯物含量

40. 体外试验方法常用（　　）

A. 游离器官　B. 原代培养细胞　C. 细胞器

D. CHO，V79　E. 大鼠和小鼠

三、判断题（每题 1 分，共 10 分）

1. 一般来说，生物转化使外源化学物水溶性降低，毒性降低。（　　）

2. 毒物毒效应强度主要取决于靶部位的终毒物浓度与持续时间。（　　）

3. SCE 可作为测定 DNA 损伤的一个指标。（　　）

4. 任何特定细胞 DNA 甲基化模式的建立都是甲基化与去甲基化动态变化的过程。（　　）

5. 致癌物根据性质可分为化学性致癌物、物理性致癌物和生物性致癌物，而其中主要是化学性致癌物。（　　）

6. 在胎儿期接触发育毒物可能对生长和成熟产生效应。（　　）

7. 内照射可导致体细胞突变和生殖细胞突变。生殖细胞突变能导致细胞恶性转化，辐射致癌。（　　）

8. 毒理转录组学主要以杂交和测序技术方式研究外源化学物对转录本的影响。（　　）

9. 毒理基因组学的基本任务，是充分利用人类基因组的数据，应用于筛选和鉴别潜在的毒性环境因素和外源化学物，在基因组水平阐释毒作用的分子机制。（　　）

10. 我国现行的毒理学评价程序中将毒理学试验分为四个阶段。（　　）

四、问答题（共 35 分）

（一）简答题（3 题，共 15 分）

1. 简述毒理学、机制毒理学、管理毒理学的研究内容及相互关系。

2. 简述外源化学物致癌的分子机制。

3. 简述化学毒物在体内的来踪去路。

（二）论述题和案例题（2 题，共 20 分）

1. 从发育毒理学和安全性评价两个角度，简述反应停事件的意义。

2. 我国新创制了一种化学物 PTEX，生产和使用广泛，详述对其进行毒理学安全性评价应该采取何种程序。

参考答案与解析

一、名词解释（略）

二、选择题（每题 1 分，共 40 分）

（一）A1 型选择题

1. 答案：A　[解析] 在代谢研究制备细胞匀浆过程中，内质网破碎并形成微粒体。

2. 答案：B　[解析] 半数致死剂量（LD_{50}）是急性毒性最有实用意义的指标，用于反映外源化学物急性毒性大小和分级。

3. 答案：A　[解析] 缺失游离出来的 DNA 片段可以：①整合到另一染色体某一部位（不管是倒转或

不倒转），形成插入；②倒转后仍插入原来位置，形成基因重排。如不倒转仍插入原来位置，就不形成基因突变。

4. 答案：B [解析] 毒作用机制和解毒药物研究必须另外设计新的试验，不是常规毒性评价试验的基本目的。

5. 答案：A [解析] 慢性毒作用带（Zch）为急性阈剂量与慢性阈剂量的比值。此值越大表明该化学物易于发生慢性毒作用，发生慢性中毒的危险性较大。

6. 答案:B [解析] 裂隙是指非染色带长度小于染色单体的宽度,非染色带所分割的两个节段仍保持线状连接。一般认为裂隙属于非染色质损伤，不计入畸变范围。

7. 答案：B [解析] 在 DNA 的四种碱基中，最易受到攻击的是鸟嘌呤的 N-7 位，其次为鸟嘌呤的 O-6 位，以及腺嘌呤的 N-3 和 N-7 位。

8. 答案:E [解析] 题干已说明显性致死试验观察胚胎的早期死亡，其靶细胞为生殖细胞。次试验的遗传学终点为染色体畸变。

9. 答案:E [解析] 毒物内剂量和引起机体毒作用呈正相关。吸收效率越大，毒作用越大；按吸收效率，静脉注射＞腹腔注射＞经口＞经皮。

10. 答案：E [解析] 外源化学物联合作用。因此，作用包括相加作用，协同作用，拮抗作用和独立作用。

11. 答案:E [解析] 改进寇氏法对于小鼠一般设5～7 组，数量不少于 10 只，组距按等比设立，死亡率往往呈常态分布。

12. 答案:E [解析] 倒位只涉及染色体片段的颠倒，不涉及基因丢失或与其他染色体的互换。

13. 答案：A [解析] 哺乳动物长期致癌试验主要分析指标是肿瘤发生率，肿瘤多发性及潜伏期。

14. 答案：B [解析] 生殖细胞基因突变包括显性致死，隐性致死，显性遗传，将造成下一代遗传病发生率增加或新病种出现。

15. 答案：B [解析] 胚胎毒性包括孕体结构和功能方面的各种损伤，一般情况下指孕体发育迟缓，导致功能缺陷。

16. 答案：C [解析] 流行病学调查是判定该化学物是否致癌的最重要依据，此外，通过动物短期，长期致癌实验，明确剂量关系，也是判断化学物致癌的重要依据。

17. 答案:E [解析] 体细胞突变的结局之一为癌症。

18. 答案:A [解析] 化学物致癌一般经历 3 个过程，按其时间顺序分别为引发阶段，促长阶段和进展阶段。

19. 答案：B [解析] 影响放射性核素作用的理化因素有分散度，水解性，化合物形式，剂量，溶剂形式及载体。

20. 答案：E [解析] 管理毒理学包括收集，处理和评价流行病学和实验毒理学数据，以基于毒理学针对化学物有害效应保护健康和环境的决策。管理毒理学支持标准方案和新测试方法的发展，改进决策程序的科学基础。

（二）A2 型选择题

21. 答案：B [解析] 该症状是典型的有机磷农药中毒症状，有机磷农药抑制乙酰胆碱酯酶，因而乙酰胆碱酯酶活力的检测是进行确诊最有效的指标。

22. 答案：A [解析] 环磷酰胺是引起染色体断裂和着丝粒受损的阳性化学物，常用来作为微核试验的阳性对照，光镜下可观察到微核的产生，其存在与着丝粒环相关。

23. 答案：D [解析] 化学物 B 斜率较大，表示在较小的剂量范围内即可引起毒作用，因此，B 的实际危险性高于 A 物质。

24. 答案：C [解析] 器官形成期是外源化学物致畸作用的关键敏感期，尤其在妊娠 3～8 周。

25. 答案：B [解析] CO 与血红蛋白结合后形成 COHb 血红蛋白，阻止血红蛋白与氧的结合，属于变构效应。

（三）A3/A4 型选择题

26、27 题的答案 26. E 27. A [解析] 该化学物长期对大鼠和家兔染毒，不具致癌性，而人暴露在流行病学调查中显示为高度相关性，说明该化学物具有物种差异。致突变试验阳性提示为遗传毒性致癌物，阴性提示非遗传毒性非致癌物。但致突变试验不能筛检非遗传毒性致癌物和遗传毒性非致癌毒物。从题干知该化学物可能为人类致癌物，致突变试验（Ames 试验和微核试验）结果呈阳性。

（四）B1 型选择题

28～31 题的答案 28. C 29. D 30. B 31. E [解析] CO 浓度越大，碳氧血红蛋白含量越高，具有浓度-效应；CO 浓度越大，死亡的大鼠越多，说明具有剂量-反应关系；CO 染毒后，有死亡这种现象发生，说明 CO 暴露可引起反应；过敏反应体现了个体间的差异，有的个体不遵循剂量-反应规律。

32～35 题的答案 32. E 33. A 34. C 35. B [解析] 人群流行病学调查是确认某化学物对人类具致癌作用的主要依据；对于哺乳动物通常采用长期致癌实验判断，而短期动物致癌试验可确定哺乳动物致癌性，但阴性试验不能说明不具有致癌作用；致突变及细胞恶性转化实验可用来快速筛选化学物致癌作用。

（五）X 型选择题

36. 答案：ABCDE [解析] 外源化学物作用于生物体的毒效应谱包括机体对外源化学物的负荷增加，意义不明的生理和生化改变，亚临床改变，临床中毒及死亡。

37. 答案：ABC [解析] 生物学标志是化学物通过生物学屏障进入机体后，引起后果的测定指标，包括接触生物学标志，效应生物学标志，易感性生物学标志。

38. 答案：ABCD [解析] 免疫应答是抗原抗体反应，并非免疫分子。

39. 答案：ACD [解析] 溶解度和不纯物含量不会改变化学物结构。

40. 答案：ABCD [解析] 动物实验属于体内实验。

三、判断题（每题1分，共10分）

1. 答案：F [解析] 生物转化使化学毒物的分子暴露或增加功能基团，水溶性增加，并成为适合于Ⅱ相反应的底物，毒性降低，易于排出体外。

2. 答案：T [解析] 外源化学物在体内的吸收、分布、重吸收和增毒过程促进终毒物在靶部位蓄积，而进入体循环前的消除、毒物从作用部位分布到其他部位、毒物排泄和解毒则减少终毒物在靶部位的蓄积。毒物毒效应强度主要取决于靶部位的终毒物浓度与持续时间。

3. 答案：T [解析] 姐妹染色单体交换指一个染色体的两个姐妹染色单体的同源片段发生交换，可能与DNA的断裂与重接有关，可作为测定DNA损伤的一个指标。

4. 答案：T [解析] 不同位点的组蛋白甲基化对于基因的表达可起到抑制或促进的作用。甲基化在编码区和启动区就有不同功能，在启动区抑制基因表达，在编码区激活基因表达。在同一位点，甲基化数目的不同也可以对基因表达产生不同的影响。

5. 答案：T [解析] 致癌物根据性质可分为化学性致癌物、物理性致癌物和生物性致癌物，而其中主要是化学性。

6. 答案：T [解析] 发育毒物对胎体期的毒效主要体现在功能缺陷、生长迟缓，表现为对生长和成熟产生效应，如免疫系统、中枢神经系统和生殖器官的功能异常。这些临床表现出生时不明显，需要出生后对子代仔细观察和测试。

7. 答案：F [解析] 内照射可导致体细胞突变和生殖细胞突变。体细胞突变能导致细胞恶性转化，辐射致癌，生殖细胞突变，可使后代发生遗传性疾病，即遗传效应。

8. 答案：T [解析] 毒理转录组学主要是以杂交和测序两种技术开发出来的技术。

9. 答案：T [解析] 毒理基因组学的基本任务，是充分利用人类基因组的数据，应用于筛选和鉴别潜在的毒性环境因素和外源化学物，在基因组水平阐释毒作用的分子机制。

10. 答案：F [解析] 我国现行的毒理学评价程序中，多数将毒理学试验分为四个阶段，如《食品安全性毒理学评价程序》（GB15193—2014）、《农药登记毒理学试验方法》（GB15670—1995）和《化学品毒性鉴定技术规范》等，但《化妆品安全性评价程序和方法》（GB7919—87）将毒理学试验分为五个阶段。

四、问答题（共35分）

（一）简答题（3题，共15分）

1. 答案要点：描述毒理学主要是利用毒理学原理与方法，设计合理的动物模型和细胞模型进行体内和体外毒理学试验，得到有害因素的一般毒作用和特殊毒作用的参数和资料。机制毒理学利用生物化学、细胞生物学、分子生物学、毒理基因组学等方法，研究有害因素在机体内的生物转运与生物转化过程，及其与靶器官发生反应引起不良生物学改变的具体机制。管理毒理学以描述毒理学和机制毒理学研究提供的有害因素的毒理学资料以及风险评估为依据，结合社会、经济、文化及其他有关因素，协助政府主管部门制定相应的法规条例、管理措施，确保化学品、药品和食品等安全进入人类生活环境，达到保护人群健康的目的。描述毒理学、机制毒理学和管理毒理学是一有机整体，三者相辅相成，研究内容各有侧重，共同构成现代毒理学研究的核心——安全性评价和风险评估，其在保障人类健康、保护环境与生态等方面发挥着重要作用。

2. 答案要点：化学物致癌包括以下两种学说（1）体细胞突变学说。主要涉及DNA碱基序列的改变，且可通过细胞分裂遗传给子代细胞。该学说形成主要基于以下依据：①致癌物可导致遗传物质发生染色体畸变和基因组改变；②绝大多数致癌物在致突变实验中呈阳性；③肿瘤来源于单克隆癌细胞；④原癌基因突变和抑癌基因的突变或缺失导致细胞发生变异，且这种变异可随细胞的分裂传给子代细胞；⑤损伤细胞核分子水平的翻译。

（2）非体细胞突变学说。泛指所有不涉及碱基序列改变的过程。该学说并非与体细胞突变学说相互排斥，而是相辅相成。主要体现在：①表观遗传变异；②异常增生；③免疫抑制；④内分泌系统紊乱；⑤过氧化酶增殖剂激活受体，如增塑剂。

3. 答案要点：外源化学物体内的来踪去路包括吸收，分布，代谢，排泄。外源化学物可经胃肠道，呼吸道，皮肤，注射等途径吸收进入体内，进入血液，淋巴液或其他组织液，随着血液或淋巴液的流动分散至各组织器官；之后在体内经生物转化使毒性进一步增强或减弱，后经生物转运过程转运到排泄器官排出体外。

（二）论述题和案例题（2题，共20分）

1. 答案要点：从发育毒理学角度，由于反应停是在胎儿器官形成期服用，它所造成的往往是畸形，如海豹肢；反应停对受孕母体不仅没有表现出明显的母体毒作用，还能减轻妊娠反应，说明孕体毒作用和胎儿毒作用并不平行；反应停的致畸作用机制是干扰细胞间的相互作用，导致四肢发育不完整；反应停并未有大量在着床前期，胎儿期服用导致畸形的证据，但也不能证明其对胎儿其他方面无毒作用。从安全评价的角度。安全性评价是建立在完成规定程序下所得到的结果，反应停这一药物未经过遗传与发育毒作用的验证；在一种尚未获得安全性评价药物的局部推广就进行全面市场推广是不允许的；在反应停事件发生后，食品，药品的监督更为规范并加以补充，说明安全性评价也需要不断修正和完善的。

2. 答案要点：安全性评价的选用原则（1）根据受试物选择阶段实验；（2）遵循分阶段试验的原则。由于PTEX这种化学物是新创的，应从第一阶段开始试验。第一阶段：急性毒性试验，局部毒性试验。第二阶段：短期重复毒性试验，遗传毒性试验。了解PTEX与机体多次暴露后可能造成的潜在危害，通过原核细胞基因突变，真核细胞基因突变和染色体畸变试验，微核试验等观察不同遗传学终点，提高预测遗传危害和致癌危害的可靠性。第三阶段：亚慢性毒性试验，生殖和发育毒性试验。检测PTEX较长时间重复暴露后所引起的毒效应强度的性质，靶器官及可逆性得到亚慢性暴露的LOAEL和NOAEL，预测对人体健康的危害。同时评估出生前和出生后子代的发育毒作用，得到生殖和发育毒性试验的LOAEL和NOAEL。第四阶段：慢性毒性试验和致癌实验。确定PTEX与机体长期暴露所致的一般毒性作用，确定靶器官，获得慢性暴露的LOAEL和NOAEL。通过致癌试验检测PTEX的致癌作用。

（王　军　刘起展）

模拟试卷二

试卷题目

一、名词解释（每题3分，共15分）

1. 3R原则 2. NOAEL 3. 终毒物
4. DNA甲基化 5. 发育毒作用

二、选择题（每题1分，共40分）

（一）A1型选择题

1. 有害作用的剂量反应关系多呈“S”形曲线，原因是不同个体（ ）
A. 吸收速率差异 B. 分布部位差异
C. 代谢速度差异 D. 排泄速度差异
E. 易感性差异
2. 不存在于微粒体中的氧化酶系是（ ）
A. 细胞色素P450 B. FAD氧化酶
C. 辅酶Ⅱ-细胞色素P450还原酶
D. 黄嘌呤氧化酶 E. 细胞色素b_5
3. 亚慢性毒性试验观察指标不包括（ ）
A. 食物利用率 B. 脏器系数 C. 血生化检查
D. 血细胞中的微核 E. 病理学检查
4. 急性、亚慢性、慢性毒性试验分别选择动物年龄为（ ）
A. 初成年，性刚成熟，初断乳
B. 初断乳，性刚成熟，初成年
C. 初断乳，初成年，性刚成熟
D. 初成年，初断乳，性刚成熟
E. 性刚成熟，初断乳，初成年
5. 皮肤致敏试验最常用的动物是（ ）
A. 大鼠 B. 豚鼠 C. 兔 D. 小鼠 E. 犬
6. 动式染毒主要优点是（ ）
A. 装置备有新鲜空气补充
B. 受试化学物保持浓度不变
C. 保证染毒柜内和二氧化碳分压恒定
D. 温湿度恒定
E. 以上都是
7. 急性毒性试验选择动物的原则（ ）
A. 对化学物毒性反应与人接近的动物
B. 易于饲养管理
C. 操作方便
D. 易于获得，品系纯化，价格低廉
E. 以上都是
8. 将SKF-525A给予实验动物后，发现苯转变为苯酚速率明显减慢，说明该物质抑制（ ）
A. 单胺氧化酶 B. 双胺氧化酶
C. 混合功能氧化酶 D. 醛脱氢酶
E. 黄嘌呤氧化酶
9. 大多数化学致癌物在化学上最主要的特点是（ ）
A. 亲核的活性代谢产物
B. 亲电子的活性代谢产物
C. 自由基形式的代谢产物
D. 环氧化物
E. 氧化还原反应物
10. 一种pH是6.8的有机碱在消化道中最好的吸收部位是（ ）
A. 口腔 B. 胃 C. 十二指肠 D. 小肠 E. 结肠
11. 环氧溴苯大剂量给予动物时，出现DNA、RNA及蛋白质损伤的机理（ ）
A. 环氧溴苯在酶的作用下，两个碳原子之间形成桥式结构
B. 大量环氧溴苯可把GSH全部耗尽
C. 体内多余的环氧溴苯与DNA共价结合
D. 也可与RNA、蛋白质共价结合
E. 以上都是
12. 致畸作用的敏感期是（ ）
A. 着床期 B. 器官发生期 C. 胎儿期
D. 新生儿期 E. 胚泡形成期
13. 染色体畸变有（ ）
A. 颠换 B. 置换 C. 转换 D. 切换 E. 互换
14. 环状染色体是（ ）
A. 染色体长臂两端连接成环状
B. 染色体短臂两端连接成环状
C. 染色体断臂重接连接成环状
D. 染色体断片断端连接成环状
E. 以上都对
15. 染色体数目异常出现三体可记为（ ）
A. $2n-1$ B. $2n+1$ C. $2n-2$ D. $2n+3$ E. $2n-3$
16. 关于微核的描述不正确的是（ ）
A. 实质是DNA B. 是丢失的染色体片段

C. 存在与细胞核中 D. 存在于细胞质中
E. 是丢失的染色体
17. 下列哪种是发生了断裂与重接，染色体基因不丢失和增加（ ）
A. 微核 B. 倒位 C. 插入 D. 易位 E. 重复
18. 危险度评定的四个阶段不包括（ ）
A. 暴露评定 B. 结构活性评定
C. 剂量反应关系确定 D. 危险度表征
E. 危害性评定
19. 确认纳米材料对人类是否具有毒作用的最有力指标是（ ）
A. 动物染毒实验 B. 细胞染毒实验
C. 人群流行病学研究 D. 细胞器染毒实验
E. 以上都是
20. 毒理基因组学主要研究内容包括（ ）
A. 毒作用机制 B. 毒性预测
C. 评价毒作用量效关系和时效关系
D. 风险评估
E. 以上都属于

（二）A2 型选择题

21. 铅、锰、镉等重金属毒物通过生物膜转运的方式是（ ）
A. 简单扩散 B. 滤过 C. 主动转运
D. 异化扩散 E. 膜动转运
22. 着色性干皮病患者对紫外线、烷化剂及某些致癌物的敏感性远高于正常人，说明毒物作用易感性与什么相关（ ）
A. 生活方式 B. 性别 C. 健康状况 D. 年龄
E. 营养状况
23. 微核试验用来计数的细胞是（ ）
A. 嗜多染红细胞 B. 骨髓细胞
C. 中心粒细胞 D. 单核细胞
E. 红细胞
24. 谷胱甘肽与葡萄糖结合物排出的主要途径是（ ）
A. 胆汁排泄 B. 与未吸收食物一起排出
C. 肠内排泄 D. 肠壁与菌群 E. 汗液
25. 煤焦油可致皮肤癌，研究发现，经煤焦油涂抹的皮肤如再接触佛波酯，肿瘤的发生率增加，据此试验，佛波酯应属于（ ）
A. 无机致癌剂 B. 免疫抑制剂 C. 促长剂
D. 助致癌物 E. 细胞毒剂

（三）A3/A4 型选择题

（26～28 题共用题干）

2-乙酰氨基芴和 2-氨基芴在体内可形成 *N*-羟基芳酰胺和 *N*-羟基芳胺，生成 *N*-羟基芳香胺，为近致癌物，通过结合反应产生的结合物可在酸性 pH 尿中或由肠道菌丛的葡萄糖苷酸酶水解，自发生成一种亲电子剂，导致 DNA 损伤，引起膀胱癌。
26. 以上叙述涉及的毒理学过程是（ ）
A. 氧化反应 B. 生物转运 C. 代谢
D. 代谢活化 E. 结合反应
27. *N*-羟基芳酰胺和 *N*-羟基芳胺的形成通过（ ）
A. 细胞色素 P450 和 FMO 催化
B. 细胞色素 P450 催化
C. FMO 催化
D. 环氧水化酶催化
E. 醇脱氢酶催化
28. 由何种结合反应生成 *N*-羟基芳香胺（ ）
A. 甲基化 B. 葡萄糖醛酸化 C. 硫酸化
D. A+B E. B+C
（29、30 题共用题干）

化学物的致癌机制复杂，影响因素很多，对动物致癌的化学物不一定也对人类致癌。
29. 要确定化学物对动物致癌性最有价值的是（ ）
A. 骨髓细胞微核试验 B. 程序外 DNA 合成试验
C. 小鼠肺肿瘤诱发试验 D. 哺乳动物长期致癌试验
E. 细胞转化试验
30. 要确定化学物对人类致癌性最有价值的是（ ）
A. 原癌基因激活试验 B. 肿瘤抑制基因失活试验
C. 外周血淋巴细胞染色体畸变试验
D. 姐妹染色体交换试验 E. 肿瘤流行病学调查

（四）B1 型选择题

（31～35 题共用备选答案）
A. 迟发型毒作用 B. 过敏性反应
C. 高敏感性 D. 速发性毒作用
E. 特异体质反应
31. 小鼠经口染毒氰化钾十几分钟后死亡，属于（ ）
32. 某患者因肺炎就医，经皮试注射青霉素后全身麻疹，属于（ ）
33. 某群体接触低剂量的某化学物后，仅有少数个体出现了中毒症状，属于（ ）
34. 先天缺乏 NADH-高铁血红蛋白还原酶患者对亚硝酸盐敏感，属于（ ）
35. CO 中毒引起的昏迷患者，有些在恢复后数周甚至数月后突然发生严重脑病，属于（ ）

（五）X 型选择题

36. 以下哪种情况属于染色体整倍性畸变（ ）
A. n B. $2n$ C. $3n$ D. $2n+1$ E.上述都是

37. 恶性转化细胞的特征包括（　　）
A. 细胞形态改变　B. 细胞生长能力改变
C. 细胞生化表型改变　D. 细胞坏死
E. 与肿瘤形成有关的表型
38. 以下属于Ⅰ相代谢反应类型的是（　　）
A. 结合反应　B. 氧化反应　C. 还原反应
D. 水解反应　E. 非竞争性抑制
39. 碱基置换的后果是出现（　　）
A. 同义突变　B. 错义突变　C. 无义突变
D. 终止密码突变　E. 染色体畸变
40. 协同致癌作用机制包括（　　）
A. 抑制 DNA 修复
B. 选择性增强 DNA 受损细胞的增殖
C. 活化作用酶系统活力增强
D. 活化作用酶系统活力降低
E. 活化作用酶水解

三、判断题（每题 1 分，共 10 分）

1. 生物半减期短，说明化学物消除慢，容易蓄积中毒。（　　）
2. 氧化应激的应激原主要是自由基、活性氧和活性氮。（　　）
3. 遗传负荷是指一种物种群体中每一个携带可遗传给下一代的有益基因的平均水平。（　　）
4. 组蛋白仅用于维持染色体的空间结构。（　　）
5. 间接致癌物在代谢活化前称为前致癌物，在活化过程中接近终致癌物的中间产物称为近致癌物，近致癌物进一步代谢活化生成的产物称终致癌物。（　　）
6. 胎体时期，胎体对致畸敏感度降低，但生殖器官、中枢神经系统分化发育尚在继续进行，因此对这些器官、系统仍可能造成结构畸形。（　　）
7. 确定性效应的严重程度与剂量大小无关。（　　）
8. RNA-Seq 是基于 Sanger 测序法的一种测序技术。（　　）
9. 毒理基因组学技术应用于混合物联合毒作用研究，可了解化学物间的联合作用规律。（　　）
10. 危害是指当机体、系统或人群暴露于某种因素或状况时，所产生的不良健康效应的概率。（　　）

四、问答题（共 35 分）

（一）简答题（3 题，共 15 分）

1. 简述急性毒性试验的目的。
2. 简述外源化学物代谢活化及毒理学意义。
3. 简阐述外源化学物的致突变机制。

（二）论述题和案例题（2 题，共 20 分）

1. 举例说明毒物代谢酶被诱导和抑制的毒理学意义。
2. 塑化剂（plasticizer）即邻苯二甲酸二乙基已酯（DEHP），是一种制造塑料制品的原料。为了向政府管理机构递交 DEHP 的发育毒性说明，请你设计一个发育毒性试验（三段式）。要求设计完整，包括试验动物，染毒途径，染毒时间，终点观察，及预测发育毒性的剂量-反应模式。

参考答案与解析

一、名词解释（略）

二、选择题（每题 1 分，共 40 分）

（一）A1 型选择题

1. 答案：E　[解析] 群体中个体易感性分布在毒理学中有重要意义，化学物毒作用的个体易感性可分为毒动学和毒效学两方面，A-D 都是有关毒动学方面的。
2. 答案：D　[解析] 黄嘌呤氧化酶，不存在于微粒体，而是存在于细胞液中。
3. 答案：D　[解析] 红细胞中的微核为遗传毒性指标，不属于亚慢性毒性指标。
4. 答案：A　[解析] 急性毒性试验动物选择初成年或成年，亚慢性及慢性毒性试验通常选择年幼的动物，慢性毒性试验甚至终身染毒，选择初断乳动物。
5. 答案：B　[解析] 豚鼠皮肤致敏反应比其他动物更接近于人。
6. 答案：E　[解析] 动式染毒能保持受试物浓度的不变，同时保证新鲜的空气，各类气体成分恒定，且恒温恒湿。
7. 答案：E　[解析] 急性毒性动物的选择应遵循易于饲养，易于获得，与人接近，繁殖力强等原则。
8. 答案：C　[解析] 此化学物为抑制催化苯转化为苯酚的生物转化酶。此反应是芳香烃烷化反应，是由混合功能氧化酶催化的。因此 SKF-525A 抑制混合功能氧化酶。
9. 答案：B　[解析] 大多化学致癌物是亲电子剂。
10. 答案：D　[解析] 在碱性条件下，该有机碱不容易电离，更容易被吸收，而小肠的环境属于碱性环境，因而该有机碱在消化道中最容易吸收的部位是小肠。

11. 答案：E [解析] 环氧溴苯引起 DNA，RNA 及蛋白分子普遍损伤，因其代谢后结构发生改变，消耗还原性物质，能与 DNA，RNA 及蛋白中心结构相结合，导致细胞损伤。

12. 答案：B [解析] 器官形成的迅速变化需要细胞增殖、移动，细胞与细胞间交互作用和形态发生的组织改造，器官形成期是发生结构畸形的关键期，也叫致畸敏感期。

13. 答案：E [解析] 颠换，置换，转换，切换都是基因突变的类型，染色体互换是染色体畸形的常见形式。

14. 答案：C [解析] 外源化学物作用与染色体后，染色体发生断裂，断臂重连接形成环状叫环状染色体。

15. 答案：B [解析] 三倍体通常记作"$2n+1$"。

16. 答案：C [解析] 微核是多种因素引起染色体断裂，残留在细胞质中的染色体片段，该片段不能经分裂到达子代细胞中。

17. 答案：B [解析] 微核导致基因的减少，插入和重复基因增多，易位导致基因数量改变，倒位是染色体自身结构改变，不涉及基因数量改变。

18. 答案：B [解析] 危险度的评定包括四个阶段即暴露评定、剂量反应关系确立、危险度表征和危害性评定。

19. 答案：C [解析] 判断某种纳米材料是否对人类具有毒作用，需从人群流行病学去确认。

20. 答案：E [解析] 毒理基因组学主要研究包括毒作用机制，毒性预测，评价毒作用量效关系和时效关系，风险评估，联合毒作用及表型锚定毒理学问题。

(二) A2 型选择题

21. 答案：C [解析] 大多数重金属可以通过细胞膜上的受体或离子通道结合，完成转运过程，这一过程即为主动转运。

22. 答案：C [解析] 着色性干皮病是一种疾病，与健康相关。

23. 答案：A [解析] 只有成熟排除主核的红细胞才能更好地与染料结合，这个阶段的红细胞叫嗜多染红细胞。

24. 答案：A [解析] 谷胱甘肽结合物具有极性和水溶性，可经胆汁排出。

25. 答案：C [解析] 促癌剂通过刺激细胞增生而使启动的细胞进入促长阶段，促癌剂本身无或仅有极微弱的引发作用，但反复使用能刺激细胞分裂，形成肿瘤。煤焦油属于引发剂，在佛波酯的作用下发生肿瘤。

(三) A3/A4 型选择题

26～28 题的答案 26. D 27. A 28. E [解析] 2-乙酰氨基芴和 2-氨基芴可经 P450 和 FMO 形成 *N*-羟基芳酰胺和 *N*-羟基芳胺，在与硫酸、葡萄糖醛酸、乙酰基结合。

29、30 题的答案 29. D 30. E [解析] 哺乳动物长期致癌是实验判断某化学物动物致癌最有意义的指标，对于人类而言，人群流行病学的确认是判断化学物致癌的最重要依据。

(四) B1 型选择题

31～35 题的答案 31. D 32. B 33. C 34. E 35. A [解析] 小鼠染毒十几分钟即发生死亡，属于速发毒作用；青霉素皮试全身麻疹属于过敏性反应；少数人接触某种中毒症状说明该类人群的高敏感性；由于先天缺乏 NADH-高铁血红蛋白酶接触亚硝酸盐中毒的现象属于特异性体质；CO 中毒，恢复后产生脑病是迟发性毒作用。

(五) X 型选择题

36. 答案：AC [解析] 染色体整倍体的畸变指除了正常二倍体以外的整倍性的改变。

37. 答案：ABCE [解析] 恶性转化细胞特征包括无限增殖，表型改变等，而细胞坏死与细胞增殖相悖，不是肿瘤细胞的特征。

38. 答案：BCD [解析] Ⅰ相代谢反应包括氧化，还原，水解反应，而结合反应属Ⅱ相反应。

39. 答案：ABCD [解析] 染色体畸变不属于碱基置换，也不是碱基置换的结果。

40. 答案：AB [解析] 协同致癌一方面引起细胞 DNA 损伤后修复能力下降，另一方面促进 DNA 损伤细胞增殖。

三、判断题（每题 1 分，共 10 分）

1. 答案：F [解析] 生物半减期 $t_{1/2}$ 是化学毒物的血浆浓度下降一半所需的时间，表示毒物消除速度的参数，不受浓度所制约。$t_{1/2}$ 短，说明毒物消除迅速，不易蓄积中毒。

2. 答案：T [解析] 氧化应激的应激原主要是自由基、ROS 或 RNS。如果机体因暴露毒物而产生过量自由基、ROS 或 RNS，则引起机体氧化/还原失平衡，进而诱发氧化应激。

3. 答案：F [解析] 遗传负荷是指一种物种群体中每一个携带可遗传给下一代的有害基因的平均水平，这里特别是指一些有害的方面，不适于有益的方面。

4. 答案：F [解析] 组蛋白最初被认为仅仅用于维持染色体的空间结构，现在人们逐渐认识到组蛋白在保持染色质的动态平衡方面起着重要作用。

5. 答案：T [解析] 间接致癌物在代谢活化前也称为前致癌物，在活化过程中接近终致癌物的中间产物称为近致癌物，近致癌物进一步代谢活化生成的产物称终致癌物。

6. 答案：T ［解析］器官形成期结束进入胎体时期后，胎体对致畸敏感度降低，但生殖器官、中枢神经系统分化发育尚在继续进行，因此对这些器官、系统仍可能造成结构畸形。

7. 答案：F ［解析］确定性效应指严重程度随剂量而变化的效应并且可能存在剂量阈值。

8. 答案：F ［解析］RNA-Seq 是高通量测序技术，不同与 Sanger 测序法。

9. 答案：T ［解析］毒理基因组学技术可应用于混合物联合毒作用研究，了解化学物间的联合作用规律，为化学物危险度评定提供证据。

10. 答案：F ［解析］危害是指当机体、系统或人群暴露于某种因素或状况时，所具有的产生潜在不良健康效应的固有属性而非概率。

四、问答题（共 35 分）

（一）简答题（3 题，共 15 分）

1. 答案要点：①确定一系列急性毒性参数，评价其急性毒性大小。获得 LD_{50} 或 LC_{50}，进行急性毒性分级。②初步评价外源化学物对机体产生危害性的大小、毒效应特征、靶器官、剂量-反应（效应）关系等。③为亚慢性、慢性毒性试验研究和其他毒理学试验的接触剂量设计、观察指标选择提供依据。④为毒作用机制研究提供线索。

2. 答案要点：生物转化是指外源化学物在机体内经多种酶催化的代谢转化。是机体对外源化学物处置的重要环节，是机体维持稳态的主要机制。意义主要有：①外源化学物经生物转化后，其存在形式可能会发生变化，其中大部分是经代谢毒性降低，但有的毒性反而增强；②可探讨外源化学物产生活性基团或活性分子的规律，有利于探讨其损伤机制，作用的靶器官、靶组织、靶细胞乃至靶分子；③外源化学物经过生物转化形成的中间产物、终产物，可为生物监测、中毒诊断、损伤程度判断和治疗效果评价提供有意义的生物学检测指标。

3. 答案要点：突变分为基因突变、染色体畸变和染色体数目的改变。①基因突变是指基因中 DNA 序列的变化。又称为点突变。包括碱基置换（转换和颠换），移码突变，DNA 大片段损伤。②染色体畸变是指染色体结构发生的改变。染色体畸变意味着染色体物质（遗传信息）丢失、重排或扩增。③染色体数目改变表现为整倍性畸变和非整倍性畸变。外源化学物以 DNA 为靶的直接诱变，导致 DNA 损伤，包括碱基烷化、平面大分子嵌入 DNA 链、改变碱基的化学结构、碱基类似物的取代、二聚体的形成，DNA 加合物和交联分子的形成等。此外可通过纺锤体抑制，干扰细胞分裂过程；通过对酶促过程的作用，间接影响遗传物质。细胞还可通过不正确的修复作用，导致突变在细胞中固定下来。

（二）论述题和案例题（2 题，共 20 分）

1. 答案要点：许多化学毒物可以引起某些代谢酶的含量增加并伴有活力增强，这种现象称为酶的诱导。表现为：①作为配体与位于胞液的外源化学物感受器形成结合物，使其发生变构并与辅蛋白脱离，由无活性形式转变为活化形式；②结合物与配体蛋白形成异源二聚体并转位进入细胞核；③募集其他转录因子和 RNA 聚合酶等形成转录复合物；④启动代谢酶的基因转录。引起代谢酶含量或活力增加。此外一些化学物可引起酶的抑制，表现为竞争性抑制和非竞争性抑制，前者如甲醇和乙醇都由醇脱氢酶代谢。在甲醇中毒时，临床上常给予乙醇治疗，这是因为乙醇与醇脱氢酶的亲和力比甲醇强，可竞争性减缓甲醇的代谢速度而降低其毒作用。

2. 答案要点：通过将 DEHP 与不同阶段孕鼠染毒，观察 DEHP 的发育毒性。具体将连续、完整的生殖发育过程细分为几个阶段，即交配前到受孕、受孕到着床、着床到硬腭闭合、硬腭闭合到妊娠结束、出生到断乳、断乳到性成熟。三段生殖毒性试验即根据以上几个发育阶段来设计，分别为：Ⅰ段：生育力和早期胚胎发育毒性试验（一般生殖毒性试验）；Ⅱ段：胚体-胎体毒性试验（致畸试验）；Ⅲ段：出生前后发育毒性试验（围生期毒性试验）。

（1）生育力和早期胚胎发育毒性试验（一般生殖毒性试验）实验动物首选大鼠。雌雄各半，每组 16～20 只。一般设 3 个剂量组以及 1 个溶剂对照组和 1 个阳性对照组。所有动物的睾丸、附睾、卵巢和子宫进行病理组织学检查，还需要检查附睾或睾丸精子数、活动度和形态、黄体数、着床数、吸收胎、死胎和活胎数。试验结果主要根据 F0 代毒性及 NOAEL、F1 代毒性及 NOAEL 以及各组受影响的窝数等进行综合评价。

（2）胚体-胎体毒性试验（致畸试验）一般选择两种动物，一种啮齿类动物和一种非啮齿类动物。首选健康、刚进入性成熟期、未经交配的雌性大鼠或家兔，按雌雄动物比例 2∶1 或 1∶1 交配。大鼠每组至少 15 只妊娠动物，家兔每组至少 12 只妊娠动物。试验至少设 3 个剂量组、1 个阴性对照组和 1 个阳性对照组。低剂量应不引起动物出现任何可观察到的毒作用；在低剂量和高剂量之间可按几何级数设置中间剂量。给药时间为大鼠孕 6～15 天，家兔孕 6～18 天。

试验期间每 2～3 天称取母鼠体重。自然分娩前将受孕动物处死，剖腹取出子宫称重，检查吸收胎、早死胎、晚死胎及活产胎仔。活产胎仔取出后，检查性别、体重、身长、外观畸形、内脏畸形、骨骼畸形和发育（骨化）情况。

（3）出生前后发育毒性试验（围生期毒性试验）：实验动物首选大鼠。每组 16～20 只妊娠动物。设 3 个剂量组以及 1 个溶剂对照组和 1 个阳性对照组。给药时间为从着床到哺乳期结束。主要观察母体的饮水量、摄食量、体重变化、中毒症状和死亡率、妊娠分娩时间、产仔数、受孕率；F1 代的性别比例、外观畸形、出生存活率、哺育存活率、生长指数、生理发育和断乳前神经行为、断乳后行为、交配行为及受孕率；检查 F1 断乳后主要脏器及睾丸、附睾或卵巢、子宫重量、内脏畸形。试验结果主要依据母体毒性及 NOAEL、胚胎毒性、致畸性、子代神经行为影响及 NOAEL 进行综合评定。

（王　军　刘起展）

模拟试卷三

试 卷 题 目

一、名词解释（每题 3 分，共 15 分）

1. 生物学标志　2. ADME
3. 染色体畸变　4. 组蛋白修饰
5. 急性放射病

二、选择题（每题 1 分，共 40 分）

（一）A1 型选择题

1. 下列反应中由细胞色素 P450 酶系催化的是（　　）
A. 单胺氧化　B. 黄嘌呤氧化　C. S-氧化
D. 醛氧化　E. 醇氧化

2. 弱有机酸在胃肠道容易吸收的部位是（　　）
A. 胃　B. 小肠　C. 十二指肠　D. 直肠　E. 结肠

3. 大鼠亚慢性毒性试验连续染毒的期限为（　　）
A. 2 周　B. 20 天　C. 60 天　D. 90 天　E. 1 年

4. 氰化物毒作用的靶器官是（　　）
A. 脑　B. 肺　C. 骨骼　D. 肝　E. 肾

5. 化学毒物经下列哪一种生物转化反应后水溶性降低（　　）
A. 葡萄糖醛酸结合　B. 羟化作用　C. 硫酸作用
D. 甲基化作用　E. 谷胱甘肽作用

6. 外源化学物经皮肤途径吸收主要通过（　　）
A. 主动转运　B. 简单扩散　C. 滤过
D. 载体扩散　E. 吞噬作用

7. 酒精可引起线粒体脂质过氧化，氯乙烯可引起微粒体脂质过氧化，当二者联合作用与机体时，作用类型为（　　）
A. 独立作用　B. 相加作用　C. 拮抗作用
D. 协同作用　E. 增强作用

8. 卫生毒理学体外试验常选用（　　）
A. 大鼠和小鼠　B. 果蝇
C. 游离器官，细胞，细胞器　D. 鸟类　E. 鱼类

9. 关于物理性质与毒作用说法正确的是（　　）
A. 毒物脂/水分配系数越大，毒作用越小
B. 毒物在体液中的溶解度越大，毒作用越小
C. 非离子型比率越高，毒作用越大
D. Zch 越大，产生慢性中毒的危险性越小
E. 毒物分散度越小，毒作用越大

10. 甲烷（CH_4）若用 Cl 取代 CH_4 上的 H 后，其毒性最大的是（　　）
A. CH_3Cl　B. CH_2Cl_2　C. $CHCl_3$　D. CCl_4
E. CCl_3

11. 化学物质的哪些物理性质影响毒效应（　　）
A. 电离度　B. 熔点　C. 挥发度　D. 以上都是
E. 以上都不是

12. 外源化学物经消化道吸收的主要方式（　　）
A. 通过营养物质载体　B. 滤过　C. 简单扩散
D. 载体扩散　E. 胞饮和吞噬

13. 代谢活化是指（　　）
A. Ⅰ相反应可以增毒，Ⅱ相反应可以减毒
B. 经结合反应后，水溶性增大，毒性也增大
C. 原型不致癌的物质经过生物转化变为致癌物
D. 减毒或增毒必须经过四种反应
E. MFO 具有两重性

14. 特殊毒性不包括（　　）
A. 致突变　B. 急性毒性　C. 致癌　D. 致畸
E. 生殖毒性

15. 属于慢性毒性试验的主要目的是（　　）
A. 探讨 LOAEL 和 NOAEL
B. 阐明毒物作用机制
C. 观察中毒症状
D. 探讨剂量-反应关系
E. 以上都是

16. 外源化学物在胎儿期和新生儿期的主要影响是（　　）
A. 生长迟缓和功能不全　B. 畸形　C. 胚胎死亡
D. 着床减少　E. 以上都不是

17. 关于非遗传毒物致癌物的叙述，不正确的是（　　）
A. 不具有 DNA 反应活性
B. 在大多数遗传毒理学试验中为非致突变物
C. 经代谢活化可形成亲电子剂
D. 一般具有可检测的阈剂量
E. 作用一般是可逆的，需长期染毒

18. 可接受危险度（　　）
A. 接触某种化学物质人群发生某种损害的频率低于非接触人群，那么，这一频率可作为该化学毒物对人体健康产生危害的可接受危险度

B. 当接触某种化学物质人群发生某种损害的频率接近或略高于非接触人群，那么，这一频率可作为该化学毒物对人体健康产生危害的可接受危险度

C. 当接触某种化学物质人群发生某种损害的频率高于非接触人群，那么，这一频率可作为该化学毒物对人体健康产生危害的可接受危险度

D. 只有当接触某种化学物质人群发生某种损害的频率与非接触人群一致，那么，这一频率可作为该化学毒物对人体健康产生危害的可接受危险度

E. 以上都不是

19. 暴露组学（　　）

A. 是研究暴露组以及暴露组对人类疾病过程影响的学科

B. 可以识别影响个体健康的具体或一系列详细的暴露

C. 通过高通量技术建立明确的生物学标志

D. 确定内外暴露源

E. 以上都是

20. 哪种试验组合符合我国食品安全性评价程序（　　）

A. Ames 试验，大鼠骨髓细胞微核试验，小鼠骨髓细胞染色体畸变试验

B. Ames 试验，小鼠骨髓细胞微核试验，大鼠骨髓细胞染色体畸变试验

C. Ames 试验，小鼠骨髓细胞微核试验，大鼠睾丸细胞染色体试验

D. 显性致死试验，微核试验，染色体实验

E. SCE，微核试验，染色体实验

（二）A2 型选择题

21. pK_a 为 4.2 的有机酸（苯甲酸）在消化道中吸收最好的部位是（　　）

A. 口腔　B. 胃　C. 十二指肠　D. 小肠　E. 结肠

22. 铅毒性和其在血液中溶解度成正比，下列铅毒性最大的化学物是（　　）

A. 金属铅　B. 醋酸铅　C. 氧化铅　D. 氯化铅

E. 硫酸铅

23. 异丙肾上腺素对单独笼养 3 周以上的大鼠急性毒性明显高于群养大鼠，说明毒物毒性作用易感性（　　）

A. 生活习惯相关　B. 性别相关　C. 营养状况相关

D. 年龄相关　E. 健康状态相关

24. 某化学物质经动物实验致癌证据充分，但流行病学调查资料尚不足，它应归类于（　　）

A. 确认的致癌物　B. 潜在的致癌物

C. 可疑的致癌物　D. 动物的致癌物

E. 人类的致癌物

25. 关于体细胞突变，以下错误的是（　　）

A. 化学致癌机制有两个重要学说，即体细胞突变和非突变学说

B. 细胞突变是体细胞生长异常形成肿瘤的重要原因

C. 体细胞 DNA 损伤就可以引起癌症

D. 化学致癌是多阶段过程

E. 化学过程至少分为引发，促长，进展三个阶段

（三）A3/A4 型选择题

（26～28 题共用题干）

有一种新合成的化学物质，拟应用于化妆品中，先需对其进行安全性评价。

26. 用 NOAEL 或 LOAEL 除以安全系数，其中不属于安全系数确定应考虑的因素是（　　）

A. 绝对毒性，挥发性；急性，慢性毒作用带

B. 人类接触机会

C. 是否经皮吸收

D. NOAEL 和 LOAEL 大小

E. 被选定最敏感指标后果的严重性和可逆性

27. 如果用 BMD 来代替 NOAEL 或 LOAEL 计算该物质的参考剂量，有较多优点，除了（　　）

A. BMD 是依据剂量-反应关系曲线的所有数据计算获得的，而不是一个点值，在可靠性与准确性上都提高了

B. 用 BMD 计算是把实验组数，每组动物数及终点指标观察值的离散度等均考虑在内

C. 不存在从实验动物资料外推到人的不确定性

D. 未直接观察到 NOAEL 的试验结果，仍可通过计算求出 BMD

E. 既可通过计数资料，也可通过计量资料获得

28. 如果对该化学物进行风险管理，不属于风险管理内容的是（　　）

A. 制定该化学物质的卫生标准

B. 对其使用进行环境检测

C. 对接触人群进行观察监护

D. 执行相应的卫生标准

E. 进行危险度评价

（四）B1 型选择题

（29～31 题共用备选答案）

A. 暴露生物标志　B. 效应生物标志

C. 易感生物标志　D. 毒作用

E. 检测指标

29. 某汽车修理厂工人用甲苯清洗机器零件，检测其尿中马尿酸含量，属于（　　）

30. 某印刷厂用苯做溶剂稀释油墨，检测工人血中白细胞变化水平，属于（　　）

31. 某印染厂工人就业前体检，检测体内 G-6-PD 含量，属于（　　）

（32～34题共用备选答案）

以下实验选择哪种实验动物最合适

A. 犬　B. 母鸡　C. 豚鼠　D. 大鼠　E. 家兔

32. 皮肤或眼刺激试验（　）

33. 迟发性神经毒试验（　）

34. 过敏性试验（　）

（五）X型选择题

35. 以下说法错误的是（　）

A. 气体在肺泡中分压越小，越易吸收

B. 血/气分配系数越小，越易吸收

C. 脂/水分配系数越大，越不易吸收

D. 通气/血流比值越大，越不易吸收

E. 血/气分配系数越小，越不易吸收

36. 经皮吸收的主要影响因素有（　）

A. 化学物质分子量的大小

B. 化学物质的脂/水分配系数

C. 皮肤和血流和组织液流动的速度

D. 皮肤完整性和通透性

E. 空气湿度

37. 有关染色体畸变的描述正确的是（　）

A. 光镜下可见的变化　B. 光镜下不可见的变化

C. DNA断裂的结果　D. 染色体结构异常

E. 染色体数目异常

38. 毒理蛋白组学目前实验技术有（　）

A. 蛋白质技术分离　B. 蛋白质表达谱研究技术

C. 生物信息学分析　D. 同位素亲和标签技术

E. RNA-Seq技术

39. 生殖毒性的观察指标包括（　）

A. 幼鼠体重增长率　B. 受孕率　C. 正常分娩率

D. 幼仔出生存活率　E. 幼仔哺育存活率

40. 危险度评定包括（　）

A. 对机体损害作用的评定　B. 剂量-反应关系评定

C. 确定接触途径及接触剂量　D. 危险度估计

E. 确定最大无作用剂量

三、判断题（每题1分，共10分）

1. 表观分布容积表示化学物以血浆毒物浓度计算应占有的体液容积，代表真正的容积。（　）

2. 细胞坏死是一种不可调控、被动和无序的细胞死亡方式。（　）

3. 衰老、动脉粥样硬化等均是体细胞突变后果的表现。（　）

4. 染色质重塑因子在体内全都以组成多亚基复合物的形式来行使其重塑功能。（　）

5. 实验动物致癌资料证据充分，可说明某化学物是人类致癌物。（　）

6. 三段生殖毒性试验主要是依据观察时间来区分的。（　）

7. 在辐射场内的人员所受照射的累积剂量与时间成正比，与距离也成正比。（　）

8. 毒理组学是毒理学技术和方法在组学研究领域的应用和不断发展。（　）

9. 与基因组不同的是，转录组是随着生长发育阶段、健康状态和外界环境的改变而相对稳定的。（　）

10. 风险交流的根本目标是用清晰、易懂的术语向交流对象提供有意义的相关信息，使之更广泛的理解和接受风险管理的决策。（　）

四、问答题（共35分）

（一）简答题（3题，共15分）

1. 生物学标志有哪几类？有什么意义？

2. 简述慢性毒性试验目的。

3. 简述影响毒作用的机体因素及其意义。

（二）论述题和案例题（2题，共20分）

1. 毒理基因组学的研究方法可以应用到毒理学研究的哪些领域？

2. 请从动物实验角度阐述如何获得一种外源性化学物的LD_{50}。

参考答案与解析

一、名词解释（略）

二、选择题（每题1分，共40分）

（一）A1型选择题

1. 答案：C　[解析] 单胺氧化酶催化单胺氧化，黄素单加氧酶催化黄嘌呤氧化，P450催化，S-氧化，醛（醇）脱氢酶催化醛（醇）氧化。

2. 答案：A　[解析] 影响有机酸和有机碱吸收部位的主要因素是胃肠道的pH，由于胃内酸度较高，有机酸以非离解状态存在，因此易于在胃吸收。

3. 答案：D　[解析] 亚慢性毒性目前多以连续染毒90天为亚慢性毒性试验的期限。

4. 答案：C　[解析] 氟化物毒作用的靶器官是骨骼，可引起氟骨症，铅毒作用的靶器官是脑，臭氧毒作用的靶器官是肺，溴苯毒作用的靶器官是肝，镉毒作用的靶器官是肾。

5. 答案：D　[解析] 化学物经过生物转化后一般是水溶性增强，以利于排泄。而甲基化结合反应后的产物水溶性降低。

6. 答案：B [解析] 外源化学物主要经过简单扩散透过皮肤角质层而被吸收。

7. 答案：A [解析] 酒精毒作用的靶器官为微粒体，氯乙烯毒作用的靶器官为线粒体，因此，联合毒作用应为独立作用。

8. 答案：C [解析] 细胞株，细胞器，原代培养的细胞，组织是体外实验常用的研究对象。

9. 答案：C [解析] 化学物经代谢活化后水溶性增加，更易排出，但毒性增强。

10. 答案：D [解析] 烷烃类的氢如被卤素取代，其毒性增强，且取代愈多，毒性愈大。

11. 答案：D [解析] 化学物质呈解离状态时，通常脂溶性较低，难以通过细胞膜的脂质双分子层；而以非电离形式存在的弱有机酸或有机碱具有一定的脂溶性，易通过胞膜；挥发度越高，毒性越大；熔点越低，毒性越大。

12. 答案：C [解析] 简单扩散是外源化学物经消化道吸收的主要方式。

13. 答案：C [解析] 代谢活化包括Ⅰ相反应和Ⅱ相反应。其结果是增大化学物的水溶性，使其快速排出，但在此过程中，毒性也相应增大。

14. 答案：B [解析] 急性毒性是一般性毒性作用。

15. 答案：E [解析] 慢性毒性试验目的包括：探讨LOAEL 和 NOAEL；阐明毒物作用机制；观察中毒症状；探讨剂量-反应关系。

16. 答案：A [解析] 胎儿期以组织分化、生长和生理学的成熟为主。在胎儿期接触发育毒物很可能对生长和功能成熟产生影响。

17. 答案：C [解析] 形成亲电子剂是遗传毒物致癌机制。

18. 答案：B [解析] 可接受危险度的定义是：人类的各种活动都会伴随有一定的危险度存在，危险性分析的目的是预测危险和控制危险。对于致癌性，一般认为某化学物终生暴露所致的危险度在百万分之一（10^{-6}）或以下，为可接受的危险度。

19. 答案：E [解析] 暴露组学的关键是可以准确地测量暴露和暴露的影响，其建立基础是：可以识别影响个体健康的具体或一系列详细的暴露；通过高通量技术建立明确的生物标志；确定内外暴露源。

20. 答案：C [解析] 我国食品安全性评价程序包括：Ames 试验，微核试验，睾丸细胞染色体实验。

（二）A2 型选择题

21. 答案：B [解析] 苯甲酸为酸性，在酸性条件下不易电离，容易吸收。

22. 答案：C [解析] 题干中氧化铅在血液中溶解度最大，因而毒性最大。

23. 答案：A [解析] 题干中异丙肾上腺素对独处的大鼠毒性更大，这属于生活习惯问题。

24. 答案：B [解析] 该化学物可导致动物发生肿瘤，但对人类而言，没有充足的人群流行病学证据，因而认为该化学物是一种潜在的致癌物。

25. 答案：C [解析] DNA 损伤后，细胞会通过多种途径进行修复，DNA 修复完全后，一般不会导致肿瘤发生。

（三）A3/A4 型选择题

26～28 题的答案：26. D 27. C 28. E [解析] NOAEL 和 LOAEL 两个参数对于某一群体来说是相对一定的，因而不属于应考虑的因素。任何动物实验资料外推到人都存在不确定性。风险管理是根据风险评估后，权衡管理决策的过程，包括制定法规等措施。

（四）B1 型选择题

29～31 题的答案：29. A 30. B 31. C [解析] 生物标志物是测定组织，体液或排泄物中外源化学物及代谢的反应产物；效应生物标志是机体测出的生化，生理和行为改变的指标；易感标志反映生物对外源化学物产生损害作用敏感性指标。

32～34 题的答案：32. E 33. B 34. C [解析] 皮肤及眼刺激试验选择家兔，迟发性神经毒性通常选择母鸡；过敏性试验通常选择豚鼠。

（五）X 型选择题

35. 答案：ABCD [解析] 气体在肺泡中分压越大，越容易吸收；血气分配系数越大，越容易吸收；脂/水分配系数越大，越容易吸收；通气/血流比值越大，越容易吸收。

36. 答案 ABCDE [解析] 影响皮肤吸收的主要因素有化学物分子量越小越容易吸收，脂/水分配系数越大，越容易吸收；血液流动速度越快，吸收越容易；皮肤受损后，外源化学物更容易进入皮肤；湿度越大，越容易黏附皮肤，加速吸收。

37. 答案：ACDE [解析] 染色体畸变通过染色的方法可在光镜下观察到，例如微核。

38. 答案：ABCD [解析] RNA-Seq 针对的是转录组学，不属于蛋白组学技术。

39. 答案：BCDE [解析] 幼鼠体重增长不属于生殖毒性。

40. 答案：ABCD [解析] 危险度评定包括以下内容：机体损害作用的评定，剂量-反应关系评定，确定接触途径及接触剂量，危险度估计。

三、判断题（每题 1 分，共 10 分）

1. 答案：F [解析] 表观分布容积指在体内达到动态平衡时，体内化学物的量与血浆中化学物浓度的比值，表示化学物以血浆毒物浓度计算应占有的体液容积，由于它并不代表真正的容积，所以称为表观分布容积，用于推测化学物在体内分布范围的宽窄。

2. 答案：F [解析] 过去认为，毒物诱导细胞坏死是不可逆、不可调控、被动和无序的细胞死亡方式；但最近研究发现，毒物诱导细胞坏死过程中伴随有大量有序分子事件，并受 RIP1 和 RIP3 调控。

3. 答案：T [解析] 目前的研究结果认为体细胞突变可能是衰老的起因，突变引起的 DNA 修复能力缺陷与早衰老综合征有一定关系。动脉粥样硬化疾病可能与一些致突变致癌作用有关，因此，衰老、动脉粥样硬化等疾病是体细胞突变的后果。

4. 答案：F [解析] 大多数重塑因子在体内通常以组成多亚基复合物的形式来行使其重塑功能，但重塑因子 CHD1 和 CHD2 可单独发挥其重塑功能。

5. 答案：F [解析] 实验动物致癌资料证据充分，不能说明某化学物是人类致癌物。

6. 答案：F [解析] 三段生殖毒性试验的名称主要是根据给药的时间，而不是观察的时间。

7. 答案：F [解析] 在辐射场内的人员所受照射的累积剂量与时间成正比，但是照射量、吸收剂量均与辐射源的距离的平方成反比。

8. 答案：F [解析] 毒理组学是组学技术在毒理学研究领域的应用和不断发展。

9. 答案：F [解析] 与基因组相对稳定不同的是，转录组是随着生长发育阶段、健康状态和外界环境的改变而发生较大的变化。

10. 答案：T [解析] 风险交流的根本目标是用清晰、易懂的术语向交流对象提供有意义的相关信息，使之更广泛的理解和接受风险管理的决策。

四、问答题（共 35 分）

（一）简答题（3 题，共 15 分）

1. 答案要点：生物标志是指外源化学物通过生物学屏障并进入组织或体液后，对该外源化学物或其生物学后果的测定指标，可分为暴露标志，效应标志和易感性标志。暴露标志是测定组织、体液或排泄物中吸收的外源化学物、其代谢物或与内源性物质的反应产物，提供关于暴露于外源化学物的信息。效应标志指机体中可测出的生化、生理、行为或其他改变的指标。易感标志物反映机体先天具有或后天获得的对暴露外源物质产生反应能力的指标。暴露标志用于人群可定量确定个体的暴露水平；效应标志可将人体暴露与环境引起的疾病提供联系；易感性标志可鉴定易感个体和易感人群，应在危险度评定和危险度管理中予以充分考虑。

2. 答案要点：①观察长期接触受试物的毒性效应谱、毒作用特点和靶器官；②探索受试物的毒作用机制；③观察长期接触受试物所致毒作用的可逆性；④确定长期接触受试物所致毒作用的剂量-反应（效应）关系，确定其 NOAEL 和/或 LOAEL，为制定人类接触的安全限量提供依据；⑤观察不同动物对受试物的毒效应差异，为确定适当的安全系数，将试验结果外推到人提供依据。

3. 答案要点：不同个体对化学物反应可存在明显差异。遗传多态性现象是产生个体毒作用差异或疾病风险增高的主要原因之一。表现为代谢酶的遗传多态性，导致代谢酶的活力及功能出现很大差异，影响某些化学物毒作用的敏感性；修复能力的个体差异，机体所有的组织、细胞和大分子对化学物所致损害都有其相应的修复机制。这些修复过程有各种酶参与，若这些酶出现功能缺陷，将明显影响对毒作用损害的修复能力；受体的个体差异，受体在细胞表面分布的数量存在差异。另外，受体亦可出现变异型，致其生物活性发生变化，影响机体对相应外源化学物的反应。

（二）论述题和案例题（2 题，共 20 分）

1. 答案要点：毒理基因组学的基本任务，是充分利用人类基因组的数据，应用于筛选和鉴别潜在的毒性环境因素和外源化学物，在基因组水平阐释毒作用的分子机制。毒理基因组学目前已运用到生命科学的多个领域中，如基因结合蛋白表达技术在毒理学中的应用；环境暴露和人类疾病易感性之间的关联性研究；环境暴露与毒效应的生物标志关联研究等。利用基因组学技术对其基因表达谱进行分析，可为阐明该化学物的毒作用机制提供有力的证据，亦可对未知化学物的毒作用机制进行研究。通过研究个体基因多态性对环境有害物质的反应差别，预测环境暴露对机体健康的风险，这些对于相关环境政策的制定和实施有效防护提供了重要的理论基础，具有重大公共卫生意义。

2. 参考答案：对一种外源化学物毒性的评价，LD_{50} 的获得是最为重要的参数。从动物实验角度，首先要进行动物和染毒方式的选择，动物选择要遵循对受试物的吸收、代谢、生物化学和毒理学特征与人最接近的物种；自然寿命不太长的物种；易于饲养和实验操作的物种；经济并易于获得的物种。通常选择两个物种。最常用的啮齿类动物是大鼠和小鼠，非啮齿类是犬。应使用Ⅱ级（清洁级）或Ⅱ级以上的动物，雌雄各半。可用经口、经皮、吸入、注射染毒方式。对于急性毒性试验（传统的 LD_{50} 法）的基本规定是：实验动物首选大鼠，试验动物体重变异不应超过平均体重的 20%；应设足够的剂量组，每组 8～10 只，受试物剂量组间有适当的剂量间距，可观察到明显的毒作用和不同的死亡率，以得到剂量-反应关系，并通过改良寇氏法和霍恩氏法，求得该种动物的 LD_{50}，进行毒物毒性的评估和分级。

（王 军 刘起展）

模拟试卷四

试卷题目

一、名词解释（每题 3 分，共 15 分）

1. 毒效应谱　2. 蓄积作用
3. hematotoxicology　4. 光毒性作用
5. 行为毒理学

二、选择题（每题 1 分，共 40 分）

（一）A1 型选择题

1. 卫生毒理学研究的任务（　　）
A. 中毒机制
B. 外源化学物进入机体的途径及生物转运，转化过程
C. 外源化学物进行安全性测评
D. 制定有关卫生标准和管理方案
E. 以上都是

2. 生物转运过程是指（　　）
A. 吸收、分布、代谢　B. 吸收、分布、排泄
C. 分布、代谢、排泄　D. 吸收、代谢
E. 代谢、排泄

3. 肾脏排泄的主要机制是（　　）
A. 肾小球简单扩散　B. 肾小球主动转运
C. 肾小球滤过　D. 肾小管主动转运
E. 以上都是

4. 毒性的上限指标有（　　）
A. 绝对致死量，最大耐受量，最大无作用剂量，最小致死量
B. 绝对致死量，最大耐受量，半数致死量，最小致死量
C. 绝对致死量，最大耐受量，最大无作用剂量，最小致死量
D. 绝对致死量，最大无作用剂量，阈剂量，半数耐受剂量
E. 绝对致死量，阈剂量，最大耐受剂量，最小致死量

5. 对简单扩散的特点描述正确的是（　　）
A. 物质分子由浓度低的部位向浓度高的部位分散
B. 消耗能量
C. 依赖于外源性物质在脂质中的溶解度
D. 不受外源性化学物质的电离状态影响
E. 以上都正确

6. 急性经口染毒，为保证进入消化道的受试物剂量准确，多采用（　　）
A. 灌胃　B. 喂饲　C. 吞咽胶囊　D. 鼻饲
E. 饮水

7. 有关嵌入剂的概念正确的是（　　）
A. 以静电吸附形式嵌入　B. 嵌入碱基之间
C. 嵌入多核苷酸链之间　D. 导致移码突变
E. 以上都正确

8. 致畸作用的毒理学特点是 （　　）
A. 无致畸敏感期，剂量反应关系曲线陡峭，物种差异明显
B. 有致畸敏感期，剂量反应关系曲线陡峭，物种差异明显
C. 有致畸敏感期，剂量反应关系曲线平缓，物种差异明显
D. 无致畸敏感期，剂量反应关系曲线平缓，物种差异明显
E. 无致畸敏感期，剂量反应关系曲线平缓，物种差异不明显

9. 在致癌筛检时，Ames 试验结果阳性提示受试物可能是 （　　）
A. 引起染色体损伤的致癌物
B. 引起染色体数目改变的致癌物
C. 引起基因突变的致癌物
D. 非遗传毒性致癌物
E. 非遗传毒性非致癌物

10. 有关对化学致癌物的阻断，不包括下列哪项（　　）
A. 避免和减少致癌物的接触
B. 改变不良的生活方式
C. 高盐、高脂饮食
D. 肿瘤的化学预防
E. 对于易感人群的健康教育

11. 下列哪种细胞不是肺脏中呼吸系统毒物作用的靶细胞（　　）
A. Ⅰ型肺泡上皮细胞　B. Ⅱ型肺泡上皮细胞
C. 毛细血管内皮细胞　D. 肺泡巨噬细胞
E. 朗格汉斯细胞

12. 肝损伤的体内实验评价常用的受试动物是

(　　)

A. 大鼠和小鼠　B. 仓鼠和斑马鱼

C. 豚鼠和斑马鱼　D. 兔和猴　E. 斑马鱼和兔

13. 肾皮质是肾毒性化学物首要靶部位的主要原因是(　　)

A. 位于肾被膜下，易受到化学物损伤

B. 具有较强的代谢转化能力

C. 血流量大，且易受到缺血缺氧的影响

D. 蓄积能力强

E. 是肾小管聚集部位

14. 化学物的生殖毒性表现包括(　　)

A. 月经失调　B. 性功能减退　C. 精子数目减少

D. 受孕减少　E. 以上都是

15. 外源化学物引起的中枢神经系统特异性损害，不包括(　　)

A. 锰引起帕金森综合征

B. 孕妇大量饮酒和可卡因摄入，引起新生儿智力低下

C. 汞中毒可导致情绪不稳定、易激动、震颤、共济失调

D. 阿尔茨海默病与长期接触铝

E. 铅所引起的桡神经麻痹

16. 以下不属于外源性化学物免疫毒作用特点的是(　　)

A. 反应的灵敏性

B. 反应的双重性（免疫增强和免疫抑制）

C. 作用的选择性

D. 明显的个体差异

E. 有高效的筛检方法

17. 以下外源化学物与再生障碍性贫血无关的是(　　)

A. 苯　B. 亚硝酸盐　C. 青霉素　D. 氯霉素

E. 汞

18. 高铁血红蛋白血症是指人体高铁血红蛋白占血红蛋白总量超过(　　)

A. 0.2%　B. 0.5%　C. 1%　D. 1.5%　E. 2%

19. 一氧化碳干扰血液中氧的传递，是因为其和血红蛋白结合的亲和力及解离速度与氧气相比分别是(　　)

A. 大、快　B. 大、慢　C. 小、快　D. 小、慢

E. 均相同

20. 长期接触氯乙烯的工人可出现(　　)

A. 血脂轻度增高　B. 肢端动脉痉挛

C. 血压轻度增高　D. 血管调节功能障碍

E. 心律异常

（二）A2 型选择题

21. 震惊世界的反应停事件，首次让人们认识到(　　)

A. 化学物致畸作用评价重要性

B. 化学物致癌作用评价重要性

C. 化学物致突变作用评价重要性

D. 药物致癌作用评价重要性

E. 药物安全性评价重要性

22. 有的化学物的交互作用可引起代谢酶系发生变化，例如马拉硫磷与苯硫磷联合作用，可对大鼠增毒达 10 倍、狗为 50 倍。其机理可能是苯硫磷可抑制肝脏分解马拉硫磷的酯酶。那么，马拉硫磷与苯硫磷的联合作用表现为(　　)

A. 相加作用　B. 协同作用　C. 拮抗作用

D. 独立作用　E. 加强作用

23. 选取山西某煤矿工人 737 名作为研究对象，分别于 2007 年和 2011 年进行两次肺功能检查，与 2007 年比较，2011 工人主要肺功能测定结果均呈现下降趋势，FEV_1、FVC、FEV_1/FVC 的差异均有统计学意义，2011 年诊断肺功能损伤 187 人（25.37%），高于 2007 年的 169 人（22.93%）。两次检查显示肺功能障碍者的主要类型为限制性通气障碍。长期接触煤尘，除了引起肺通气障碍外，主要引起(　　)

A. 窒息　B. 煤工尘肺　C. 急性肺水肿

D. 哮喘　E. 过敏性皮炎

24. 苯是工业生产中重要的化工原料和有机溶剂，应用广泛。长期以来，我国职业性急慢性苯中毒发生率一直高居不下。日常生活中，人们对苯的接触主要来自家庭装修用的建筑装饰材料，长期接触苯引起的雌性生殖毒作用越来越受到关注。研究者发现，苯作业女工会出现生殖功能异常，表现为(　　)

A. 月经周期缩短　B. 经期延长或缩短

C. LH 水平降低　D. 自然流产率增加

E. 以上都是

25. 蓄电池制造工，男，41 岁，从事工作以来出现头痛、头晕、肌肉关节酸痛，继而发展到四肢末端呈手套和袜套样的感觉减退，其原因可能是(　　)

A. 汞中毒　B. 铅中毒　C. 铊中毒　D. 镉中毒

E. 铬中毒

（三）A3/A4 型选择题

（26～28 题共用题干）

铅是人类最早使用的金属之一，在现代工业中主要用于蓄电池、印刷、电力、电子、化工、食品等行业。研究表明铅能直接损伤生精上皮，使生精细胞层次减少、疏松甚至脱落，引起睾丸退行性变化，使睾丸的平均重量减轻。铅接触可造成女工月经紊乱，排卵异常。

26. 铅除了可引起生殖毒性外，还可引起(　　)

A. 循环系统毒作用　B. 神经系统毒作用
C. 内分泌系统毒作用　D.泌尿系统毒作用
E. 呼吸系统毒作用
27. 铅通过哪些作用引起雄性生殖系统毒性（　）
A. 直接损伤生精上皮　B. 影响睾酮的合成和分泌
C. 影响睾丸标志酶活性　D. 影响支持细胞
E. 以上都是
28. 铅的雌性生殖毒性表现是（　）
A. 精子活力下降　B. 月经失调　C. 精子数目减少
D. 不育　E. 精子畸形
（29～31 题共用题干）

某女性，在鞋厂从事手工刷胶作业的操作，出现头痛、头昏、失眠、记忆力减退、月经过多、牙龈出血入院就诊。骨髓象显示：增生活跃，粒系明显增多，以异常的颗粒增多早幼粒细胞增生为主。血常规显示白细胞计数降低。

29. 该患者可能患何种血液疾病（　）
A. 弥散性血管内凝血
B. 中毒性白血病　C. 溶血性贫血
D. 再生障碍性贫血　E. 继发性贫血
30. 最可能是下列具体因素中的哪一种引起该血液疾病（　）
A. 铅　B. 红外线　C. 苯　D. 拟除虫菊酯
E. 微波
31. 该职业性外源化学物毒性暴露引起的血液疾病，与继发性相比存在的特点（　）
A. 骨髓增生异常　B. 染色体丢失频率高
C. 染色体丢失频率低　D. 感染　E. 骨髓抑制

（四）B1 型选择题

（32～34 题共用备选答案）
A. 黄曲霉毒素　B. 氯乙烯　C. 维生素 A
D. 雌激素　E. 偶氮染料
32. 主要引起肝细胞肿瘤的毒物是（　）
33. 主要引起肝血管肉瘤的毒物是（　）
34. 主要引起胆管肿瘤的毒物是　（　）
（35～37 题共用备选答案）
A. 干扰下丘脑和垂体的功能
B. 与雄激素受体结合　C. 诱导生精细胞凋亡
D. 引起间质细胞减少
E. 改变雄激素受体表达水平
35. 某化学物引起血液 FSH 和 LH 水平下降，机制为（　）
36. 某化学物引起血液睾酮水平下降，机制为（　）
37. 某化学物引起精子数量减少，机制为（　）

（五）X 型选择题（多选题型）

38. 呼吸系统毒物常见形态有（　）
A. 气体和蒸汽　B. 气溶胶　C. 液态
D. 纤维　E. 细微或超微粒子以及纳米粒子
39. 庆大霉素引起肾毒作用的临床表现为非少尿型急性肾衰竭。为预防庆大霉素造成的肾损伤，在临床上应注意以下几点（　）
A. 禁与肾毒性药物联合用药
B. 原有肾病者或已有肾损害者慎用
C. 老年人应慎用或禁用
D. 避免反复用药及大剂量用药
E. 用药期应加强肝功能监测
40. 外源化学物可引起的神经系统损伤包括（　）
A. 单纯性缺氧　B. 中枢神经系统特异性损害
C. 感觉功能紊乱　D. 运动功能紊乱　E. 行为改变

三、判断题（每题 1 分，共 10 分）

1. 实际安全剂量指化学毒物在特定条件下不引起机体出现损害效应的剂量。（　）
2. 经皮急性毒性试验的观察重点为皮肤刺激和腐蚀性。（　）
3. 一般情况下、外源化学物的脂/水分配系数越小，经简单扩散转运的速率也就越快。（　）
4. 直接致癌物既有致癌的启动作用，又有促进作用。（　）
5. Ames 试验是检测基因突变的方法，属于正向突变试验。（　）
6. 按照颗粒物的空气动力学直径，可以吸入的颗粒物称为粗颗粒物。（　）
7. 肾脏既是外源化学物的靶器官也是储存库。（　）
8. 邻苯二甲酸单酯染毒后大鼠的生精细胞凋亡明显增加，以精母细胞为主。（　）
9. 外源化学物的免疫毒作用具有明显的剂量-反应关系。（　）
10. 外源化学物对心血管系统产生的毒作用取决于毒物的种类、作用时间与作用强度（即暴露水平）以及个体差异。（　）

四、问答题（共 35 分）

（一）简答题（3 题，共 15 分）

1. 简述选择毒性的主要原因和意义。
2. 简述科学研究中，设立阴、阳性对照的意义及重要性。
3. 简述外源性化学物免疫毒作用的特点。

（二）论述题和案例题（共 20 分）

1. 试述管理毒理学在经济社会发展中的作用及其贡献。
2. 一项研究选择急性有机磷、有机氮及拟除虫菊酯类农药中毒患者，分别于患者入院 24～72 小时内采集空腹静脉血（n=80），7～14 天再次采血（n=67），测定血清 IgG、IgA、IgM、补体 C3、C4、C 反应蛋白（CRP）含量，并对部分有机磷农药中毒患者行外周血中性粒细胞（PMN）吞噬和杀伤功能、T 淋巴细胞亚群分析（n=23）。结果显示中毒早期（24～72 小时），患者血清 IgG、IgA、IgM、C3、C4 水平均升高；恢复期（7～14 天）血清 IgG、IgA、C3、C4、中性粒细胞吞噬率、杀伤率、CD3 细胞均下降；重度中毒者 IgA、C3、C4 明显低于对照组及轻、中度中毒患者。

问题：

（1）上述检测结果能提示有机磷农药能够导致哪种免疫毒作用?

（2）以上研究中各检测指标的意义是什么?

参考答案与解析

一、名词解释（略）

二、选择题（每题 1 分，共 40 分）

（一）A1 型选择题

1. 答案：E [解析] 卫生毒理学主要研究外源化学物对生物体的损害作用及机制，阐述化学物在机体内的处置过程，进而对外源化学物进行安全性评价，为政府制定相关标准和管理方案提供支持和依据。

2. 答案：B [解析] 生物转运是一种物理转运过程，包括吸收，分布，排泄过程。

3. 答案：E [解析] 肾脏的排泄包括肾小球滤过，化学物的简单扩散，肾小球及肾小管的主动转运过程。

4. 答案：E [解析] 毒性上限参数是指急性毒性试验中以死亡为终点的各项毒性参数，包括绝对致死量，阈剂量，最大耐受剂量，最小致死量。

5. 答案：C [解析] 简单扩散中物质分子从高浓度一侧向低浓度一侧扩散，该过程中不消耗能量，一般来说脂溶性的物质更易进行简单扩散，电离度越大，越不容易扩散。

6. 答案：A [解析] 进行消化道染毒，最常见的方法是灌胃。

7. 答案：E [解析] 嵌入剂通过静电吸附的方式，可嵌入相邻碱基或核苷酸之间，进而导致移码突变。

8. 答案：B [解析] 致畸物对不同物种其致畸能力差异显著，致畸作用具有特定的敏感期，且在一定的剂量范围内反应明显。

9. 答案：C [解析] Ames 实验主要是检测外源化学物引起基因突变能力的实验。

10. 答案：C [解析] 致癌物的阻断包括减少接触，健康的生活方式，日常预防，健康教育等措施。

11. 答案：E [解析] 肺脏中能够成为呼吸系统毒物作用的靶细胞主要有Ⅰ型肺泡上皮细胞、Ⅱ型肺泡上皮细胞、毛细血管内皮细胞、肺泡巨噬细胞。

12. 答案：A [解析] 大鼠和小鼠体型小、易于获得和饲养，且对物质代谢和人类具有 80%以上的相似性，常被用来做肝损伤的体内实验评价。

13. 答案：C [解析] 肾皮质是由 100 多万个肾单位组成的，血流量非常丰富，是血液进入肾脏的首站，进入到此部位化学物的量也会较多，且容易受到缺血和缺氧的影响。

14. 答案：E [解析] 生殖毒作用主要表现在亲代生殖能力的改变，如月经改变，性功能减退，配子形成或数目异常，受孕的改变。

15. 答案：E [解析] 铅所引起的桡神经麻痹属于中枢周围混合型损害；其余选项为外源化学物引起的中枢神经系统特异性损害。

16. 答案：E [解析] 免疫系统对外源化学物反应灵敏性，且反应具有双向性，可导致免疫增强和免疫抑制，其作用靶点具有选择性，有遗传倾向、个体差异明显，但外源化学物的筛检目前尚缺乏高效、准确的方法。

17. 答案：B [解析] 苯、青霉素、氯霉素以及汞均可以引起再生障碍性贫血。而亚硝酸盐主要引起高铁血红蛋白，不能引起再生障碍性贫血。

18. 答案：E [解析] 在正常生理条件下，人体高铁血红蛋白占血红蛋白总量的 0.5%～2%。如果超过这个数值即成为高铁血红蛋白血症。

19. 答案：B [解析] CO 与血红蛋白结合的亲和力比氧与血红蛋白结合的亲和力大 240 倍，故其与氧竞争，形成 HbCO，HbCO 的解离速度比氧合血红蛋白（HbO_2）慢 3600 倍，从而干扰血液中氧的传递。

20. 答案：B [解析] 长期接触氯乙烯的工人可出现肢端动脉痉挛。

（二）A2 型选择题

21. 答案：A [解析] 反应停事件描述了妊娠期妇女在特定妊娠时间服用化学物沙度利安导致胎儿畸形的情况，让人们深刻理解到化学物致畸作用安全性评价的重要性。

22. 答案：B [解析] 苯硫磷可分解降解马拉硫磷的

酯酶，使得马拉硫磷浓度进一步的增高，因而苯硫磷和马拉硫磷的作用是协同作用。

23. 答案：B [解析] 某煤矿工人的主要职业危害因素是煤尘。煤尘主要通过呼吸道进入人体，主要损害人的呼吸系统，引起呼吸系统疾病和局部刺激。如长期吸入煤尘引起煤工尘肺。

24. 答案：E [解析] 苯对雌性生殖系统具有损伤作用，可引起苯作业女工月经周期异常、激素异常和自然流产等。

25. 答案：B [解析] 铅中毒的特异性神经系统损害表现四肢末端呈手套和袜套样的感觉减退，结合蓄电池制造工的工种，诊断为铅中毒。

（三）A3/A4 型选择题

26～28 题的答案：26. B 27. E 28. B [解析] 铅是一种常见毒物，除可引起生殖系统毒作用外，还可引起神经系统、消化系统和血液系统毒作用；铅通过损伤雄性生殖系统的生精上皮、影响激素合成和标志酶产生生殖毒作用；雌性生殖毒作用主要表现为月经异常。

29～31 题的答案：29. B 30. C 31. C [解析] ① 患者出现头痛、头昏、失眠、记忆力减退、月经过多、牙龈出血入院就诊。骨髓象显示：增生活跃，粒系明显增多，以异常的颗粒增多早幼粒细胞增生为主。血常规显示白细胞计数降低。考虑中毒性白血病。② 此外，患者在鞋厂从事手工刷胶作业的操作，存在苯的接触可能，故该患者可判断为苯引起的中毒性白血病。③ 与继发性白血病相比，职业性苯暴露中毒性白血病表现为染色体丢失频率相对较低，且这些细胞标志基因可用于鉴别毒性暴露和其他引起白血病的病因。

（四）B1 型选择题

32～34 题的答案：32. A 33. B 34. E [解析] 肝细胞肿瘤已被证明与雄性激素滥用、过多食用被黄曲霉污染的食物密切相关；氯乙烯、砷和二氧化钍的职业接触已证实与血管肉瘤密切相关。除了上述 2 类肿瘤外，偶氮染料、呋喃类和某些亚硝胺如 *N*-亚硝基吗啉也可引起胆管肿瘤。

35～37 题的答案：35. A 36. D 37. C [解析] 下丘脑和垂体调控合成 FSH、LH 和睾酮的合成；合成睾酮的细胞是间质细胞；生精细胞凋亡导致精子数量减少。

（五）X 型选择题（多选题型）

38. 答案：ABCD [解析] 呼吸系统毒物常见形态为气体和蒸汽、气溶胶、细微或超微粒子以及纳米粒子、纤维（是一种特殊的气溶胶，按其来源可分为天然的、人工合成的无机纤维和人工合成的有机纤维三种）。

39. 答案：ACD [解析] 原有肾病者或已有肾损伤者应禁用，而不是慎用；用药期间应监测肾功能而非肝功能。

40. 答案：ABCDE [解析]外源化学物可引起的神经系统损伤包括神经组织结构的改变、功能性改变和神经行为改变。单纯性缺氧、中枢神经系统特异性损害属于外源化学物引起的神经组织结构的改变，感觉功能紊乱、运动功能紊乱属于功能性改变，行为改变属于神经行为改变。

三、判断题（每题 1 分，共 10 分）

1. 答案：F [解析] 实际安全剂量指与可接受危险度相对应的化学毒物的接触剂量。

2. 答案：F [解析] 皮肤刺激试验的观察重点为皮肤刺激和皮肤腐蚀性。经皮毒性实验的观察重点是一次接触或 24h 内多次经皮肤染毒后，所产生的健康损害作用和致死效应。

3. 答案：F [解析] 一般情况下，外源化学物的脂/水分配系数越大，经简单扩散转运的速率也就越快；外源化学物的脂/水分配系数越小，经简单扩散转运的速率也就越慢。

4. 答案：F [解析] 完全致癌物既有致癌的启动作用，又有促进作用；或：直接致癌物可能有致癌的启动作用，或者有促进作用，或者两者兼而有之。

5. 答案：F [解析] Ames 试验属于正向突变试验。

6. 答案：F [解析] 可吸入颗粒物按其粒径（空气动力学直径）大小大致可分为：直径＜10μm 的粗颗粒物（PM_{10}）和直径＜2.5μm 的细颗粒物（$PM_{2.5}$）。

7. 答案：T [解析] 肾脏中含有大部分参与外源化学物代谢的酶类，如细胞色素 P450、谷胱甘肽硫转移酶等，化学物对肾脏的损伤部位，通常是该化学物代谢酶的浓聚处。

8. 答案：T [解析] 邻苯二甲酸单酯（MEHP）染毒后大鼠的生精细胞凋亡明显增加，以精母细胞为主。

9. 答案：F [解析] 外源化学物的免疫毒作用无明显的剂量-效应关系。

10. 答案：T [解析] 外源化学物对心血管系统产生的毒作用取决于毒物的种类、作用时间与作用强度（即暴露水平）以及个体差异，不同的外源化学物对心血管系统毒作用机制不同，引起的毒作用也不相同。

四、问答题（共 35 分）

（一）简答题（3 题，共 15 分）

1. 答案要点：选择毒性指一种化学物质只对某种生物或组织产生损害作用，而对其他种类生物或组织无害。选择毒性的主要原因：物种和细胞学差异；不同生物或组织器官对化学物质生物转化过程的差异；不同组织器官对化学物质亲和力的差异；不同组织器官对化学物质所致损害的修复能力的差异。选择毒性的意义：反映了生物现象的多样性和复杂性，使毒理学动物试验结果外推至人产生困难；同时，由于选择毒性，人类才得以发明各种特异性药物用于临床医疗、农业和畜牧业等领域，并从中获益。

2. 答案要点：通过对照可消除或减少试验误差。阴性对照是未处理对照，即不加任何处理，或者是溶剂对照。其目的是获得试验的基础数据，排除处理因素外其他因素对结果的影响。阳性对照是用某种已知能产生阳性反应的物质作为对照，目的是通过阳性物质的实验证明实验方法的可靠。

3. 答案要点：①免疫毒作用比其他系统毒作用敏感。在某些情况下，机体接触外源化学物后，在其他器官还未表现出毒作用反应前，就已经呈现免疫毒作用；很多外源化学物的免疫毒作用剂量往往低于它们的一般毒作用剂量。②免疫毒作用具有双重性，即免疫功能受到抑制或免疫功能增强都会引起机体的病理反应。免疫功能的病理改变与多种疾病的发生和发展有关，如癌症、自身免疫性疾病、免疫缺陷等。③免疫毒作用具有选择性，指一些外源化学物可选择性地损伤免疫系统的一个方面或某个特定的免疫细胞亚类。

（二）论述题和案例题（共 20 分）

1. 答案要点：管理毒理学是将毒理学的原理、技术和研究结果应用于化学物质管理，以达到保障人类健康和保护生态环境免遭破坏的目的。管理毒理学的产生和发展，为卫生立法、毒物的管理、病因分析、危险因素评定，以及某一化学物应用的费用效益分析与决策选择等提供科学依据。

2. 答案要点：（1）研究数据提示有机磷中毒第 7～14 天（恢复期），机体的免疫功能降低，且与中毒程度呈正相关，提示有机磷农药能导致免疫抑制。（2）患者血清免疫球蛋白下降，为体液免疫功能抑制；CD3 为成熟 T 淋巴细胞总数，数量减少表明细胞免疫功能受到抑制；中性粒细胞吞噬率和杀伤率降低表明机体的非特异性功能受到影响。

（刘起展　王　军）

模拟试卷五

试卷题目

一、名词解释（每题 3 分，共 15 分）

1. LD_{50}　2. 交互作用　3. 人群暴露评价
4. 神经毒物　5. cardiovascular toxicology

二、选择题（每题 1 分，共 40 分）

（一）A1 型选择题

1. 现代毒理学的主要研究领域包括（　　）
A. 系统毒理学、转化毒理学
B. 描述毒理学、机制毒理学、管理毒理学
C. 细胞毒理学、分子毒理学
D. 免疫毒理学、生殖毒理学、遗传毒理学
E. 表观遗传毒理学、转化毒理学

2. 急性毒性的观察期限为（　　）
A. 1 天　B. 7 天　C. 14 天　D. 21 天　E. 30 天

3. 下列属于质效应的是（　　）
A. 尿中 δ-ALA 的含量　B. 血铅水平
C. 血压水平　D. 呼吸衰竭　E. 红细胞数量

4. 下列哪种物质在骨中贮存而不产生损害作用（　　）
A. 氟　B. 锶　C. 镉　D. 铅　E. 铜

5. 体外毒理学研究中常见的剂量-反应曲线类型是（　　）
A. 直线　B. "S" 形曲线　C. 抛物线
D. 钟形曲线　E. "U" 形曲线

6. 体内参与结合反应的主要酶类为（　　）
A. 黄素单加氧酶　B. 谷胱甘肽过氧化物酶
C. 甲基转移酶　D. 葡萄糖醛酸基转移酶
E. 环氧化物水化酶

7. 关于癌症病因，下述哪一项描述是错误的（　　）
A. 癌症是由多种病因诱变的
B. 机体发生癌症的内在原因有遗传因素
C. 物理和生物因素是主要致癌因素
D. 化学致癌因素占 90%以上
E. 癌症是可以预防的

8. 微核试验设立阳性对照的意义在于（　　）
A. 习惯做法　B. 了解受试物毒性
C. 了解本底值
D. 验证受试对象的可靠性
E. 验证试验方法的可靠性

9. 传统常规致畸试验中，高剂量组引起了母体轻度中毒，但仍未观察到致畸作用，可认为这种化学物（　　）
A. 未达到致畸阈剂量　B. 所用剂量过高
C. 无致畸作用　D. 尚不能确定是否有致畸作用
E. 毒性太强

10. 蓄积的毒理学意义主要是（　　）
A. 急性中毒的基础　B. 慢性中毒的基础
C. 致畸作用的基础　D. 耐受性的基础
E. 种属和个体差异性的基础

11. 有些毒物或其代谢产物可形成肝肠循环，其结果是（　　）
A. 有利于肝脏毒物的排泄
B. 缩短肝脏毒物的生物半减期
C. 不影响肝脏毒物的生物半减期
D. 延长肝脏毒物的生物半减期
E. 不影响肝脏毒物的排泄

12. 磺胺类药物容易损伤肾脏，其最主要原因是（　　）
A. 肾小管具有高度浓缩功能　B. 肾皮质血流丰富
C. 肾脏具有代谢功能
D. 肾小管具有主动转运能力　E. 肾脏的蓄积能力

13. 对外源化学物生殖发育毒作用的特点描写正确的是（　　）
A. 外源化学物必须直接作用于性腺才能产生生殖毒作用
B. 一般毒性大的化学物，产生生殖发育毒作用的可能性就大
C. 生殖发育对外源化学物的作用比其他系统或功能更为敏感
D. 亚慢性及慢性试验中有剂量效应关系的化学物有生殖发育毒作用
E. 生殖发育毒作用只影响当代动物（机体）

14. 外源化学物引起的神经系统综合功能改变，不包括（　　）
A. 麻醉剂引起的网状结构损害
B. 锰中毒引起的基底节损害
C. 一氧化碳中毒损害小脑浦肯野细胞

D. 铅中毒引起的边缘系统损害
E. 缺氧性脑病导致的情绪易变等精神障碍
15. 职业接触性皮炎是（　　）
A. 速发型超敏反应　　B. 细胞毒性超敏反应
C. 迟发型超敏反应　　D. 免疫抑制
E. 免疫复合物型超敏反应
16. 外源化学物引起自身免疫反应是因为（　　）
A. 外源化学物为完全抗原　B. 诱导体内自身抗原
C. NK 细胞功能异常　D. 巨噬细胞吞噬功能增强
E. 抑制抗原呈递
17. 下列属于心血管毒理学宏观研究方法的是（　　）
A. 心血管功能检测
B. 心肌细胞的全胚体培养方法
C. 针对人和实验动物进行实验研究
D. 前瞻性队列研究及回顾性队列研究
E. 心血管疾病动物模型和转基因动物模型
18. 以下外源化学物与高铁血红蛋白形成有关的是（　　）
A. 氯霉素　　B. 青霉素　　C. 亚硝酸盐
D. 苯　　E. 汞
19. 以下可以引起白血病的外源化学物是（　　）
A. 苯　　B. 二甲苯　　C. 联苯
D. 苯乙烯　　E. 甲苯
20. 1775 年英国医生 Pott 通过流行病学调查研究发现扫烟囱工人罹患阴囊癌与工作中接触的类物质密切相关（　　）
A. 紫外线　　B. 化妆品　　C. 煤焦油
D. 食品添加剂　　E. 电离辐射

（二）A2 型选择题

21. 男性，锅炉操作工，在通风不良的条件下工作 4 小时，逐渐感到头痛，头晕，四肢无力，恶心，呕吐。就诊时面色潮红，呼吸加快，可疑为何种中毒（　　）
A. 氰化物　　B. 二硫化碳　　C. 一氧化碳
D. 氮氧化物　　E. 硫化氢
22. 某患者 45 岁，轻微外伤下发生骨折，主诉日夜全身剧烈痛，临床检查尿中低分子蛋白增多，尿糖高伴骨质疏松，问诊后得知附近有一炼锌厂，长期排放污水，该病最有可能是（　　）
A. 铬中毒　　B. 铅中毒　　C. 汞中毒
D. 锌中毒　　E. 镉中毒
23. 某中年男性，53 岁，焦炭厂工人，工龄 25 年，3 月前自觉头晕、腰痛、乏力，后到当地医院就诊，查血压为 180/100mmHg 伴发热，尿红细胞 5～7 个/高倍视野。上述资料提示该名男工可能罹患的疾病是（　　）
A. 急性肾小球肾炎　B. 肾间质肾炎
C. 肾病综合征　　D. 肾癌　E. 慢性肾小球肾炎
24. 蓄电池制造工，男，41 岁，从事工作以来出现头痛、头晕、肌肉关节酸痛，继而发展到四肢末端呈手套和袜套样的感觉减退，其原因可能是（　　）
A. 汞中毒　　B. 铅中毒　　C. 铊中毒
D. 镉中毒　　E. 铬中毒

（三）A3/A4 型选择题

（25～27 题共用题干）

一化学物已经完成短期试验，要继续进行哺乳动物长期致癌试验。

25. 如果该化学物怀疑致膀胱癌，应选（　　）
A. 大鼠　　B. 小鼠　　C. 猫
D. 金黄地鼠　　E. 中国仓鼠
26. 所选动物年龄（　　）
A. 哺乳期动物　B. 初断乳动物　C. 刚出生动物
D. 成年动物　　E. 老年动物
27. 每组实验动物雌雄应各为（　　）
A. 10 只　B. 20 只　C. 30 只　D. 40 只　E. 50 只

（28、29 题共用题干）

某女在工厂从事布料染晾和裁整工作，手工操作，无防护设施，工作中接触苯胺。在工厂工作四个多月后，感到身体不适到住院治疗，主诉上腹饱胀 3 个月，尿黄 10 天，伴有食欲减退、恶心。检查发现，慢性肝病病容，全身皮肤和巩膜重度黄染；化验结果表明，丙氨酸氨基转移酶、天门冬氨基转移酶、总胆红素和 γ-谷氨酸转肽酶均明显升高，分别为 567 U/L、265 U/L、180 μmol/L 和 786.24 U/L；而甲、乙、丙、戊型肝炎病毒标志物和自身免疫性肝病等均无异常结果。

28. 本事例说明苯胺可引起什么毒效应（　　）
A. 血液毒效应　B. 肾脏毒效应　C. 肝脏毒效应
D. 神经系统毒效应　E. 呼吸系统毒效应
29. 患者皮肤和巩膜黄染，说明肝脏排泄哪种物质出现了障碍（　　）
A. 胆红素　B. 外源化学物质　C. 胆固醇
D. 胆汁酸　E. 维生素

（四）B1 型选择题

（30～32 题共用备选答案）

A. PM_{10}　　B. $PM_{2.5}$　　C. ＞10 μm
D. ＜10 μm　　E. ＜2.5 μm

30. 细颗粒物是指粒径为（　　）
31. 粗颗粒物的空气动力学直径（　　）
32. 与心肺疾病以及肺癌的发生关系密切的是哪种物质（　　）

（33～35 题共用备选答案）
A. 生精细胞 B. 支持细胞 C. 间质细胞
D. 颗粒细胞 E. 卵母细胞
33. 雄性生殖系统中对外源化学物最敏感的细胞是（ ）
34. 雄性生殖系统中合成睾酮的细胞是（ ）
35. 卵子出现异常，外源化学物直接作用的细胞是（ ）

（五）X 型选择题

36. 影响生物转运的因素包括（ ）
A. 外源化学物的结构 B. 分子量大小
C. 脂水分配系数的大小 D. 外源化学物自身能量
E. 受体数量
37. 致癌过程大致分为（ ）
A. 引发 B. 促长 C. 转移 D. 进展 E. 浸润
38. 下列哪些是空气来源的呼吸系统毒物（ ）
A. 石棉 B. 煤尘 C. 过氯乙烯
D. 白介素-2 E. 滑石
39. 中毒性肝损伤主要包括（ ）
A. 肝脏对化学物的摄取和浓缩
B. 化学物的代谢活化和肝血窦细胞活化
C. 损伤细胞骨架和线粒体
D. 胆汁淤积
E. 炎症和免疫反应
40. 与其他方法建立的心血管疾病动物模型相比，转基因动物模型具有以下哪些优点（ ）
A. 遗传背景清楚 B. 模型动物的症状单一
C. 不出现预期的症状 D. 建立过程操作简便
E. 不需要特殊的饲养条件

三、判断题（每题 1 分，共 10 分）

1. 突变的后果取决于化学毒物所作用的是真核细胞还是原核细胞。（ ）
2. 凋亡是细胞在分化程度不同阶段中，完成特定功能后，发生的无序的细胞死亡现象。（ ）
3. 暴露引起疾病的因果关系的总体判断包括化学物暴露和疾病发生的时间顺序、强度、可重复性、实验证据和生物暴露限值。（ ）
4. 转化医学是连接预防医学与临床医学的桥梁，是从实验室到床边，又从床边到实验室的双向进程、循环式的研究体系。（ ）
5. 激素可通过与核受体或非核受体的交互作用而引起靶组织反应，许多外源化学物可模拟天然配体作为激动剂或抑制配体-受体结合作为拮抗剂，从而产生拟激素或抗激素作用。（ ）
6. 呼吸系统毒物是指经呼吸道进入呼吸系统的毒物。（ ）
7. 外源化学物质引起的炎症和免疫反应与肝损伤无关。（ ）
8. 服用磺胺类药物时应多喝水，防止对肾脏的损害作用。（ ）
9. 农药氰戊菊酯、三氟氯氰菊酯、溴氰菊酯、多氯联苯等与 AR 结合后产生抗雄激素效应，扰乱雄性动物发情周期，损害繁殖能力。（ ）
10. 外源化学物的短时间作用可以激活转录因子，通过肥大基因激活和转录因子上调引起心肌肥大，非生理状态心肌肥大在初期表现为心脏对心血管毒物作用产生的适应性、代偿性改变，这时心肌损伤可以恢复。（ ）

四、问答题（共 35 分）

（一）简答题（3 题，共 15 分）

1. 毒物学既是一门科学，又是一门艺术，简述你的理解。
2. 简述机体对毒物的主要解毒机制。
3. 简述外源化学物致免疫抑制的机制。

（二）论述题和案例题（2 题，共 20 分）

1. 请论述影响外源化学物毒作用的因素。
2. 案例分析

2015 年四川大学华西公共卫生学院学者采用 meta 分析法研究了 1993 年以来世界各地发表的符合纳入标准的有关空气污染与男子精液质量关系分析的 10 篇文献。相对于低污染暴露组，高暴露组男性精液量变化不明显，但精子密度下降了 8.21×10^6/ml，精子运动力下降了 7.76%，正常形态的精子减少了 3.4%。2010 年学者分析显示：1985～2008 年国内正常男性精液质量参数中精液量没有明显变化；但自 1995 年后，精子密度和精子总数呈现显著下降趋势，精子密度从 1995 年 81.5×10^6/ml 下降到 2008 年 66.7×10^6/ml，年平均降低 1.40%；精子总数从 1995 年 257.2×10^6/ml 下降到 2008 年的 185.9×10^6/ml，年平均下降 2.15%。

问题：

（1）外源化学物可能通过哪些机制引起雄性生殖毒作用?

（2）雄性生殖系统受到损伤后会有哪些表现?

参考答案与解析

一、名词解释（略）

二、选择题（每题 1 分，共 40 分）

（一）A1 型选择题

1. 答案：B [解析] 现代毒理学主要包括描述毒理学、机制毒理学及管理毒理学。

2. 答案：C [解析] 急性毒性实验观察期一般根据受试物性质，毒性反应，症状发生及恢复时间而定，一般至少观察 14 天。

3. 答案：D [解析] 选项 A，B，C，E 属于量效应，数量发生改变。

4. 答案：D [解析] 骨骼作为金属铅的贮存库，一般不会造成骨损伤。

5. 答案：B [解析] “S”形曲线反映个体对外源化学物毒作用易感性的不一致性，因而更为常见。

6. 答案：D [解析] 葡萄糖醛酸结合是体内最主要的结合反应类型，结合后水溶性增加，可经尿液或胆汁排泄。

7. 答案：C [解析] 化学致癌因素占 90%以上，因而是致癌的主要因素。

8. 答案：E [解析] 阳性物的选择是根据研究目的既定所产生的现象，因而阳性对照的设立对于验证试验方法的可靠性具有重要作用。

9. 答案：D [解析] 母体毒作用与发育毒作用的关系较为复杂，在化学物作用下，母体具有毒作用，子代发育有可能产生畸形，也可能不产生畸形。

10. 答案：B [解析] 外源化学物在体内的蓄积作用是发生慢性中毒的基础，因而蓄积作用是评价其是否可能和容易引起慢性中毒的重要指标。

11. 答案：D [解析] 肝肠循环的结果是某些毒物不能通过肠道快速排泄，导致其生物半减期的延长。

12. 答案：A [解析] 因肾小管具有重吸收功能，一些低浓度药物在此处被“浓缩”，如磺胺类药物随浓度升高而容易形成结晶，损伤肾脏。

13. 答案：C [解析] 一定剂量的外源化学物对机体其他系统或功能尚未造成损害作用，但生殖过程的某些环节可能已经出现障碍，所以生殖发育对外源化学物的作用比其他系统或功能更为敏感。

14. 答案：C [解析]一氧化碳中毒损害小脑浦肯野细胞属于运动功能紊乱，其余选项为外源化学物引起的神经系统综合功能改变。

15. 答案：C [解析] 某些外源性化学物可作为半抗原穿透表皮并与蛋白载体形成复合物，经朗罕树突状细胞处理后迁移至局部淋巴结，可将抗原信号传递给记忆 T 细胞。再次接触同一半抗原时，记忆 T 细胞被激发，诱导皮肤角质细胞和内皮细胞分泌黏附分子，从而促进炎性细胞迁移至皮肤导致皮炎发生。此型反应局部炎症变化出现缓慢，接触抗原 24～48 小时后出现高峰反应，属于迟发型变态反应。

16. 答案：B [解析] 外源化学物引起自身免疫反应是由于宿主组织或免疫细胞受化学物质影响，诱导体内自身抗原或导致自身抗原暴露，并在此基础上产生自身抗体，导致不正常的免疫反应，损伤相应组织和器官。

17. 答案：D [解析] 心血管毒理学的宏观研究方法主要采用循证医学和流行病学的理论和方法，包括回顾性调查、病例对照研究、定群研究、前瞻性队列研究及回顾性队列研究。

18. 答案：C [解析] 具有氧化作用的亚硝酸盐可使血红蛋白中的二价铁氧化成三价铁，从而产生高铁血红蛋白血症。

19. 答案：A [解析] 在芳香烃中，只有苯已被证明可导致白血病。仍没有实验证据表明含取代基的苯能引起白血病。

20. 答案：C [解析] 1775 年英国 Pott 报告扫烟囱工人中阴囊癌发生较多，并提出其原因可能是煤烟尘；1915 年日本病理学家用煤焦油反复涂抹兔耳，成功地诱发了皮肤癌，这是实验性化学致癌研究的开端。20 世纪 30 年代初从煤焦油中分离出多种多环芳烃类化合物，并证明有些对实验动物有致癌性。

（二）A2 型选择题

21. 答案：C [解析] 根据患者症状，初步判断为缺氧，根据其接触史及职业，在通风不良的情况下，锅炉的燃烧产生较多 CO，因而最有可能是 CO 中毒。

22. 答案：E [解析] 镉中毒可引起肾脏损害表现为近端肾小管重吸收功能障碍，尿中出现低分子蛋白（β2 微球蛋白、维生素 A 结合蛋白、溶菌酶和核糖核酸酶等），还可出现葡萄糖尿，此外，严重慢性镉中毒患者的晚期可出现骨骼损害，表现为全身骨痛，伴不同程度骨质疏松。

23. 答案：D [解析] 具有高危化学物接触史：焦炭厂工人，工龄长：25 年，具有肾肿瘤的特殊体征：腰痛、血尿，且高血压伴发热，据此可初步判定可能罹患的是肾癌。

24. 答案：B [解析] 铅中毒的特异性神经系统损害表现四肢末端呈手套和袜套样的感觉减退，结合蓄电池制造工的工种，诊断为铅中毒。

（三）A3/A4 型选择题

25～27 题的答案：25. D 26. B 27. E ［解析］金黄地鼠是囊性组织毒性研究的良好受试对象，在观察某化学物的致癌作用过程中，应选择尽量小，刚断乳的实验动物，且实验动物雌雄各半，每剂量组 50 只左右。

28、29 题的答案：28. C 29. A ［解析］（1）患者在工作中有明确的苯胺接触史，而且起病较急，并有明确的肝病临床表现，临床检查结果可排除病毒性肝炎和自身免疫性肝病等，因此确诊患者为职业中毒性肝病，苯胺可引起肝脏毒作用。（2）肝脏的分泌和排泄功能主要表现为肝细胞对胆汁酸的分泌、胆红素的排泄以及对药物和毒物的排泄作用。当肝功能受损时，肝脏对胆红素的排泄出现障碍，导致高胆红素血症和肝内胆汁淤积，临床上表现为黄疸。本事件中，患者全身皮肤、巩膜重度黄染，说明肝脏排泄胆红素出现了障碍。

（四）B1 型选择题

30～32 题的答案：30. E 31. D 32.B ［解析］可吸入颗粒物按其粒径（空气动力学直径）大小大致可分为：直径＜10 μm 的粗颗粒物（PM_{10}）和直径＜2.5 μm 的细颗粒物（$PM_{2.5}$）。大量的流行病学和毒理学研究表明，$PM_{2.5}$ 对健康的危害比 PM_{10} 更严重，其与心肺疾病甚至与肺癌的发生密切相关。

33～35 题的答案：33. A 34. C 35. E ［解析］精子发生过程对外源化学物最敏感，其中涉及的细胞是生精细胞；合成睾酮的细胞是间质细胞；化学物损伤卵母细胞会引起卵子异常。

（五）X 型选择题

36. 答案：ABCE ［解析］受试物特点如分子量，脂溶性，化学结构等都会影响化学物的生物转运，另外细胞膜特征如受体数量也会影响到化学物的转运。

37. 答案：ABD ［解析］致癌过程分为引发，促长和进展三个阶段。转移，浸润属于肿瘤形成后的特征。

38. 答案：ABCE ［解析］空气来源的呼吸系统毒物，是指经呼吸道进入呼吸系统的毒物。这类呼吸系统的毒物很多，而白介素-2 是血液来源呼吸系统毒物。

39. 答案：ABCDE ［解析］化学毒物导致肝损伤的机制主要包括：①肝脏对化学物的摄取和浓缩；②化学物的代谢活化和肝血窦细胞活化；③损伤肝细胞骨架的完整性和线粒体结构；④导致胆汁淤积；⑤引起炎症和免疫反应。

40. 答案：ABDE ［解析］转基因动物模型是指通过一定的基因转移方式，使外源基因在受体动物体内表达，从而选育出其表型与人类疾病症状相似的动物品系。转基因动物模型具有许多优点，如遗传背景清楚，模型动物的症状单一，更接近病人症状；建立过程操作简便，周期短，不需要特殊的饲养条件即可保持疾病症状等。

三、判断题（每题 1 分，共 10 分）

1. 答案：F ［解析］突变的后果取决于化学毒物所作用的是体细胞还是生殖细胞。

2. 答案：F ［解析］凋亡是细胞在分化程度不同阶段中，完成特定功能后，发生的细胞死亡现象。

3. 答案：F ［解析］暴露引起疾病的因果关系的总体判断包括化学物暴露和疾病发生的时间顺序、强度、可重复性、合理性和特异性、剂量-反应关系和实验证据。

4. 答案：F ［解析］转化医学是连接基础医学与临床医学的桥梁，是从实验室到床边，又从床边到实验室的双向进程、循环式的研究体系。

5. 答案：T ［解析］环境中存在许多环境内分泌干扰物，与相应受体结合后，产生与机体激素类似或相反的作用，产生拟激素或抗激素作用。

6. 答案：F ［解析］呼吸系统毒物包括空气来源的呼吸系统毒物和血液来源的呼吸系统毒物，空气来源的呼吸系统毒物是指经呼吸道进入呼吸系统的毒物，血液来源的呼吸系统毒物是指由呼吸系统以外的途径进入机体，然后经血液到达肺脏的毒物，又称呼吸道外毒物。

7. 答案：F ［解析］外源化学物引起的炎症和免疫反应均可导致肝脏损伤。

8. 答案：T ［解析］肾小管腔中的化学物浓度远远高于血液浓度，因此，一些在血液中浓度较低的化学物，在肾脏被浓缩后可产生损害作用。服用磺胺类药物后，因肾小管中药物浓度增加而在管腔中形成结晶，因此，服用此类药物时应多喝水，稀释药物浓度而防止对肾脏的损害作用。

9. 答案：F ［解析］农药氰戊菊酯、三氟氯氰菊酯、溴氰菊酯、多氯联苯等与 ER 结合后产生抗雌激素效应，扰乱雌性动物发情周期，损害繁殖能力。

10. 答案：F ［解析］外源化学物的持续作用可以激活转录因子，通过肥大基因激活和转录因子上调引起心肌肥大，非生理状态心肌肥大在初期表现为心脏对心血管毒物作用产生的适应性、代偿性改变，这时心肌损伤可以恢复。

四、问答题（共 35 分）

（一）简答题（3 题，共 15 分）

1. 答案要点：毒理学作为一门科学，就是指人们发现、探索、总结和遵循客观规律，在逻辑的基础上，建立系统化的理论体系，并在管理实践中应用管理原则与原理，使毒理学成为在理论指导下的规范化的理性行为。毒理学又是一门艺术。面对千变万化的毒理学对象，因人因事、因时因地制宜，灵活多变的，创造性地运用毒理学技术与方法，解决实际问题。毒理学的对象主要是人，人与人之间沟通或接触是要有技巧的，即一些手段方法，照搬书本上的东西只会把关系越处越差，所以说科学的艺术的运用才是最佳的毒理学方式。即活学活用。而这个艺术就是指一种巧妙的手段。

2. 答案要点：解毒机制包括氧化还原反应（涉及多功能氧化酶、硫加氧酶、脱氢酶等）、络合反应（即体内的某些物质与重金属发生络合反应）、水解反应、转化作用以及代谢排出体外等。

3. 答案要点：外源化学物可通过对不同的免疫器官、免疫细胞和免疫分子的直接作用和通过影响神经内分泌系统功能间接造成免疫功能紊乱，或者继发于其他靶器官毒作用而引起免疫损伤。

（1）直接作用：是指外源化学物作用于不同的免疫器官、免疫细胞和免疫分子，影响正常的免疫应答。①外源化学物直接作用于免疫细胞，引起细胞死亡，使免疫细胞数目减少，免疫器官萎缩，造成免疫功能抑制；②外源化学物对淋巴细胞的来源骨髓干细胞呈现毒性作用；③淋巴细胞在受到抗原或有丝分裂原刺激时，静止的淋巴细胞会活化增殖成为有活性的细胞。对这一活化过程中任一环节的影响都会改变淋巴细胞的增殖与分化，影响免疫功能。

（2）间接作用：机体的中枢神经系统、内分泌系统和免疫系统之间存在着密切相互联系。①外源化学物作用于下丘脑-垂体-肾上腺轴，分泌对免疫系统具有调节作用的激素及一些生物活性物质，如糖皮质激素对所有的免疫细胞都有抑制作用；②外源化学物通过影响机体的营养和代谢状态导致机体免疫功能的改变。

（二）论述题和案例题（2 题，共 20 分）

1. 答案要点：①化学物因素，如化学结构、理化特性、不纯物含量和化学物的稳定性；②机体因素，如物种和品系差异、个体间的遗传学差异、机体其他因素；③暴露因素，如暴露剂量、暴露途径、暴露持续时间、暴露频率、溶剂和助溶剂；④环境因素，如气象因素、噪声和振动与紫外线、昼夜与季节节律及动物饲养条件；⑤化学物的联合作用，如相加作用、独立作用、协同作用、加强作用和拮抗作用。

2. 答案要点：（1）外源化学物对生殖系统损害机制主要有①激素受体介导机制，与激素受体结合发挥激动或拮抗作用；改变激素受体表达水平；与膜受体结合介导跨膜信号转导；②内源性激素干扰机制，干扰促性腺激素释放素合成或分泌；干扰雌/雄激素合成、分泌或代谢；③生殖细胞损伤机制，诱导细胞凋亡，如诱导生精细胞凋亡，导致精子数量减少；破坏细胞连接；干扰细胞能量代谢，如干扰精子能量代谢，影响精子存活，导致生育障碍。

（2）雄性生殖系统受到损伤后的主要表现包括：①男性不育，雄性生殖系统产生正常数量、形态和活力的精子是在下丘脑-垂体-睾丸轴的调控下完成的，其中任何一个环节出现问题，就会引起不育；②功能障碍，正常的生殖器官、神经内分泌调节等是维持男性正常性活动的基础；③其他，劣质的精子与卵子结合后可以引起子代发育异常包括流产、死胎、低出生体重、畸形、功能障碍，甚至与儿童期肿瘤有关。

（刘起展　王　军）